アクチュアル
脳・神経疾患
の
臨床

小脳と運動失調
小脳はなにをしているのか

総編集●辻　省次
専門編集●西澤正豊

Actual Approach to Neurological Practice

中山書店

〈アクチュアル 脳・神経疾患の臨床〉

[総編集]

辻　省次　東京大学

[編集委員]（五十音順）

宇川義一　福島県立医科大学

河村　満　昭和大学

吉良潤一　九州大学

鈴木則宏　慶應義塾大学

祖父江元　名古屋大学

髙橋良輔　京都大学

西澤正豊　新潟大学＊

水澤英洋　東京医科歯科大学

＊本巻担当編集

シリーズ刊行にあたって

　近年，さまざまな診療ガイドラインが提供されるようになり，診断の進め方，治療法の選択などにおいて大変参考になるようになっています．このようなガイドラインの作成にあたっては，Evidence-based medicine（EBM）という考え方が積極的に取り入れられ，それがどの程度の根拠に基づくものか，という点が十分に吟味された上で診療ガイドラインに反映されています．このような資料は非常に有用であり，日々の診療に欠かせないものとなっていますが，一方で，一定のマニュアル的な位置づけになりやすく，診断の組み立て，疾患の成り立ち，治療法の機序などについて深く理解するという，本来，プロフェショナリズムの観点から求められることが，十分には達成しにくいという面もあります．

　同じ疾患であっても，患者さん一人一人は，その症状一つを取ってみても多様であるように，必ず特徴（variance）があり，それは，病態に関連する背景因子の個人差などを反映していると考えられます．すなわち，それぞれの患者さんが持っている病態の本質と，その特徴をよく把握して診療にあたることが求められるのです．EBMがgroup-oriented medicineと言われることもあるように，患者集団の平均的なところを把握して診療を進めるような考え方となっているのに対して，実際の診療の場では，患者さん個人の持つvarianceをよく把握して最適な診療を進めることが望まれることになります（individual-oriented medicine）．このような考え方は，医師の裁量部分に適切に反映されるため，われわれは，疾患の症候，病態，診断，治療についての深い理解と，それぞれの患者さんの持つ特徴をよく把握した上で，診療を進めることが必要になります．

　シリーズ《アクチュアル 脳・神経疾患の臨床》は，このような考え方に立って，神経内科医ならびに神経内科専門医を目指す方々，さらには神経内科専門医取得後の生涯教育に役立つシリーズとして企画したものですが，他の診療科の方々でも神経内科疾患の診療に際して参考となるような内容となっています．各巻でテーマを絞り，その"take-home-message"が何であるかを読者にわかりやすいものとして発信するように努め，巻ごとに編集担当者を決めて専門編集体制をとるとともに，随時編集委員会を開催してその企画内容などを十分に吟味検討し，充実した内容を目指しています．各テーマの"focus"としては，できるだけ最新の動向を反映したものとするようにし，特に，"神経内科医としてのプロフェショナリズムを究める"，という立場を重視して，そのような視点に立つ記述を少しでも多く盛り込むようにしました．

構成にあたっては，最新の進歩・知識の全体をバランスよく理解できること，実地診療に役立つように検査，診断，治療などの診療上のノウハウをできるだけ盛り込むことに留意し，さらに必要に応じてその科学的根拠について簡潔に記述するようにしました．冒頭に述べましたように，同じ疾患であっても，患者ごとの病態の特徴をどのようにして把握・理解するか，という視点を記述に含めるようにし，さらに，本文での記載に加えて，「Column」「Case Study」「Lecture」「Memo」「Key words」などの項目の活用やフローチャートやイラストを積極的に取り入れることで，読者が理解を深めやすいように工夫しています．

　本シリーズが，神経内科医のプロフェショナリズムを目指す方々に座右の書として活用されるものとなることを編集委員一同祈念しています．

2011年10月吉日

東京大学大学院医学系研究科 神経内科学教授
辻　省次

序

　本書は「小脳はなにをしているのか？」を基本テーマとしています．

　筆者は医学生時代に伊藤正男教授から最新の小脳学の講義を受け，その後神経内科の研修を始めた自治医大では，吉田充男教授から，伊藤研でプルキンエ細胞が抑制性であることを発見された時のお話を直接伺う機会がありました．その後，伊藤教授らは小脳による学習機構の基礎過程として，プルキンエ細胞樹状突起における長期抑圧を見出すことになります．また，臨床では，同じく自治医大で経験した優性遺伝性脊髄小脳変性症の大家系が，剖検例の解析からマシャド・ジョセフ病とわかり，分子遺伝学の黎明期にはその遺伝子座の同定に関わる機会も得ました．こうしてこれまで約40年のあいだ，さまざまな場面で小脳に関わる機会を持ちながら，ずっと疑問に感じてきたことがいくつかあります．

　第一は，神経学の臨床で扱う小脳性運動失調の症候は，小脳の機能が損なわれた場合に認められる症候であって，小脳の本来の機能である随意運動の適応制御における病的変化そのものを反映しているわけではないということです．特にここ数年，小脳性運動失調に対する治療薬の開発に直接携わってみると，「小脳症候」をいかに詳細に分析しても，病変の進行状態を反映するサロゲートマーカーとしては，感度が十分でないことを実感させられています．運動学習における小脳の適応制御機能そのものを，臨床の現場で簡便に評価することができる手法を開発する必要があるのです．

　第二は，伊藤教授が当時の講義でも既に触れておられましたが，小脳の高次脳機能における役割です．小脳は運動制御を学習するのと同様に，思考過程においても何らかの「概念」を操作することができると想定され，実際，小脳の障害ではさまざまな高次脳機能障害が認められています．しかし，その本態，特に小脳が操作する「概念」の実態は未だ把握できていません．

　第三は小脳変性症による小脳性運動失調の治療法についてです．40年前から行われていたバランス訓練や，四肢遠位部への錘の装着などは，小脳の機能を維持するうえで，最も有効な方法なのでしょうか．もちろん，われわれ神経内科医は，小脳変性症に対する根本的な進行抑制治療法を確立するという困難な課題に挑戦し続けなければなりません．と同時に，変性の過程にある小脳においても，繰り返し学習によりその制御機能を維持，ないしは回復させることが可能か否かを明らかにし，可能なのであればさらに，小脳の可塑性を最も効果的に引き出すことができる方法論とは何かを確立する必要があります．

　平成17年度から6年間，運動失調症に関する厚生労働省研究班を担当する機会を得た時に，こうした長年の疑問のいくつかをテーマとして取り上げ，オールジャパン体制の共同研究として取り組んできました．その成果の一端は本書にも取り上げられています．

今回,「運動失調」に関する最新情報を書物としてまとめる機会をいただいた時にも,改めて「ヒトの小脳はなにをしているのか？」という根本的な疑問に立ち返って考えてみました.

　ここ40年以上の研究の積み重ねによって,ヒトの小脳に関する理解は飛躍的に進んできています.本書はその到達点を示すとともに,今後に残された課題を整理し,次の世代がそれらを解決してくれることを期待してまとめたものです.本書が読者諸兄に小脳への興味を感じていただく一助になれば大変幸いに思います.多忙な中,ご執筆をいただいた諸先生方に心から感謝致します.

2013年1月

新潟大学脳研究所臨床神経科学部門神経内科学分野教授
西澤正豊

アクチュアル 脳・神経疾患の臨床
小脳と運動失調 小脳はなにをしているのか
Contents

I. ヒトの小脳はなにをしているのか —— 小脳の機能局在

ヒト小脳の構造と解剖学的機能局在 .... 藤田啓史,Sarah H. Ying,杉原　泉　2
Column 下オリーブ核と小脳核　8
随意運動制御における小脳の役割 .... 北澤　茂　17
小脳による眼球運動制御 .... 永雄総一　33
Column シナプス伝達可塑性「長期抑圧」と眼球運動の適応　37
小脳の可塑性と運動学習 .... 筧　慎治,石川享宏,戸松彩花　42
Column 脱抑制　45
Column 小脳核の可塑性　46
Column グルタミン酸受容体 —— mGluR1, AMPA-R　49
Column 小脳の高度な代償機構　50
ディベート 小脳は四肢体幹の運動を feedforward に制御しているか？　51
Column 順モデルと小脳　52
Column 逆モデルと小脳　54
小脳と高次脳機能障害 .... 川合圭成　56

II. 小脳の障害でなにがおきるか

小脳の症候学 .... 岩田　誠　64
脊髄小脳変性症の診断のアルゴリズム .... 辻　省次　75

III. 小脳機能の最新の検査法

小脳の磁気共鳴画像 —— MRI .... 岡本浩一郎　86
Column 両側中小脳脚に T2 強調画像で高信号を示す疾患（変性症・中毒を除く）　91
小脳の磁気共鳴画像 —— DTI, 3DAC, MRS .... 五十嵐博中　93
Column Proton magnetic resonance spectroscopy（^{1}H-MRS）　96
小脳の機能イメージング .... 花川　隆　99
Column 血液酸素化レベル依存（BOLD）コントラスト　101
ディベート BOLD コントラストは小脳活動の何を反映する？　102
小脳の生理学的機能検査 .... 松本英之,宇川義一　107
Column 小脳疾患における衝動性眼球運動（サッケード）課題　115
Column 小脳疾患による高次脳機能障害と生理学的検査　117

小脳と運動失調 小脳はなにをしているのか
Contents

IV. 小脳障害の病態

総論 .... 西澤正豊 120
小脳変性症の病理 .... 豊島靖子, 山田光則, 高橋 均 125
    Column ユビキチンと p62　129
    Column ポリグルタミン病（SCA2）と筋萎縮性側索硬化症（ALS）の関係　136

多系統萎縮症（MSA）
    診断ガイドライン .... 渡辺宏久, 伊藤瑞規, 祖父江元 137
        Column MSA という名称が生まれた 1969 年　139
        Column Red flags と診断を支持しない項目の留意点　142
        ディベート SDS という名称の再考　143
    MSA-C と MSA-P をめぐって .... 小澤鉄太郎 146
        Column MRI での hot cross bun sign と hyperintense lateral putaminal rim について　147
        ディベート 原著にみるシャイ・ドレーガー症候群とは　148
    MSA とパーキンソン病における α シヌクレインの役割 .... 村山繁雄, 齊藤祐子 152
        Column PD と MSA の中核症状　156
        ディベート α シヌクレインは MSA の真の原因蛋白か？　157
    JAMSAC 研究 .... 市川弥生子 160
        Column MSA の診断基準　161
        Column 本邦と欧米のコンソーシアム研究における MSA のサブタイプ　163

皮質性小脳萎縮症 .... 割田 仁, 青木正志 166
    Column Harding の "ILOCA"　168

優性遺伝性脊髄小脳失調症（SCA）
    ポリグルタミン鎖の伸長による SCA .... 永井義隆 172
    非翻訳領域におけるリピートによる SCA .... 松浦 徹 182
        ディベート SCA36 はどこから？　188
    点変異・欠失変異による SCA .... 佐藤和則, 佐々木秀直 192
        Column Lincoln 大統領は SCA5 であったのか？　194

劣性遺伝性小脳失調症 .... 他田正義, 小野寺 理 200
    Column DNA 損傷修復機構の破綻による小脳失調症　203
    Column 眼球運動失行　204
    Column 本邦における主要 ARCA の診断の要点　209

小脳障害を伴う遺伝性痙性対麻痺 .... 瀧山嘉久 215
    Column Japan Spastic Paraplegia Research Consortium（JASPAC）　217

V. 小脳障害の治療

脊髄小脳変性症の治療 —— 薬物治療を中心に·················石川欽也, 水澤英洋 224
分子標的と進行抑制治療·················勝野雅央, 田中章景, 祖父江元 233
    Column 神経変性疾患に対する disease-modifying therapy　236
リハビリテーションの進歩·················宮井一郎 239
    Column Use-dependent plasticity　243
    Column Neuro-modulation による機能回復促進　244
    Column 小脳変性症モデルマウスにおける運動の効果　247
ロボット工学の臨床応用 —— ロボットスーツ HAL の医学応用·················中島　孝 249
    ディベート HAL を使う治療概念と倫理・社会面をめぐる研究　259
    Column HAL の医療機器承認のために —— 医師主導治験について　260
小脳への遺伝子導入·················平井宏和 262
    Column レンチウイルスとレンチウイルスベクター　263

VI. その他の運動失調

感覚性運動失調·················安藤哲朗 270
ataxic hemiparesis·················望月仁志, 宇川義一 277
進行性核上性麻痺の小脳病変·················下畑享良 282
頭頂葉性運動失調症·················河村　満, 二村明徳 289

Case Study

CASE 1 手足のふるえ, 構音障害, 頸部筋痛, 腱反射亢進を認めた, 鎮痛薬を常用する 32 歳女性
·················川上忠孝 296

CASE 2 数時間続く歩行時ふらつき, 両手の使いづらさ, 呂律緩慢といった発作を繰り返す 39 歳男性
·················滑川道人 301

CASE 3 中年以降に発症した 1 型糖尿病と緩徐進行性小脳失調を示す 66 歳女性·················三苫　博 305

CASE 4 眩暈, 歩行障害, 構音障害が亜急性に出現し進行した 77 歳女性·················清水　潤 309

CASE 5 体重減少, 変動する小脳症状を呈した 70 歳男性
·················川又　純, 原　ふみ, 猪原匡史, 下濱　俊 314

CASE 6 暗所での歩行時ふらつきと構音障害が緩徐に進行する 62 歳男性·················横田隆徳 318

CASE 7 粗大な姿勢時および動作時振戦と小脳失調を主徴とする 71 歳男性····石井一弘, 玉岡　晃 322

索引·················328

執筆者一覧（執筆順）

藤田　啓史	東京医科歯科大学大学院医歯学総合研究科認知行動医学系システム神経生理学
Sarah H. Ying	Department of Radiology, Neurology and Ophthalmology, Johns Hopkins University School of Medicine
杉原　　泉	東京医科歯科大学大学院医歯学総合研究科認知行動医学系システム神経生理学
北澤　　茂	大阪大学大学院生命機能研究科ダイナミックブレインネットワーク研究室
永雄　総一	理化学研究所脳科学総合研究センター運動学習制御研究チーム
筧　　慎治	東京都医学総合研究所運動失調プロジェクト
石川　享宏	東京都医学総合研究所運動失調プロジェクト
戸松　彩花	国立精神・神経医療研究センター神経研究所モデル動物研究開発部
川合　圭成	国立長寿医療研究センター脳機能診療部
岩田　　誠	東京女子医科大学名誉教授
辻　　省次	東京大学大学院医学系研究科神経内科学
岡本浩一郎	新潟大学脳研究所臨床神経科学部門脳神経外科学分野
五十嵐博中	新潟大学脳研究所統合脳機能研究センター
花川　　隆	国立精神・神経医療研究センター脳病態統合イメージングセンター
松本　英之	日本赤十字社医療センター神経内科
宇川　義一	福島県立医科大学医学部神経内科学講座
西澤　正豊	新潟大学脳研究所臨床神経科学部門神経内科学分野
豊島　靖子	新潟大学脳研究所病態神経科学部門病理学分野
山田　光則	国立病院機構さいがた病院臨床研究部
高橋　　均	新潟大学脳研究所病態神経科学部門病理学分野
渡辺　宏久	名古屋大学大学院医学系研究科神経内科学
伊藤　瑞規	名古屋大学大学院医学系研究科神経内科学
祖父江　元	名古屋大学大学院医学系研究科神経内科学
小澤鉄太郎	新潟大学脳研究所臨床神経科学部門神経内科学分野
村山　繁雄	東京都健康長寿医療センターバイオリソースセンター高齢者ブレインバンク
齊藤　祐子	国立精神・神経医療研究センター病院臨床検査部
市川弥生子	東京大学医学部附属病院神経内科
割田　　仁	東北大学大学院医学系研究科神経内科学／東北大学病院ALS治療開発センター
青木　正志	東北大学大学院医学系研究科神経内科学／東北大学病院ALS治療開発センター
永井　義隆	国立精神・神経医療研究センター神経研究所疾病研究第四部
松浦　　徹	岡山大学大学院医歯薬学総合研究科脳神経内科学
佐藤　和則	JA北海道厚生連帯広厚生病院神経内科
佐々木秀直	北海道大学大学院医学研究科神経内科学分野
他田　正義	新潟大学脳研究所生命科学リソースセンター分子神経疾患資源解析学分野
小野寺　理	新潟大学脳研究所生命科学リソースセンター分子神経疾患資源解析学分野
瀧山　嘉久	山梨大学大学院医学工学総合研究部神経内科学講座
石川　欽也	東京医科歯科大学大学院医歯学総合研究科脳神経病態学（神経内科学）分野
水澤　英洋	東京医科歯科大学大学院医歯学総合研究科脳神経病態学（神経内科学）分野
勝野　雅央	名古屋大学大学院医学系研究科神経内科学
田中　章景	名古屋大学大学院医学系研究科神経内科学／横浜市立大学大学院医学系研究科神経内科学・脳卒中医学
宮井　一郎	森之宮病院神経リハビリテーション研究部
中島　　孝	国立病院機構新潟病院神経内科

平井　宏和	群馬大学大学院医学系研究科神経生理学分野
安藤　哲朗	安城更生病院神経内科
望月　仁志	宮崎大学医学部内科学講座 神経呼吸内分泌代謝学分野
下畑　享良	新潟大学脳研究所臨床神経科学部門 神経内科学分野
河村　満	昭和大学医学部内科学講座神経内科学部門
二村　明徳	昭和大学医学部内科学講座神経内科学部門
川上　忠孝	小山市民病院神経内科
滑川　道人	自治医科大学内科学講座神経内科学部門
三苫　博	東京医科大学医学教育学講座

清水　潤	東京大学医学部附属病院神経内科
川又　純	札幌医科大学医学部神経内科学講座
原　ふみ	大阪府済生会中津病院総合健診センター
猪原　匡史	先端医療センター研究開発部門 再生医療研究部
下濱　俊	札幌医科大学医学部神経内科学講座
横田　隆徳	東京医科歯科大学大学院医歯学総合研究科 脳神経病態学（神経内科学）分野
石井　一弘	筑波大学医学医療系神経内科学
玉岡　晃	筑波大学医学医療系神経内科学

Visual Appendix 小脳をもっと知るために

監修　西澤正豊

■小脳の外形

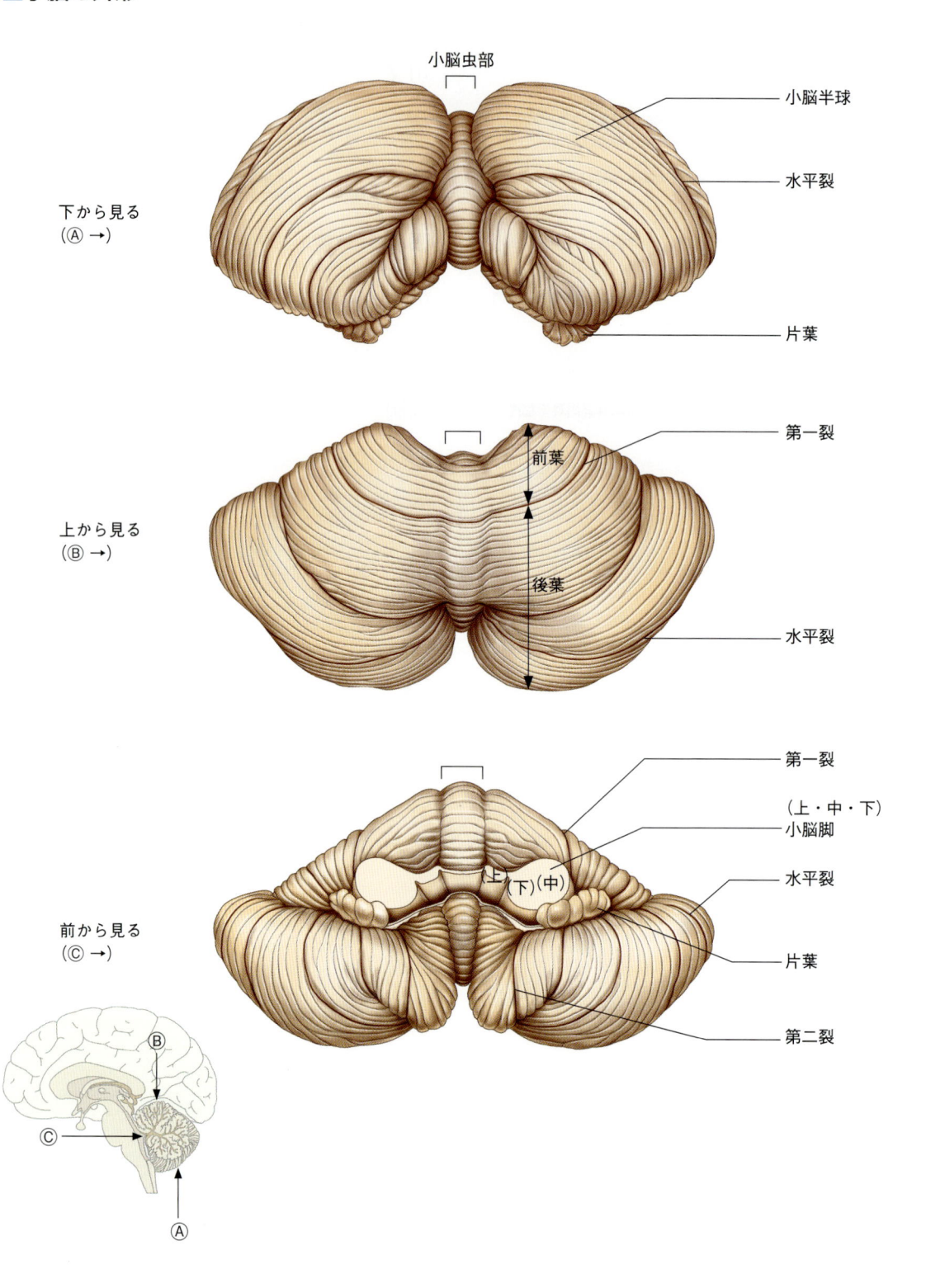

下から見る
(Ⓐ →)

- 小脳虫部
- 小脳半球
- 水平裂
- 片葉

上から見る
(Ⓑ →)

- 前葉
- 後葉
- 第一裂
- 水平裂

前から見る
(Ⓒ →)

- 第一裂
- （上・中・下）小脳脚
- 水平裂
- 片葉
- 第二裂

Visual Appendix

■小脳と3つの小脳脚

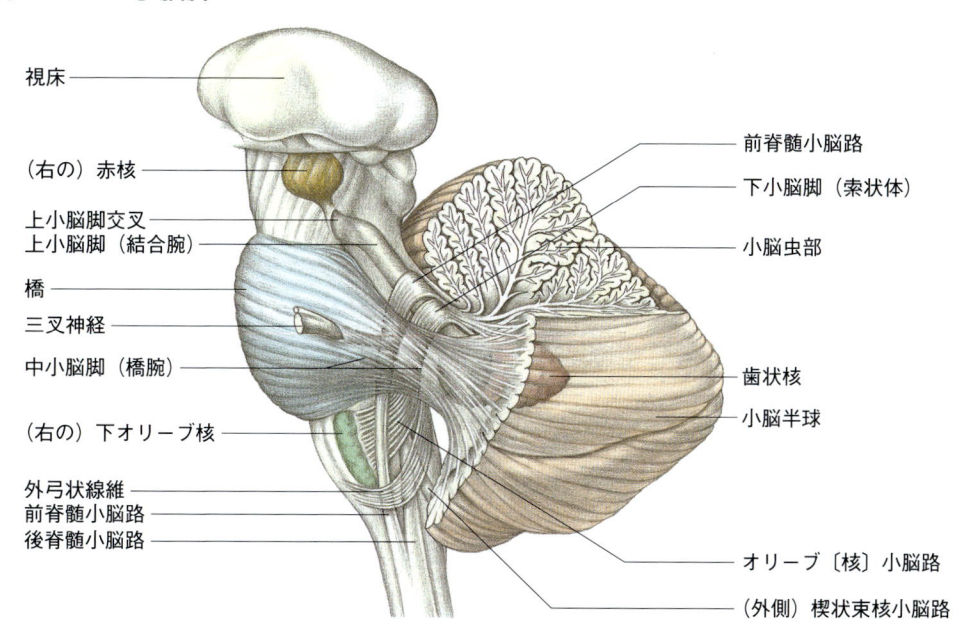

- 視床
- (右の) 赤核
- 上小脳脚交叉
- 上小脳脚 (結合腕)
- 橋
- 三叉神経
- 中小脳脚 (橋腕)
- (右の) 下オリーブ核
- 外弓状線維
- 前脊髄小脳路
- 後脊髄小脳路
- 前脊髄小脳路
- 下小脳脚 (索状体)
- 小脳虫部
- 歯状核
- 小脳半球
- オリーブ〔核〕小脳路
- (外側) 楔状束核小脳路

(専門医のための精神科臨床リュミエール16, 脳科学エッセンシャル. 中山書店:2010. p.76より／水野昇ほか(訳). 図説中枢神経系, 第2版. 医学書院:1991, 図160を参考に作成)

■小脳皮質神経回路

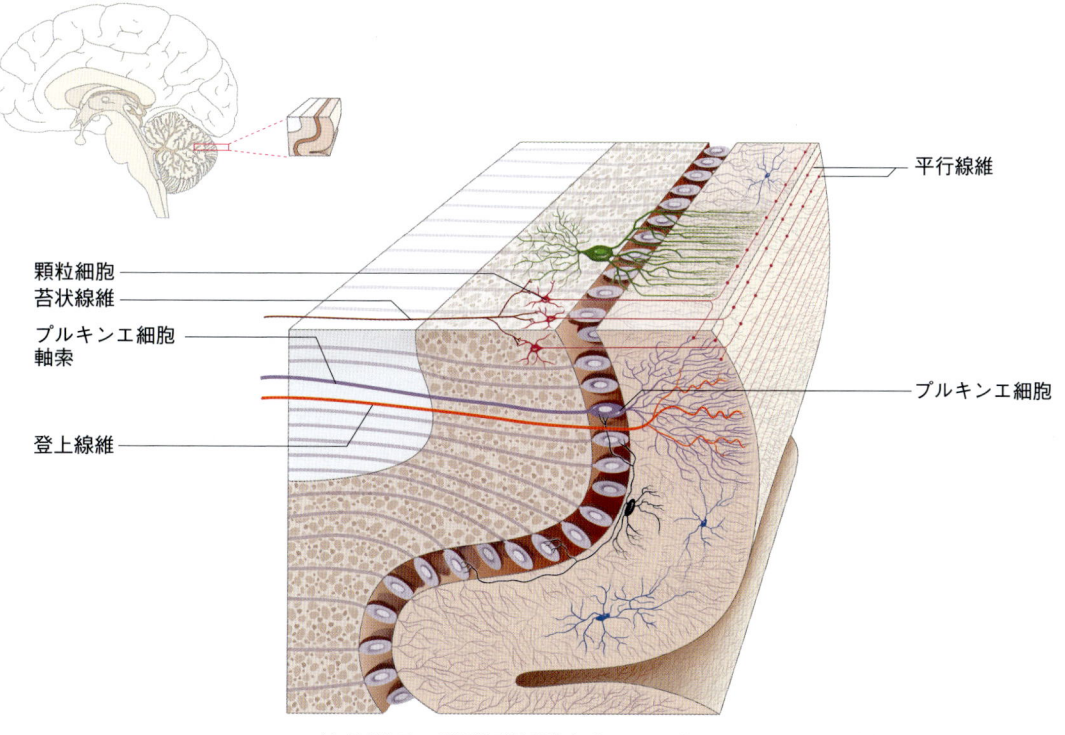

- 顆粒細胞
- 苔状線維
- プルキンエ細胞軸索
- 登上線維
- 平行線維
- プルキンエ細胞

(大須理英子. 最新整形外科学大系4. リハビリテーション. 中山書店:2008. p.534より)

【読者への注意】

本書では,医薬品の適応,副作用,用量用法等の情報について極力正確な記載を心がけておりますが,常にそれらは変更となる可能性があります.読者には当該医薬品の製造者による最新の医薬品情報(添付文書)を参照することが強く求められます.著者,編者,および出版社は,本書にある情報を適用することによって生じた問題について責任を負うものではなく,また,本書に記載された内容についてすべてを保証するものではありません.読者ご自身の診療に応用される場合には,十分な注意を払われることを要望いたします.

中山書店

I. ヒトの小脳はなにをしているのか
――小脳の機能局在

I. ヒトの小脳はなにをしているのか――小脳の機能局在
ヒト小脳の構造と解剖学的機能局在

Point
- 小脳は横に伸びる多数の襞をもち，襞構造によって第Ⅰ~Ⅹの10小葉に区分される．ヒト小脳は，他の哺乳類小脳と同等の小葉構造をもつが，半球部において，虫部の第Ⅵ-Ⅶ小葉を外側に延長した部分が特に大型化している．
- 小脳皮質への直接の入力線維である登上線維と苔状線維，および，小脳皮質からの唯一の出力線維であるプルキンエ細胞軸索の投射には，規則的な部位対応的投射パタンが存在し，その投射パタンの違いが小脳皮質の区分を決定する．
- 線維投射パタンに基づいた縦方向の区分として，内側（虫部）から外側（半球部）へ，モジュールA，B，C1，C2，C3，Dが動物小脳で明らかにされた．それは，分子発現パタンに基づいた細かい縦方向の区分とも関連している．
- 入出力線維を介して，小脳の各区分は，脳内の異なる機能的システムに組み込まれている．そのことが小脳の機能局在の基盤となる．
- 片葉と小節は前庭反射，虫部は歩行運動・眼球運動・姿勢・自律反射，中間部と半球部は体性感覚反射・体性運動・眼球運動・構語，外側半球部の一部は非運動機能のそれぞれの制御系として機能している．

小脳の外形と小葉構造

　小脳は，魚類，両生類，多くの爬虫類では，単純な一つの膨らみ（葉）から成るが，トリおよび哺乳類では，横方向に走る多数の襞（ひだ）構造をもつ．この襞の間の溝の深いところを目印にして，小脳は前から後へ複数の小葉に区分される．哺乳類の間では主要な襞構造は同等である．トリ小脳ではほとんどの襞が正中線から小脳の外側の端までつながるが，哺乳類小脳では正中線から小脳の外側までつながる襞は少なく，正中線の近傍部分（虫部）と外側部分（半球部）の襞構造に大きな違いがみられる．

　小脳の区分の命名に関して，ヒト小脳での外観に基づいた区分名が18世紀から作られたが，哺乳類小脳での比較解剖学的区分名も20世紀以降に作られた（**1**）．Larsell[1]は比較解剖学的な研究から，虫部皮質の延長が半球部皮質であると考え，また，哺乳類の小脳の主要な襞区分が10小葉（第Ⅰ~Ⅹ小葉）であると見出し，それまでの命名を整理した．現在ヒト小脳の画像診断において用いられるSchmahmannの命名[2]は，Larsellの命名に基づいている（**1**）．

　ヒト小脳の機能局在を考えるうえで，動物小脳における解剖学的・生理学的知見をヒトに応用していくことは重要である．そこで本稿では，ヒトと動

1 ヒト小脳の主要な小葉──Larsell による比較解剖学的命名に基づく Schmahmann の命名

ヒト小脳の外観に基づく名称	虫部	半球部		ヒト小脳の外観に基づく名称	他の比較解剖学的名称
小舌 (lingula)	虫部第 I-II 小葉				
中心小葉前裂 (precentral fissure)					
中心小葉 (centralis)	虫部第 III 小葉	半球部第 III 小葉			
山頂前裂 (preculminate fissure)					
山頂 (culmen)	虫部第 IV 小葉	半球部第 IV 小葉	四角小葉前部 (anterior quadrangulate lobule)		
	山頂内裂 (intraculminate fissure)				
	虫部第 V 小葉	半球部第 V 小葉			
第一裂 (primary fissure)					
山腹 (declive)	虫部第 VI 小葉	半球部第 VI 小葉	四角小葉後部 (posterior quadrangulate lobule)	単小葉 (simple lobule)	
上後裂 (superior posterior fissure)					
虫部葉 (folium)	虫部第 VIIAf 小葉	第一脚 (crus I)	上半月小葉 (superior semilunar lobule)	係蹄状小葉第一脚 (crus I of the ansiform lobule)	
水平裂 (horizontal fissure)					
虫部隆起 (tuber)	虫部第 VIIAt 小葉	第二脚 (crus II)	下半月小葉 (inferior semilunar lobule)	係蹄状小葉第二脚 (crus II of the ansiform lobule)	
	係蹄正中傍裂 (ansoparamedian fissure)				
	虫部第 VIIB 小葉	半球部第 VIIB 小葉	薄小葉 (gracile lobule)	正中傍小葉 (paramedian lobule)	
錐体前裂 (prepyramidal fissure)		二腹小葉前裂 (prebiventral fissure)			
虫部錐体 (pyramis)	虫部第 VIII 小葉	半球部第 VIII 小葉	二腹小葉 (biventral lobule)	錐体結合節 (copula pyramidis)	
第二裂 (secondary fissure)		(半球部) 第二裂 (secondary fissure)			
虫部垂 (uvula)	虫部第 IX 小葉	半球部第 IX 小葉	小脳扁桃 (tonsilla)	傍片葉 (paraflocculus)	
後外側裂 (posterolateral fissure)		(半球部) 後外側裂 (posterolateral fissure)			
小節 (nodulus)	虫部第 X 小葉	半球部第 X 小葉	片葉 (flocculus)	片葉 (flocculus)	

(Larsell O, et al. The Comparative Anatomy and Histology of the Cerebellum：The Human Cerebellum, Cerebellar Connections, and Cerebellar Cortex, 1972[1]；Schmahmann JD, et al. *Neuroimage* 1999[2] より)

物の小脳の共通点と違いに注目しつつ，適宜動物で得られた基礎的解析結果もまじえて小脳の構造，区分と機能局在について記述する．ここで哺乳類または動物としているのは，主に，マウス，ラット，マーモセット，マカクを念頭においている．また，小脳の立体的方向性は，動物での吻側・尾側・背側・腹側が，ヒトでは上・下・後・前となる．両者に共通した記述として，本稿では，襞を展開した状態を念頭において第 I 小葉の側を前方，第 X 小葉の側を後方，第 VI 小葉のあたりを中央としている．

虫部の構造

小脳の正中線付近は，後ろから見て，外形が昆虫の幼虫のように見えることから虫部と呼ばれる（**2**-B, C）．哺乳類小脳では，虫部の襞構造はほとんど真横に走行するので，襞の走る方向がさまざまに傾いている半球部のも

Memo

マカク，マーモセット

マカクはニホンザル・アカゲザルを含む大型の旧世界ザルで，知能が高く，いろいろな行動を訓練することができる．脳からの神経活動を記録しながらの複雑な行動実験・運動実験に用いられる．マーモセットは最も小型のサルの一つで，繁殖させやすい新世界ザルである．最近，実験動物として用いられることが増えてきた．トランスジェニックマーモセットも作られている．

のよりもはるかに単純である．各裂は，正中において最も深く小脳深部まで入り込んでいる．小脳の正中での縦断面（矢状面）で見ると，主要な裂の深さ，裂で区切られる小葉の大きさ，それらの位置関係によってヒトと動物間で裂と小葉の相同性を確認することができる．

小脳矢状面において小脳中央よりやや前方に存在する最も深い溝が第一裂で，これは，小脳半球の最外側まで，深部白質の近くまでに到達する深い溝として横に続く．この溝の前を前葉と呼び，第I～V小葉が属する．前葉の中では，第III-IV小葉間の溝が次に深い溝であり，第II-III小葉間の溝が次に深い．第I-II小葉間の溝と第IV-V小葉間の溝は深くない．第一裂より後ろを後葉といい，第VI～X小葉が属する．後葉では，第IX-X小葉間の溝，第VIII-IX小葉間の溝，第VII-VIII小葉間の溝がこの順に深い．第VI-VII小葉間には，深い溝は存在しない（**2**-F）．

虫部第VI-VII小葉は，その内部に多数の溝があるものの，ヒト小脳では，外観によって山腹，虫部葉，虫部隆起という3領域に区分される．しかし，決定的に深い溝が存在しないために動物間での相同性を意識した区分が困難な部位である．これに対して，虫部第VI-VII小葉から外側へとつながる半球部小葉は後述のように明確に4個の主要な小葉に分かれるので，これら半球部の主要な小葉を虫部にたどることにより虫部第VI-VII小葉を区分すれば，動物間で一貫した命名が可能になると思われる．そのような方法でヒト小脳を解析したSchmahmann（1999）の命名[2]によると，山腹を虫部第VI小葉，虫部葉（folium）を虫部第VIIAf小葉とし，虫部隆起（tuber）を虫部第VIIAt小葉および虫部第VIIB小葉とする．そして，それぞれ，半球部第VI小葉，第一脚，第二脚，および半球部VIIB小葉に連なるとしている．動物小脳でも同様の解析がLarsellによってなされたが，虫部第VI-VII小葉内部の区分に関する命名は動物間で一貫していないこともある[3]．

しかし，虫部第VI-VII小葉での命名の問題を別にすれば，虫部の小葉構造は，ヒトを含めた哺乳類の間で高い相同性が保たれている．

半球部の構造

小脳の表面の形状から見ると，小脳後葉（第VI～X小葉）においては，傍虫部静脈が虫部・半球部間を縦（前後）方向に走り，さらに，半球部は虫部よりも盛り上がっているために，外形上虫部と半球部は容易に区別される（**2**）．半球部の内側で虫部に近い部分は，機能的にも線維連絡においても他の半球部と異なることが多いので，中間部または傍虫部と呼ばれて半球部から分離されることが多い．ただし，中間部と半球部を区分する外形上の目印は存在しない．

小脳前葉（第I～V小葉）においては，半球部（および中間部）を虫部から区分するはっきりした外形上の目印はなく，虫部の各小葉がそのまま外側方向に延長して半球部に移行していく．ただし，第I-II小葉は虫部のみに存在し，第III小葉も半球部部分はごくわずかである．第IV，第V小葉でも断

2 ヒト小脳の外観と小葉構造

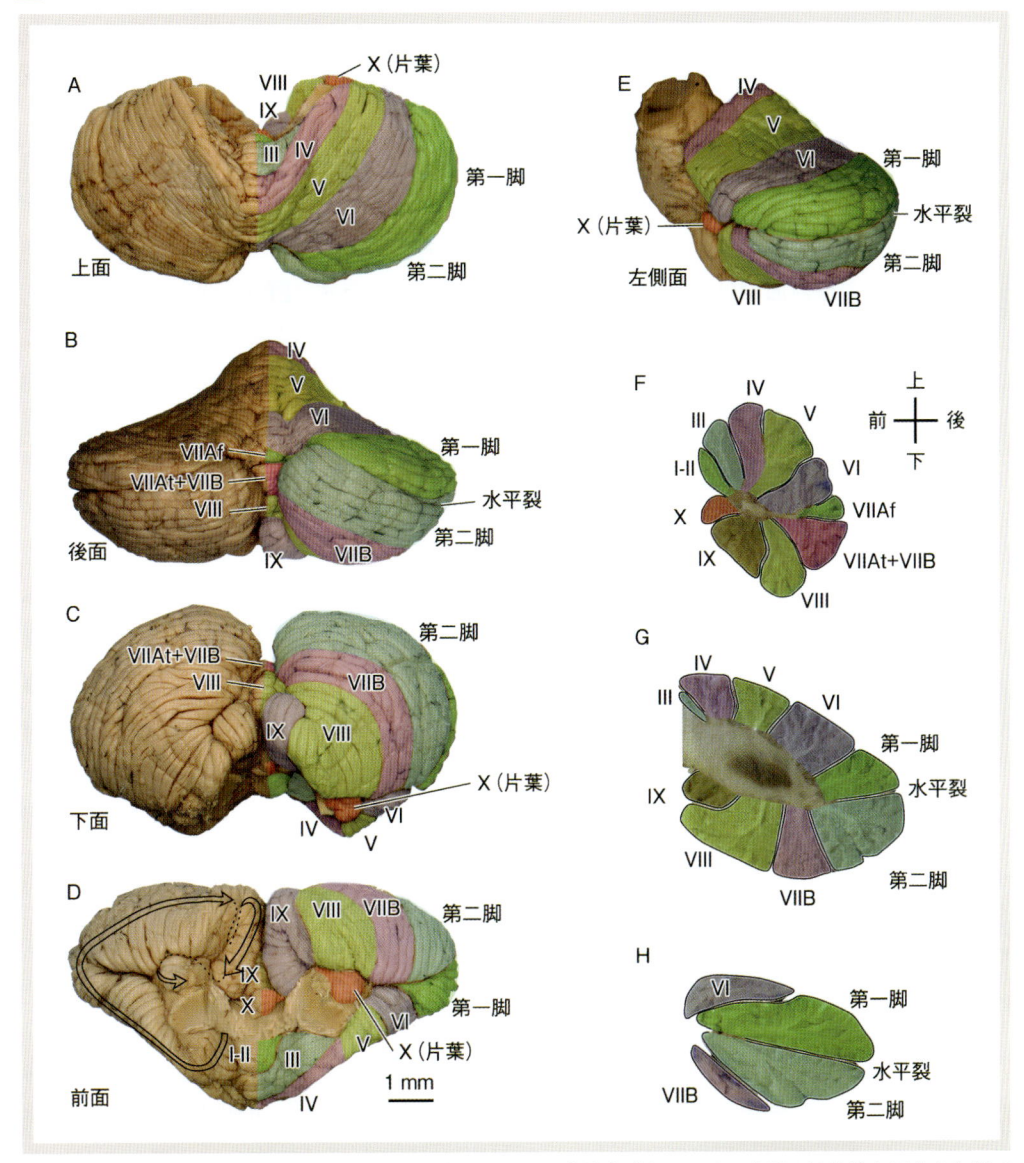

A〜E：上面，後面，下面，前面，左側面の写真．Dでは，小脳半球部における皮質の連続性と屈曲を矢印で示している．BとEは，脳幹も付いている．小葉ごとに色をつけている（A〜Dは右半分のみ）．
F〜H：正中（虫部），外側16 mm（傍虫部または内側半球部），外側32 mm（外側半球部）の縦断面の写真．ローマ数字のI〜Xは，虫部または半球部第I〜X小葉を示す．

面から見て半球部は虫部よりも体積的に小さい．

第VI-VII小葉の半球部は大きく発達し，小葉構造が複雑化し，深い溝も現れる．前から後ろへ，大きく4小葉（半球部第VI小葉，第一脚，第二脚，半球部第VIIB小葉）に区分され，これらは深い溝で隔てられている（**2**-G, H）．これらの小葉のうち，最も大型化し，最外側にせり出しているが第一脚である．第VI-VII小葉の虫部と半球部の境目はちょうど傍虫部静脈の下にあたり，さらにここで襞構造が大きく変わるため，虫部から半球部への襞の連続性は，外見上はつかみにくい．

半球部第VIII小葉は虫部第VIII小葉の半球部への延長で，ある程度大型化している．ヒトを含めた哺乳類小脳において第VIII小葉は，後ろから見てちょうど漢字の八の字を描いて半球部に連続している．虫部第IX，第X小葉は，半球部へは延長しない．

ヒト小脳正中面の断面は，第I-II小葉，第IV小葉，第VI-VII小葉，第VIII小葉，第X小葉を頂点とする五角形様であるが，半球部内側の縦断面では，第IV小葉，第二脚，第VIII小葉を頂点とする三角形様，半球部外側の縦断面では，水平裂を中心にした楕円様となる（**2**-F〜H）．

上記の半球部の構造は，虫部と同様，ヒトを含めた哺乳類の間で本質的には共通している．虫部と半球部の小葉は，小脳表面からも比較的容易に同定することができる（**2**-A〜E）．

片葉（半球部第X小葉）と半球部第IX小葉の構造

片葉と半球部第IX小葉は特異な位置に存在する．発生途上の小脳では，虫部第X小葉（小節葉）の外側に片葉（半球部第X小葉）が，虫部第IX小葉の外側に半球部第IX小葉が，それぞれ並ぶようにして存在するが，片葉と半球部第IX小葉は発生の最中に前外側方向に移動し，皮質構造は虫部第X小葉・虫部第IX小葉から離れてしまう．成長後の小脳では，これらは白質（片葉脚）によってつながっている．

齧歯類から霊長類までの動物小脳で，片葉と半球部第IX小葉は腹外側方向に突出して常に近接して存在しているため，半球部第IX小葉は傍片葉と呼ばれる（**1**）．ヒトの片葉は，小脳下面の小脳脚の後部に小さな隆起状に存在する．ヒトの半球部第IX小葉の存在部位は，動物の場合と異なり，片葉からやや離れて，虫部第X小葉・虫部第IX小葉の外側で，延髄背側と半球部第VIII小葉にはさまれる部位にある（**2**-D）．外観に基づく名称としては小脳扁桃と呼ばれる（**1**）．ヒトの片葉と半球部第IX小葉は，中小脳脚と小脳半球部の大型化のために，存在部位が移動し，外側に突出することがなくなったと想像される．半球部第IX小葉と半球部第VIII小葉との間に存在する深い溝は第二裂と呼ばれ，半球部第IX小葉と片葉の間に存在する深い溝は後外側裂と呼ばれる．

小脳皮質は小脳全体で連続していて1枚の縦長のシートとみなすことができ，平面的なスキームに展開することができる．半球部は，第一脚を中心にこのシートが拡張しているとみなすことができる．半球部第IX小葉は，半球部第VIII小葉の外側部分につながり，その最後端に半球部第X小葉がつながっている[3]．実際の小脳では，このシートは傍片葉と片葉では他の半球部から大きくカーブして方向を変えて立体的になっていると考えると，半球部第IX小葉と半球部第X小葉の襞構造の方向性が理解できる（**2**-D）．

小脳皮質の区分と機能局在の決定要因

上記のような複雑な外形をもつ小脳皮質には，機能局在の基盤となる多数

Memo

錐体葉と弓下窩

哺乳類の小脳において，片葉と半球部第IX小葉（傍片葉）は，特に半球部第IX小葉は，腹外側方向に突出している．半球部第IX小葉の突出部分は錐体葉とも呼ばれる．錐体葉は，側頭骨錐体に存在するくぼみである弓下窩におさまり，この弓下窩は，前半規管の輪の中へ前方から入り込んでいる．ヒトには弓下窩は存在しない．

3 登上線維と苔状線維の投射パタン

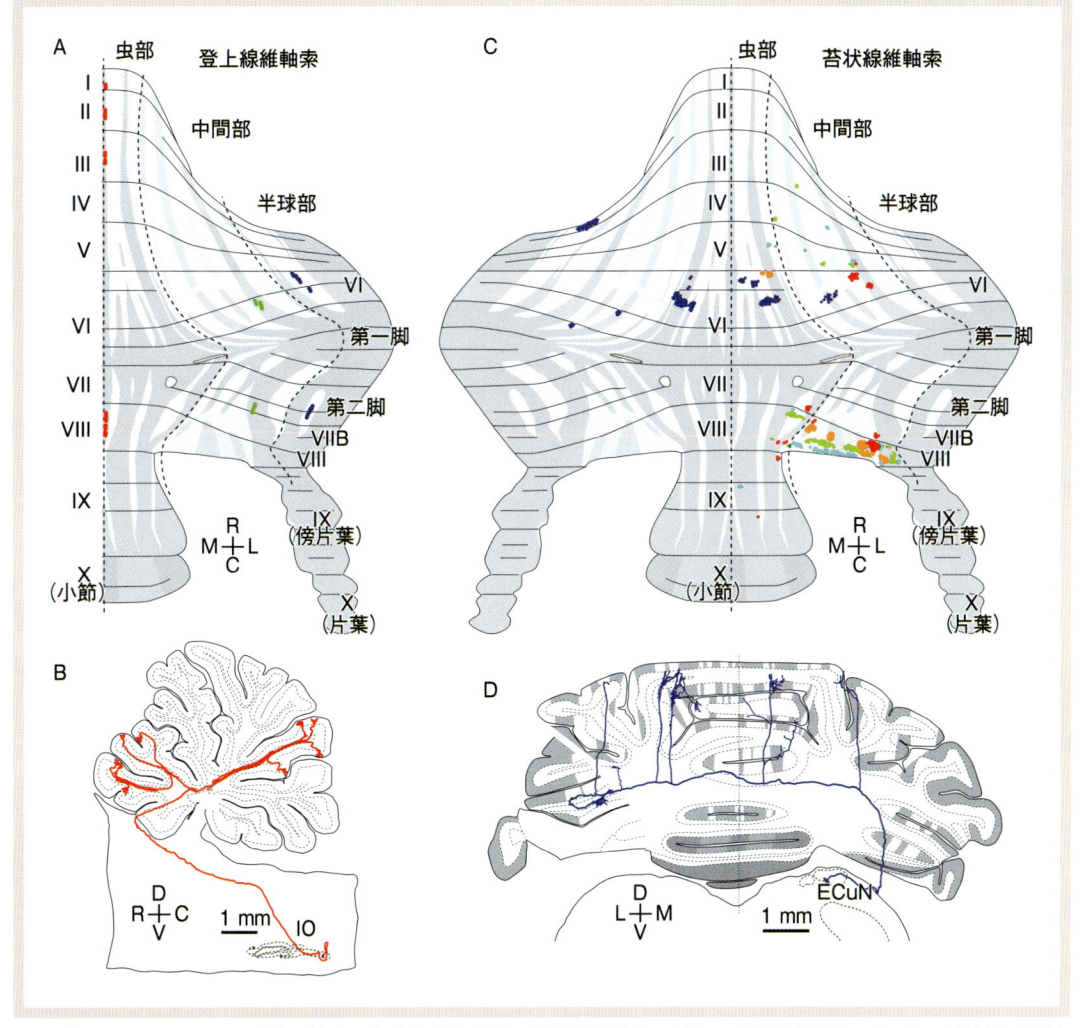

A：3本のラット下オリーブ核の軸索の終末分布を示す．登上線維軸索は特定の縦縞内を前後に広がって投射する傾向がある．展開したラット小脳皮質アルドラーゼC発現縞構造のスキームの上にプロットしている．
B：Aに赤でプロットした軸索の全走行の再構築（側方から見た図）．
C：苔状線維軸索は特定の小葉内を横に広がって投射する傾向がある．5本のラット後索核からの苔状線維軸索の終末分布を示す．青（●）は上肢深部感覚，薄青（●）は下肢深部感覚，黄緑（●）は腹部表在感覚，オレンジ（●）は下肢表在感覚，赤（●）は上肢表在感覚に応答する領域からの投射軸索である．展開したラット小脳皮質アルドラーゼC発現縞構造のスキームの上にプロットしている．
D：Cに青でプロットした副楔状束核（ECuN）に由来する軸索の全走行の再構築（後方から見た図）．
I〜Xは小葉名．C：尾側，D：背側，L：外側，M：内側，R：吻側，V：腹側．

（Sugihara I, et al. *J Neurosci* 2001 [5]）および Quy PN, et al. *J Comp Neurol* 2011 [7]）より再編集）

の区分が存在することが，動物で知られている．小脳皮質の局所的神経回路は小脳のどこでもほぼ均一であるので，各区分の決定に関与しているのは，主として小脳入出力線維の連絡様式である[4]．また，線維の連絡様式に密接に関連した外見上は見えない構造として，小脳皮質での分子発現パタンが作る縦縞状の区画がある．

下オリーブ核と小脳核　　Column

　下オリーブ核は，板が重なったような構造をもち，延髄尾側腹側に存在する．主要な板状副核として，主核，内側副核（吻側と尾側），背側副核（背側と腹側）に分かれ，部位ごとに異なる入力を受け取る．一方，小脳核は小脳深部で白質に囲まれ第四脳室に接する神経核であり，おおまかに室頂核，栓状核，球状核，歯状核（ヒト以外では，それぞれ，内側核，前中位核，後中位核，外側核という名称も使われる）に分けられ，核ごとに異なる場所へ出力を送り出す．さらに，栓状核の腹側に存在する外側前庭核や前側・上前庭神経核は，プルキンエ細胞の投射を受けるという点で，小脳核と同様に扱うことができる．
　下オリーブ核，小脳核とも，さらに細かい区分けが可能である[8]．たとえば，下オリーブ核では，内側副核の尾側・内側・背側の部分は背帽部（dorsal cap）と呼ばれるが，前庭小脳と特異的に連絡しているため，しばしば独立した副核として扱われる．小脳核に関しては，内側核（室頂核）は，吻背側のアルドラーゼC陰性部分と尾腹側のアルドラーゼC陽性部分に分けられる．中位核でも同様であるが，前中位核と後中位核がそれぞれアルドラーゼC陰性部分と陽性部分にほぼ対応する．歯状核は，細胞構築と分子発現の異なる背側部と腹側部に分かれ，それぞれ，運動機能と非運動機能に関係している（マカク）．ヒトでは，下オリーブ核の主核と小脳核の歯状核は特によく発達し，他の核が比較的単純な塊状また薄板状であるのに対し，襞をもった袋状である[4]．

小脳皮質入出力線維の投射様式

　小脳皮質への直接の入力線維として主要なものは登上線維と苔状線維の2種類であり，小脳皮質からの出力線維はプルキンエ細胞軸索が唯一である．
　登上線維は，延髄の下オリーブ核ニューロンの軸索の末端部である．1本の軸索に由来する登上線維はラットでは約7本である．それらの枝の投射は，縦（前後）方向にはかなり広がり，離れた特定の複数の小葉に投射するが，横（内外側）方向には広がらずに細い縦のバンド状の領域の中に分布しているのが通常である（3-A, B）[5]．また，軸索側枝が，小脳核内の微小領域に投射する．
　プルキンエ細胞の軸索は，小脳皮質の唯一の出力線維であり，小脳の出力を形成する小脳核に投射する．小脳皮質での起始部位が同一の縦のバンド状の領域の中に存在する複数のプルキンエ細胞は，その小脳核内の投射先が共通する[6]．
　苔状線維は，脳幹のさまざまな起始核や脊髄から発する．軸索本幹は小脳の深部白質を横方向に走行し，その間，個々の小葉に投射する軸索側枝が分枝し，特定の複数の小葉に投射する．軸索側枝は小葉内で何回か枝分かれし，最終的に多数の終末をもつ苔状線維として投射する．個々の軸索側枝に由来する苔状線維終末は，おおむね縦方向のバンド状（またはパッチ状）の範囲に投射しているので，軸索全体としては，横方向に分散した複数の縦のバンド状範囲に投射することになる（3-C, D）[7]．苔状線維の起始核ごとに軸索終末の小葉分布に違いがあるが，これはあまり系統的には調べられていない．
　以上の単一軸索の形態を見ると，登上線維とプルキンエ細胞の投射様式は，小脳皮質における細い縦帯構造を基本構築とする．この細い縦帯構造が，小脳皮質の機能的な最小の区分かもしれない．一方，苔状線維の投射は，横方向に分散した複数の縦縞部分に向かうという点で，登上線維やプルキンエ細

胞の投射パタンとは，決定的に異なる．構築パタンの異なる登上線維系入力と苔状線維系入力の両者の統合によって，小脳の区分が複合的に形成されていると考えられる[4]．

　これら軸索投射の小葉間の関係としては，傍虫部と半球部において，第III～VI小葉と第VII-VIII小葉とには，鏡面対称関係になるような投射の枝分かれ（登上線維と苔状線維）と収束（プルキンエ細胞軸索）のパタンがしばしばみられる．これが，後述の小脳の前と後ろでの鏡面対称関係になるような体部位局在性の基盤である．

小脳核と下オリーブ核の区分と小脳皮質の区分の部位対応的関連——小脳モジュール（4）

　上記の小脳皮質の入出力を理解するために鍵となる主要な神経核は，登上線維の起始核である下オリーブ核[8]，およびプルキンエ細胞軸索と登上線維・苔状線維の軸索側枝の投射先である小脳核と前庭神経核の一部である（Column「下オリーブ核と小脳核」参照）．

　小脳皮質は，下オリーブ核のどの区分からの登上線維の投射を受けるか，そして，小脳核のどの区分へプルキンエ細胞の軸索を送るかという，線維連絡の観点から，おおまかな区分に分けることができる（ネコとラットで明らかにされたが，他の哺乳動物小脳でも同様の構築があると考えられる）[8,9]．第X小葉と片葉は，下オリーブ核内の背帽核から投射を受け，内側・上前庭神経核などに投射する（前庭小脳モジュール）．それ以外の部分はほぼ縦の3区分（虫部，中間部，半球部）に関連している．すなわち，虫部の大部分は，内側副核尾側からの投射を受け，室頂核（内側核）に投射する（モジュールA），虫部の最外側の縦帯領域は，背側副核の背尾側から投射を受け，外側前庭神経核に投射する（モジュールB），中間部の大部分（内側と外側）は，背側副核の腹側から投射を受け，栓状核に投射する（モジュールC1/C3）．中間部の中央の縦帯領域は，内側副核の吻側から投射を受け，球状核に投射する（モジュールC2）．半球部は主核から投射を受け，歯状核に投射する（モジュールD）．これら小脳皮質の区分は，モジュールの代わりにゾーンと呼ばれることもある．A，B，C1，C2，C3，D，および前庭小脳モジュールと区別される縦構造の小脳の区分（モジュールまたはゾーン）は，本質的には従来の，虫部，中間部および半球部という3区分と同様の縦構造を意味するが，プルキンエ細胞と登上線維の軸索投射パタンに基づいたより細かい区分である[8,9]．

小脳皮質の分子発現パタンとそれに基づく小脳皮質・小脳核の区分

　上記の小脳モジュールは，軸索投射を標識しない限りその実体が見えてこない．しかし，それとは別に，アルドラーゼC（ゼブリンIIとも呼ばれる）に代表される一群の蛋白分子が小脳皮質に独特の空間的パタンで発現している．すなわち，小脳皮質のプルキンエ細胞に，アルドラーゼCを強く発現す

Key words

アルドラーゼC
ブドウ糖を分解する解糖系の1段階に関わる酵素であるアルドラーゼには，A，B，Cのアイソザイムが存在し，このうちアルドラーゼCは主に神経系に発現している．小脳では，一部のプルキンエ細胞集団に強く発現しているという特異な発現パタンがみられる．この発現パタンは，もともと，小脳組織を認識するように作製されたモノクローナル抗体の1クローンによって認識される抗原の発現パタンとして発見された．そのシマウマの縞のような縦縞状発現パタンから，その抗原はゼブリンIIと名づけられた．その後，ゼブリンIIはアルドラーゼCであることが同定された．

4 マーモセットの小脳皮質の縦縞モジュール構造の区分

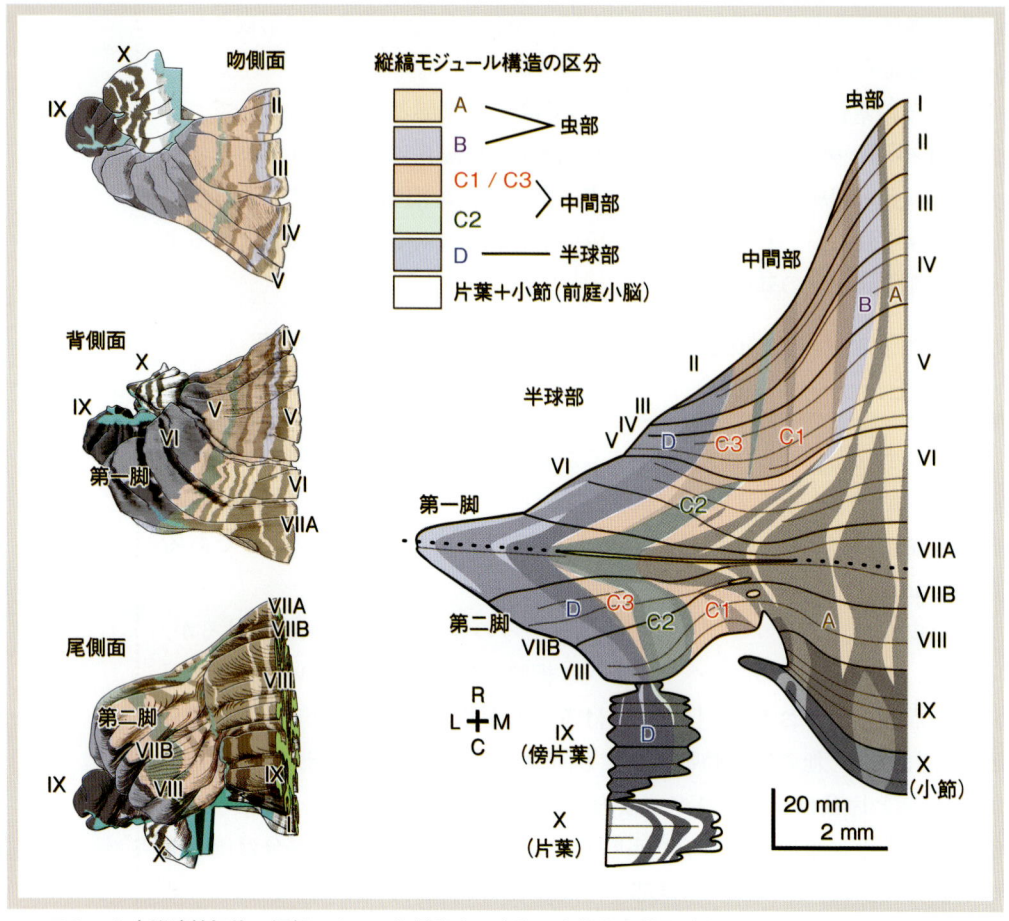

マーモセット小脳連続切片の解析による，左側半分の小脳の立体的再構築（左，上から，吻側面，背側面，尾側面）と展開スキーム（右）．縦縞モジュール区分ごとに色分けしている．アルドラーゼC発現の縦縞構造（色の濃淡で示している）との関係も示している．立体的再構築の図のパネル中で，水色部分は小脳白質が露出しているところ（または断面）を示す．すべてのパネルは，小脳の左半分を示している．I～Xは小葉名．C：尾側，L：外側，M：内側，R：吻側．

(Fujita H, et al. *J Comp Neurol* 2010 [3]) より再編集）

るものとほとんど発現しないものとがあり，これらが別々に縦縞状の集団となって交互に並んでいる．小脳の一側に約20本の縦縞が配置している（ **5** ）．アルドラーゼC発現があることとないことがプルキンエ細胞の機能にどう関わるかは不明である．しかし，アルドラーゼCの発現の縦縞構造と登上線維およびプルキンエ細胞軸索の投射パタンとの関係がラットにおいて同定され，この縦縞構造と上記のモジュールとの対応関係が示されたので（ **4** ）[8,10]，アルドラーゼCの発現の縦縞構造は，小脳皮質の一般的な地図として利用できるようになった．分子発現の縞は免疫染色によって可視化させることができ，個体差はほとんどないので，動物においては小脳の縦縞構造のマーカーとしての意義は大きい．ラット・マウスだけでなくマーモセットの小脳においてもアルドラーゼC発現の縦縞構造が詳しく解析されたが[3]，ヒトの小脳においてはまだほとんど調べられていない．

5 マーモセットの小脳皮質における，縦縞状のアルドラーゼC発現パタン

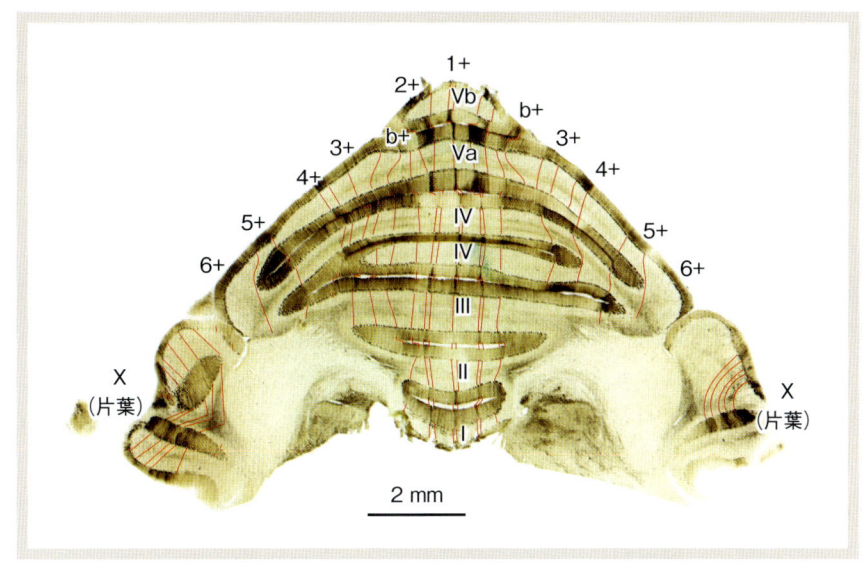

I～Xは小葉名，1+などはアルドラーゼC発現の縦縞の名称．前額断切片におけるジアミノベンジジン発色の免疫組織化学染色．

(Fujita H, et al. *J Comp Neurol* 2010[3] より再編集)

アルドラーゼCはプルキンエ細胞に発現しているので，プルキンエ細胞の軸索終末にも発現がみられ，小脳核においても，アルドラーゼC発現パタンが現れる．小脳核には，吻背側がアルドラーゼC陰性，尾腹側が陽性という単純な区分がある[8]．

小脳の個々の区分は異なる機能的神経ネットワークに組み込まれている

上記の小脳入力線維である登上線維の起始核の下オリーブ核，および苔状線維の起始核のいくつか，たとえば橋核は，いわば信号の中継核なので，それらがどのような情報を中継しているかを見ていかないと小脳入力線維がどういう情報をもっているかということはわからない．また，小脳からの出力についても，小脳核からの出力が最終的にどこに到達するかというところまで見ないと出力の機能はわかりにくい．すなわち，小脳皮質の各区分の機能局在を知るには，小脳皮質の各区分が入出力線維の連絡を通してどのような神経のネットワークシステムに組み込まれているかを理解する必要がある．

教科書的には，まず小脳を大まかな3区分に分け，それぞれ，大脳系，脊髄系（体性感覚系），前庭系のネットワークに組み込まれていると理解する．すなわち，大脳小脳（橋小脳），脊髄小脳，前庭小脳である[4]．これは，小脳の入力線維（苔状線維と登上線維）が，そのもともとの入力の種類により大まかに大脳系，脊髄系，前庭系に分類されるので，そのどれを主に受け取るかが区分と関係している．また，出力で見ると，小脳核を出た後の小脳出力の主要な行き先は，視床（大脳への中継）・赤核（大脳系），脊髄（脊髄系と前庭系の一部）および眼球運動系（前庭系）であり，これも区分と関係している．部位的には，おおよそ，片葉と小節（虫部第X小葉）が前庭小脳，

虫部と傍虫部の大部分（片葉と第VI-VII小葉を除外）が脊髄小脳，半球部と第VI-VII小葉の虫部・傍虫部が大脳小脳（橋小脳）という関係になる．

小脳入出力の神経の連絡の中で，小脳と大脳間の連携の神経回路は，哺乳動物の脳内で最も強力な神経回路の一つである．大脳の特定部位から，主として橋核の特定部位を介して小脳に苔状線維として小脳の特定部位に投射し，一部は，中脳の小細胞性赤核とその近傍領域，そして下オリーブ核の一部を介して登上線維として小脳の特定部位に投射する．小脳のその部位からの出力は，歯状核の特定部位，視床の特定部位を経由して大脳の特定部位に戻る．この神経回路の構築は多シナプス経路であるため，従来は細かい解析が困難であった．ウイルスよる経シナプス標識法が霊長類小脳に応用され，霊長類で小脳の出力が大脳へどのように部位対応的に投射するかが調べられるようになった[11,12]．すると，大脳の異なる部分が部位対応的に小脳皮質の異なる部分に連絡していることがわかってきて，大脳小脳（橋小脳）の中でもさらに細かい機能局在が認められるということになる．

近年，神経標識法の進歩により[11,12]神経の投射パタンの詳細が明らかになるのに伴い，大脳小脳・脊髄小脳・前庭小脳という従来の機能区分を，より正確にはどのようにとらえたらよいのか，また，A，B，C1，C2，C3，Dモジュール区分や分子発現パタンの区分とどう関連づけたらよいのかが検討できるようになってきた．

小脳皮質各部位の機能局在

片葉（半球部第X小葉）と小節（虫部第X小葉）の機能

片葉と小節は，合わせて前庭小脳とされるように，機能的関連が深い．片葉の機能は，動物実験でよく研究されている．入力としては，苔状線維からは主に前庭系の情報が，登上線維からは主に視覚系の情報（視野全体における物体の移動の情報）が入るが，これらの線維には，枝分かれして小節と片葉の両者に投射するものがある．出力となる片葉と小節のプルキンエ細胞軸索は，走行が部分的に合流していくつかの前庭神経核へ投射し，前庭神経核を中継して，それぞれ眼球運動系と脊髄へ向かう．片葉は，機能的に大きく3つの縦縞に区分され，中央の縞部分では水平方向，端の縞の部分は縦方向の反射的眼球運動（前庭動眼反射，視運動性反射）が正確に行われるように制御する．小節の機能は片葉ほど調べられていないが，片葉と似て反射的眼球運動の制御，および前庭反射としての姿勢・頭位の制御に関わる．ヒト小脳においても，片葉の変性が強い小脳変性症では眼球運動異常がみられる．

虫部の機能

虫部の小節以外（第I～IX小葉）は，モジュールAに対応し，分子発現パタンとしては複数のアルドラーゼC陽性・陰性の縞が存在する．第I小葉から第VI小葉の前側までは陰性の縞が幅広く，第VI小葉の尾側と第VII小

葉，第IX小葉では陽性の縞が幅広い．第VIII小葉は陰性・陽性の縞が同じくらいの幅をもつ（**4**）．大部分は脊髄小脳に含まれる．

　虫部の第I小葉から第VI小葉の前側までは，苔状線維入力としては，脊髄，副楔状束核，外側網様核に由来する体性感覚系入力を豊富に受け取り，加えて橋核，一部（第I小葉）には前庭神経核からの入力もある．登上線維入力としても，体性感覚系が主で他に，前庭系，大脳系の入力がみられる．出力に関しては，主に室頂核の吻背側のアルドラーゼC陰性部分に投射し，ここから前庭神経核や延髄毛様体を経由して脊髄に投射する．電気生理学的には，この部位は歩行運動に関連した活動が記録される．大まかには，歩行運動など体幹と上下肢の複合運動の制御に関わると考えられる．

　第VI小葉の後側と第VII小葉とは，体性感覚入力はほとんど受けず，中脳，特に上丘，あるいは大脳視覚系の入力を，橋核や下オリーブ核経由で受け取るため，脊髄小脳からは除外され，眼球運動虫部とも呼ばれる．出力は，室頂核の尾腹側アルドラーゼC陽性部分を経由し，眼球運動系に投射する．この部位は，随意的眼球運動（衝動性眼球運動〈saccadic eye movement〉や滑動性眼球運動〈smooth pursuit eye movement〉）の制御[*1]に関係している．

　虫部第VIII小葉は，入力線維は同一の軸索が枝分かれして，虫部の第I～VI葉と虫部第VIII小葉に投射することが苔状線維でも登上線維でも多く，虫部の第I～VI小葉との機能的共通性が高いと想像される．しかし，これまでの研究では虫部第VIII小葉の機能ははっきりとは示されていない．軸索投射パタンからは虫部第I～V小葉と類似した機能が想像される．

　虫部第IX小葉は，主として前庭系入力を苔状線維・登上線維から受け，加えて苔状線維から肩・頸部の深部感覚入力を受ける．出力は，室頂核の尾腹側アルドラーゼC陽性部分を経由し，眼球運動系に投射する．体の平衡と姿勢制御および頭位制御に関与している．

　虫部の第I～III，VII～IX小葉の一部には自律神経系の制御に関係している部位も存在するが，その機能に関しての入出力の基盤は未解決である．

　同一小葉内でも，アルドラーゼCの縞ごとに，苔状線維・登上線維の投射様式が異なるので，縞ごとの細かな機能の違いが想像されるが，詳細は不明である．

　ヒトにおいても，虫部と室頂核は姿勢制御と歩行中の安定性制御，眼球運動制御に関与している[13]．ただし，小葉間での機能の違いに関しても，縞ごとの違いと同様，明らかにされていない．

傍虫部と半球部の機能

　第I～V小葉，および第VI小葉の前部（半球部第VI小葉）において，虫部最外側はモジュールBに，傍虫部・内側半球部の広い範囲はモジュールC1/C3に対応し，アルドラーゼC発現は，陰性か，弱い陽性の縞がほとんどを占める（**4**）．登上線維入力は触覚などの体性感覚入力であり，精密な受容野の情報が含まれていることが多い．苔状線維入力は，主として体性感

*1
本巻I．「小脳による眼球運動制御」（p.33-41）参照

覚系と大脳系である．体性感覚入力に関連した運動制御の機能（体性-体性反射運動の制御など）があると考えられる．また，内側・前方が下肢，外側・後方が頭部という大まかな体部位局在が認められる．この場所の範囲内には，よく研究されている角膜反射の条件づけに関与する部位も含まれる．ウサギにおける研究では，角膜反射の条件づけに関与する小脳の第Ⅵ小葉の中間部の部分は，前中位核に投射するアルドラーゼC陰性の縞に局在する[14]．ヒトにおいても，ウサギと同様に第Ⅵ小葉の中間部および前中位核（栓状核）が角膜反射の条件づけに関わっている[13]．

第Ⅵ小葉の後部から第Ⅶ小葉の前部にかけて，すなわち，第一脚の傍虫部の機能は，ほとんど明らかではない．

第Ⅶ小葉の後部（第二脚と傍正中小葉），および第Ⅷ小葉の傍虫部・内側半球部の機能局在に関して，その比較的広い範囲は，モジュールC1／C3に対応する．そこでは，入力線維の投射は，登上線維，苔状線維とも上記の第Ⅰ〜Ⅴ小葉，および第Ⅵ小葉の前部（単小葉）の傍虫部・内側半球部の広い範囲と共通しており，やはり，触覚など体性感覚刺激に応答する部分である．この部分では，さらに，モジュールC2に対応するアルドラーゼC発現陽性の領域も比較的広い．齧歯類でひげの刺激に対する応答がよく記録されるのは，第二脚の傍正中部である．モジュールC2は，大脳・中脳・脳幹・脊髄経由の体性感覚入力などを登上線維，苔状線維から受け取る．モジュールC1／C3およびC2の出力は，小脳核を介して，橋・中脳・間脳のさまざまな部位に投射するが，C1／C3が主として赤核と視床へ投射するので大脳系と考えられるのに対し，C2の出力はどこが主な投射先かはっきりしていない[15]．これらのモジュールは四肢の協調運動の制御に関与しているようだが，第Ⅰ〜Ⅵ小葉の同じモジュールとどのような機能的違いがあるのかははっきりしていない．

外側半球部（第Ⅲ〜Ⅸ小葉）は，ほぼモジュールDに対応し，ほとんどの部分が，アルドラーゼC発現の陽性の縞になっている．大部分は大脳小脳（橋小脳）に含まれる．登上線維からは主として大脳系の入力を受け入れ，苔状線維としても，橋核に由来する大脳系の入力が主であるが，齧歯類では体性感覚系（三叉神経系）の入力もある．出力は主として歯状核から橋・中脳・間脳のさまざまな部位に投射するが，特に視床を経由して大脳皮質の運動野を含む前頭葉各部に投射する．

ラット，ネコ，マーモセットでの解析によると，モジュールDの内側部（D1）と外側部（D2）では，入出力線維の投射パタンが異なり，アルドラーゼC発現も，内側部のほうがより強いという違いがみられる．さらに，小葉ごとに細かな投射様式の違いがある．このように，半球部の中でも，機能の違いに対応した細かい区分があると考えられる．

半球部第Ⅳ〜Ⅵ小葉の半球部内側から傍虫部は，随意的な手の運動に関連して神経活動が記録される部分として，しばしばマカクでの生理学実験に用いられる．経シナプス的神経標識の研究によると，この部分は歯状核背側

Key words

角膜反射の条件づけ

角膜に風を当てると眼瞼（ウサギでは瞬膜）が閉じるという角膜反射において，風を当てる直前に音を聞かせると，次第に音を聞かせるだけで眼瞼が閉じるようになる．この現象は角膜反射（瞬膜反射，眼瞼反射）の条件づけと呼ばれ，小脳の特定部位にその中枢が存在することが知られている．風の代わりに眼周囲の皮下への電気刺激でも同様の反射を引き起こすことができる．小脳の運動学習モデルとして利用されている．風による角膜の触刺激または電気刺激（無条件刺激）の情報は，三叉神経から登上線維を経由して小脳に入力し，音刺激（条件刺激）の情報は，苔状線維を経由して小脳に入力すると考えられている．小脳の出力は，前中位核から赤核を経て眼輪筋を支配する顔面神経核につながる．

部分を経由して大脳運動野の手の領域に投射する．この部分の近傍では，半球部第Ⅲ～Ⅵ小葉は大脳運動野の下肢の領域に，両者の中間の部分が上肢近位部の領域へという体部位対応性が認められる[11]．それに対して，第二脚の外側部分は，歯状核腹側部分を経由して大脳の前頭前野に投射していて，注意や作業記憶などの非運動機能に関係していると思われる[12]．傍虫部・半球部第Ⅶ-Ⅷ小葉は，第Ⅲ～Ⅵ小葉と鏡面対称関係になるような体部位局在性が報告されているのに加え[7,16]，眼球運動・視覚情報への関与もみられる．第一脚外側部では，滑動性眼球運動中に運動指示に関係した指標情報の変化に応答した活動がみられる（ネコ）[17]．第二脚半球部内側寄りは，衝動性眼球運動に関係している（マカク）．また，傍片葉の腹側部は，滑動性眼球運動に関係している（マカク）．以上のように，半球部には随意的な体性運動や眼球運動を制御する部位があり，さらに外側には，運動の内部モデル化を制御したり非運動機能に関係したりしている領域が存在するようである．

ヒトにおいては，どこに機能的な虫部・中間部・半球部の境界があるかは，完全にははっきりしていないが，画像上，大まかに虫部・中間部・半球部を区別した記述がなされている．半球部と傍虫部はともに四肢の随意運動に関わっている．fMRI（機能的磁気共鳴画像法）による計測で随意運動課題や体性感覚刺激の際にこの部分で活動が出現し[13]，この部分の病変で随意運動の運動失調が生じる．さらに，第Ⅲ～Ⅵ小葉において，動物でみられる体部位局在性がヒトにおいても存在し，第Ⅲ・Ⅳ小葉の病変で下肢の運動失調，第Ⅳ・Ⅴ・Ⅵ小葉の病変で上肢の運動失調，第Ⅴ・Ⅵ小葉の病変で構語障害がみられる[13]．第Ⅲ～Ⅵ小葉と第Ⅶ-Ⅷ小葉の前後の鏡面対称関係的な体部位局在性に関しては，前と後の部分は，随意的な手の運動課題において，それぞれ，力の変化に対する適応と運動の視覚情報の変化に対する適応というような，随意運動のやや異なる側面での制御に関係するようである[13]．

ヒト小脳の半球部（あるいは外側部）は，非運動機能にも関係している．言語課題（この場合，小脳右半球），注意，行動の遂行の制御，視空間認知，作業記憶，学習，痛覚，情動に関係しているとの報告が多数発表されている[18,19]．

おわりに

本稿では，小脳の構造の概要を記述し，さらに，小脳の機能局在を作り出す要因について，特に軸索投射の構築について記述した．そして，それに基づいて大まかな小脳の機能局在に関して記述した．今後，画像解析の手法によって，ますますヒト小脳の機能局在に関する解析が進むと思われる．そこから得られる知見を理解するうえで，動物において明らかにされている解剖学的・生理学的知見をうまく関連づけていくことが有用であると思われる．

なお，本稿の記述の一部，特に**2**は，東京医科歯科大学解剖学教室の解剖

実習体の小脳での観察に基づいている．その際お世話になった東京医科歯科大学臨床解剖学分野，秋田恵一教授に感謝いたします．

（藤田啓史，Sarah H. Ying，杉原　泉）

文献

1) Larsell O, Jansen J. The Comparative Anatomy and Histology of the Cerebellum : The Human Cerebellum, Cerebellar Connections, and Cerebellar Cortex. Minnesota : University of Minneapolis Press ; 1972.
2) Schmahmann JD, et al. Three-dimensional MRI atlas of the human cerebellum in proportional stereotaxic space. *Neuroimage* 1999 ; 10 : 233-260.
3) Fujita H, et al. Organization of the marmoset cerebellum in three-dimensional space : Lobulation, aldolase C compartmentalization and axonal projection. *J Comp Neurol* 2010 ; 518 : 1764-1791.
4) Nieuwenhuys R, et al. The Human Central Nervous System, 4th edition. Berlin : Springer ; 2008.
5) Sugihara I, et al. The entire trajectories of single olivocerebellar axons in the cerebellar cortex and their contribution to cerebellar compartmentalization. *J Neurosci* 2001 ; 21 : 7715-7723.
6) Sugihara I, et al. Projection of reconstructed single Purkinje cell axons in relation to the cortical and nuclear aldolase C compartments of the rat cerebellum. *J Comp Neurol* 2009 ; 512 : 282-304.
7) Quy PN, et al. Projection patterns of single mossy fiber axons originating from the dorsal column nuclei mapped on the aldolase C compartments in the rat cerebellar cortex. *J Comp Neurol* 2011 ; 519 : 874-899.
8) Sugihara I. Compartmentalization of the deep cerebellar nuclei based on afferent projections and aldolase C expression. *Cerebellum* 2011 ; 10 : 449-463.
9) Ruigrok TJ. Ins and outs of cerebellar modules. *Cerebellum* 2011 ; 10 : 464-474.
10) Sugihara I, Shinoda Y. Molecular, topographic, and functional organization of the cerebellar cortex : A study with combined aldolase C and olivocerebellar labeling. *J Neurosci* 2004 ; 24 : 8771-8785.
11) Lu X, et al. Topographic distribution of output neurons in cerebellar nuclei and cortex to somatotopic map of primary motor cortex. *Eur J Neurosci* 2007 ; 25 : 2374-2382.
12) Strick PL, et al. Cerebellum and nonmotor function. *Annu Rev Neurosci* 2009 ; 32 : 413-434.
13) Timmann D, et al. Current advances in lesion-symptom mapping of the human cerebellum. *Neuroscience* 2009 ; 162 : 836-851.
14) Attwell PJ, et al. Cerebellar cortical AMPA-kainate receptor blockade prevents performance of classically conditioned nictitating membrane responses. *J Neurosci* 1999 ; 19 : RC45.
15) Teune TM, et al. Topography of cerebellar nuclear projections to the brain stem in the rat. *Prog Brain Res* 2000 ; 124 : 141-172.
16) Snider RS. Recent contributions to the anatomy and physiology of the cerebellum. *Arch Neurol Psychiatry* 1950 ; 64 : 196-219.
17) Cerminara NL, Apps R. Behavioural significance of cerebellar modules. *Cerebellum* 2011 ; 10 : 484-494.
18) Timmann D, Daum I. Cerebellar contributions to cognitive functions : A progress report after two decades of research. *Cerebellum* 2007 ; 6 : 159-162.
19) Stoodley CJ, Schmahmann JD. Functional topography in the human cerebellum : A meta-analysis of neuroimaging studies. *Neuroimage* 2009 ; 44 : 489-501.

Further reading

- Schmahmann JD, et al. Three-dimensional MRI atlas of the human cerebellum in proportional stereotaxic space. *Neuroimage* 1999 ; 10 : 233-260.
  これまでの多くの小脳区分の命名を分かりやすく比較している

- Nieuwenhuys R, et al. The Human Central Nervous System. 4th edition. Berlin : Springer ; 2008.
  著名な解剖学者による教科書で，機能区分の背景について系統的に記述している

I. ヒトの小脳はなにをしているのか──小脳の機能局在
随意運動制御における小脳の役割

Point

- 小脳の機能は，基本回路であるマイクロコンプレックスの入出力関係──①入力源，②出力先，③誤差信号の組み合わせ──で説明できる．
- 随意運動制御に貢献するのは中位核と歯状核を含むマイクロコンプレックスである．
- 中位核や歯状核の不活化により，多関節運動に障害が生じ，単関節運動の組み合わせに運動が分解される．つまり，小脳は多関節運動の協調や，適切な運動指令の時系列の生成に貢献している．
- 運動指令の時系列は，大脳皮質-橋核-歯状核-視床をめぐる興奮性のループにマイクロコンプレックスが適切なタイミングで抑制をかけることで実現されている．
- 適切なタイミングの抑制は，登上線維から入力する「誤差信号」によって生じる可塑的な変化で実現されている．また，運動の「協調」に必要なマイクロコンプレックスの間の連携は平行線維が実現している．
- 小脳の中に「内部モデル」が獲得されて随意運動制御に利用されるという仮説が提唱されてきた．「逆モデル」は実現したい運動を入力として運動指令を出力する．「順モデル」は制御対象の状態を推定する．ヒトの多彩な随意運動制御には，複数の内部モデルが獲得される必要がある．これらの予想を支持するデータが報告されている．

　小脳が傷害されると領域に応じて歩行，眼球運動，腕の運動などにいわゆる小脳症状が生じる[*1]．また，前庭動眼反射の利得の適応，瞬目反射条件づけの獲得，腕の到達運動のプリズム順応など，反射から随意運動まで，さまざまな運動の学習にも小脳は不可欠である[1-3]．さらに近年では，言語機能などのいわゆる高次機能にも貢献することが示唆され注目を集めている[4,5][*2]．本項では，一見幅広い機能も，共通する基本回路（マイクロコンプレックス）に対する入出力の違いで説明できるという立場に立って，随意運動制御における小脳の役割を検討する．

[*1] 本巻II.「小脳の症候学」(p.64-74) 参照

[*2] 本巻I.「小脳と高次脳機能障害」(p.56-62) 参照

共通する基本回路（マイクロコンプレックス）

　随意運動制御に関与する小脳の構造そのものは他の領域と何ら変わることはない．基本的な機能単位はIto[6]が小脳皮質のマイクロゾーンの概念を拡張してマイクロコンプレックス（cerebellar microcomplexes）と名づけたプルキンエ細胞に接続する小脳核と下オリーブ核を含む神経回路である（**1**）．
　マイクロコンプレックスは基本的には入力信号を出力信号に変換する装置である．しかし，入出力関係は固定されておらず，登上線維が伝える「誤差信号」の支配下にある．複雑スパイク（登上線維信号）が単純スパイクと同期して生じれば，平行線維とプルキンエ細胞の間のシナプスに長期抑圧が生

1 マイクロコンプレックスの構造

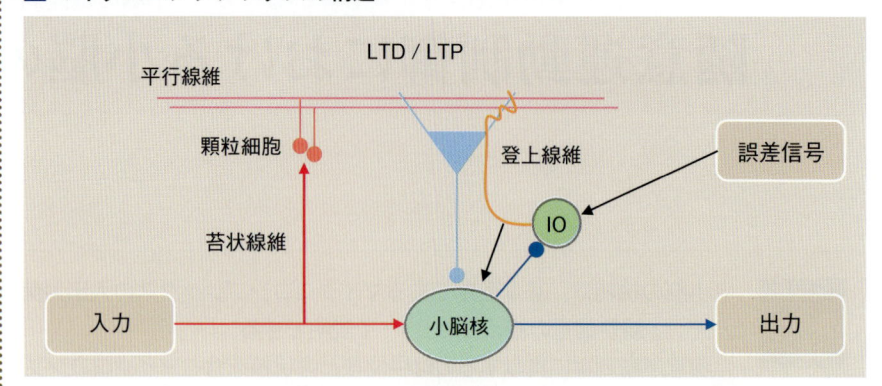

マイクロコンプレックスは，①下オリーブ核（inferior olive：IO）の100程度のニューロンとそこから起始する登上線維，②登上線維が分岐して矢状面方向に投射する幅200ミクロン程度の小脳皮質，③その領域のプルキンエ細胞が抑制する小脳核，④小脳核に入力する苔状線維，から成る．入力信号を運ぶ苔状線維は小脳核に入力するとともに，分岐して小脳皮質の顆粒細胞に接続する．顆粒細胞の軸索は分子層で分岐して，左右に走る平行線維となり，前後に広がるプルキンエ細胞の樹状突起に興奮性のシナプスを作る．小脳皮質の唯一の出力細胞であるプルキンエ細胞は10万を超える平行線維から入力を受け，高頻度の単純スパイクを発生して小脳核を抑制する．つまり，小脳核の入出力をプルキンエ細胞経由の側副路が調整する仕組みになっている．登上線維からの入力はプルキンエ細胞に低頻度（平均1Hz未満）の複雑スパイクを発生させる．

じて，プルキンエ細胞による小脳核の抑制が緩む．逆に複雑スパイクが出なければ，長期増強が生じて小脳核の抑制が強まる．いずれにしても，マイクロコンプレックスの入出力関係は，登上線維信号がベースラインの発火頻度に戻る，すなわち「誤差信号」がゼロになる，まで変化を続ける．

一見幅広い小脳の機能は，このマイクロコンプレックスの①入力源，②出力先，③誤差信号，の組み合わせで決まると考えてよい．

前庭動眼反射の利得の調整では，半規管由来の前庭性の信号が入力で，前庭核から外眼筋への信号が出力である[*3]．登上線維信号は網膜像のずれであるから，網膜像のずれがなくなるまで反射の利得が変化し続ける．

瞬目反射条件づけの獲得と消去では，音の信号が入力で小脳核（中位核）から赤核を経て脳幹の瞬目生成回路へ至る信号が出力である[7]．登上線維信号は眼の周囲へのショック（たとえばエアパフ）である．下オリーブ核は中位核からの抑制を受けるので，音の入力に対して中位核出力があるレベルに達すると登上線維信号がキャンセルされて安定した状態になる．

随意運動のマイクロコンプレックス

随意運動の主役ともいうべき大脳皮質一次運動野は橋核を介して小脳の中位核と歯状核，小脳半球の中間部と外側部に信号を送っている．また，視床を介してこれらの核からの出力を受けている．そこで，中位核と歯状核のそれぞれについて，これらを含むマイクロコンプレックスの3項目，①入力源，②出力先，③誤差信号の由来を概観する．

*3 本巻 I.「小脳による眼球運動制御」（p.33-41）参照

❷ 中位核を含む随意運動のマイクロコンプレックス

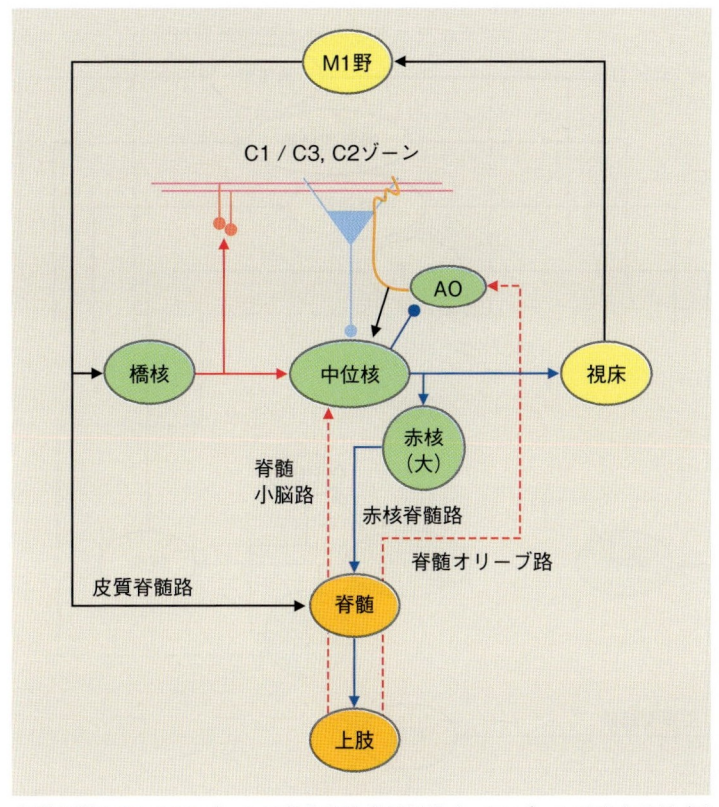

小脳皮質のC1/C3ゾーンは前中位核（栓状核）と，C2ゾーンは後中位核（球状核）と接続する．登上線維は副オリーブ核（accessory olivary nucleus：AO）に起始する．前中位核には背側副オリーブ核，後中位核には内側副オリーブ核が対応し，末梢由来の「誤差信号」を発生する．

中位核を含むマイクロコンプレックス

　中位核に関しては，脊髄小脳路経由の末梢からの信号と橋核経由の大脳皮質（たとえば，一次運動野）由来の信号が入力する（❷）．出力は大きく2系統ある．一つは大細胞性赤核に投射する経路で，赤核脊髄路を経由して運動制御に貢献する（ただし，大細胞性赤核はヒトでは痕跡的であるといわれていて，この経路はあまり重要な貢献はしていない可能性がある）．もう一つは視床のVPLo核（the oral part of the ventral posterior lateral nucleus：後外側腹側核の吻側部）を経由して一次運動野に戻る経路である[8]．こちらは橋核経由で再び入力してくるので，一次運動野-橋核-中位核-視床-一次運動野という興奮性ループが形成される．つまり，中位核を含む機能単位は末梢からの信号と中枢からの信号を入力として，赤核脊髄路や皮質脊髄路を経由して下行する運動指令を出力している．

　登上線維は背側副オリーブ核（dorsal accessory olive：DAO）または内側副オリーブ核（medial accessory olive：MAO）に由来する．DAOへの入力は皮膚由来で障害物への衝突などを誤差信号として送るので，障害物を避けて行

3 歯状核を含む随意運動のマイクロコンプレックス群

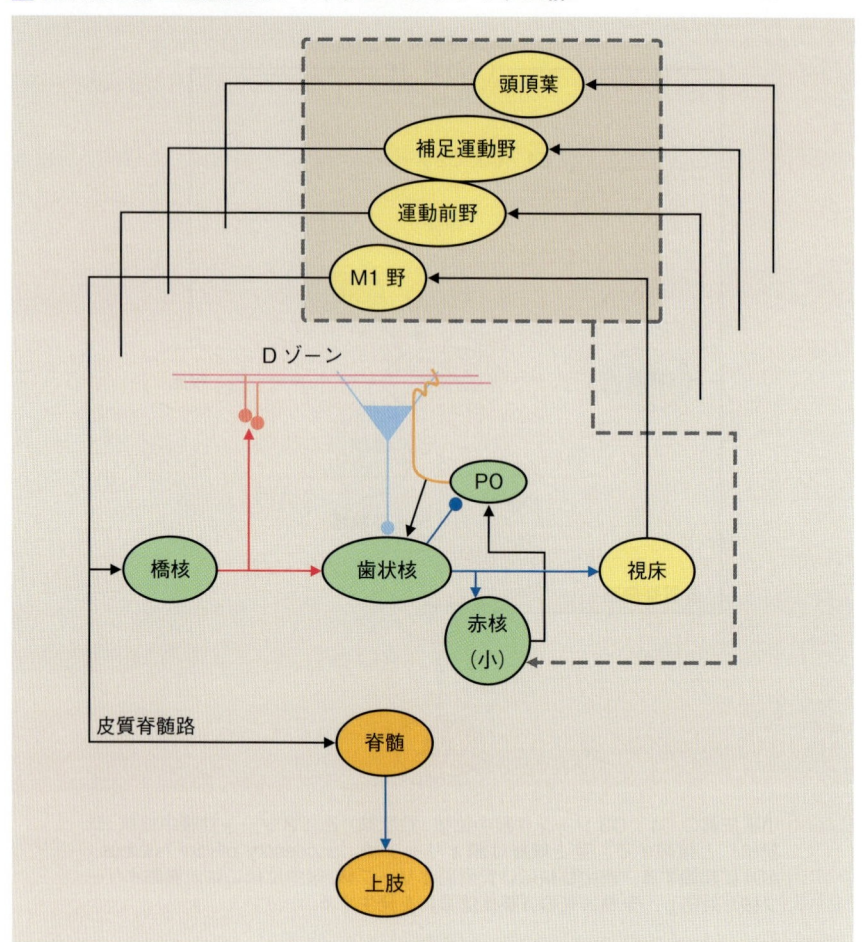

小脳半球外側部の皮質 D ゾーンは歯状核と接続する．歯状核は大脳皮質から橋核経由で入力を受け，視床経由で同じ領域に出力を返す．登上線維は主オリーブ核（primary olivary nucleus：PO）に起始する．歯状核は小細胞性赤核経由で PO に誤差信号を送ることに注意．

う運動の学習に寄与すると考えられる（DAO は小脳皮質の C1 / C3 ゾーンと前中位核に投射する）．一方，MAO への入力は筋由来の信号で，たとえば拮抗筋の過剰な収縮で生じた筋の過伸展など自らの運動指令の誤りを誤差信号として，設定どおりの正しい運動指令を生成する方向に調節を行うと考えられる．

歯状核を含むマイクロコンプレックス

　一方，歯状核は大脳皮質のさまざまな領域から橋核経由で入力を受け取り，視床経由で大脳皮質のほぼ同じ領域に出力を戻す[9]．つまり，大脳皮質-橋核-歯状核-視床-大脳皮質という興奮性ループにプルキンエ細胞がブレーキをかけて，さまざまな時系列パタンを生成できる仕組みになっている．一次運動野との接続を担うのは歯状核の 30％程度（サルの場合）で，一次運動野の体部位局在を保持したループを形成している[10]．この歯状核に投射するのは小脳皮質半球部の第 IV-VI 小葉で，下肢は第 IV 小葉，上肢は第 V 小

葉，顔面は第VI小葉という関係がある．小脳とループを作るのは一次運動野だけではない．運動前野，補足運動野，頭頂葉など随意運動制御に関与する領域はすべて歯状核から視床経由で投射を受け，また逆に橋核経由で小脳に投射して，ループを形成している[10,11]．歯状核経由のループは随意運動の計画から運動指令の生成に至るすべての過程に関与しうる（**3**）．

　もう一つ，重要であるのに見逃されがちな出力が小細胞性赤核への出力である．小細胞性赤核は主オリーブ核に投射して，主オリーブ核から起始する登上線維信号の源になる．つまり，歯状核を含むマイクロコンプレックスは，誤差信号の生成にも関与する．小細胞性赤核は一次運動野や運動前野，頭頂葉などからの投射を受けるので，単純な感覚信号を入力とする反射系の調節に比較して，さらに高度な学習信号の生成を行うことができる仕組みといえるだろう．

　たとえば，小脳の第IV-VI小葉で記録した登上線維信号は到達運動の終点の誤差を表現している[12]．視覚的入力から100 msec遅れる視覚性の誤差信号だけでなく，視覚入力が遮断された運動中に予測的に生成される誤差信号も同じ登上線維に表現されている．予測的な誤差信号は運動指令の遠心性コピーと，体性感覚のフィードバック信号に基づいて小脳自身が生成して小細胞性赤核を経由して出力している可能性もある．登上線維信号が到達運動の終点誤差を表現していることに対応して，小脳障害では終点の誤差に基づく学習（プリズム順応）が障害されることが知られている．

多関節運動の協調

　随意運動制御における小脳の役割としてよくあげられるのは，多関節運動の協調[13]である．この役割は，単純な反射の調整と異なり，随意運動の制御ならではの役割ということができるだろう．随意運動には上述のように大脳皮質の幅広い領域と結合した多数のマイクロコンプレックスが関与している．運動を「協調」させるには，マイクロコンプレックスの間に連絡が必要である．

　協調の鍵を握るのが水平方向に走る平行線維である．Thachら[13]は水平方向に走る平行線維こそが横方向の連携を生み，多関節にわたる運動指令の「協調」を実現していると述べている．サルでは左右に3 mm，計6 mm程度は伸びる[13]ので，1本の平行線維が同時に30個程度のマイクロコンプレックスに入力を送りうる．その影響は小脳核を介して大脳皮質に出力され，橋核経由でループを1周して戻るごとにさらに平行線維で横方向に6 mmずつ伸びていくので，数周のうちには小脳全域のマイクロコンプレックスが連絡可能ということになる．

　腕運動制御に関係する一次運動野の領域だけを取り出して，そこに並んだ鍵盤にマイクロコンプレックスが接続している，と見立ててみよう（**4**）．正確で滑らかな到達運動を実現するとは，20を超える上肢の筋群に接続する鍵盤を，正確な組み合わせと順序で弾くということである．仮に一筋群が

I. ヒトの小脳はなにをしているのか──小脳の機能局在

4 平行線維を通じたマイクロコンプレックスの「協調」

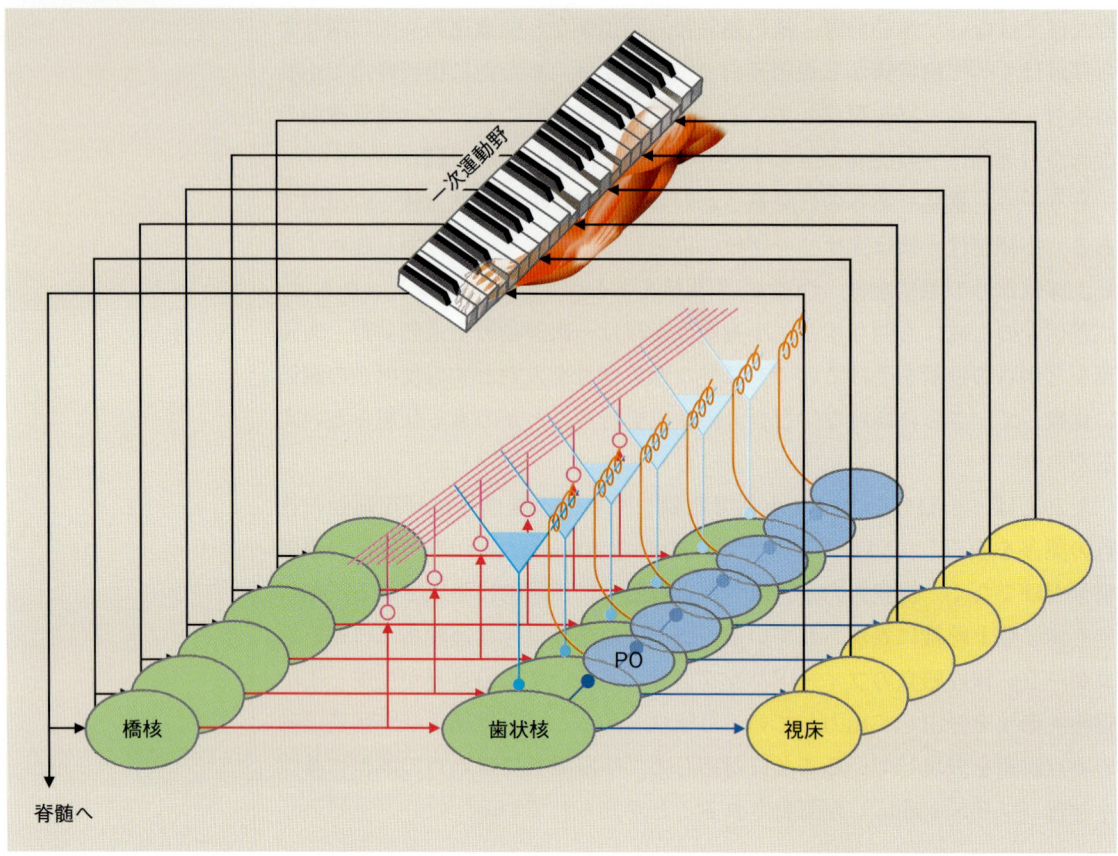

平行線維が矢状面方向に伸びる30個程度のマイクロコンプレックスをつなぐので，大脳皮質-橋核-歯状核-視床を信号が一周するごとに異なったパタンで大脳皮質の「鍵盤」を押さえることができる．図は一次運動野上の運動指令の時系列生成をイメージし，並んだ鍵盤にマイクロコンプレックスが接続していると見立てている．

一鍵盤とつながっていると仮定すれば，平行線維のおかげでこれらすべての鍵盤を同時に弾くことができる．登上線維が押す（離す）べき鍵盤を指定することにより，小脳は一次運動野の鍵盤を正しい組み合わせで押すことができるようになる．さらに，信号が大脳小脳ループを一周するごとに異なる組み合わせで押すことが可能になる．ループを信号が一周する時間は，大脳皮質の電気刺激から小脳の皮質に生じる苔状線維経由の誘発電位の潜時[14]（数ミリ秒）と，小脳核の刺激から一次運動野の錐体細胞に生じるシナプス後電位の潜時[15]（2～5 msec）から，およそ10 msec程度と推定される．したがって，0.5秒程度の速い運動でも50回も異なる組み合わせで20個の鍵盤をたたいて，美しい到達運動制御の調べを奏でることが，原理的には可能である．

実際，小脳核を不活化すると，多関節運動に障害が生じ，運動が単関節の運動の組み合わせに分解される．これは小脳が多関節運動の協調，具体的には運動指令の適切な時系列の生成に貢献していることを支持している．以下，不活化で生じる多関節運動の障害の具体例をあげる．

5 到達運動に対する小脳核傷害の効果

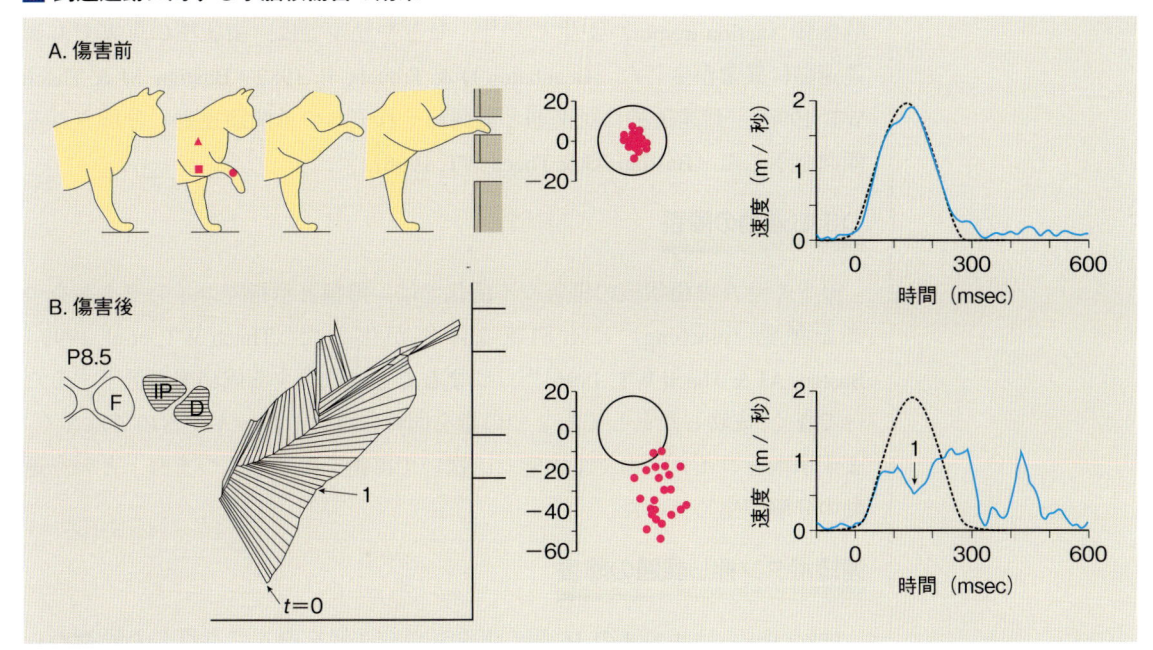

ネコの中位核と歯状核をカイニン酸で傷害した前（A）後（B）の到達運動．左：横から見た運動．傷害後に関しては肩・肘・手首につけた LED の位置を結び，10 msec ごとに示した．中：内径 30 mm の筒の入り口での到達位置の分布．傷害後は下に測定異常（dysmetria）を示している．右：手首の速度波形．破線は躍度最小モデル[17]から予測される速度波形．1 の谷は左の図の 1 に対応．

（Kitazawa S, et al. Role of the Cerebellum and Basal Ganglia in Voluntary Movement. 1993[16] より改変）

小脳核不活化に伴う到達運動の障害

　Kitazawa ら[16]はネコの中位核と歯状核をカイニン酸で傷害して，傷害前後の到達運動の軌跡と速度波形を定量的に解析した（5）．破壊前の手首の速度波形はベル型をしていた（5-A 右）．このベル型の速度波形は「加速度の時間変化（躍度）が最も少ない運動[17]」から導かれる波形（破線）とよく一致していた．ところが，中位核と歯状核を傷害すると，まず肘だけを屈曲して固定して，次いで肩関節を屈曲しながら体を前方に投げ出すという運動の単関節運動への分解が生じ，速度波形には肘の屈曲の終了時（5-B 左の 1）に明瞭な谷が生じた．また，到達位置は目標を下にそれた（5-B 中央）．つまり，運動の滑らかさと正確さがともに失われた．

　Martin JH ら（2000）は前中位核，後中位核，歯状核のそれぞれを $GABA_A$ 受容体のアゴニストであるムシモルを微量注入して不活化した．前中位核の不活化では到達運動は hypometric（測定過小）になり運動の滑らかさも失われ，後中位核を不活化すると hypermetric（測定過大）になった．一方，歯状核の不活化では目立った障害は認められなかった．ネコでは歯状核の不活性化はほとんど症状を生じないとする報告が多い（Chanbers WW & Sprague JM, 1955；Milak K, et al, 1997；Thach WT, et al [13]）．ネコでは中位核に接続する赤核脊髄路が到達運動制御の主力である可能性がある．

サルでは中位核へのムシモル注入で到達運動に測定異常と3〜5 Hzの動作時振戦（action tremor）が生じた[13]．ヒトやサルでは，歯状核の傷害でも到達運動に異常が生じた（Beaubaton D & Trouche E, 1982；Bastian AJ & Thach WT, 1996）．到達運動は肘関節と肩関節それぞれの単関節運動に分解される傾向を示した（Bastian AJ & Thach WT, 1996）．

つまむ運動の障害

ヒトやサルの歯状核の傷害や不活化では，拇指と示指でコインやえさをつまむ運動（pinching）にも明瞭な障害が生じた（Thach WT, et al, 1992；Bastian AJ & Thach WT, 1996）[18]．つまむことに成功する成功率が低下するだけでなく，成功したとしても2つの指を同時にコントロールするのではなく，まず示指をコインに当てて固定し，次いで拇指を動かしてつまむ，という運動の分解が生じていた．

連続ボタン押し課題の障害

Hikosakaらは4×4の16個のボタンから2個を選んで点灯した候補から正しいボタンを押すという課題（セット）を5組の候補（ハイパーセット）に対して連続して行うという課題（連続ボタン押し課題）をサルに訓練した[19]．学習初期の成功試行では1試行（5連続ボタン押し）に平均約6秒かかるのに対し，十分に（数か月にわたり）習熟すると平均約3秒で行うことができるまでに速度が増す．この5連続ボタン押し課題を右手で学んだ場合，左手でも間違わずに実行できるが，所要時間が6秒程度に伸びる．また，右の歯状核をムシモルで不活化すると左手では間違わないのに，右手では間違いが増えた．つまり，順序そのものは右の歯状核とは無関係に記憶していて，その記憶に基づいて左手でも時間をかければ実行ができる．一方，長期にわたる学習の成果として獲得した右手特有の高速のボタン押し技能は，右の歯状核を含む神経回路に記憶されていることがわかる．高速化したボタン押しを行うサルは，もはやボタンの選択は意識せず，大脳-歯状核ループに埋め込まれた時系列パターンに従ってほとんど自動的に腕を動かしているのだろう．

内部モデルを用いた随意運動制御

工学の制御理論の類推から，小脳の中に制御対象の性質をコピーした「内部モデル」が獲得されて随意運動制御に利用されているという有力な仮説が提唱されてきた[29]．内部モデルとは脳の中に作り上げた制御対象のシミュレーターのようなものである（6-A）．よくできたシミュレーターは現物の代わりになる．たとえば飛行機のパイロットははじめはシミュレーターで着陸の訓練をするという．腕や手の運動制御の場合にも，あればとても役に立つ．たとえば，実際には腕を動かすことなく，この指令を送ると手や腕はこんな動きをするだろう，と予測することができる．また，実際に腕を動かす

6 内部モデルとは

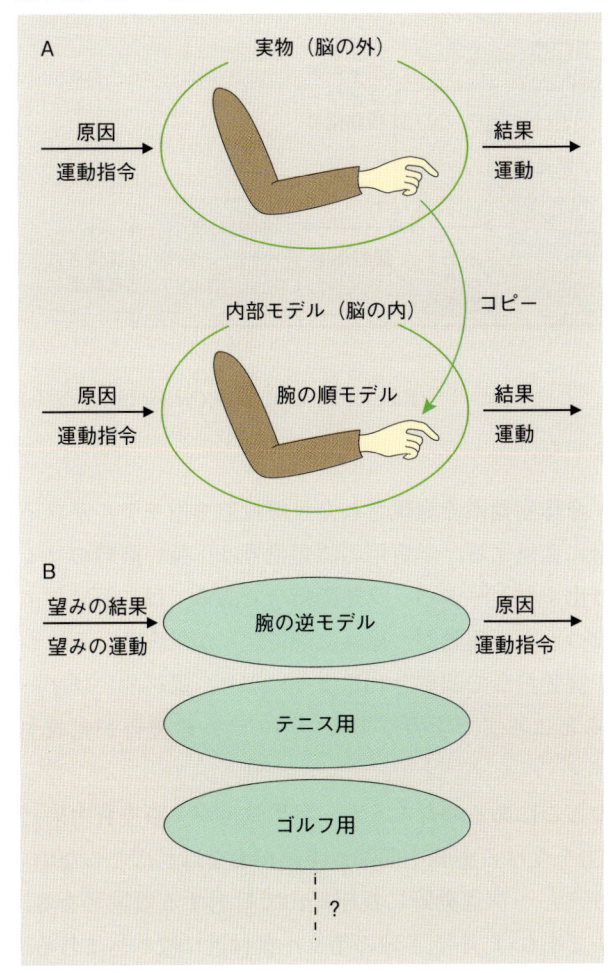

A：実際に腕を動かすことなく指令を送ると手や腕はこんな動きをするだろう，と予測することができる．実際に腕を動かす場合に，動いた腕から結果が戻ってくる前に運動の結果を予測することができるので，誤差を事前に修正することが可能となり，このような原因→結果を予測するときに使われる内部モデルを順モデルと呼ぶ．

B：望みの運動の結果を入力すると，その運動を実現するような運動指令を計算する内部モデルを逆モデルという．

場合でも，動いた腕から結果が戻ってくる前に運動の結果を予測することができるので，予測される誤差を事前に修正することが可能となる．このような原因（運動の指令）から結果（運動）を予測するのに使われる内部モデルを「順モデル」と呼ぶ．順があるなら逆もある．こちらは逆に，結果から原因を作るモデルで，望みの運動の結果を入力すると，その運動を実現するような運動指令を計算するような内部モデルである．この逆モデルがあれば，あそこへ手を伸ばしたい，と思っただけで数多くの筋肉に対する適切な指令がたちどころに生成されて，手は思い通りの軌跡を描いて目標に到達する，というわけである（**6**-B）．

内部モデルがあれば，制御がうまくいくことは確かである．では，内部モデルは小脳に獲得されうるのか．また，実際に内部モデルが小脳にあるという証拠はあるのか．

逆モデル

逆モデルを学習する仕組みとして，Kawato ら[20,21]はフィードバック誤差

7 フィードバック誤差学習

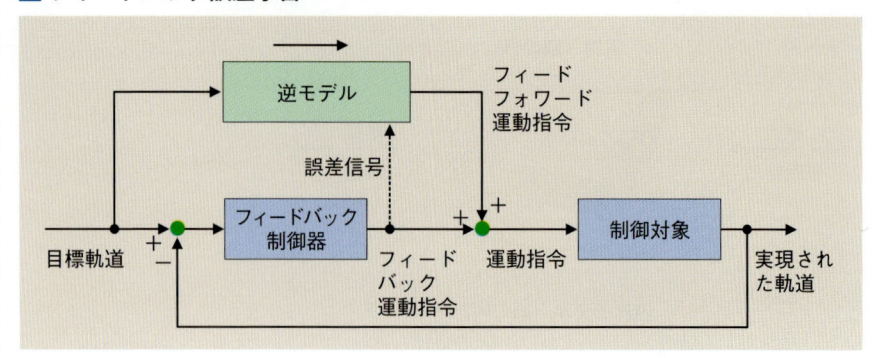

詳細は本文参照．

(Kawato M, et al. *Biol Cybern* 1992 [21] より)

学習（ 7 ）を提唱した．身体座標系で表現された目標軌道を逆モデルがフィードフォワード運動指令に変換する．学習用の誤差信号は，長い潜時のフィードバック制御器が作り出すフィードバック運動指令である．はじめはフィードバックに頼っておぼつかない運動が，徐々に逆モデルが学習されるにつれてフィードフォワード運動指令で制御されるようになり，最終的にフィードバックを使わなくなるところまで学習が進んで逆モデルの獲得が完成する．

　この逆モデルは小脳のどこにあるのだろうか．目標軌道が大脳皮質由来だとすれば，橋核経由で入力を受ける小脳中間部か半球部でなければならない．出力が運動指令となるから，一次運動野に視床経由で投射する領域となる．つまり腕運動の逆モデルであれば，小脳半球の第Ⅴ小葉付近に絞り込まれる．一次運動野には運動の方向を空間座標系で表現するニューロンと筋肉の座標系で力を表現するニューロンがおよそ半数ずつあるというから [22]，一次運動野を巡るマイクロコンプレックスであっても空間座標系で表現された目標軌道を受け取って運動指令に変換すると考えれば，逆モデルとして機能しうるだろう．

　登上線維信号がフィードバック運動指令である，という仮定は妥当だろうか．フィードバック運動指令は大脳皮質を経由する長潜時のループで生成されると仮定されている．しかし，一次運動野の上位（たとえば運動前野）にフィードバック運動指令があるとは考えにくい（運動前野は運動の方向を空間座標系で表現する [23]）．この困難は，図を少しだけ修正すると解決できる．7 を見ると

　　　　　運動指令＝フィードバック運動指令＋フィードフォワード運動指令
の関係があるので，誤差信号と想定しているフィードバック運動指令は

　　　　　フィードバック運動指令＝運動指令−フィードフォワード運動指令
として運動指令からフィードフォワード指令を引くことで計算できる．これを 3 と比較してみよう．下オリーブ核（主オリーブ核，**PO**）にはM1野からの運動指令が興奮性に入力し，歯状核から出力するフィードフォワード指

8 フィードバック誤差学習の学習信号の由来

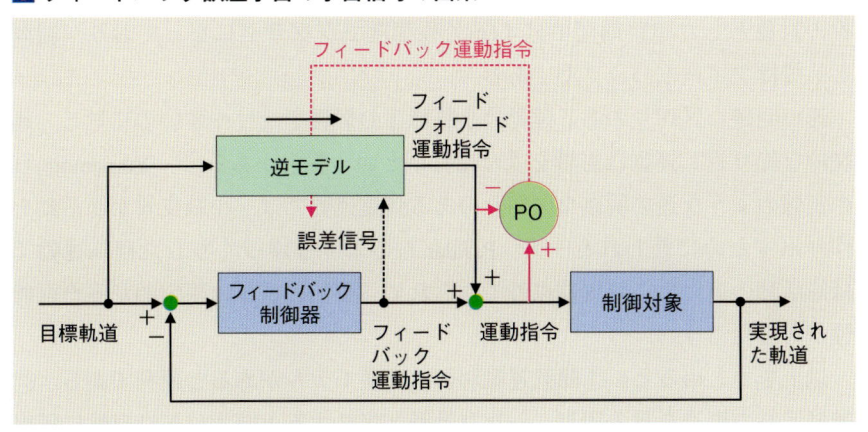

3 の神経回路に沿って 7 の誤差信号の経路を修正した．PO：主オリーブ核．

令が抑制性に入力するから，まさに上記の引き算が行われる回路になっている．この点を考慮して，7 を修正したのが 8 である．学習は運動指令がフィードフォワード指令と一致して，フィードバックがなくなるまで進行する．したがって，小脳半球部にはごく自然に随意運動制御の逆モデルが獲得されうることがわかる．

　反射性の眼球運動（追従眼球運動）に関しては，小脳の腹側傍片葉に逆モデルが存在することを強く示唆する電気生理学的なデータが得られている[24]．随意運動制御においても逆モデルの存在を支持するデータはあるのだろうか．逆モデルが存在するならば，小脳核の出力をコントロールするプルキンエ細胞の活動に，運動指令，つまりは力に相当する成分が含まれねばならない．逆に，プルキンエ細胞の活動に運動指令の情報が一切含まれていなければ，逆モデルは存在しない．

　小脳に逆モデルが存在するかどうかを明らかにするために，見かけは同じ運動だが，腕に込めた力は違う2つの条件でプルキンエ細胞の活動を比較するという研究が行われた．2つのグループが同じ発想で同じ領域（小脳半球第V小葉）の活動を記録したが，その結果は異なっていた．Pasalar らは，力による変化を示すニューロンは一切ない，したがって小脳に逆モデルはない，と結論した[25]．一方，Yamamoto ら[26]は 1/3 程度のプルキンエ細胞で力に応じた明瞭な活動の差を見出し，力を表現する細胞群があることを示した．一方，Pasalar らが報告するような速度など運動の見かけを表現する細胞群も存在することを示した．

　この結果の違いはなぜ生じたのであろうか．考えられるのは，運動の種類の違いである．Yamamoto ら[26]が用いたのは，単関節ではあるが弾道的な素早い運動（ピーク速度 70 cm/秒）である．速度波形は 5 の到達運動と同様のベル型で，小脳が制御の最適化に重要な貢献をするフィードフォワード型の運動である．

　一方，Pasalar らが用いたのはゆっくりとした（4 cm/秒）円周上の追跡

運動である．速度波形は運動開始時にはベル型の成分がみられるものの，解析の対象とした追跡期間中は4 cm／秒程度でジグザグになっており，制御としてはフィードバック型である．

速い明確な区切りのある運動は小脳障害の影響を受けやすいのに対し，連続的な繰り返し運動は影響を受けにくいという報告がある[27]．Yamamotoらの実験のような速い明確な区切りのある到達運動では，小脳皮質が筋活動を作り出すために使われる一方，Pasalarらのようなゆっくりした回転運動では筋活動の違いは小脳皮質以外で作られて，小脳の貢献は限定的だった可能性があるだろう．

以上をまとめると，①随意運動制御には逆モデルがあると便利である．②神経回路の構造を見る限り，一次運動野と接続する小脳半球部に自然に獲得されうる（**3**，**8**）．③速い前向き制御を必要とする到達運動では逆モデルの存在をある程度支持するデータが示されている[26]．④一方，逆モデルは存在しないと主張するグループもあり論争が続いている[28]．

順モデル

順モデルは運動指令の遠心性コピーと末梢からの感覚フィードバック信号を入力として，現在の「状態」，たとえば制御対象（手先）の位置，速度，加速度，を推定するモデルである（**9**[29]）の順ダイナミクスモデル）．**2**に示す中位核系のマイクロコンプレックスには運動指令の遠心性コピーと末梢からのフィードバック信号（点線）が入力するので，**9**の順ダイナミクスモデルの入力の条件によく合う．出力に関しても，視床を介してたとえば一次運動野に，手先の位置と速度などの情報を戻していると考えることができる．

あるいは，一次体性感覚野や一次運動野から入力を受ける歯状核のマイクロコンプレックスから，大脳小脳ループを回るうちに運動前野（空間座標系で運動の方向が表現されている[23]）に出力が送られる，と考えてもよい．

順モデルの存在を支持する生理学的なデータとしては，手先の位置や速度と相関するプルキンエ細胞の活動が第Ⅴ小葉の外側部を中心に広く報告されている[28]．特に，力との相関はないのに，手先の位置，速度，加速度との相関を示すプルキンエ細胞の存在を示した2つの研究は，順モデルの存在を支持する報告といえる[25,26]．

もう一つあげておきたいのが，手先の運動とカーソルの運動の向きを逆転するという巧みな条件を設定したLiuら[30]の研究である．手の動きと画面のカーソルの動きが一致する条件と，カーソルが手とは逆方向に動く条件で，画面内のカーソルを使った到達運動を行わせた．その結果，手の動きの方向ではなく，カーソルの動く方向と活動が相関する「カーソル関連ニューロン」が小脳半球第Ⅴ小葉と第Ⅵ小葉の外側部で発見された．これは手の動きでも，腕への運動指令でもなく，「カーソルの動き」を表現する活動である．しかもカーソルの動きに関連した活動は，腕の運動と同時に活動を開始したので，運動の計画とは考えにくい．操作対象であるカーソルの動きを，その

9 順モデル

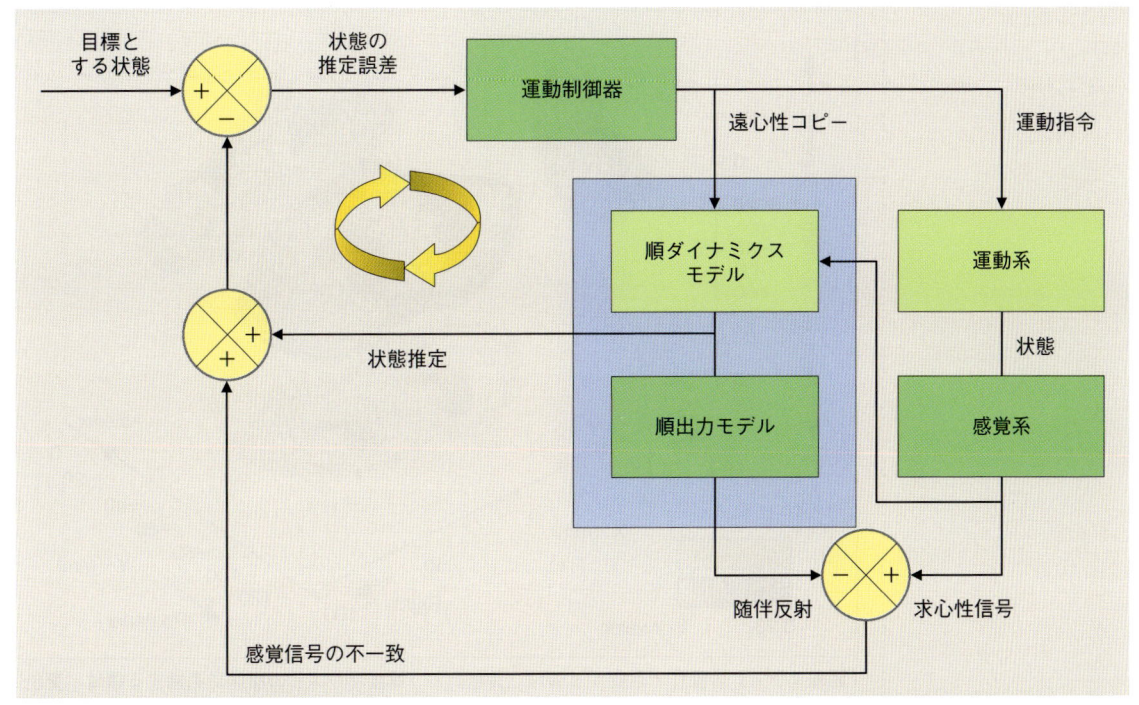

順ダイナミクスモデルは運動指令の遠心性コピーと身体からの感覚信号入力から現在の状態を推定する．一方，順出力モデルは同じ入力から感覚信号を推定する．

（Wolpert DM, et al. *Neural Netw* 1998 [29] より）

動きとほぼ同時に表現するニューロン群が存在することは確かで，順モデルの存在を強く支持するデータといえるだろう．

また Miall ら[31]は，ヒトの外側小脳に経頭蓋磁気刺激を加えることで，外側小脳が手の位置の推定に用いられていることを示唆する結果を報告している．ゆっくりと手を右に動かしているときに，音のGoシグナルを聞いたら，あらかじめ覚えた前方の目標の場所に到達運動を行うという課題で，到達運動のGoシグナルと運動開始の間に，外側小脳に経頭蓋磁気刺激を加えた．すると，実際の手の位置よりも 140 msec 前の古い位置にいると勘違いした運動が生じたという．運動中の手の位置の推定と更新に小脳が寄与することを示唆する結果である．

9にはもう一つ，感覚信号を推定する「順出力モデル」が記されている．この出力は感覚信号を予測してキャンセルするために利用されるものと想定されている．実際，自分が自分に加えた刺激で引き起こされる感覚は，外界から加えられた同じ強さの刺激が引き起こす感覚よりも弱いことが知られている[32]．また，右手で左手を刺激したときの感覚信号の予測に右の小脳半球の第 VI 小葉から第 VII 小葉第一脚（CrusI）が寄与することを示唆する脳機能画像研究も報告されている[33]．しかし，左手の感覚の予測になぜ右の小脳が関与するのかは不明である．また，小脳核の出力が感覚信号をキャンセルする場所もいまだ推測の域を出ない．Ito[34]は，後中位核から視床の

図10 モザイク状に埋め込まれた2つの運動技能

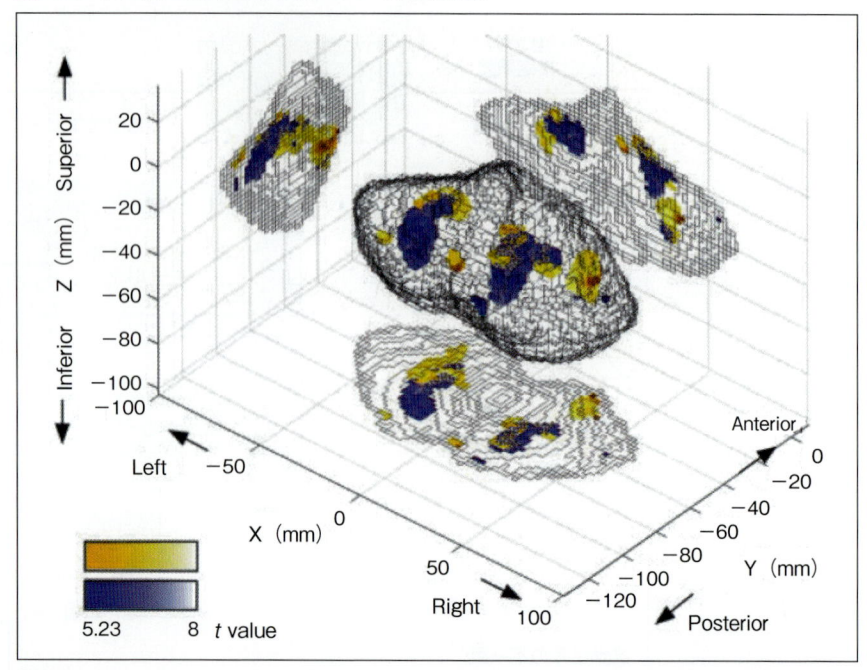

「回転マウス」の操作で活動する領域（黄色）と「速度マウス」の操作で活動する領域（青色）が異なっている．

（Imamizu H, et al. *Proc Natl Acad Sci U S A* 2003 [35] より）

VPLo核に投射する出力が，VPLo核に収束する末梢からの感覚入力をキャンセルする可能性を示唆している（Ito M [34], pp.180, Fig. 48）．この仮説は図8のモデルともよく合うので，有力な仮説として今後の検証の対象となるだろう．

以上をまとめると，①順モデルは制御対象の状態を推定する機能をもつ．②マイクロコンプレックスの入出力関係ともよく合致して，中位核，あるいは歯状核と接続する領域に獲得されうる．③小脳半球の外側部に存在することを支持する電気生理学的な証拠がある [30]．④手先の位置推定に実際に用いられていることを示唆するデータもある [31]．⑤ただし，感覚信号の消去に小脳の順モデルが利用されているかどうかについては今後の検討が必要である．

複数の内部モデル（運動技能）の獲得

内部モデルがあれば腕の制御がうまくいくことは確かである．では内部モデル1個でヒトの多彩な随意運動の制御は可能だろうか．腕の内部モデルはその人の腕の長さ，重さその他諸々のパラメータに合うように調整されているはずであるから，コーヒーカップを持った途端にそのままではすまなくなる．しかし，コーヒーカップ程度の外乱なら，同じ内部モデルを修正してすむかもしれない．では卓球のラケットを持ったらどうか．テニスラケットならどうだろう．野球のバットやゴルフのクラブならどうだろうか．こうなる

と腕の内部モデルを多少手直しするくらいでは対応しきれまい．新しい内部モデルを練習を繰り返して獲得する必要が生じる．つまり，ヒトの多彩な随意運動の制御を可能とするためには複数の内部モデルが脳の中に獲得される必要があるはずだ（ **6**-B）．

Imamizuら[35]は健常被験者に通常のマウスとはカーソルの移動方向が120°ずれた「回転マウス」を用いて指標を追う課題を行わせ，習熟の過程で小脳の信号がどのように変化していくかを調べた．その結果，習熟後に回転マウスを使うことによって特異的に活動が上昇する領域が両側の第VI小葉半球部に生成されることを見出した．さらに「回転マウス」の他に，マウスの位置に応じた速度でカーソル位置が更新されるような「速度マウス」の学習も行わせると「回転マウス」と異なる領域に活動が生じたという．これらの結果は小脳に複数の技能がモザイク状に埋め込まれていることを示唆する（ **10**）．

では，運動1種類につき1個の内部モデルが必要なのか．そうだとすれば，どれくらい違う運動を「1種類」とみなすのか．これまでに獲得した内部モデルを壊すことなくどうやって「新しい」内部モデルを獲得するのか．たくさんある内部モデルの中からどうやって「正しい」内部モデルを選び出すのか．有限の内部モデルで無限のバリエーションを作り出すにはどうすればよいのか．これらの問は今後解明すべき課題として残されている．いずれにしても，小脳が複数の随意運動の技能の学習と滑らかで正確な制御に役立っていることは確かだろう．

（北澤　茂）

文献

1) Ito M. Cerebellar long-term depression : Characterization, signal transduction, and functional roles. *Physiol Rev* 2001 ; 81（3）: 1143-1195.
2) Miles FA, Lisberger SG. Plasticity in the vestibulo-ocular reflex : A new hypothesis. *Annu Rev Neurosci* 1981 ; 4 : 273-299.
3) Martin TA, et al. Throwing while looking through prisms. I. Focal olivocerebellar lesions impair adaptation. *Brain* 1996 ; 119（Pt 4）: 1183-1198.
4) Raichle ME, et al. Practice-related changes in human brain functional anatomy during nonmotor learning. *Cereb Cortex* 1994 ; 4（1）: 8-26.
5) Thach WT. On the mechanism of cerebellar contributions to cognition. *Cerebellum* 2007 ; 6（3）: 163-167.
6) Ito M. The Cerebellum and Neural Control. New York : Raven Press ; 1984.
7) Kitazawa S. Neurobiology : Ready to unlearn. *Nature* 2002 ; 416（6878）: 270-273.
8) Hoover JE, Strick PL. The organization of cerebellar and basal ganglia outputs to primary motor cortex as revealed by retrograde transneuronal transport of herpes simplex virus type 1. *J Neurosci* 1999 ; 19（4）: 1446-1463.
9) Kelly RM, Strick PL. Cerebellar loops with motor cortex and prefrontal cortex of a nonhuman primate. *J Neurosci* 2003 ; 23（23）: 8432-8444.
10) Dum RP, Strick PL. An unfolded map of the cerebellar dentate nucleus and its projections to the cerebral cortex. *J Neurophysiol* 2003 ; 89（1）: 634-639.
11) Dum RP, et al. Motor and nonmotor domains in the monkey dentate. *Ann N Y Acad Sci* 2002 ; 978 : 289-301.
12) Kitazawa S, et al. Cerebellar complex spikes encode both destinations and errors in arm movements. *Nature* 1998 ; 392（6675）: 494-497.
13) Thach WT, et al. The cerebellum and the adaptive coordination of movement. *Annu*

Rev Neurosci 1992 ; 15 : 403-442.
14) Sasaki K, et al. Electrophysiological studies on the cerebellocerebral projections in monkeys. *Exp Brain Res* 1976 ; 24 (5) : 495-507.
15) Shinoda Y, et al. Synaptic organization of the cerebello-thalamo-cerebral pathway in the cat. I. Projection of individual cerebellar nuclei to single pyramidal tract neurons in areas 4 and 6. *Neurosci Res* 1985 ; 2 (3) : 133-156.
16) Kitazawa S, et al. Quantitative evaluation of reaching movements in cats with and without cerebellar lesions using normalized integral of jerk. In : Mano N, et al (editors). Role of the Cerebellum and Basal Ganglia in Voluntary Movement. Amsterdam : Excerpta Medica ; 1993, pp.11-19.
17) Flash T, Hogan N. The coordination of arm movements : An experimentally confirmed mathematical model. *J Neurosci* 1985 ; 5 (7) : 1688-1703.
18) Glickstein M, et al. Cerebellum lesions and finger use. *Cerebellum* 2005 ; 4 (3) : 189-197.
19) Hikosaka O, et al. Parallel neural networks for learning sequential procedures. *Trends Neurosci* 1999 ; 22 (10) : 464-471.
20) Kawato M, et al. A hierarchical neural-network model for control and learning of voluntary movement. *Biol Cybern* 1987 ; 57 (3) : 169-185.
21) Kawato M, Gomi H. A computational model of four regions of the cerebellum based on feedback-error learning. *Biol Cybern* 1992 ; 68 (2) : 95-103.
22) Kakei S, et al. Muscle and movement representations in the primary motor cortex. *Science* 1999 ; 285 (5436) : 2136-2139.
23) Kakei S, et al. Direction of action is represented in the ventral premotor cortex. *Nat Neurosci* 2001 ; 4 (10) : 1020-1025.
24) Shidara M, et al. Inverse-dynamics model eye movement control by Purkinje cells in the cerebellum. *Nature* 1993 ; 365 (6441) : 50-52.
25) Pasalar S, et al. Force field effects on cerebellar Purkinje cell discharge with implications for internal models. *Nat Neurosci* 2006 ; 9 (11) : 1404-1411.
26) Yamamoto K, et al. Encoding of movement dynamics by Purkinje cell simple spike activity during fast arm movements under resistive and assistive force fields. *J Neurophysiol* 2007 ; 97 (2) : 1588-1599.
27) Spencer RM, et al. Disrupted timing of discontinuous but not continuous movements by cerebellar lesions. *Science* 2003 ; 300 (5624) : 1437-1439.
28) Ebner TJ, et al. What features of limb movements are encoded in the discharge of cerebellar neurons? *Cerebellum* 2011 ; 10 (4) : 683-693.
29) Wolpert DM, Kawato M. Multiple paired forward and inverse models for motor control. *Neural Netw* 1998 ; 11 (7-8) : 1317-1329.
30) Liu X, et al. Neuronal activity related to the visual representation of arm movements in the lateral cerebellar cortex. *J Neurophysiol* 2003 ; 89 (3) : 1223-1237.
31) Miall RC, et al. Disruption of state estimation in the human lateral cerebellum. *PLoS Biol* 2007 ; 5 (11) : e316.
32) Shergill SS, et al. Two eyes for an eye : The neuroscience of force escalation. *Science* 2003 ; 301 (5630) : 187.
33) Blakemore SJ, et al. How do we predict the consequences of our actions? A functional imaging study. *Neuropsychologia* 1998 ; 36 (6) : 521-529.
34) Ito M. The Cerebellum : Brain for an Implicit Self. New Jersey : FT Press ; 2011.
35) Imamizu H, et al. Modular organization of internal models of tools in the human cerebellum. *Proc Natl Acad Sci U S A* 2003 ; 100 (9) : 5461-5466.

I. ヒトの小脳はなにをしているのか――小脳の機能局在
小脳による眼球運動制御

> **Point**
> - 眼球運動は姿勢保持と視覚認知に重要な役割を演じる.
> - 小脳は学習機構を用いて眼球運動のゲインとタイミングを調節し，運動が円滑かつ正確に行われるようにする.
> - 小脳の学習機構は小脳皮質の神経回路のシナプス伝達可塑性に起因する.
> - 前庭眼反射と視運動性反応は片葉と垂を含む前庭小脳，衝動性眼球運動は虫部によりそれぞれ制御される．滑動性追跡眼球運動は虫部，半球と傍片葉により制御される.

眼球反射と随意眼球運動

　前庭眼反射（vestibulo-ocular reflex：VOR）は頭が動いたとき，視運動性反応（optokinetic response：OKR）は外界が動いたときに，それぞれその動きを補償するように眼球が動く反射（**1**-A, B）であり，脊椎動物に共通に備わっている．明るいところで頭を動かしたとき，VORとOKRはともに作用して頭の動きを補償するだけ眼球が動き，外界はぶれずに見えて姿勢が保持される.

　霊長類では，網膜の中心窩に対象をとらえて固視するために，衝動性眼球運動（saccadic eye movement；以下，サッケード）と滑動性追跡眼球運動（滑動性追従眼球運動 smooth pursuit eye movement；以下，スムーズパーシュート）が発達している（**1**-C, D）．サッケードはステップ状の速い運動であり，スムーズパーシュートは，VORやOKRと同じくランプ状の遅い運動である．遅い眼球運動と速い眼球運動がリズミックに交互に繰り返される現象は，眼振（nystagmus）と呼ばれる．カロリックテスト（温度眼振試験）などで誘発される前庭性眼振のうち，緩徐相はVORの神経回路，急速相は脳幹のサッケードの神経回路に起因する．また，車窓から景色を眺めるときなどに生じる視運動性眼振（optokinetic nystagmus：OKN）は，周辺視に起因するOKRと中心視に起因するスムーズパーシュートから成る緩徐相と，急速相から成る．急速相はサッケードと脳幹の神経回路を共有する.

眼球運動制御に関係する小脳領域

　眼球運動が円滑かつ正確に行われるのに，小脳は重要な役割を演じる．VORとOKRには前庭小脳に属する片葉と垂，サッケードには虫部VI / VII小葉，スムーズパーシュートには傍片葉（腹側傍片葉と傍片葉岩様小葉），虫部VI / VII小葉と小脳半球VII小葉がそれぞれ関与する（**2**）.

Memo
外界の動きによりOKNが生じたときに，たとえば照明が消えて真っ暗になり外界の動きが見えない状況におかれても，数秒程度の短期間，OKNと同じような眼球運動が観察される．これを視運動性後眼振（optokinetic afternystagmus：OKAN）と呼ぶ．OKANの緩徐相の速度はOKNの緩徐相の速度より遅く，ヒトではOKANがOKRの特性を反映していると考えられる.

1 眼球反射

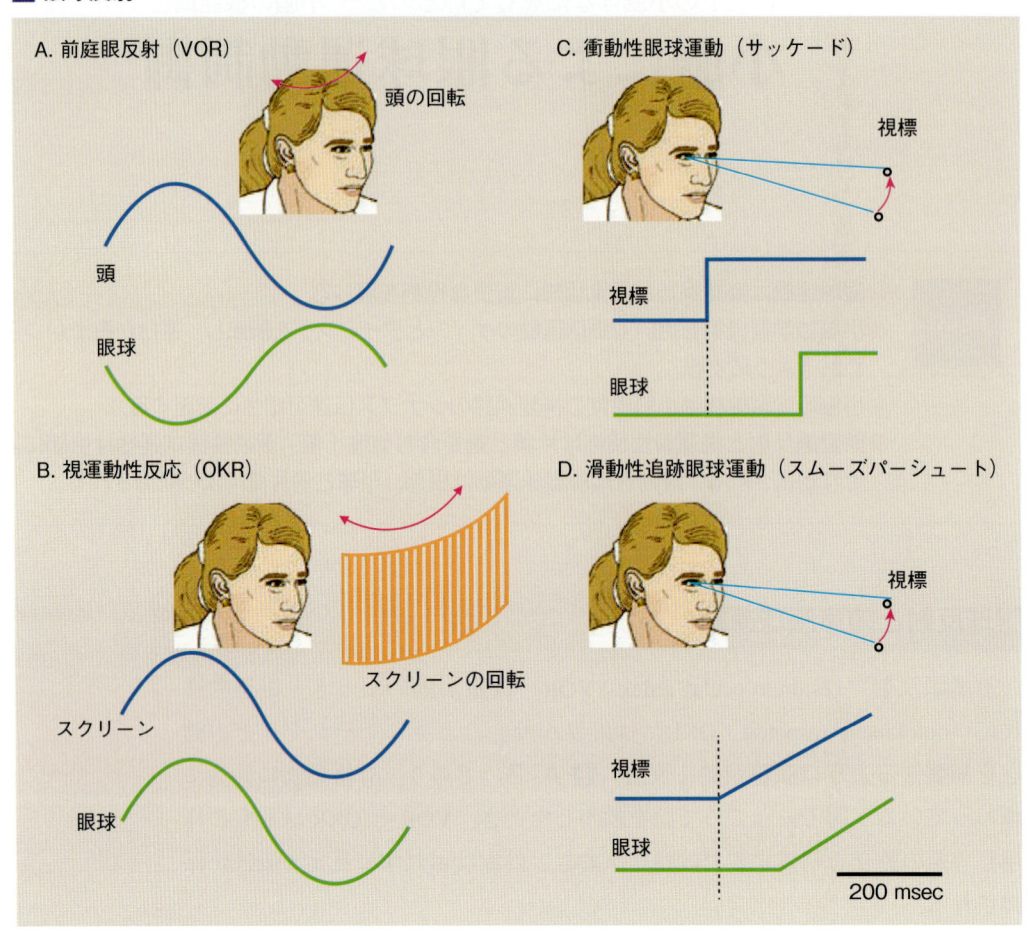

A. 前庭眼反射（VOR）
頭の回転
頭
眼球

B. 視運動性反応（OKR）
スクリーンの回転
スクリーン
眼球

C. 衝動性眼球運動（サッケード）
視標
視標
眼球

D. 滑動性追跡眼球運動（スムーズパーシュート）
視標
視標
眼球
200 msec

　小脳皮質は分子層，プルキンエ細胞層と顆粒細胞層から成る．プルキンエ細胞は分子層によく発達した樹状突起を出すとともに，軸索突起を小脳核や前庭核の神経細胞に送りそれらを抑制する（**3**）．小脳皮質には，苔状線維と下オリーブ核に起源をもつ登上線維が入力する．苔状線維は顆粒細胞にシナプス結合し，顆粒細胞の軸索突起である平行線維はプルキンエ細胞の樹状突起にシナプス結合する．登上線維はプルキンエ細胞と直接シナプス結合をする．小脳核や前庭核の神経細胞は，プルキンエ細胞の軸索の他に，苔状線維と登上線維の軸索側枝ともシナプスを作る．

小脳片葉による VOR と OKR の適応制御

　VOR と OKR は前述のごとく機能的に強く関連するが，前庭神経核，小脳片葉，外眼筋運動神経核から成る神経回路も共有する．VOR と OKR は水平・垂直方向にともに誘発されるが，その神経回路の特性は本質的には似ているので，ここでは水平性のものについて解説する（**3**）．頭を外側（水平）半規管に平行な面で左方向に回転させると，左側の外側（水平）半規管が興奮し，その情報は，前庭神経を介する直接路と，小脳片葉を経由する側副路に

2 眼球運動に関連するアカゲザルの小脳領域

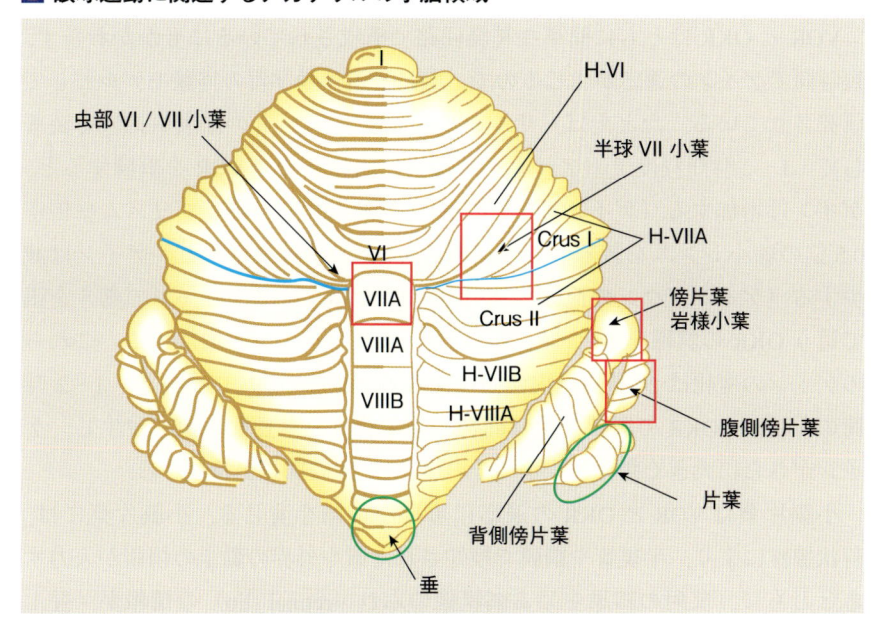

3 前庭眼反射（VOR）と視運動性反応（OKR）

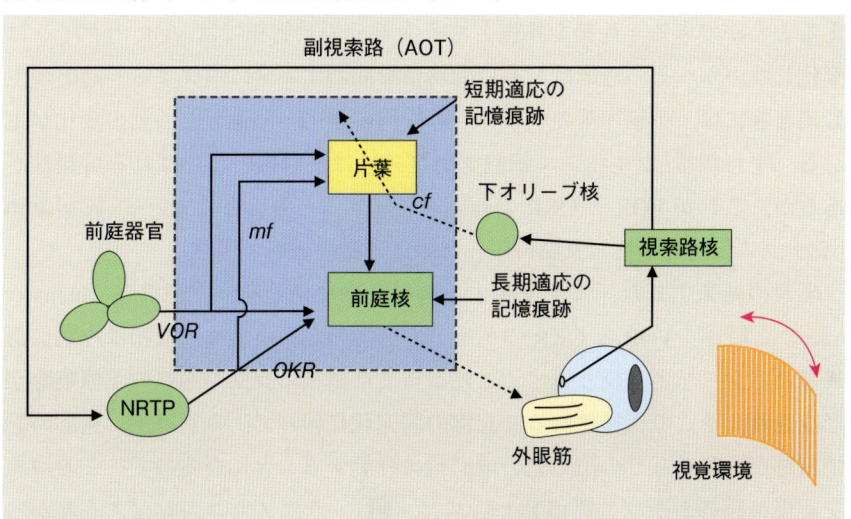

小脳片葉には苔状線維（*mf*）によって，半規管由来の前庭性の信号と，橋被蓋網様核（NRTP）を経由して視覚性の信号が入力するとともに，網膜像のぶれ（retinal slip）の信号が登上線維（*cf*）を経由して入力する．小脳皮質の学習によって形成された適応の記憶痕跡は，適応を繰り返すことにより前庭核に移動しそこで固定化される．

より，左側の内側前庭核に伝えられる．内側前庭核は左側の眼球の内直筋を興奮させ，外直筋を抑制し，右方向に眼球を回転させる VOR が誘発される．同様に水平面の外界の動きの情報は，視覚系で検知された後，副視索路を経由して，脳幹の橋被蓋網様核（nucleus reticularis tegmenti pontis：NRTP）から，直接もしくは小脳片葉を経由して内側前庭核に伝えられ OKR が生じる．誘発される眼球運動を赤外線テレビカメラや眼電図（electro-oculogram：EOG）で記録し，ゲイン（眼の動き／頭〈外界〉の動き）を算出することで，

VORとOKRは定量化される．

VORとOKRはともに簡単な神経回路で構成されているにもかかわらず，短時間でゲインの適応が生じるので，脳による運動学習の実験モデルとして研究されている．たとえば，サルやヒトで，倍率2〜3の拡大レンズを装着して，1〜2時間程度チェアーを正弦波状に回転させてVORを訓練すると，ゲインは増加する（ゲインアップの適応）．また，左右逆転プリズムや倍率0.5位の縮小レンズを装着させて同様のVORの訓練を行うと，ゲインは減少する（ゲインダウンの適応）．ウサギやマウスで，スクリーンの動きを眼で追うOKRの訓練を1〜2時間行うと，OKRのゲインが増加する．これらのゲインの変化は24時間以内に回復するので短期の適応であるが，1〜2時間のVORやOKRの訓練を数日間持続して行うと，長期の適応が生じ，ゲインがさらに大きく変化し，かつその変化は24時間以上持続する．

小脳片葉はVORとOKRの適応に重要な役割を演じる．小脳片葉には，苔状線維により，半規管や網膜で検知された頭や外界の動きの情報が入力するとともに，反射の結果生じる網膜像のぶれ（retinal slip）の情報が，登上線維により入力する．片葉は，反射によって生じた誤差の情報を用いて，内側前庭核への抑制の強さを調節することにより，VORとOKRの大きさを変えることができる．片葉を損傷しても大部分の動物種ではVORのゲインは変化しないが，その適応はともに動物種を問わず完全に消失する．適応が生じるときには，小脳片葉のプルキンエ細胞に適応と関連した活動の変化が生じる．平行線維-プルキンエ細胞シナプスには長期抑圧と呼ばれる可塑性があるが，これがVORとOKRの適応を誘発すると考えられている（**Column**「シナプス伝達可塑性『長期抑圧』と眼球運動の適応」参照）．

学習の結果生じた記憶を反映する神経活動や構造を，記憶痕跡（memory trace）と呼ぶ．VORとOKRのゲインの適応の記憶痕跡は，最初は片葉に形成されるが，学習を繰り返すことによって前庭核に長期の適応の記憶痕跡が形成され，そこで保持される．記憶の固定化に伴って，みかけ上，適応の記憶痕跡が片葉からその出力先の前庭核に移動することになるので，この現象を記憶痕跡のシナプス間移動と呼ぶ[4,8]（**3**）．そのメカニズムはよくわかっていない．

小脳虫部によるサッケードの適応制御

5に，サッケードの神経回路と小脳虫部の関係を示す．上丘では，視覚によって得られた視標の位置の情報をもとに，サッケード眼球運動の運動司令が作成される．その出力は，橋被蓋網様核（NRTP）から苔状線維によって，虫部と小脳室頂核に伝えられる．虫部は，傍正中橋網様体（paramedian pontine reticular formation：PPRF）もしくは中脳網様体（midbrain reticular formation：MRF）のサッケードジェネレーターニューロン群（saccade generator：SG）に投射する小脳室頂核ニューロンを抑制する．ヒトやサルでは，サッケードの開始と同時に視標の位置を変えて，人工的に眼球運動に

Key words

眼球運動の適応（学習）制御

眼球運動の制御に関係する小脳皮質のプルキンエ細胞には，苔状線維と平行線維を介して，上丘や前頭眼野で生成された運動に関係する情報が伝わるとともに，登上線維によって運動の結果生じた誤差情報が入力する．この登上線維入力は，長期抑圧のメカニズムにより平行線維-プルキンエ細胞のシナプスの伝達効率を変える．その結果，小脳皮質から小脳（前庭）核への出力が変わり，運動のゲインとタイミングの最適制御が行われる．

Key words

シナプス伝達可塑性・長期抑圧

小脳皮質の平行線維-プルキンエ細胞のシナプスの伝達効率は，同じプルキンエ細胞にシナプスを作る登上線維入力によって調節される．この可塑性に関与する主要な分子機構を**4**に示す．詳細は，国際ニューロインフォマティクス日本ノードの小脳プラットフォーム（http://cerebellum.neuroinf.jp）を参照されたい．

Column

シナプス伝達可塑性「長期抑圧」と眼球運動の適応

平行線維−プルキンエ細胞の興奮性シナプスの伝達効率は，平行線維と登上線維の同期刺激を持続的に与えると長時間低下する．これを長期抑圧という．一方，平行線維のみの刺激を持続的に与えると，平行線維−プルキンエ細胞のシナプスの信号伝達に長期増強が生じる．長期抑圧は，シナプスの AMPA（α-amino-3-hydroxy-5-methyl-4-isoxazolepropionic acid）型グルタミン酸受容体がリン酸化され，シナプス後膜から細胞内部に移動することで生じる．長期抑圧の誘発には，代謝型グルタミン酸受容体の活性化，登上線維入力による強い脱分極によって生じる細胞内 Ca^{2+} の増加，それに引き続き生じる C キナーゼと脂肪代謝の活性化が関与する（4）．また，切片標本では，平行線維から一酸化窒素（NO）が放出されることが長期抑圧の誘発に必要である．

長期抑圧の特異的阻害薬を用いた薬理実験や，先天的に長期抑圧が欠損する遺伝子操作マウスを用いて，長期抑圧と VOR や OKR の適応との因果関係が検討されている．一酸化窒素（NO）合成酵素や C キナーゼやシクロオキシゲナーゼ（cyclooxygenase：COX）−2 の特異的阻害薬は，ゲインアップの適応を抑制する．また長期抑圧が先天的に欠損している NO 合成酵素，代謝型グルタミン酸受容体，C キナーゼや $cPLA_{2α}$（cystosolic phospholipase $A_{2α}$）の遺伝子操作マウスでは，ゲインアップの適応が減弱している．ゲインダウンの適応については，登上線維入力と NO がそれぞれ必要であることから長期抑圧が関与することが示唆されるが，長期増強が関与する可能性もある．

4 平行線維−プルキンエ細胞シナプスの長期抑圧とその分子機構

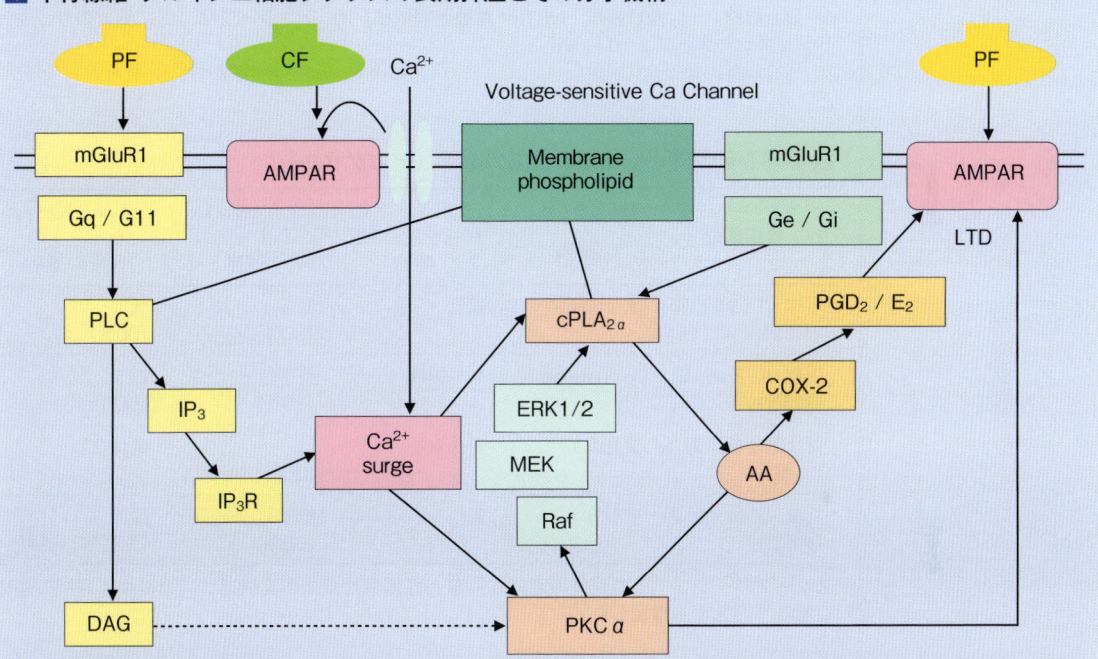

AA：アラキドン酸，AMPAR：AMPA 型グルタミン酸受容体，CF：登上線維入力，COX-2：2 型シクロオキシゲナーゼ，$cPLA_{2α}$：C 型のホスホリパーゼ $A_{2α}$ サブユニット，DAG：ジアシルグリセロール，ERK：extracellular signal related kinase，Ge / Gi：興奮性／抑制性 G-蛋白，Gq / GII：G-蛋白のサブタイプ，IP_3 と IP_3R：イノシトール 3 リン酸とその受容体，MEK：MAPK / ERK キナーゼ，PLC：ホスホリパーゼ C，PGD_2 / E_2：プロスタグランジン D_2 / E_2，mGluR1：1 型代謝型グルタミン酸受容体，PKCα：α 型蛋白キナーゼ C，PF：平行線維入力，Raf：MAP kinase-related kinase．

（Ito M. The Cerebellum：Brain for an Implicit Self. 2011 より）

エラーが生じるような状況を繰り返し行うと，サッケードのゲイン〔眼球運動の大きさ／視標の位置の変化〕に適応が生じる．虫部の破壊や薬物を用いた不活化により適応は完全に消失するので，虫部がサッケード眼球運動の適応の場である．虫部には，上丘由来のサッケードの誤差に関する視覚情報

5 小脳虫部によるサッケード制御

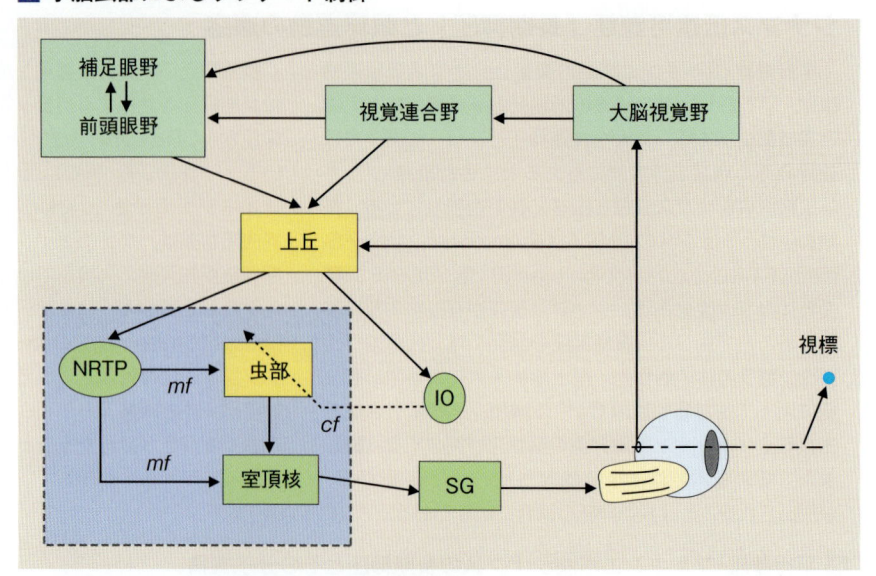

cf：登上線維，mf：苔状線維，NRTP：橋被蓋網様核，IO：下オリーブ核，SG：脳幹のサッケードジェネレーターニューロン群．

（角友起ほか．生体の科学 2011[5]）を参考として作成）

6 眼球運動関連小脳領域の損傷の影響（アカゲザル）

損傷部位	サッケードの振幅	サッケードとパーシュートの開始	スムーズパーシュートの速度	スムーズパーシュートの速度の適応
半球 VI / VII 小葉（一側性）	dysmetria	遅延	低下（30％）	低下（50％）
虫部 VI / VII 小葉（両側性）	hypometria	やや遅延	低下（30％）	低下（50％）
傍片葉岩様小葉（一側性）	変化なし	変化なし	低下（30％）	変化なし
片葉・腹側傍片葉（両側性）	変化なし	変化なし	低下（30％）	低下（追従眼球運動）

スムーズパーシュートの速度の適応は片葉と腹側傍片葉損傷実験では，追従眼球運動の適応の報告[6,10-14]から推定した．

が登上線維によって伝えられており，VOR と OKR の場合と同様に，虫部はこの誤差情報をもとに，上丘から出力されたサッケードの運動信号を学習によって修飾し，ゲインを調節していると考えられる．

複数の小脳領域によるスムーズパーシュートの適応制御

VOR，OKR やサッケードと異なり，スムーズパーシュートには複数の小脳領域が関与する．サルを用いた損傷実験（ 6 ）は，傍片葉，虫部と半球はそれぞれ並列して，スムーズパーシュートの速度の制御を行っていることを示唆する（ 7 ）．前述の虫部のサッケードの領域に隣接する部位には，スムーズパーシュートに関与する領域がある．この領域は基本的には 5 と同じよ

7 小脳によるスムーズパーシュート制御

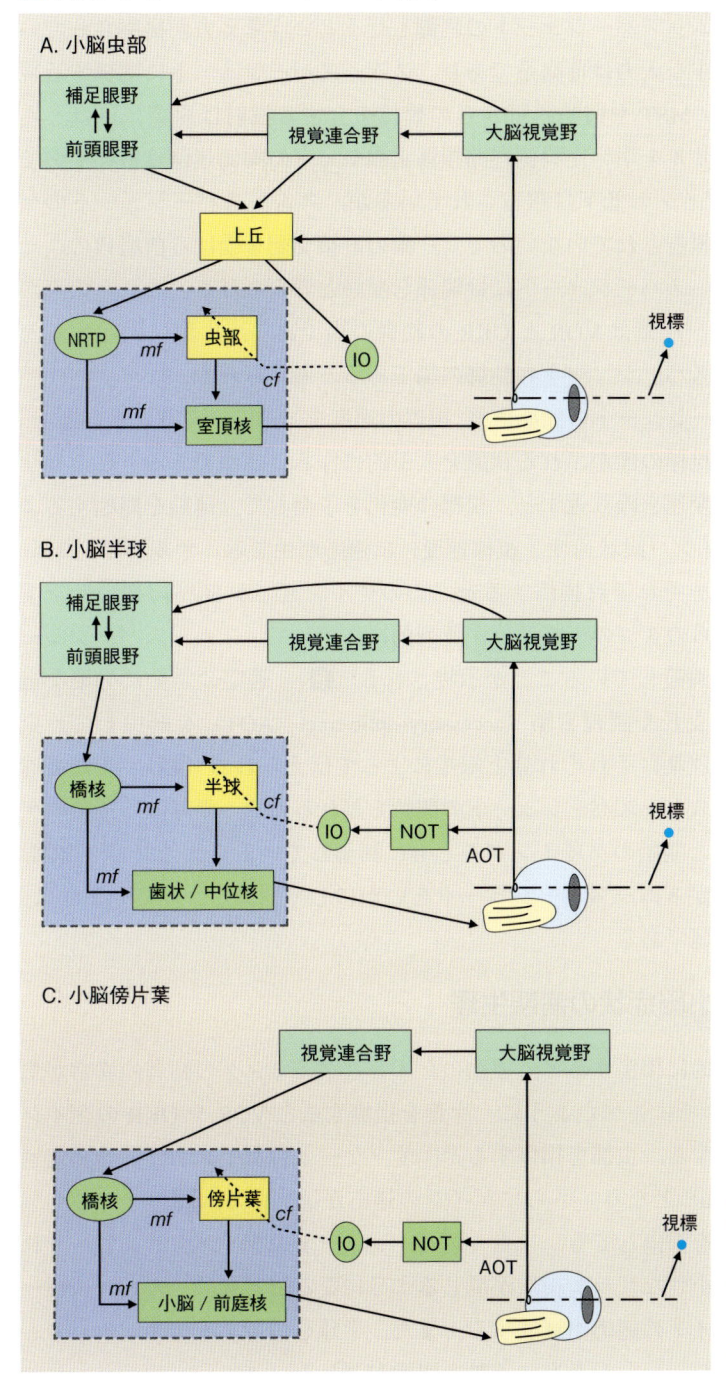

A. 小脳虫部

B. 小脳半球

C. 小脳傍片葉

A：虫部による制御，B：半球による制御，C：傍片葉（腹側傍片葉と岩様傍片葉）による制御．
AOT：副視索路，*cf*：登上線維，IO：下オリーブ核，*mf*：苔状線維，NOT：視索路核．
（北澤宏理ほか．*Equilibrium Research* 2009[6]より）

うに，上丘-橋被蓋網様核から苔状線維入力を受け，小脳室頂核に出力すると考えられる（7-A）．半球にもスムーズパーシュートに関与する領域がある．この領域は，主に大脳前頭眼野-橋核系の苔状線維入力を受け，小脳歯状核もしくは小脳中位核に出力する（7-B）．さらに傍片葉のうち，腹側傍片葉と傍片葉岩様小葉がスムーズパーシュートに関与する．これらの傍片葉の領域は，橋核を介して頭頂葉の視覚連合野 MT／MST-橋核の苔状線維入

力を受け，小脳核もしくは前庭核に出力する（**7**-C）．片葉が VOR と OKR のみならずスムーズパーシュートの制御も行うという考え方が提唱されていたが，片葉の主な入力は前庭系であり，スムーズパーシュートに関係する視覚連合野 MT / MST や前頭眼野からの橋核を介する投射は片葉にはほとんどない．またサルを用いた両側迷路損傷実験やヒトの両側迷路障害の症例では，OKR のゲインの低下は報告されているが，スムーズパーシュートのゲインの低下は報告されていないので，片葉の直接支配を受ける前庭核のニューロンはスムーズパーシュートには関係しないと考えられる．これらの点から基本的には，片葉は VOR と OKR の制御の場であり，片葉に隣接する傍片葉がスムーズパーシュートの制御の場であると考えられる．

スムーズパーシュートの開始直後，視標の速度を一過性に変速することで，中心窩に写る視標の像がぶれる状態を人工的に作ることができる．ヒトやサルでは視標の変速を繰り返すと，視標の変化を予測して，運動を開始するようになり，ゲイン（眼球速度／視標速度）に適応が生じる．サルでは，虫部，半球，傍片葉をそれぞれ損傷すると，このゲイン適応が 30％同様に低下するので，これらの 3 つの小脳部位が並列的に作用して，スムーズパーシュートのゲインを調節していることが示唆される（**6**）．適応の誘発に必要な視覚の情報は，上丘や副視索路（accessory optic tract：AOT）を経由して，虫部と半球・傍片葉にそれぞれ登上線維によって伝えられる（**7**）．また半球の損傷では，スムーズパーシュートの開始も遅れるので，半球は，運動のゲイン（速度）と開始のタイミングをともに制御していることになる．虫部，半球，傍片葉がスムーズパーシュートをいかにして制御し分けているかは，今後の研究課題である．

眼球運動の小脳症状の病態生理

小脳を実験的に損傷すると，運動のゲインとタイミングの制御の異常が生じる（**6**）．すでに述べたように，片葉を損傷すると VOR や OKR のゲインの適応が消失する．虫部を損傷すると，サッケードのゲインが低下し測定過小（hypometria）となり，さらにゲインの適応が消失する．**7**の 3 つの小脳部位のいずれを損傷しても，スムーズパーシュートのゲインが低下し，それを補うように小さなサッケードが混じるようになるとともに，スムーズパーシュートのゲインの適応が減弱する．また，半球を損傷するとサッケードもスムーズパーシュートもともに運動の開始が遅れる．

小脳障害の患者では，注視点や頭位の移動の直後に，しばしば病的な眼振が出現する．これは，小脳の強力な抑制が減弱したためにサッケードや VOR の神経回路が不安定になることに起因する．暗所下で健常者でも時にみられる前庭性の自発眼振は，左右の前庭系のアンバランスによって生じるが，片葉の障害により OKR の制御が低下すると，明視下でも自発眼振が生じるようになる．カロリックテストで誘発される眼振が明視下で抑制される visual suppression（固視抑制）も，片葉の OKR ゲイン制御によるものであり，

Key words

眼球運動のゲインとタイミング制御

正確な眼球運動は，視標の視覚による認識の精度を向上させるためのみならず，前庭系とともに姿勢を適正に保持するために必要である．小脳は遅い眼球運動（VOR，OKR とスムーズパーシュート）では，眼球の速度と視標／視野の動きを速度が合致させ，網膜上に写る像がぶれないように作用する（ゲイン制御）．小脳はサッケードのような速い眼球運動では，眼球位置と視標の位置が合致するように作用する（ゲイン制御）．小脳は運動の開始時間を早くすることで，視標／視野の動きと眼の動きがずれる時間を減少させる（タイミング制御）．ゲインとタイミングの制御は，制御する脳の神経回路で決まるのであって，小脳の作用機構は同じである．

片葉の障害により低下する．また，前庭性眼振の持続時間が小脳損傷で遷延することがサルで報告されているが，これは前庭小脳（垂）のVORのタイミング制御の低下に起因する．

（永雄総一）

文献

1〜4は小脳の運動制御一般についての総説，5と6は小脳による随意眼球運動についての総説，7〜9は眼球反射，10〜14は随意運動における小脳の機能をそれぞれ調べた損傷実験（6）の論文である．

1) 永雄総一．運動制御．甘利俊一ほか（編），シリーズ脳科学2，認識と行動の脳科学．東京：東京大学出版会；2008．
2) 永雄総一，北澤宏理．小脳による運動記憶の形成機構．*Brain and Nerve* 2008；60：783-790．
3) 永雄総一，山崎匡．まだ解かれていない小脳の7つの基本的課題．生体の科学 2012；63：3-10．
4) 永雄総一．小脳の新しい学習機構—運動学習の記憶痕跡のシナプス間移動による記憶の固定化．生体の科学 2012；63：34-41．
5) 角友起，岩本義輝．サッケード適応における小脳の役割．生体の科学 2011；62：305-311．
6) 北澤宏理ほか．小脳半球による随意眼球運動の制御機構．*Equilibrium Research* 2009；68：119-130．
7) Nagao S, Kitazawa H. Effects of reversible shutdown of the monkey flocculus on the retention of adaptation of the horizontal vestibulo-ocular reflex. *Neuroscience* 2003；118：563-570.
8) Shutoh F, et al. Memory trace of motor learning shifts transsynaptically from cerebellar cortex to nuclei for consolidation. *Neuroscience* 2006；139：767-777.
9) Anzai M, et al. Effects of reversible pharmacological shutdown of cerebellar flocculus on the memory of long-term horizontal vestibulo-ocular reflex adaptation in monkeys. *Neurosci Res* 2010；68：191-198.
10) Takagi M, et al. Effects of lesions of the oculomotor vermis on eye movements in primate：Saccades. *J Neurophysiol* 1998；80：1911-1931.
11) Barash S, et al. Saccadic dysmetria and adaptation after lesions of the cerebellar cortex. *J Neurosci* 1999；19：10931-10939.
12) Takagi M, et al. Effects of lesions of the oculomotor cerebellar vermis on eye movements in primate：Smooth pursuit. *J Neurophysiol* 2000；83：2047-2062.
13) Hiramatsu T, et al. Role of primate cerebellar lobulus petrosus of paraflocculus in smooth pursuit eye movement control revealed by chemical lesion. *Neurosci Res* 2008；60：250-258.
14) Ohki M, et al. Role of primate cerebellar hemisphere in voluntary eye movement control revealed by lesion effects. *J Neurophysiol* 2009；101：934-947.

Further Reading

- Ito M. The Cerebellum and Neural Control. New York：Raven；1984.
  小脳の解剖と生理の基本と古典的文献が記載されている小脳研究のハンドブック

- Ito M. The Cerebellum：Brain for an Implicit Self. New York：FT Press；2011.
  小脳研究のパイオニアである伊藤正男博士の研究の集大成．小脳の研究で解明された点と，今後の問題点をわかりやすく解説

- Leigh J, Zee DS. The Neurology of Eye Movements. 4th edition. Contemporary Neurology Series. Oxford：Oxford University Press；2006.
  眼球運動の生理と臨床を解説している．異常眼球運動と疾病の関係を知るには重宝

I. ヒトの小脳はなにをしているのか──小脳の機能局在
小脳の可塑性と運動学習

Point
- 小脳皮質の可塑性は平行線維-プルキンエ細胞シナプスと平行線維-バスケット（かご）細胞シナプスの少なくとも2か所の調節部位が存在し，どちらも長期抑圧（LTD）と長期増強（LTP）の双方向性の変化が可能である．
- それぞれのシナプスでLTDとLTPのどちらが生じるかを決める教師信号は登上線維（CF）入力が担う．平行線維-プルキンエ細胞シナプスの場合，CFと同時に活動すればLTDが，単独で活動すればLTPが生じる．平行線維-バスケット細胞シナプスの場合，その逆になる．
- プルキンエ細胞やバスケット細胞の樹状突起には，厖大な数の平行線維がシナプスしているが，実は大部分（～90％）が不活性であり，通常は一部の入力にのみ応答する．しかし小脳が障害を受け再編成が必要なときは，眠っているこれらのシナプスがLTPにより動員され，小脳の高度な代償機能を担っていると推定される．
- このような基盤のもとに，運動制御における小脳は多数の筋活動の適切な時間パターンの学習・生成に必須の役割を果たし，小脳性運動失調は基本的にその障害として一元的に説明可能である．

概要

　小脳性運動失調のうち小脳梗塞のように限局した病変は一過性で，驚くほどの回復がみられる．一方，脊髄小脳変性症などによる広範な病変では運動失調の回復は認められない．本項では，小脳の可塑性つまり学習・代償機能の基本メカニズムとその上に成り立つ小脳の運動学習機能を生理学の立場から概説し，小脳性運動失調の病態理解の一助としたい．

記憶痕跡の探索

　哺乳類の神経系で記憶痕跡（＝可塑性）の証拠を捜す試みは，Ecclesらにより中枢神経での神経細胞活動の解析方法が確立されると，待ってましたとばかりに着手された[1]．探索は当時最も手近な実験部位であった脊髄で行われた．しかし，生理学的な限度を超えた強い刺激を用いても，脊髄で確認された可塑性はきわめて貧弱でEcclesは大いに失望したという．そこでより高次の中枢に探索が移った．BlissとLømoらは有名な患者H.M.の症例報告にヒントを得て海馬に的を絞り，1973年にLTPを発見した[2]．さらに1982年に伊藤正男と狩野方伸により小脳のLTDが発見された[3]．

小脳に想定される機能と必要な可塑性

　小脳の運動制御における機能は何か？　どんなルールで運動学習を行っているのか？　残念ながらこれらの問いは小脳に関する最も根本的な未解決問題である（ただし大阪大学の北澤により非常に興味深い仮説[4]が提案されており，解決に向けた着実な進歩があることに注目したい）．そこで，あえて小脳の最大公約数的な機能を推定すれば，小脳は正確に効率的に目標をとらえるための「パターン生成器」として働くために教師あり学習を行っているように思われる．「パターン生成器」とはおそらく耳慣れない言葉であると思われるが，本稿では全体を通して「パターン生成器」の意味と小脳の可塑性の関わりを解説していきたい．

　小脳の可塑性について具体的に述べる前に，運動学習に必要な可塑性について整理してみよう．一般に神経系におけるシナプス可塑性の目的は，生存・繁殖に有利な情報の蓄積である．しかし遭遇する状況をすべて記憶することは不可能であり，有利でもない．そこで学習すべきことの選別が必要になる．それは小脳も同様であろう．近年の研究によれば中枢神経系における学習には一般に「誉める」選別と「叱る」選別の2つの方向があることがわかってきた．小脳の可塑性も2つの方向がある[5]（後述）．したがって小脳の運動学習でも，望ましい運動パターン（正解）は誉めて強化し，不利なパターン（不正解）は叱ってペナルティーを科し，減弱させていると考えられる．この作業を繰り返すうちに，望ましいパターンの生成回路は強化され，そうでないパターンの生成回路は減弱する．この誉めるか叱るかを規定する信号を教師信号または学習信号と呼ぶ．

　教師信号は「いま学習しなさい」という「学習の必要性」を伝え「誉めるか叱るか」を指定する．しかしそれだけでは足りない．誰に学習させるか，つまりきわめて多数のシナプスの中から修飾を受けるべきシナプスを選び出し，他を除外する仕組みが必須である．つまり誉めて強化するなら「ここがよい」，叱って抑圧するなら「ここが悪い」という場所の指定が必要である．この限定なしに，ランダムに多数のシナプスをいじっても，学習が望ましい方向に向かう確率は限りなくゼロに近い．だから，かならず指定する仕組みがある．

　しかし，それでもまだ十分ではない．運動学習ではさらに因果関係をさかのぼったシナプスの選別も必要である．なぜなら教師信号は運動の結果に基づいて生成されるため，必然的にその原因である神経活動よりも遅れてやってくる．つまり強化／減弱させるべきシナプスは，教師信号が来たとき（同時刻）に活動しているシナプスではなく，それより少し前に活動していたシナプスである点がポイントである．そこで，教師信号に少し前のシナプス活動に時間をさかのぼって作用させるために，個々のシナプスの活動状態を一時的に記憶しておくためのメモリーが必要になる．神経細胞の中にそんな都合のよい仕組みが備わっているのだろうか？

1 小脳の基本神経回路

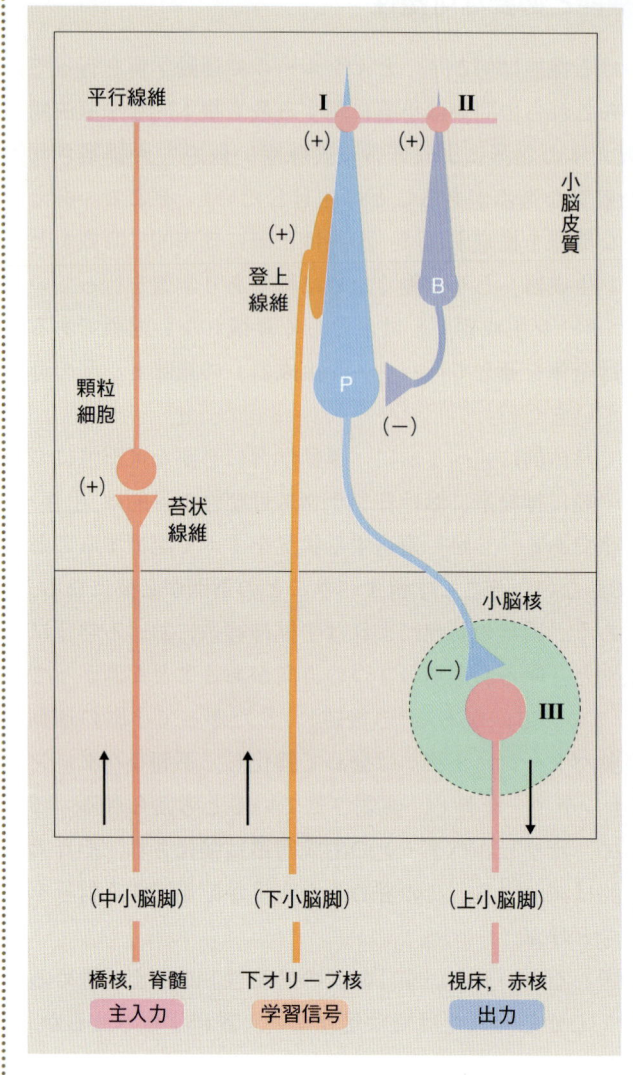

平行線維
I　II
(+)　(+)
小脳皮質
(+)
登上線維
B
P
(−)
顆粒細胞
(+)
苔状線維
小脳核
(−)
III
(中小脳脚)　(下小脳脚)　(上小脳脚)
橋核, 脊髄　下オリーブ核　視床, 赤核
主入力　学習信号　出力

この図および本文でバスケット細胞（B）と表象している神経細胞は，実は星状細胞（stellate cell）という類似の形態・機能をもつ神経細胞を含む．一般的にはバスケット細胞と星状細胞をまとめて「星状細胞」と表現する場合が多いが，本項ではプルキンエ細胞（P）に対する強力な抑制という機能的な側面を重視して，その機能が最も強い「バスケット細胞」で代表させている．
(+)：興奮性シナプス，
(−)：抑制性シナプス．

　すでに述べたように，小脳の可塑性に関して教師信号が生成される仕組み，つまり学習のルールはいまだ謎である．しかし教師信号がやって来たとき，強化・減弱の可塑性が生じる場所とその仕組みに関しては詳細な解明が進んできた．特にプルキンエ細胞における可塑性のメカニズムは細胞内の分子メカニズムまで詳しく明らかにされている．以上をふまえながら，実際の小脳可塑性の仕組みを概観する．

小脳神経回路の基本動作──新たな見方

　小脳における主な信号の流れを 1 に示した．最も主要な入力である苔状線維（mossy fiber）の起源は橋核その他の小脳前核および脊髄であるが，人間の場合は橋核の占める割合が圧倒的に大きい．橋核は同側の大脳皮質から入力を受け反対側の小脳に投射するため，大脳と小脳の対応関係は基本的に対側性になる．橋核からの苔状線維は中小脳脚を通り小脳皮質の顆粒細胞層に

Column

脱抑制

神経細胞が興奮するには興奮性入力が増加する場合が一般的であるが，もう一つ，抑制性入力が減少して興奮する場合 [(−)×(−)＝(＋)] も重要である．後者の場合，抑制性の神経細胞が 2 段重ね (直列) につながっている (**2**の間接路)．この回路が働くには 2 つの条件がある．① 1 段目の抑制細胞 (**2**ではバスケット細胞) は通常は不活性であり，興奮性入力を受けたときに強く活性化される．② 2 段目の抑制細胞 (**2**ではプルキンエ細胞) は通常数十ヘルツ程度の自発活動があり，標的の細胞 (**2**では小脳核細胞) を強く抑制し続けている．②の条件は標的細胞の興奮性をバネの長さにたとえれば，バネを押して短く保持するイメージであり，2 段目の抑制細胞の持続的抑制が標的細胞の興奮性を抑え込んでいる．①の条件のもとでは 2 段目の抑制細胞は活動を維持するので，標的細胞の興奮性は抑え込まれたまま維持される．ところが 1 段目の細胞に興奮性入力が入ったとたん，2 段目の細胞が抑制され，押さえ込まれていたバネ (標的細胞の興奮性) が一気に解放され，標的細胞が興奮する．より一般的に知られた脱抑制としては大脳基底核の例があるので，教科書などで確認されたい．

いわゆる苔状線維終末を形成する．苔状線維は顆粒細胞に興奮性のシナプスを形成し，次いで顆粒細胞は平行線維 (parallel fiber) によりプルキンエ細胞 (Purkinje cell；**1**の P) およびバスケット (かご) 細胞 (basket cell；**1**の B) に興奮性シナプス (ⅠとⅡ) を形成する．プルキンエ細胞は GABA (γ-aminobutyric acid：ガンマアミノ酪酸) 作動性で 30〜50 Hz 程度の持続的活動があり，小脳の最終出力である小脳核細胞 (**1**右下) に持続的な抑制を及ぼす．バスケット細胞はプルキンエ細胞同様 GABA 作動性であるが，抑制する対象はプルキンエ細胞である．バスケット細胞の神経終末は，その名の通りプルキンエ細胞の細胞体を「かご」状に取り巻き，プルキンエ細胞を強力に抑制できる．このため，バスケット細胞が平行線維入力で活動すると，そのバスケット細胞の投射を受けるプルキンエ細胞の活動は完全停止する．その結果，小脳核細胞がプルキンエ細胞による持続的な抑制から解放され，脱抑制 (**Column**「脱抑制」参照) により興奮する．ここで抑制性入力の減少は興奮性入力の増加と等価であることが重要なポイントである (同 **Column** 参照)．これまで小脳皮質の情報の流れは，平行線維からプルキンエ細胞のみを介して小脳核に到達する経路 (**2**の直接路) が主流と考えられてきた．しかし最近の筆者らのグループの研究により (Ishikawa T, et al. 投稿準備中)，大脳小脳 (霊長類では最大の領域を占める小脳) では**2**の間接路 (平行線維からバスケット細胞を介してプルキンエ細胞に至り，次いで小脳核に到達する経路) が小脳核の興奮性出力を担う重要な経路であることが明らかになった．実は注目されてこなかったものの，前庭小脳ではすでにプルキンエ細胞の抑制が重要な反応であることが宮下や永雄らにより報告されており[6,7]，小脳全般にみられる現象である可能性が示唆される．ずっとプルキンエ細胞の添え物扱いであったバスケット細胞が，実は小脳の出力生成ではプルキンエ細胞と同格であることになる．

小脳における可塑性の担い手

小脳皮質の情報の流れに対する見方が変われば，可塑性の意味も変わって

小脳核の可塑性 　　　　　　　　　　　　　　　　　　　　Column

　本項で解説している可塑性は主に小脳皮質のLTD, LTPであるが，最近，理化学研究所の永雄総一のグループは小脳核にも重要な可塑性があることを発見した[8]．永雄らは脳内の限局した部位に局所麻酔薬を微量注入して記憶痕跡を不活化する方法で，前庭動眼反射および視機性眼球反応の記憶痕跡の局在を調べた．小脳皮質の可塑性は24時間後には消失するのに対して，小脳核の可塑性は2週間程度持続したことから前者は短期記憶，後者は長期記憶と考えられる．長期と短期の記憶が小脳による運動学習にも関与していることを示すきわめて重要な結果である．さらに小脳皮質に蛋白合成阻害薬を注入すると小脳核の長期記憶の形成が阻害された．これらの結果から，永雄らは小脳核の長期記憶は小脳皮質で作られた蛋白質が小脳核に運ばれて形成されると推定している．作られる蛋白質が何であるか，蛋白質とプルキンエ細胞との関係などの詳細なメカニズムの解明が待たれる．

2 小脳の並列神経回路

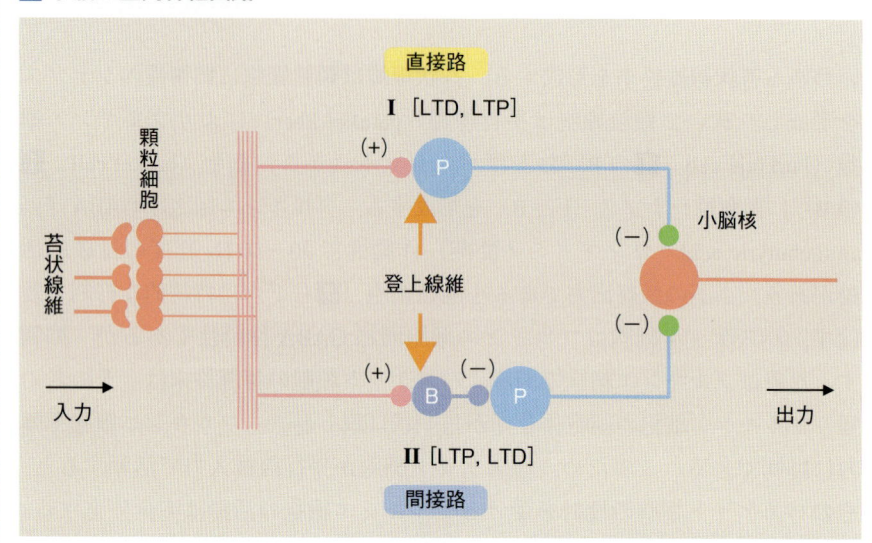

苔状線維入力から小脳核の出力までが，小脳の入出力の全体像である．従来の小脳の生理学は，プルキンエ細胞（P）のところまでで話が「完結」し，小脳皮質の生理学になりがちで，小脳核の存在は忘れられていることが多かった．登上線維からの↑↓は学習信号の影響を示す．I，IIは**1**に同じ．直接路，間接路は筆者らの造語である．
LTD：長期抑圧，LTP：長期増強．

くる．従来，小脳における可塑性といえば，直接路のIのシナプスにおける長期抑圧（long term depression：LTD）が主役であった．間接路のIIに可塑性があることも知られていたが，脇役ゆえに注目されなかった．しかし間接路も重要である以上，今後はI，IIの可塑性を総合的に見る必要がある．さらに小脳の可塑性は多様性を増している．実はプルキンエ細胞のIのシナプスにおける可塑性にはLTDに加えて長期増強（long term potentiation：LTP）もあり，プラスとマイナスの2方向性であることがわかってきた（**2**）[5]．同様にバスケット細胞のIIのシナプスにおける可塑性もLTDとLTPの2方向性である（**2**）[5]．つまり**2**のように，小脳の入力から出力に至る2つの経路の両方にアップ（LTP）とダウン（LTD）の2方向性のシナプス効率の調節部位が存在する．従来はプルキンエ細胞のLTDだけであったから，調節の自由度がかなり増えたことになる．実はプルキンエ細胞とバスケット細

3 複雑スパイク(CS)活動と学習信号の関係

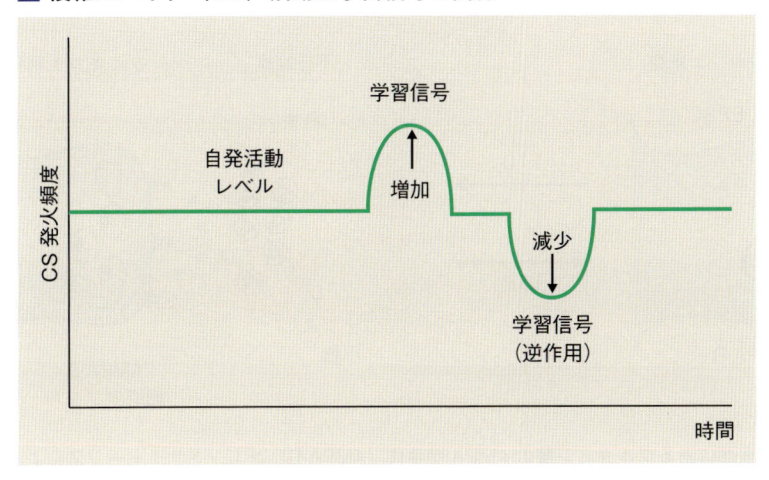

(縦軸：CS 発火頻度，横軸：時間のグラフ．自発活動レベルから増加して学習信号，減少して学習信号（逆作用）を示す)

4 登上線維(CF)活動と2種類の平行線維のシナプス可塑性の関係

	CF 活動増加	CF 活動減少
1. 平行線維-PC シナプス	LTD	LTP
2. 平行線維-BC シナプス	LTP	LTD
3. PC 出力への効果（共通）	LTD	LTP

PC：プルキンエ細胞，BC：バスケット細胞．

胞の可塑性は，次項で解説するように，同じ教師信号のもとでは小脳核に対して同じ効果をもつ．なお小脳の可塑性はこれ以外に小脳核（**1** の III）にも存在することが永雄らのグループにより最近明らかになってきた[8]（**Column**「小脳核の可塑性」参照）．永雄らは一連の実験により，この小脳核の可塑性は小脳皮質の可塑性により形成された記憶痕跡が小脳核に移動したものであり，運動の長期記憶に関係すると推定している．しかし現時点では細かなメカニズムに関して未解明の部分が多いため，以降では I，II の可塑性に絞って述べる．

小脳皮質への教師信号入力と可塑性

小脳皮質における主要な情報の流れである直接路 I と間接路 II の可塑性の教師信号は，どちらも下オリーブ核から来る登上線維(climbing fiber：CF)（**1**）によって伝達される．プルキンエ細胞で登上線維は複雑スパイク（complex spike：CS）を生成する．これに対して，平行線維はプルキンエ細胞で単純スパイク（simple spike：SS）を生成する．

登上線維は 1 Hz 前後の自発活動（外部入力に依存しない定常的な活動）があり，麻酔下でも消失しない．したがってしばしば誤解されているように，個々の CF のスパイクは学習信号そのものではなく，**3** に示すように CF の発火頻度の自発活動からの増減が学習信号となる．

興味深いことに，平行線維からプルキンエ細胞へのシナプス（**1** の I）と

Memo

複雑スパイクと単純スパイク

複雑スパイク（CS）と単純スパイク（SS）はどちらも小脳プルキンエ細胞で記録される活動電位であり，生理学の教科書には必ず記述されている．前者は登上線維入力，後者は平行線維入力に由来する（**6** 参照）．活動電位の波形でその入力元が同定できるような哺乳類の中枢神経ニューロンは他に例を知らず，生理学的に例外的な分析を可能にする．現在の非侵襲的な神経活動の記録法では区別は難しく，現時点で臨床的にその区別は重要でないかもしれない．しかし近い将来可能になることに期待を込めて，ここで取り上げた．

5 平行線維-プルキンエ細胞シナプスにおけるLTDとLTPの相互関係

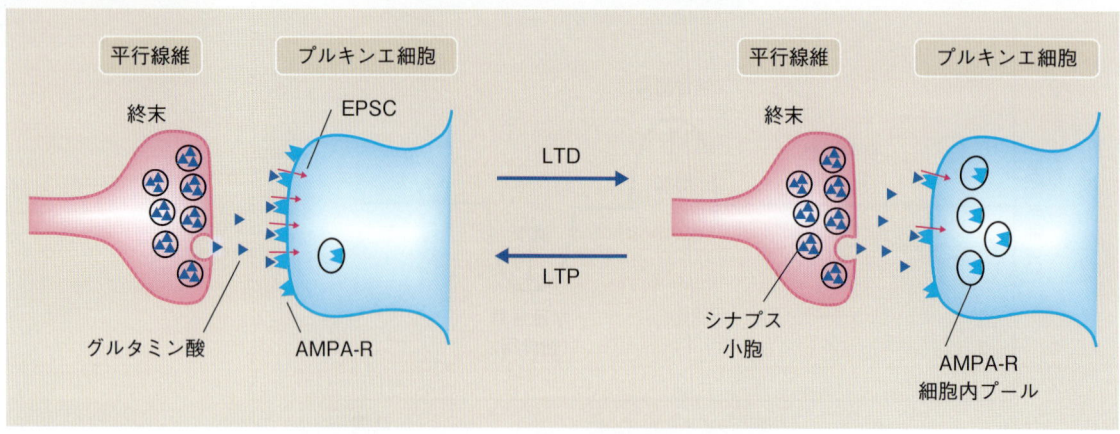

LTDが誘発されるとプルキンエ細胞表面にあるグルタミン酸のAMPA受容体（AMPA-R）がエンドサイトーシスによって細胞内に取り込まれ，グルタミン酸に反応できなくなる．EPSC：興奮性シナプス後電流．

平行線維からバスケット細胞へのシナプス（1のII）では同じCFの変化（＝学習信号）がちょうど逆の作用をもつ（4の1, 2）．CFが増加する状況でも減少する状況でも，IとIIで誘発される可塑性はちょうど逆である．ところが，可塑性としては逆でもプルキンエ細胞への効果は同じになるのがポイントである．たとえばCFの活動が増加する場合を考えてみる（4の中央列）．この場合平行線維-PCシナプス（I）ではLTDが生じ，プルキンエ細胞の興奮性応答が減弱する．一方，平行線維-BCシナプス（II）では逆のLTPが生じ，バスケット細胞の興奮性応答が増強するため，プルキンエ細胞の抑制が増強する．結局CFの増加はI, II共通でプルキンエ細胞の出力を減少させる．プルキンエ細胞の小脳核への作用が抑制であるため，プルキンエ細胞活動の減少は小脳核細胞の脱抑制（＝興奮）になる．以上を総合すれば，CF活動の増加は同じ苔状線維入力に対する小脳核の出力を増加させる．これとは逆にCF活動の減少は4の右列に示すようにI, II共通でプルキンエ細胞出力の増加をもたらし，最終的に小脳核の出力を減少させる．

プルキンエ細胞におけるLTDおよびLTPの実体

LTPが最初に発見された海馬では，LTDは当初知られていなかった．逆に，LTDが最初に発見された小脳では，LTPは長い間知られていなかった．しかし近年の研究で，海馬でも小脳でもLTPとLTDの両方が存在し，しかも両者が可逆的に移行することがわかってきた．小脳についていえば，プルキンエ細胞で最初に発見されたLTDと後から発見されたLTPの相互の関係は5のようになる．つまりプルキンエ細胞表面のイオンチャネル共役型グルタミン酸受容体（α-amino-3-hydroxy-5-methyl-4-isoxazolepropionic acid receptor：AMPA-R）（Column「グルタミン酸受容体」参照）の数が減少すればLTD，増加すればLTPとなる．単純である．もう少し詳しく述べると，LTDが生じるときには細胞表面のAMPA-Rがリン酸化され（5には表現されていな

Column

グルタミン酸受容体──mGluR1, AMPA-R（**6**参照）

両者はプルキンエ細胞に発現しているグルタミン酸受容体である．

mGluR1 は代謝型グルタミン酸受容体1（metabotropic glutamate receptor 1）の略であり，グルタミン酸を受容するとG蛋白質を活性化し，最終的にリン脂質分解酵素Cを活性化して IP_3 が生成される．この IP_3 が小胞体貯蔵カルシウム放出をトリガーし，LTDを誘発するための2つの鍵の1つである．

一方，AMPA-R は人工アミノ酸である AMPA を選択的に受容することからこの名がある．グルタミン酸を受容すると陽イオンを透過させるチャネルが開く，イオンチャネル共役型受容体である．mGluR1 がグルタミン酸を受容してもイオンチャネルの開閉には直接関与しないのとは対照的であり，グルタミン酸受容体の中でも異なるカテゴリーに属する．プルキンエ細胞のAMPA-Rはイオンの選択性が低く，主にナトリウムを通すがカリウム，カルシウムも透過させる．このカルシウム透過性により流入する細胞外のカルシウムイオンが小胞体内の貯蔵カルシウムの放出をトリガーするために必須のもう1つの鍵である．

い），次いでエンドサイトーシス（endocytosis）で細胞内プールに移動する．細胞内プールに移動した受容体は，平行線維終末から放出されたグルタミン酸に反応できないため，興奮性シナプス後電流（excitatory post-synaptic current：EPSC）が減少し，興奮性シナプス後電位（excitatory post-synaptic potential：EPSP）が低下する．これがLTDとして観測される．LTPの場合には逆のプロセスになり，細胞内プールにあるAMPA-Rがエクソサイトーシス（exocytosis）によって細胞表面に現れ，受容体の数が増加し，LTPとして観測される．このときに細胞内では非常に複雑なプロセスが進行している．その一部は次節で触れるが，詳細はこの分野の第一人者である伊藤正男による文献9）の7章を参照されたい．

LTDを生じさせるシナプスを限定しCF活動の効果が因果関係をさかのぼる仕組み

「小脳に想定される機能と必要な可塑性」の節で述べたように，運動学習に関する可塑性に必須な要件は次の2つであった．

①学習信号の原因となったシナプス活動に可塑性を限定する機構
②因果関係をさかのぼって可塑性を生じさせるためのメモリー機構

プルキンエ細胞のLTDに関しては，2つの要件を巧妙に満たす仕組みが明らかにされているので以下に解説する．

①の仕組みは可塑性のための2つの鍵によって実現されている（**6**）．1つ目の鍵は，CF活動（＝CS）の直前に活動していた平行線維のシナプスする樹状突起スパイン（dendritic spine）に限局した局所的なイノシトール1,4,5-三リン酸（inositol triphosphate：IP_3）の上昇である（**6**の鍵1）．言い換えれば，この鍵はCF活動より少し前に活動していた平行線維シナプスにのみ与えられる．2つ目の鍵はCF活動によってプルキンエ細胞全体で一斉に生じる細胞外カルシウムの流入である（**6**の鍵2）．つまり後者の鍵はすべてのシナプスに等しく与えられる．2つの鍵が両方同時に IP_3 受容体（**6**の IP_3R）に働いて初めて，LTDに必須である小胞体からの大量の貯蔵カル

小脳の高度な代償機構

　小脳梗塞や，小脳出血では，直後にかなりの運動失調がみられる．しかし，通常1〜2週間で急速に回復し，不思議なほどの回復を見せることが多い．この高度な代償機能の源は何であろうか？　一言でいえば多重化された予備の入力と可塑性が組み合わされたバックアップ可能な回路構造と考えられる．1個のプルキンエ細胞の樹状突起には数十万本の平行線維がシナプスを形成しているが，その大部分，9割程度はsilent synapseであるとされる．silentといっても平行線維自体には活動はある．しかしsilent synapseの平行線維が活動しても，そのプルキンエ細胞には見るべき効果がみられない．その「無効」な平行線維はどんな入力を担っているのだろうか？

　スウェーデンのHenrik Jörntellのグループはきわめて巧妙な実験でその謎を解いた[5]．彼らは1個のプルキンエ細胞の平行線維束全体に電気刺激でLTPを誘発し，silent synapseを人工的に「有効」に転換した．その結果，転換前には皮膚の非常に狭い範囲に限局していた体性感覚受容野が，短時間で全身まで劇的に拡大した．これは，軸索の発芽などの新しいシナプスの形成では間に合わず，もとのsilent synapseの平行線維が全身の皮膚からの体性感覚情報を運んでいたからと解釈できる．つまり，たった1個のプルキンエ細胞の樹状突起にシナプスする「少数の」平行線維束の中にほぼ全受容野の情報が潜在的に埋め込まれているのである．まさに想像を絶する桁違いの多重化である．このような贅沢なバックアップ体制を可能にしているのは膨大な顆粒細胞の数に違いない．驚くなかれ，われわれの脳全体の神経細胞の約半分は小脳の顆粒細胞なのだから．であれば，小脳ほどの機能代償は残念ながら脳の他の部位では難しいことになる．

6 プルキンエ細胞のLTD誘発に必須の2つの鍵が同期する仕組み

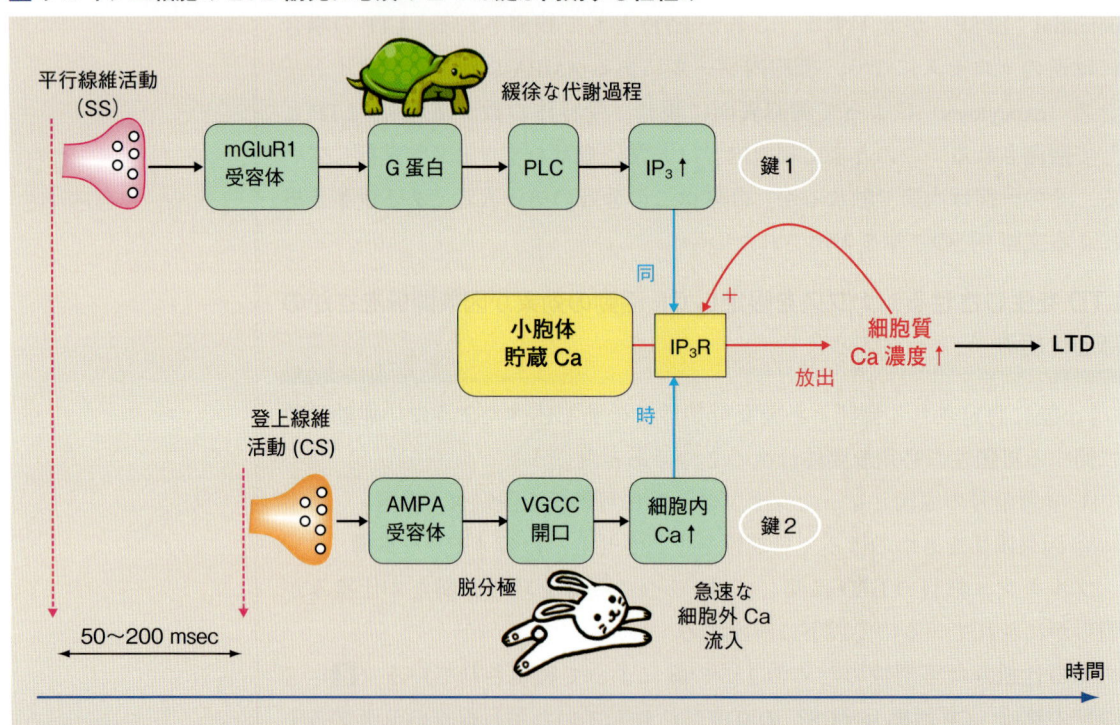

　平行線維から放出されたグルタミン酸は**5**のようにプルキンエ細胞のAMPA-Rに作用してEPSCを生じさせるだけでなく，同時に代謝型グルタミン酸受容体mGluR1にも作用する．mGluR1はグルタミン酸が作用してもAMPA-Rのようにシナプス電流は生じない．その代わりG蛋白を介してリン脂質分解酵素C（ホスホリパーゼC：PLC）を活性化させ，この酵素がイノシトール1,4,5-三リン酸（IP_3）を生成する．mGluR1を介するIP_3の生成は，活動した平行線維シナプスに<u>限定して局所的に生じる</u>．これに対してCSの際に登上線維から放出されたグルタミン酸はイオンチャネル共役型受容体（AMPA-R）に作用し，CSによる強力な脱分極を引き起こす．その結果，膜電位依存性カルシウムチャネルが開口し，そこから細胞外のカルシウムが一気にプルキンエ細胞内に流れ込む．このCSによるカルシウムの流入はmGluR1によるIP_3上昇と異なり，<u>細胞全体で均等に生じる点が重要である</u>．
IP_3R：IP_3受容体，VGCC：voltage-gated calcium channel（膜電位依存性カルシウムチャネル）．

ディベート

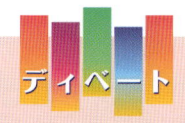

小脳は四肢体幹の運動をfeedforwardに制御しているか？

　何をいまさらと思われるかもしれない．しかし現在有力な小脳に関する運動制御の理論「最適フィードバック制御理論（optimal feedback control theory）」は，この伝統的な見方に修正を迫っている[14]．典型的なfeedforwardな制御とは，サッカーのシュートや野球のバッティングにおけるボールの制御である．feedbackは一切なし，いったん始まったら最後まで修正できない．われわれの眼球や四肢体幹の随意運動（特に速い運動）も，このボールのように制御されているのか？　たとえば速い運動の典型であるサッケードでは，非常に短時間（～80 msec）で運動が終了してしまうので，feedforward制御以外あり得ないように思える．ところがこんなに速い運動でも感覚フィードバックなしに（つまり感覚フィードバックが中枢神経に到達する前に！）オンラインの修正が起きることが知られている．なぜだろう？　最適フィードバック制御理論では次のように説明する．

　まず，小脳に順モデル（forward model）というしかけを仮定する．順モデルは運動指令の結果の状態を予測する内部モデルの一種である（Column「順モデルと小脳」〈p.52〉参照）．遅れて到着する感覚フィードバックは利用できない．その代わりに，ある時刻の運動指令のコピーを小脳の順モデルに入力してサッケードの次の時刻の状態を予測し，この予測に基づいて次の時刻の運動指令に修正を加える．予測で行き過ぎれば次の時刻の運動指令を少し弱め，行き足りなければ少し強めに変更する．一般に，時刻tの運動指令のコピーと順モデルにより時刻t＋1（50 msecぐらい先）の状態予測を行い，その予測に基づいて時刻t＋1の運動指令を生成する．その時刻t＋1の運動指令で時刻t＋2の状態を予測し，さらにその予測で時刻t＋2の運動指令を生成……という具合に，この過程は循環的に続き（**7**），連続的で予測的な運動制御が可能となる．最適フィードバック制御理論ではこのループをぐるぐる回して，少し先の状態をちびちび予測しながら，しかし一見してfeedforwardであるかのように連続的に運動制御を行う．ちびちび予測しているので，途中でさまざまな原因のノイズによる外乱があっても柔軟に対応できると考えられる．

　大脳と小脳の間で構成される強力な閉ループ構造である大脳小脳連関（cerebrocerebellar communication loop[9]）は，小脳を順モデルと仮定すれば，上述のような循環的運動指令の生成を行うのに非常に適した構造と考えられる．なお，状態予測による運動制御という考え方は，ベイズ推定やカルマン（Kalman）フィルターなどの数理的なバックアップを受けながら，急速に発展中であることを付記しておく．

7 運動指令生成と状態予測の循環

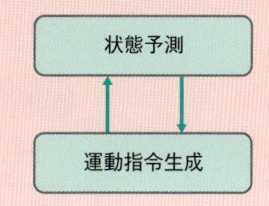

状態予測 ⇄ 運動指令生成

シウム放出が起こる（**6**）．どちらか片方の鍵だけでは無効である．

　では②の因果関係をさかのぼるメモリーの仕組みはどうなっているのか？

　結論をいえば1つ目の鍵が有効になるために必要な潜時である．1つ目の鍵は**6**に示すように平行線維から放出されたグルタミン酸によりトリガーされるが，ホスホリパーゼC（phospholipase C：PLC）（**6**）という酵素の代謝によるIP$_3$の生成であるため比較的ゆっくりと進行し，IP$_3$が有効濃度に達するのにシナプス伝達から100 msec程度かかる．これとは対照的に2つ目の鍵は膜電位依存性カルシウムチャネル（**6**のVGCC）を通しての細胞外カルシウムの流入であり，CF活動と同時に有効で遅れはない．すでに述べたように，2つの鍵が同時に働かなければLTDは誘発されないため，CF活動と共役してLTDを生じさせられるのはCF活動よりも100 msec程度前に活動していた平行線維入力に限定されるのである．つまり平行線維の活動がCSよりも適度に先行するときにのみ，2つの鍵が同時に有効になり，LTD

順モデルと小脳

順モデルは運動指令のコピーと筋骨格系の現在の状態に基づいて，運動指令の結果の状態を予測する内部モデルの一種である（8）．したがって，現在の状態に関する感覚入力と運動指令のコピー（efference copy）の2系統の入力が必須である．小脳の第V, VI小葉の外側部は，この2系統の入力を受けることから（Tomatsu S, et al. 投稿準備中）順モデルの有力な座と考えられる．しかし，小脳が順モデルの座であるとする仮説は実験や臨床観察に基づく間接的な根拠に基づく．小脳が順モデルであることの直接的な証明は，出力が本当に状態予測を行っているかを検証しなければならない．

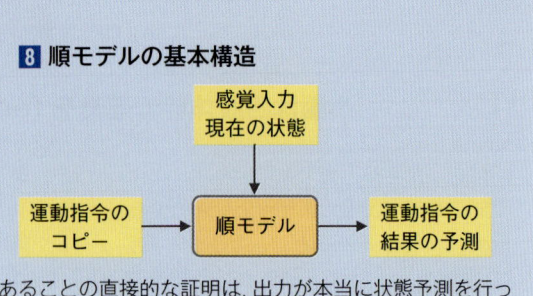

8 順モデルの基本構造

が誘発される．それより早すぎても遅すぎてもタイミングが合わず鍵がそろわないためLTDは誘発されない．実験的にはCF活動よりも50～200 msec程度の時間差（6）で先行活動した平行線維-PCシナプスにLTDが生じる．まさにこの時間差が因果関係をさかのぼってLTDを生じさせる核心的メカニズムである[10]．先に「小脳に必要な可塑性」の節（p.43）で述べた因果関係をさかのぼるのに必要な一時的メモリー機構は，この緩徐に上昇するIP$_3$の生成システムによって実現されていたのである．

以上のように2つの鍵が同時に働いたとき，特定の樹状突起スパインに限局して小胞体から大量のカルシウム放出が生じ，最終的に5に示したLTDが誘発される．

小脳の中核機能としての時間パターン生成

小脳におけるLTDおよびLTPという2方向の可塑性を臨床的な症候学の理解へと結びつける最も正統的な方法は，LTDおよびLTPによって取捨選択されている要素的な神経活動（＝building block）の機能的意味を理解したうえで，取捨選択のアルゴリズム（＝学習信号の生成メカニズム）を解明するという2段構えのアプローチであろう．ここで要素的神経活動とは小脳・顆粒細胞の活動を意味する（1参照）．しかし顆粒細胞はきわめて小型で，その活動の記録は覚醒動物，特に機能的分析に適した霊長類では著しく困難なため，現時点でこのアプローチは画餅でしかない．そこで次善のアプローチとして，小脳障害における運動パターンの乱れ・ゆがみを精密に分析し，小脳運動学習のbuilding blockを推定してみる．

筆者らのグループは最近，手首運動の予測的成分とフィードバック成分を分離し，予測制御器とフィードバック制御器の状態を定量的に評価できるシステムを開発した[11]．被検者はテレビゲーム形式の視覚誘導性・手首運動課題を行う．目標の円が数字2の軌道上をゆっくり等速で動き，被検者は手首でカーソルの位置をコントロールして円の中に保持し続ける．被検者は目標の動きを教示されて練習を行い，その後でデータを記録する．したがって目標の動きは被検者にとって予測可能である．実際，神経学的に正常な被検

9 手首運動における予測的成分とフィードバック成分の分離

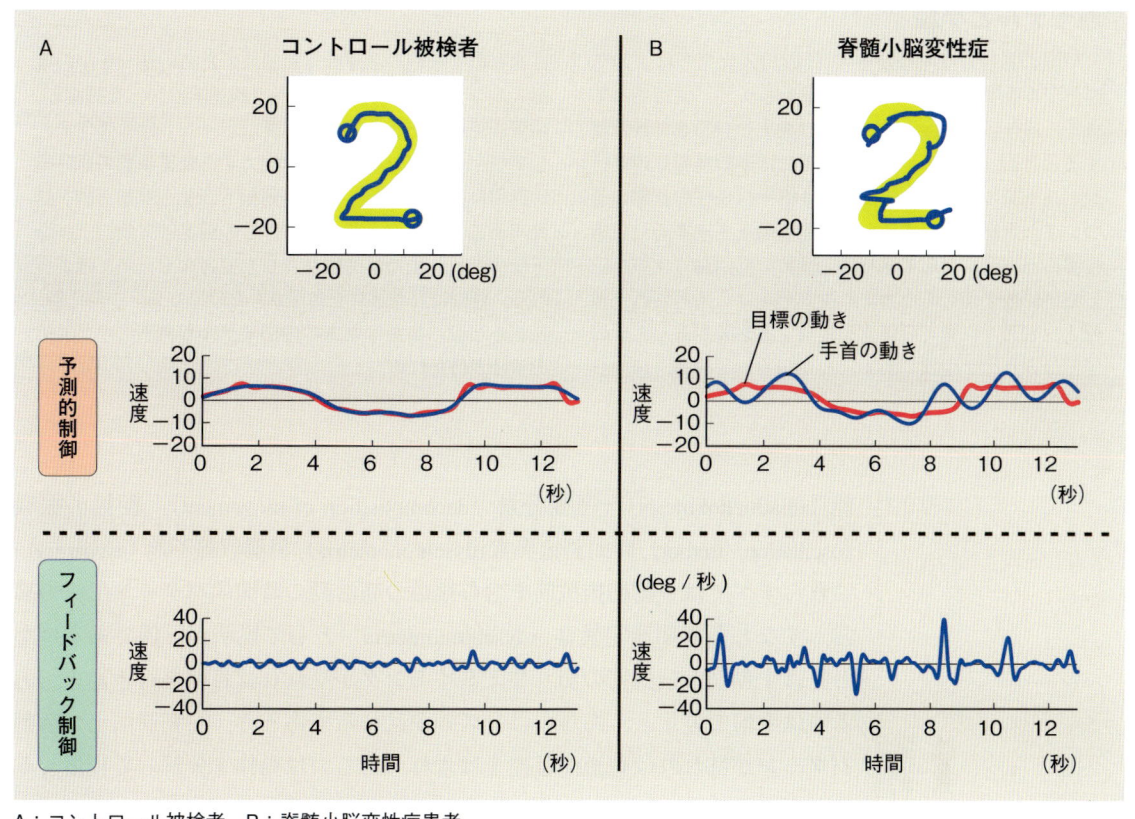

A：コントロール被検者，B：脊髄小脳変性症患者．
上段は追跡運動を行った際の手首の軌跡を表す．コントロール被検者ではきれいに数字の 2 が描けているが，小脳失調患者では目標から大きくはずれ，滑らかさに欠ける運動になっている．

者では（9-A 上段）カーソルが目標からはずれることはほとんどなく，全体的にも動きは滑らかである．このとき手首運動の予測的な速度成分（9-A 中段の青線―）は目標の速度成分（9-A 中段の赤線―）を忠実に再現する（目標の動きからの手首の動きの時間遅れがわずか 50 msec しかなく，運動野での運動指令にさかのぼれば目標の動きよりも前に「予測的」に生成されていたことを確認している）．その結果，フィードバックによる高周波の修正運動（9-A 下段）はわずかである．ところが小脳性運動失調（9-B）においては，手首運動の予測的な速度成分（9-B 中段の青線―）は目標の速度成分（9-B 中段の赤線―）から大きく隔たり，カーソルが頻繁に目標からはずれてしまう（9-B 上段）．その結果，速く大きなフィードバック位置修正を頻繁に行い代償する（9-B 下段）．これが小脳性運動失調で動きの滑らかさが失われる原因である．このように，典型的な小脳性運動失調の最も本質的な障害は，予測的な速度パターン生成の障害であり，二次的に速いフィードバック運動による代償を行うため，滑らかさが失われると解釈できる[12]．実はこの説明は，小脳性運動失調の主要症状と非常に相性がよい．
　平山惠造[13]は小脳性運動失調の主な要素として以下のような項目を列挙している：測定過大／測定異常（hypermetria／dysmetria），反復拮抗運動不

> **Column**
>
> ## 逆モデルと小脳
>
> 　小脳に関しては早くからATRの川人光男らによって逆モデル仮説とその学習理論が提案され[15]，注目されてきた．ご存じの方も多いと思う．「逆」という名前が示唆するように，逆モデルは順モデルとは逆の情報処理を行う．逆モデルでは目標位置と筋骨格系の現在の状態に基づいて，目標に到達するための筋活動を生成する．目標位置の三次元に対してきわめて多数の筋活動（上肢だけでも優に数十個）を出力する逆モデルは，入力された情報よりも遥かに多くの情報を生成する必要があり，その学習はきわめて困難であることが知られている．川人らはきわめて独創的な運動指令生成のための逆モデルの獲得アルゴリズム「フィードバック誤差学習」[15]を提案し，困難を克服した．その最も重要なポイントは教師信号としてフィードバック制御器が出力する修正運動の運動指令を用いる点にある．この運動指令が登上線維活動を誘発することが仮定されている．この仮定は実験的に検証可能であり，生物学的観点からも妥当なモデルと考えられる．詳細は原著論文を参照されたい．なお，小脳に順・逆どちらの，または両方の内部モデルがあるのか？　その検証が待たれる．

能（adiadochokinesis），運動分解（decomposition of movement），動揺／振戦（oscillation／tremor），時間測定異常（dyschronometria），協働収縮不能（asynergia）．これらすべては主動筋拮抗筋を含む複数の筋活動の時間的パターン生成の異常，すなわち時間測定異常（dyschronometria）として説明が可能である．たとえば主動筋と拮抗筋の切り替えタイミングが乱れれば目標を行き過ぎ，あるいは手前で停止し，あるいはリズムが乱れるであろう．主動筋同士の活動パターンが乱れれば軌道が目標をはずれ，あるいは動作を分解して代償するのであろう．

おわりに

　以上をふまえて❷の小脳の並列神経回路を見直してみると，苔状線維からの入力が直接路と間接路の双方で変換され固有の時間的パターンが生成され，その差分が小脳核の時間的パターンとして出力される構造である．可塑性により直接路と間接路の出力はある程度独立して可変であり，運動学習により多様な時間的パターンを生成できる仕組みになっていることに注目すべきである．

　なお，小脳性運動失調においては，①主入力である橋核の障害により入力パターンが異常をきたす，②下オリーブ核の障害による学習信号の異常，③出力の小脳核の障害による出力形成異常のどれか1つでも，あるべき時間パターン出力の生成に障害を生じるはずである．しかし①〜③の障害は最終的な出力への関わり方が異なるため，その程度と組み合わせにより，同じ小脳性運動失調でも障害パターンの細部は異なることが当然予想される．古くて新しい問題であり，今後の分析が待たれる．

〈筧　慎治，石川享宏，戸松彩花〉

文献

1) Eccles JC, Rall W. Post-tetanic potentiation of responses of motoneurones. *Nature* 1950；166：465-466.

2) Bliss TV, Lømo T. Long-lasting potentiation of synaptic transmission in the dentate area of the anaesthetized rabbit following stimulation of the perforant path. *J Physiol* 1973 ; 232 : 331-356.
3) Ito M, Kano M. Long-lasting depression of parallel fiber-Purkinje cell transmission induced by conjunctive stimulation of parallel fibers and climbing fibers in the cerebellar cortex. *Neurosci Lett* 1982 ; 33 : 253-258.
4) Kitazawa S. Optimization of goal-directed movements in the cerebellum : A random walk hypothesis. *Neurosci Res* 2002 ; 43 : 289-294.
5) Jörntell H, Ekerot CF. Reciprocal bidirectional plasticity of parallel fiber receptive fields in cerebellar Purkinje cells and their afferent interneurons. *Neuron* 2002 ; 34 : 797-806.
6) Miyashita Y, Nagao S. Contribution of cerebellar intracortical inhibition to Purkinje cell response during vestibulo-ocular reflex of alert rabbits. *J Physiol* 1984 ; 351 : 251-262.
7) Nagao S. Different roles of flocculus and ventral paraflocculus for oculomotor control in the primate. *Neuroreport* 1992 ; 3 : 13-16.
8) Shutoh F, et al. Memory trace of motor learning shifts transsynaptically from cerebellar cortex to nuclei for consolidation. *Neuroscience* 2006 ; 139 : 767-777.
9) Ito M. The Cerebellum : Brain for an Implicit Self. New York : FT Press ; 2011.
10) Doi T, et al. Inositol 1,4,5-triphophate-dependent Ca^{2+} threshold dynamics detect spike timing in cerebellar Purkinje cells. *J Neurosci* 2005 ; 25 : 950-961.
11) Kakei S, et al. A new system for the quantitative evaluation of motor commands for neurorehabilitation. *Brain and Nerve* 2010 ; 62 : 151-163.
12) Lee, et al. The functional role of the cerebellum in visually guided tracking movement. *Cerebellum* 2012 ; 11 : 426-433.
13) 平山惠造. 神経症候学II, 改訂第2版. 東京：文光堂；2010, pp.529-589（21章）.
14) Shadmehr R, et al. Error correction, sensory prediction, and adaptation in motor control. *Annu Rev Neurosci* 2010 ; 33 : 89-108.
15) Kawato M, et al. A hierarchical neural-network model for control and learning of voluntary movement. *Biol Cybern* 1987 ; 57 : 169-185.

Further reading

- Shadmehr R, Mussa-Ivaldi S. Biological learning and control : How the brain builds representations, predicts events, and makes decisions. Cambridge, MA : MIT Press ; 2012.
  運動のみならず認知，行動の学習に関する最新の理論について学びたい人にお勧め

I. ヒトの小脳はなにをしているのか──小脳の機能局在
小脳と高次脳機能障害

Point
- 小脳損傷患者における認知機能や情動機能の障害に関して cerebellar cognitive affective syndrome という概念が提唱されている.
- 小脳損傷患者では遂行機能障害,視空間認知障害,言語障害,人格変化などがみられる.
- 小脳の高次脳機能への関与は,機能画像研究の結果からも支持されている.
- 小脳と大脳にはいくつかのループが確認されており,それらを介して,小脳が高次脳機能に影響している可能性がある.
- 小脳損傷患者の高次脳機能障害が,その疾患の性質によって異なるかは,現時点ではわかっていない.

はじめに

小脳は,運動調節にかかわり,その損傷によって,運動失調が生じることが知られている.しかし,小脳損傷患者における高次脳機能障害の報告がみられるようになり,注目が集まっている.最近の画像解析の進歩により,小脳損傷患者における高次脳機能障害に関して,多数例での検討がみられるようになり,その詳細が明らかになってきている.また,電気生理学的研究や機能画像研究の進歩により,高次脳機能にかかわる課題において,小脳の賦活がみられることが明らかになり,高次脳機能への小脳の関与が示唆されるようになり,小脳損傷患者に高次脳機能障害がみられることが裏づけられている.そのメカニズムに関しても,小脳と大脳の線維連絡が,解剖学的に明らかにされている.本稿では小脳と高次脳機能障害について,その詳細やメカニズムに関して記載する.

小脳損傷患者における高次脳機能障害

局所性小脳病変

Gottwald らは小脳に血腫や腫瘍がある患者21例に,記憶,遂行機能,視空間認知,注意などの課題を実施し,健常対象と比較し,論理的記憶や視覚性再生のような記憶,語流暢性や類似や Stroop test のような遂行機能,分配注意や作業記憶や Trail-Making test で有意な低下を認めた.一般に右側病変群が左側病変群より障害が顕著であった[1].Baillieux らは局所性小脳病変をもつ18人の患者に広範な神経心理学的検査バッテリーを施行し,15人の患者(83%)が小脳損傷により広範な認知・言語の障害を呈し,注意障害(72

Keywords
類似
ウェクスラー成人知能検査の下位検査で,抽象的言語能力を見るものである.「バナナとオレンジはどのように似ていますか?」のような質問に「両方とも果物です」と回答できるかを見る.

%），遂行機能障害（50％），記憶障害（50％）が，最も高頻度にみられることを明らかにした．右小脳半球が論理的推論および言語処理に関連し，左小脳が注意や視空間技能に関連した．9人の患者（50％）が前頭葉徴候類似の行動・感情変化を呈した[2]．

小脳変性疾患

遺伝性の脊髄小脳変性症として，脊髄小脳失調症1型（spinocerebellar ataxia type 1：SCA1）とSCA2における認知機能が検討されており[3,4]，それぞれ，言語記憶，語想起，遂行機能に障害を認めている．またSCA3においても言語性・視覚性記憶，視空間認知，語想起の障害が報告されている[5]．またこれらの認知機能障害の程度は，これらの疾患の原因であるtrinucleotide repeat length（トリヌクレオチドリピート数）と相関がみられず，遺伝子による直接的影響を受けていない可能性がある．変性疾患はある程度一貫した変性を示す例を多数集めることが可能なため，多数例での認知機能の検討が可能であるが，SCA1, 2, 3では小脳以外にも変性病変がみられるため，これらの患者の認知機能障害が，小脳病変以外から生じている可能性を否定できない．

最近，小脳に病変が限局するSCA6における検討が行われ，語想起と視覚性記憶の有意な低下を示し，他にもごく軽度ではあるが，認知的柔軟性や反応の抑制などの課題で軽度の遂行機能障害が示唆された[6]．孤発性の脊髄小脳変性症であるMSA-C（multiple system atrophy, cerebellar type：多系統萎縮症〈小脳型〉）についても検討が行われ，言語性記憶と語想起の低下や視空間認知の低下が示されている[7]．

脊髄小脳変性症の認知機能障害を直接比較した研究はほとんどみられないが，SCA1，SCA2，SCA3の認知機能障害を比較した研究では，SCA1で最も高度であり，そのプロフィールに差を認めなかった[8]．しかし認知機能障害が顕著な疾患はあり，SCAにおいて認知症や精神症状を認めた場合にはSCA17や歯状核赤核淡蒼球ルイ体萎縮症の検索が勧められる[9]．

cerebellar cognitive affective syndrome（CCAS）

Schmahmannらは，これまでの小脳病変による高次脳機能障害をまとめて，cerebellar cognitive affective syndrome（CCAS）という新しい概念を提唱した[10]．彼らは，小脳病変によって生じる障害を，遂行機能障害（立案，セット転換，語流暢性，抽象的推論，作業記憶の障害），言語障害（失文法，失名辞，プロソディー障害），視空間認知障害（視空間統合，視空間記憶の障害），人格障害（情動の平板化，脱抑制や不適切な行動）の4要素に要約した．これらの障害は両側性病変および急性疾患をもつ患者において顕著で，後葉病変が，CCAS生成に重要で，虫部は一貫して顕著な感情症状に関係していた．

Tedescoらは小脳病変を備えた多くの対象の認知能力を後方視的に分析し，小脳の認知スペクトルについて記述した[11]．彼らは，検査結果を，言語記憶，

1 病変分布などでグループ分けされた局所性小脳病変患者の認知機能障害のパターン

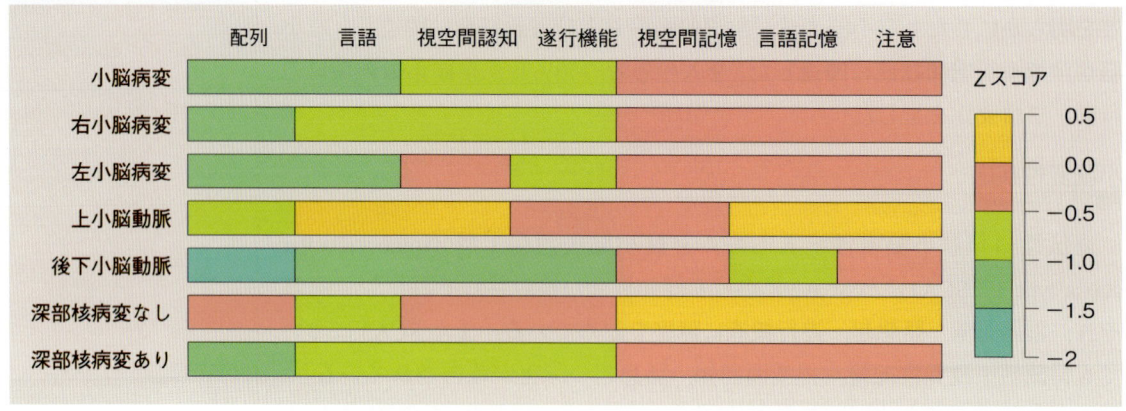

(Tedesco AM, et al. *Brain* 2011 [11] より)

Memo

配列

ここでは，ウェクスラー成人知能検査の絵画配列だけでなく，意味的手がかりや空間的手がかりなどによって，数枚の漫画，複数の文，数枚の抽象的な図を配列する課題を指している．

視空間記憶，言語，遂行機能，注意，視空間認知，配列にグループ分けして解析した（**1**）．小脳病変患者は，全認知領域で低下傾向があり，特に，言語と配列が病的水準で，続いて遂行機能と視空間認知が低成績であった．局所病変と変性性病変を分けて考慮すると，小脳萎縮群は，局所病変群より全機能で低得点の傾向があり，言語と遂行機能では有意差を認めた．右小脳あるいは左小脳の局所病変患者は類似した認知プロフィールを呈し，左小脳損傷群で言語能力，右小脳損傷群で遂行機能，視空間認知においてより低い傾向はあるが，有意な群間差はなかった．血管領域によって分けると，上小脳動脈領域の病変患者は認知プロフィールが保存され，反対に，後下小脳動脈領域の病変患者はいくつかの認知機能に障害があり，言語記憶，言語，視空間認知，遂行機能で有意に低成績であった．深部小脳核の病変の有無による比較では，深部小脳核が保存された群は認知プロフィールが保存され，対照的に，深部小脳核の病変をもつ対象は，配列や言語で低下傾向を認めた．

CCASは今後さらなる検討を要する概念であり，小脳病変によってどのような認知機能障害を来しうるのか？　どのような認知領域がより障害されうるのか？　病変部位によって異なるのか？　どのようなメカニズムで生じるのか？　などさらなる多数例の検討が必要である．

高次脳機能に関する課題への小脳の関与

脳画像法によるヒトの小脳の活動が観察できるようになり，小脳が多くの認知活動時に賦活されることが明らかになってきている[12]（**2**）．

言語記憶

PETを使用した研究において，単語リストの記憶課題に対して，前頭前野や後部帯状回，楔前部，視床，海馬傍回などに加えて，小脳において脳血流の上昇を認めた報告がある．

2 脳画像研究から得られたさまざまな認知活動に伴った小脳の賦活

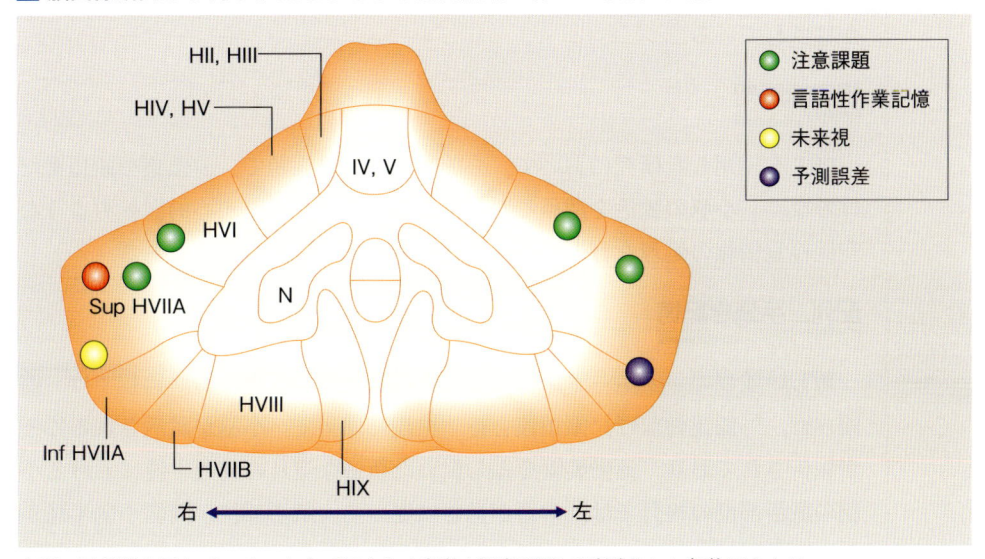

小脳の冠状断を示している．色丸で示された部位が認知課題で賦活された部位にあたる．

（Ito M. *Nat Rev Neurosci* 2008 [12] より）

凡例：
- 注意課題
- 言語性作業記憶
- 未来視
- 予測誤差

言語

　PETを使用し，与えられた名詞に対して適切な動詞を生成する課題では，正常な対象は，左前頭前皮質，左頭頂葉皮質，小脳右後側部の賦活を示し，語頭音による語想起課題では，fMRIにおいて，左前頭前皮質，左背外側皮質，右小脳の賦活を示した．6文字の組み合わせ4個からある制約のもとに文字の組を作る（選択的文字生成）課題では，fMRIで有意な賦活は，中背側前頭前皮質，下前頭回，楔前部，縁上回，小脳に認めた．また同義語生成課題では，左腹外側，背外側，内側前頭前野や左側頭葉，左頭頂葉などに加えて，右小脳や小脳虫部に賦活を認めた．

遂行機能，注意

　PET研究では，遂行機能の検査をしてよく使用されるWisconsin card sorting testが左あるいは両側の背外側前頭前皮質，両側下頭頂皮質，左上後頭回，左小脳半球を賦活することが明らかにされている．視覚提示された6文字を短期間記憶する作業記憶検査では，fMRIにおいて，両側上小脳半球および右小脳半球の領域を賦活することが明らかになった．paced auditory serial-addition test（PASAT）中に，前頭前皮質（9野および46野），上頭頂回，小脳の賦活を認めたという報告もある．また，fMRIを使用して，いわゆる暗算課題の間の賦活を見ると，前頭弁蓋，上中心前溝，頭頂間溝領域を含む後頭頂葉，前部帯状回に加えて，小脳半球が両側性に賦活されることが明らかになった．

　ロンドン塔課題では，前頭前皮質，前頭帯状皮質，運動前皮質，頭頂皮質，後頭皮質とともに，小脳半球の賦活を認めた．チェスにおいても，両側運動

前野，頭頂皮質，後頭葉の賦活だけでなく，左小脳半球の片側性賦活が明らかにされている．

視空間認知

PETを使用した研究において，心的イメージの課題で，前頭葉や頭頂葉だけでなく，小脳の賦活を認める報告がある．また，小脳が心的回転のような空間視覚情報の処理を行っていることを示唆するとする報告もある．

配列，手続き記憶

新しい並びのキーボードを打つような運動技術の獲得の初期過程では，前頭前野，外側運動前野，頭頂連合野，被殻に加えて，小脳が賦活されることが報告されており，運動要素を差し引いた新奇な道具の使用学習における小脳の賦活部位の検討では，学習が進むに従って，賦活部位が両側小脳半球から小脳外側部に限定されていくことが示されている[13]．

高次脳機能の関与する小脳の解剖学的構造

小脳には全体に一様な構造の神経回路網が発達しており，小脳全体はモザイク様に多くの小領域に分かれ，さらに小領域はいくつかの微小帯域に分かれる．各微小帯域の皮質の神経回路網は下オリーブの細胞の小グループ，小脳核あるいは前庭核の細胞の小グループとつながり合って微小複合体をつくる．微小複合体は小脳のユニットマシーンであり，小脳外の組織とつながって働いている．

大脳皮質の感覚野，高次運動野，連合野を含む広範囲の領域から，橋核および下オリーブ核を経由して，各々苔状線維および登上線維が小脳皮質の広い領域に投射している．小脳皮質からの出力は視床核を介し，運動野，前頭連合野などの大脳皮質へ投射している[14,15]．この小脳・大脳関連ループに関しては，小脳半球外側部は大脳皮質の運動野外側部，運動前野および前頭前野との間，小脳中間部は大脳皮質の全運動野（特にその中間部）との間に線維連絡が存在し，小脳と高次脳機能との関連が指摘される解剖学的基盤とされている．

小脳の高次脳機能障害のメカニズム（3）

小脳の高次脳機能への関与については，さまざまな仮説が提唱されてきたが，小脳の運動機能における内部モデルによる考え方が，高次脳機能にあてはめられている[16,17]．随意運動における内部モデルとは，「ある運動司令がどのような動作を引き起こすか」（順モデル），あるいは「ある動作を行いたいときに，どのような運動司令を出せばよいか」（逆モデル）という対応関係の内部表現であると考えられる．運動のはじめは，感覚フィードバックに頼ってぎこちない運動をしているが，練習を繰り返すことで，フィードバック制御システムの出力を「誤差信号」として，内部モデルが形成される．内

3 思考の脳過程についての仮説を模式的に示した図

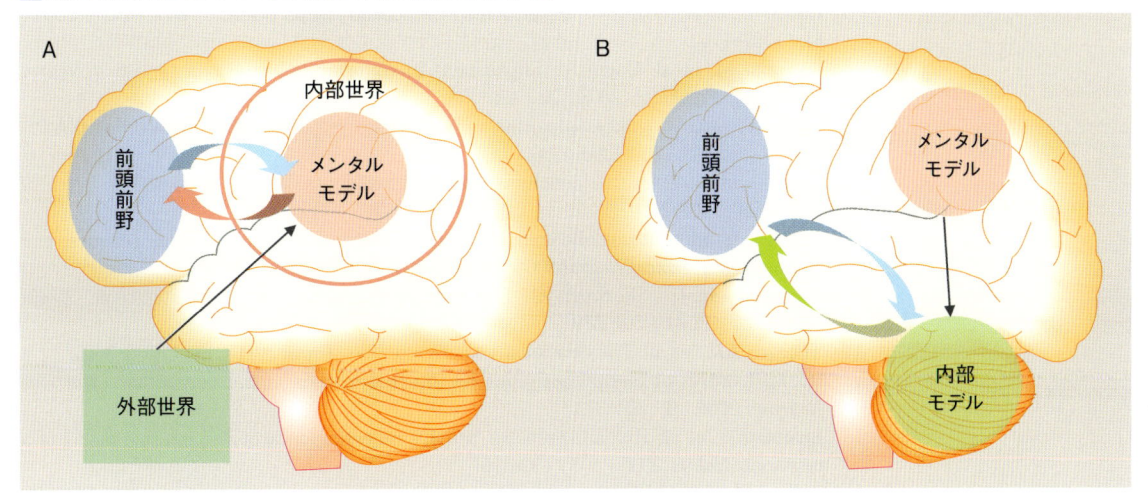

A：メンタルモデルの形成，B：内部モデルの形成と，それによる潜在的思考．

（伊藤正男．分子精神医学 2007[17] より）

部モデルは，意図した動作から，運動司令への変換ができるようになり，感覚フィードバックに依存しなくても，速くて正確な制御ができるようになる[*1]．

　小脳皮質の神経回路構造は一様であるから，計算理論はどの部分でも共通であると考えられる．小脳外側部と前頭前野は小脳歯状核を介して結合しており，また認知機能検査では，小脳半球の活動と同時に大脳の前頭前野や側頭頭頂連合野のどこかにも活動が起こることが明らかになっている．小脳は内部モデルを獲得することで，運動制御に限らず，言語や思考をはじめとする認知活動においても，早く正確な情報処理を可能にしていると考えられる．

　まず外界から集めた情報を大脳の側頭頭頂連合野に集積し統合して，メンタルモデルが作られる．前頭前野が執行部として側頭頭頂連合野に表現されている観念や概念などのメンタルモデルに繰り返し働きかけた結果として，ヒトが認知活動を繰り返すうちに，メンタルモデルがコピーされ内部モデルが小脳に形成され，前頭前野は，それを操作して無意識的な認知活動が行われる．思考に際して，無意識に思考が進行して一見突如としてアイデアが浮かぶのは，小脳の内部モデルを使った無意識の思考過程によるものかもしれない．

（川合圭成）

*1
本巻 I.「随意運動制御における小脳の役割」(p.17-32) 参照

文献

1) Gottwald B, et al. Evidence for distinct cognitive deficits after focal cerebellar lesions. *J Neurol Neurosurg Psychiatry* 2004；75：1524-1531.
2) Baillieux H, et al. Cognitive and affective disturbances following focal cerebellar damage in adults：A neuropsychological and SPECT study. *Cortex* 2010；46：869-879.
3) Bürk K, et al. Executive dysfunction in spinocerebellar ataxia type 1. *Eur Neurol* 2001；46：43-48.
4) Bürk K, et al. Cognitive deficits in spinocerebellar ataxia 2. *Brain* 1999；122 (Pt 4)：

769-777.
5) Kawai Y, et al. Cognitive impairments in Machado-Joseph disease. *Arch Neurol* 2004;61:1757-1760.
6) Suenaga M, et al. Cognitive impairment in spinocerebellar ataxia type 6. *J Neurol Neurosurg Psychiatry* 2008;79:496-499.
7) Kawai Y, et al. Cognitive impairments in multiple system atrophy: MSA-C vs MSA-P. *Neurology* 2008;70:1390-1396.
8) Bürk K, et al. Cognitive deficits in spinocerebellar ataxia type 1, 2, and 3. *J Neurol* 2003;250:207-211.
9) Schöls L, et al. Autosomal dominant cerebellar ataxias: Clinical features, genetics, and pathogenesis. *Lancet Neurol* 2004;3:291-304.
10) Schmahmann JD, Sherman JC. The cerebellar cognitive affective syndrome. *Brain* 1998;121(Pt 4):561-579.
11) Tedesco AM, et al. The cerebellar cognitive profile. *Brain* 2011;134:3672-3686.
12) Ito M. Control of mental activities by internal models in the cerebellum. *Nat Rev Neurosci* 2008;9:304-313.
13) Imamizu H, et al. Human cerebellar activity reflecting an acquired internal model of a new tool. *Nature* 2000;403:192-195.
14) Kelly RM, Strick PL. Cerebellar loops with motor cortex and prefrontal cortex of a nonhuman primate. *J Neurosci* 2003;23:8432-8444.
15) Ramnani N, et al. The evolution of prefrontal inputs to the cortico-pontine system: Diffusion imaging evidence from Macaque monkeys and humans. *Cereb Cortex* 2006;16:811-818.
16) 伊藤正男. 5. 神経科学 小脳の心的機能. 生体の科学 2008;59:438-439.
17) 伊藤正男. 小脳の構造と高次神経機能. 分子精神医学 2007;7:2-8.

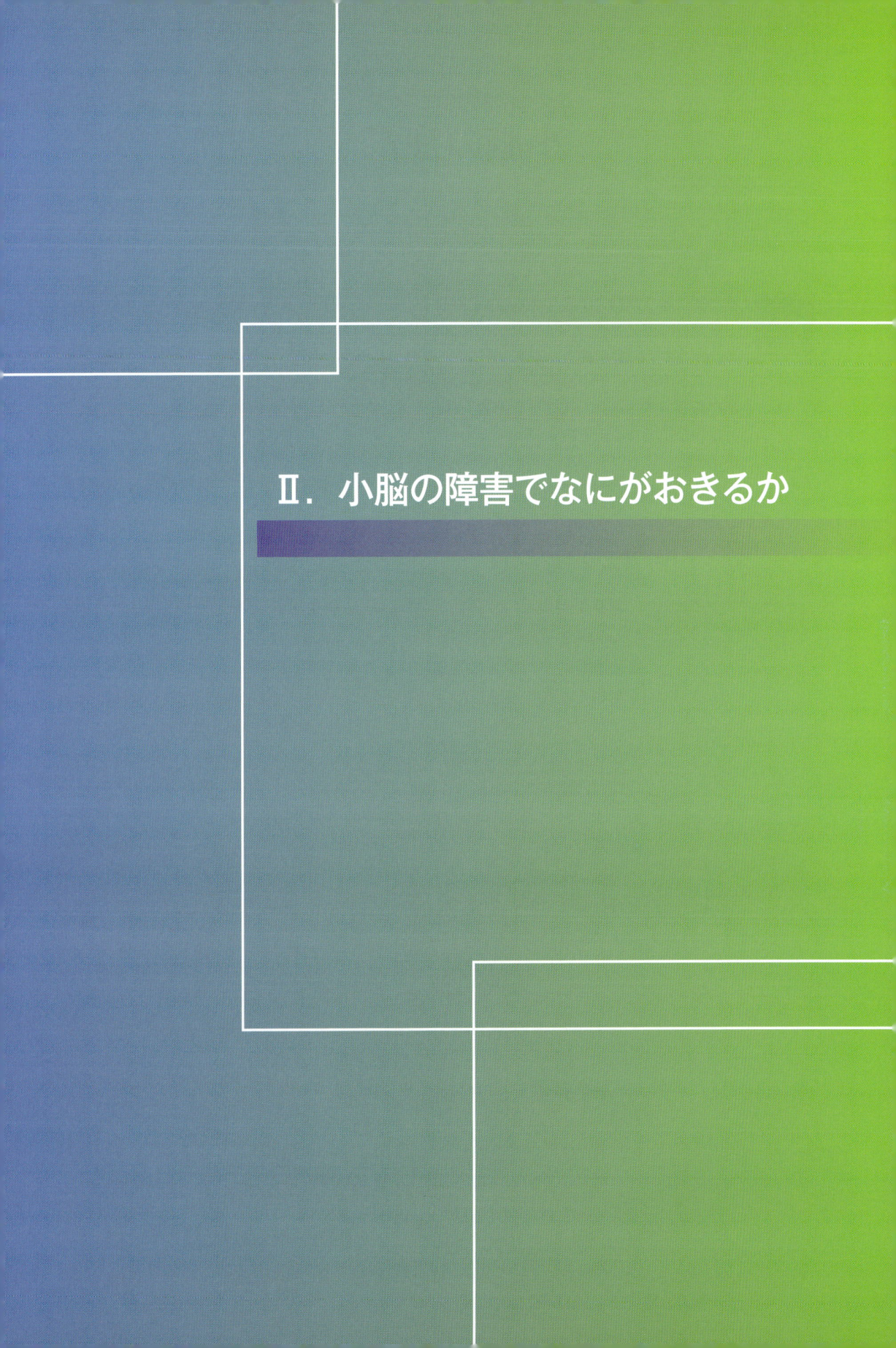

II. 小脳の障害でなにがおきるか

II. 小脳の障害でなにがおきるか
小脳の症候学

Point
- 小脳症状を運動失調症（ataxia）と表現することは，歴史的に見て間違っており，小脳性協調運動障害（cerebellar incoordination）と表現すべきである．
- 小脳症状の記載にあたっては，観察される異常な現象の名称と，その現象を生じているメカニズムの概念に対する用語とを区別して記載する必要がある．
- 小脳症状の中心は，起立歩行障害，構音障害，四肢の協調運動障害，筋緊張低下，そして反復拮抗動作不能である．
- 小脳症状における overshoot oscillation を企図時振戦と混同してはならない．

歴史的展開 [1,2]

運動失調症という用語は，Duchenne de Boulogne によって創られた ataxie locomotrice（歩行運動失調：locomotor ataxia）に由来している[3]．彼は，脊髄癆患者の歩行障害の特徴を運動の制御障害ととらえ，失調（ataxie）という用語でこれを表現したのである．このため，長い間にわたり，失調という用語は脊髄癆そのものを意味する言葉として使用されてきた．Charcot の臨床講義においても，失調という言葉で表現されているものは，すべて脊髄癆の臨床像であり，小脳との関係でこの言葉が使われることはなかった．その後，オリーブ橋小脳萎縮症の報告を行った Dejerine と Thomas[3] は，小脳病変に基づく臨床症状，すなわち小脳症状の臨床的な分析を行い，小脳症状の中心は平衡障害であることを指摘した．しかし彼らは同時に，小脳症状の中には，構音障害や眼振，手のふるえなど，平衡障害のみでは説明しきれない現象があることも指摘している．

これに対し Babinski [1] は，小脳症状の中心は，いろいろな運動を組み合わせて遂行する能力，すなわち筋の協同運動（synergia）が乱されている状態，すなわち協働収縮不能（asynergia）であると述べた．その当時すでに，Luciani らによって行われた動物実験に基づいて，小脳性運動失調症（cerebellar ataxia）という語が使われ始めていたが[3]，Babinski はこれに異議を唱え，小脳性運動失調症なるものは，さまざまな異なった症状の寄せ集めから成る症候群であって，小脳症状と歩行運動失調症とはまったく異なっている以上，小脳性運動失調症という語は使うべきではなく，小脳性協働収縮不能（asynergie cérébelleuse；cerebellar asynergia）と表現すべきであると述べた[1]．彼はまた，指-鼻試験や，踵-膝試験などで行われるような上下肢の到達動作において，小脳患者と脊髄癆患者の到達動作異常を比較検討し，脊髄

癆においては，動作速度に関係なく到達動作の方向性がまったく定まらず，またこの異常は閉眼により著明に増大するのに対し，小脳患者においては，到達動作の方向性には誤りはないが，目的とする到達点を行き過ぎてしまい，この行き過ぎには閉眼-開眼で差がないが，運動速度を早くすると，行き過ぎの程度が増すということを指摘している．このことから，脊髄癆における歩行運動失調症での到達動作障害に対しては測定異常（dysmétrie；dysmetria）という語を当て，小脳症状としての到達動作障害には，測定過大（hypermétrie；hypermetria）という語を当てるべきことを主張した[1]．

　小脳症状を呈する患者の動作障害に対してBabinskiが見出したもう一つの大きな要素は，運動分解（décomposition des mouvements）である．すなわち，健常者の日常動作は，さまざまな筋の収縮が互いに協調して同時に生じることによって滑らかに営まれているのに対し，小脳症状を有する患者では，一つのまとまった動作を行うときに，普通ならば協調して同時に生じるはずの運動がバラバラに営まれてしまうため，動作全体が滑らかさを欠いたギクシャクしたものになってしまう．ここで生じているのは，協働収縮不能（asynérgie）であり，そのために運動分解が生じているのであるということを，Babinskiは指摘したのである．この点において，個々の運動遂行そのものに異常が生じている歩行運動失調症（ataxie locomotrice）の動作障害とは異なっていることを強調した．さらに彼は，連続的随意運動の能力の障害，すなわち反復拮抗運動不能症（adiadochocinésie）という概念を提唱し，これが協働収縮不能と並ぶ，独立した小脳症状であることを指摘した[1]．

　一方，小脳症状における筋緊張低下，ヒポトニーに焦点を当てたのは，英国の神経内科医，StewartとHolmesである．今日スチュアート・ホームズ試験という名で呼ばれている診察手技は，筋緊張低下の検出のためのものである[2]．小脳症状における筋緊張異常に焦点を当てたThomas[4]は，筋緊張を，筋伸展性（extensibilité），筋被動性（passivité），そして筋の硬さ（consistence）の3要素に分け，前二者について，錐体路病変で生ずる痙縮においては，筋伸展性は亢進するが筋被動性は低下するのに対し，小脳症状においては，筋伸展性は不変だが筋被動性が高度に亢進し，末梢神経障害では，このどちらもが亢進することを明らかにした．Thomasは，小脳症状としての筋緊張低下は，随意運動の開始の遅れを生じるとし，これを時間測定異常（dyschronométrie；dyschronometria）と呼んだ[4]．

　このように，Babinskiによる小脳症候学の基本は，小脳症候群にみられる運動障害の本質は運動失調（ataxia）ではなく，協働収縮不能（asynergia），あるいは協調運動障害（incoordination）であるということの認識から始まっている．このようなBabinskiの考えは，筆者の恩師Rondot教授にも受け継がれていたため，サルペトリエール病院での日常臨床において筆者がうっかり小脳運動失調症（ataxie cérébelleuse）などと言おうものなら，Rondot教授は即座にそれを直され，自分の前では小脳性協調運動障害（incoordination cérébelleuse）と言わなければいけないと注意された[2]．そのような師匠から

1 小脳の症候学で使われる用語

1. 症候学的に観察される現象を表す用語	小脳性歩行 小脳性構音障害：不明瞭発語，単調な喋り方，断綴性発語 測定過大 運動分解 筋被動性亢進 眼振，眼球運動測定異常 行き過ぎによる揺れ ミオリズミア
2. 機能障害の概念を表す用語	反復拮抗運動不能 協働収縮不能 筋緊張低下 時間測定異常

症候学を学んだ筆者は，いまだに運動失調症という用語を使用することに対して，大いなる逡巡を覚えざるをえない．したがって，本稿においては，運動失調の症候学という表現を避けて，「小脳の症候学」というタイトルを用いさせていただくことにした．

小脳の症候学

　小脳の症候学においては，さまざまな用語が日常的に使用されているが，それらは大きく2つに分けられる．その一つは，①症候学的に観察される現象そのものを表現する用語であり，もう一方は，②それらの異常な現象の根底に存在する機能障害の概念を表現する用語である．これらを明らかに区別しておかなければ，小脳の症候学を正しく学ぶことはできない[2]（**1**）．

起立歩行障害

　両側性の小脳病変を有する患者で最も著明な所見は，酩酊状態にある人の歩き方（démarche ébrieuse）によく似た，前後左右にヨロヨロよろめくような歩き方である．患者は両脚を広げ，しばしば両上肢を大きく外転させ，頭部をゆらゆら揺らしながらバランスをとるようにして歩く．一見今にも転びそうに見えながら，案外転ばずに何とか平衡を保っているという印象をもつことが多い．このような歩行の異常は，しばしば運動失調性歩行（ataxic gait）と呼ばれることがあるが，先に述べたように，これは脊髄癆患者の歩行障害を表現するために用いられたものであるので，正しくは小脳性歩行（cerebellar gait）と呼ぶべきである．立位保持においても，両脚を広げた姿勢をとり，頭部・体幹が大きく動揺するが，転倒することは少なく，閉眼させても特に動揺の増強はみられない．このような小脳性歩行は，脊髄小脳路からの入力を受ける，小脳虫部から小脳上面の病変で生じるといわれている．

　片側性の小脳病変をもつ患者においても，起立歩行障害を見ることが多いが，この場合は，小脳病変側への平衡障害の形をとることが多く，歩行すると，次第に病変側に寄っていってしまったり，病変側によろけたりという現象がみられることが多い．同じような現象は，片側性の迷路障害でも見るこ

とがある．このような場合に鑑別法としてよく行われるのは，バビンスキー・ワイル（Babinski-Weil）試験という方法である．これは，閉眼したまま前後に 5〜10 歩ずつ行ったり来たりさせるものであり，片側迷路障害患者では，往復の軌跡が，病側方向に回旋し，星形歩行（marche en étoile）あるいはコンパス歩行（compass gait）と呼ばれる様相を呈するのに対し，片側性小脳病変においては，前進時にも後退時にも病変側への変異を生じるため，星形歩行にはならず，病側に偏位していくのみである[2]．

小児の髄芽腫のような小脳下面の虫部下端付近の病変によって生じる，片葉小節葉症候群（flocculonodular syndrome）においては，しばしば体幹筋の筋緊張が筋力低下を伴わずに著しく低下し，支えなしに立位や座位を保つことができなくなることがあり，体幹運動失調（truncal ataxia）と呼ばれるが，用語としてこれも適切でないことはいうまでもない．小脳下面の虫部下端付近は，前庭小脳と呼ばれ，前庭入力を受けて姿勢のコントロールを行っているが，この現象はその機能障害によって生じると考えられている．

構音障害

小脳症状を有する患者では，しばしば著しい構音障害がみられる．坂井は，局所性小脳病変の部位と構音障害の対比研究を行い，小脳半球上面の虫部と，傍正中部小脳半球に病変があると，構音障害が出やすいことを明らかにした．

小脳性構音障害の特徴は，発話において一般的に生じるはずの音節間のスムーズな連続性が失われて音節がつながってしまったり（不明瞭発語〈slurred speech〉），抑揚とリズムに乏しい単調な喋り方（monotonous speech）になったり，ボツボツ途切れるような喋り方となる断綴性発語（scanning speech）となったりする．また，各音節の開始が唐突であり，爆発性発語（explosive speech）と呼ばれる喋り方も多い．このような喋り方は，酩酊状態での喋り方によく似ている．発話に関与する多数のきわめて素早い筋活動の時間的タイミングの調節は，フィードバック・コントロールでは不可能である．このような素早い運動のフィードフォワード・プログラミングには，小脳半球の役割が大きいものと考えられている．個々の語音の明瞭度は正常に保たれているのであるが，連続した発話になると，隣り合った語音の移行がうまくいかないため，発話における明瞭度が低下する．

これに対し，構音と同じような筋活動によって営まれる嚥下の機能はよく保たれ，著明な構音障害にもかかわらず嚥下障害はまったく認められないのが普通である．その理由は，構音に比して嚥下の運動はスピードが遅く，また嚥下運動に関わる筋活動の空間的・時間的パターンはほぼ一定していて，もっぱら反射的に営まれているからではないかと考えられる．

四肢協調運動障害[2]

四肢の協調運動障害を観察するのによく行われるのは，上肢においては，被検者の手指（通常は示指）を自らの鼻や耳たぶに到達させる動作から成る

2 指-耳試験の光軌跡記録

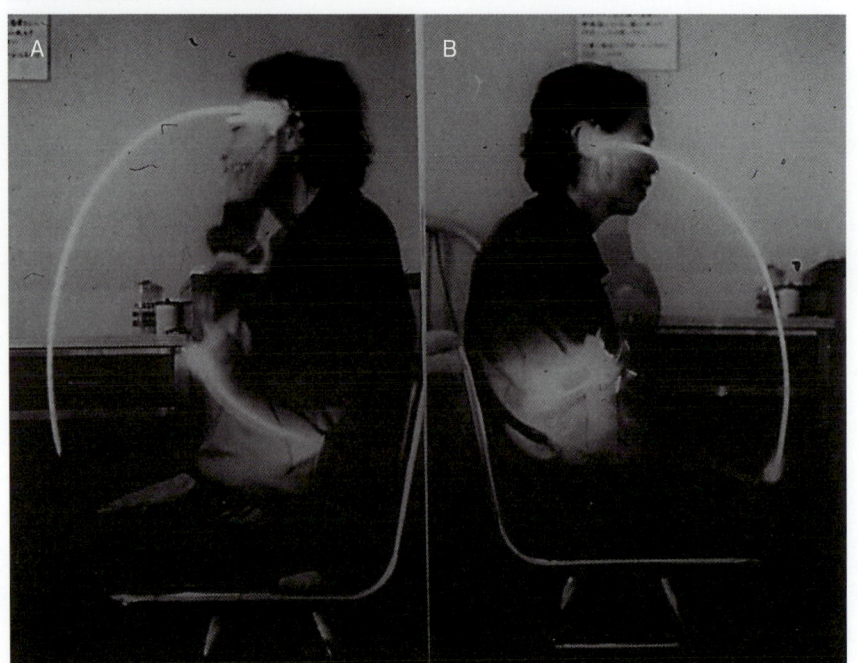

小脳症状側（A）と健常側（B）．光軌跡記録は，示指先端と肘頭に豆電球を装着して行ったもの．

指-鼻試験，指-耳試験であるが，検査者の手指と被検者の鼻や耳たぶの間を往復させる指-鼻-指試験や，指-耳-指試験もよく行われる．このとき，検査者は手指の位置を次々に移動させ，到達動作の目標を変えることによって課題の困難度を高めるようにする．下肢においては，踵-膝試験，すなわち被検者の踵を自分の膝に当て，次いで踵を脛に沿って滑り下ろすという手技が一般的である．

重要なことは，これらの到達動作試験での動作遂行にあたって，いくつかの異なった側面を観察すべきことである．まず大切なのは，目標到達の正確さである．健常者では，運動速度の速い遅いに関係なく手指は正確に目標に到達するが，小脳患者では，測定過大が生じ，手指は目標を逸れて行き過ぎる．次いでこれに対する修正動作が生じて，手指はいったん行き過ぎた目標に戻ろうとするが，また行き過ぎてしまい，再度修正反応が生じる．すなわち，手指の到達動作は行きつ戻りつの揺れを生じつつ，最終的には目標に到達する（ 2 ）．この現象は，到達動作における運動終了の制動力のタイミングを図るのに，小脳が関与しているからであると考えられている．したがって，小脳症状としての測定過大は，動作速度を速めてより大きな制動力を必要とさせると増大するが，閉眼しても影響はない．また座位で行うより仰臥位で行ったほうが観察しやすい．これは，座位では重力が制動力として働くのに対し，仰臥位では，重力負荷のために制動がかかりにくくなっているからである．これに対し，上肢の深部感覚障害を生じた患者で同様の試験を行わせると，手指の到達点は動作の速度とは関係なくランダムにずれ，しかも

3 線引き試験（A）とらせん描き試験（B）

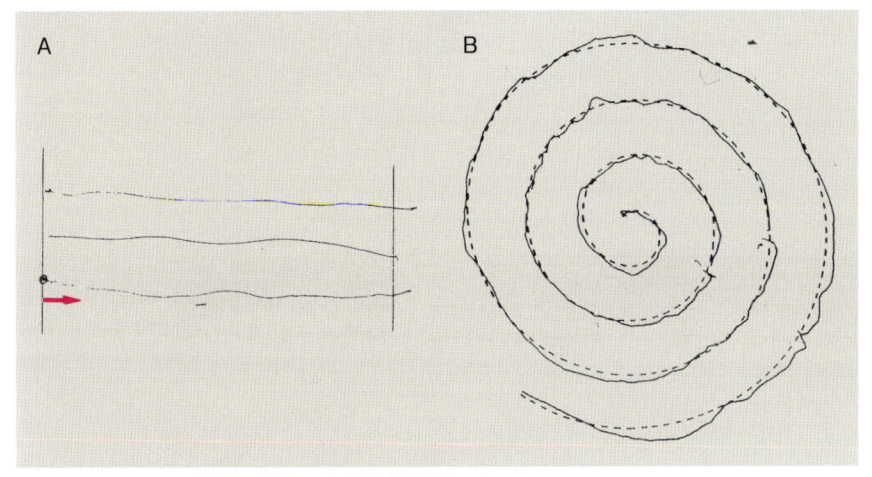

A：矢印の側から反対側の縦線まで線を引く課題である．
B：らせんの中心から点線を外側のほうになぞっていく課題である．

閉眼によってこのずれが著明に増大する．

　これらの試験で観察すべき第二の点は，動作の滑らかさである．健常者の到達動作は，滑らかであると同時に，何度繰り返しても，常に一定の軌跡を描くのに対し，小脳症状においては，動作がぎくしゃくとして不規則になる．しかも，動作を繰り返させると，毎回異なった軌跡を描く．これらの試験で求められる動作は，いずれも複数の関節にまたがる，多関節運動から成る動作であり，動作の遂行にあたっては，複数の関節運動を時間的にうまくタイミングを合わせて行わねばならないが，そのような複数の関節運動の空間的・時間的プログラミングを行うのが小脳である．このため，小脳の機能障害を生じると，複数の関節運動の協調をとることができなくなる．これがBabinskiの唱えた協働収縮不能であり，これによって協調の取れなくなった複数の関節運動がバラバラに生じている状態が，運動分解である．先に述べた測定過大の原因となっている，到達動作終了時の制動障害という現象は，Babinskiによれば，協働収縮不能の一部であるということができよう[1]．

　上肢における測定過大や運動分解の観察によく用いられるテストとしては，線引き試験やらせん描き試験がある．前者の試験では，測定過大の現象を，後者においては運動分解を観察するのに適しており，いずれのテストでも，結果が描かれた記録として残るので，記録保存の点で便利である（**3**）．

筋緊張低下（ヒポトニー）と時間測定障害

　小脳症状における筋緊張低下（ヒポトニー）は，さまざまな形で観察される．先述のごとく，Thomas[4]は筋被動性の亢進を小脳症状の特徴としたが，これを調べるには，患者に力を抜かせて，四肢の関節をブラブラゆすってみればよい．特に片側性小脳症状を調べる場合には，左右を比較できるので罹患側の筋被動性亢進は容易に判定できる．また，立位にした患者に両上肢の

4 肩ゆすり試験の光軌跡記録

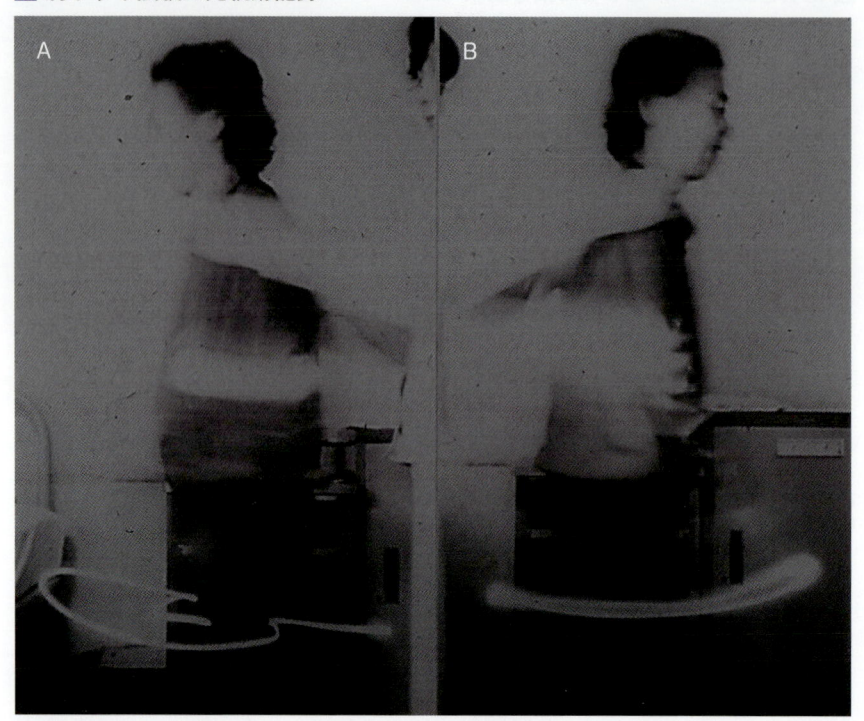

小脳症状側（A），健常側（B）．光軌跡記録の方法は**2**と同じ．
（岩田誠．神経症候学を学ぶ人のために，1994[2]，p.155 より）

　力を抜くように告げて，検査者が患者の両肩をゆすって，上肢のブランブランする動揺性を左右で比較する肩ゆすり試験も，筋緊張の左右の比較には，きわめて有用である（**4**）．

　筋活動の終止時における制動障害をもって筋緊張低下を診る方法が，スチュアート・ホームズ試験である[2]．検査者が被検者の上腕に抵抗を与えつつ，被検者に肘関節を強く屈曲させ，この抵抗を急に取り去ると，健常者では肘屈曲に対する制動が素早く生じるので，被検者は自らの手で顔面を打つようなことはないが，小脳症状を有する被検者では，制動がうまく働かず，自らの手で顔面を打ってしまう．このとき，検査者は必ずもう一方の手で被検者の顔面を保護するようにしていなければならない．筋活動の開始時における筋緊張の低下の影響を明確に示したのは Thomas である．片側の小脳症状を有する患者に，検査者の合図で両側同時に指-鼻試験を行わせると，小脳症状のある側では，健側に比べて運動開始が遅れる．また，手を回内させた状態で上肢を前方に伸展挙上させ，検査者の合図で両手を同時に回外させると，やはり患側で運動開始が遅れる．Thomas[4] はこの現象を時間測定異常と呼び，筋緊張低下の表れとした．

　スチュアート・ホームズ試験における動作終了時の制動の遅れというものは，拮抗筋の運動開始の遅れという要素が大きいと考えられるので，これらのテストはいずれも，小脳症状においては筋活動開始の遅れが生じていることを意味するものと考えられる．

反復拮抗運動不能（adiadochokinesis）

　先述のごとく，これはBabinski[1]が独立した小脳症状として提唱した概念である．普通は，肘を屈曲させた肢位で，前腕の回内・回外運動を交互に素早く行わせることによって検査する．こうして観察すると，健常者では回内・回外が素早く，リズミカルに繰り返されるのに対し，小脳患者においては，個々の回内・回外運動の速度も，大きさも不揃いになり，リズムが乱れる．また，健常者ではこの動作を行う間，回内・回外運動は前腕のみにとどまり，肘は一定の位置に固定されたまま動かないのに対し，小脳患者では，前腕だけでなく上腕も回内・回外運動を行ってしまうため，肘が大きくゆれ動いてしまう．これは協働収縮不能の表れである[2]．

　反復拮抗運動不能を見出すための検査は，踵で反対側の膝を繰り返し叩く膝叩き試験として行ったり，机の上を指で繰り返しタップさせたり，あるいは母指の遠位指節関節を示指の先端でタップさせたりして行うこともできる．小脳症状においては，このような交互変換運動のリズムが不規則になり，運動の大きさや方向も不揃いになる．罹患側では運動の速度も遅くなるが，運動速度の低下は，不全麻痺や筋緊張亢進などでも生じるし，利き手と非利き手でも運動速度は異なるため，速度の低下のみでは反復拮抗運動不能ということはできない．

　反復拮抗運動というものは，絶え間ない協調運動の連続であると考えられる．拮抗する2つの運動の開始と制動の素早い切り替えが行われなければ，滑らかな動作ができなくなるのは当然である．また，目的遂行に不必要な運動は抑制しなければならない．したがって，反復拮抗運動不能という病態は，独立した運動障害要素ではなく，協働収縮不能と筋緊張低下による時間測定異常の組み合わさったものであると考えることができよう．

眼振

　小脳疾患ではしばしば眼振が観察されるが，その多くは狭義の小脳症状ではなく他の病変，特に前庭系病変の合併で生じているものである．小脳症状としての眼振としては，眼球運動測定異常（ocular dysmetria）がある．これは，正中視からいずれかの方向に注視点を移動させたとき，およびそこから正中視に視線を戻したときに生じる減衰性の眼振であり，眼球運動に現れた測定過大の現象であると考えられている．

　小脳片葉病変では，下眼瞼向き眼振（down-beat nystagmus）といって，下方に速期を有する眼振がみられることがある．自発眼振として生じることもあるが，垂直あるいは水平注視によって生じることが多い．上方視においても，側方視においても眼振の方向は下向きであることから，注視方向性眼振ではないことがわかる．片側の片葉病変では，病側注視時に下眼瞼向き眼振が激しく生じる．このとき，患者は眼振とともに強い上下方向への動揺視（oscillopsia）を訴えることが多い．この動揺視は，片葉が前庭眼反射の神経

5 行き過ぎによる揺れ（overshoot oscillation）の表面筋電図記録

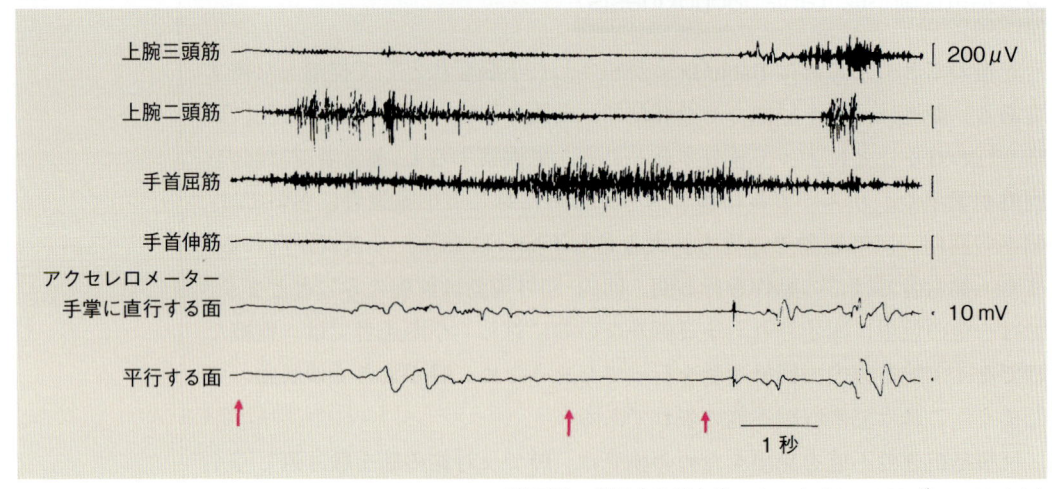

（岩田誠. 神経症候学を学ぶ人のために, 1994[2], p.138 より）

回路を担っているためであると考えられる．

振戦

小脳症状における振戦は，しばしば終末振戦（terminal tremor）と呼ばれ，企図時振戦（intention tremor）と混同されることが多い．指-耳試験のような到達動作を観察すると，目標に到達する際に手指がユラユラと動揺するのがわかるが，このときに振戦の筋活動は生じておらず（**5**），到達動作終了に際しての制動遅延による測定過大と，それに対する修正反応が何度も繰り返されているにすぎないことがわかる[2,5]．この点では，先に述べた眼球運動測定異常と同じである．したがって，このような現象に振戦という用語をあてはめるのは不適切であり，筆者は行き過ぎによる動揺（overshoot oscillation）と呼んでいる[2,5]．

小脳症状が臨床的に認識されるより以前に，Charcotは多発性硬化症の臨床像を分析し，この疾患ではしばしば企図動作時にのみ生じる激しい振戦がみられることを指摘した．これが今日の企図時振戦という用語の原点になったのであるが，その責任病巣を小脳であると述べたのはBabinskiであった[5]．彼の記載を読むと，彼が企図時振戦と呼んだものの本態はovershoot oscillationであったようであり，真の企図時振戦とは異なったものであった[2]．その後，血管障害症例の臨床・病理対応研究により，企図時振戦の責任病変は，赤核，特にその上半から下視床域（subthalamic area）にあることが判明し，多発性硬化症における企図時振戦もその部位の病変で生じることが明らかにされたことから，Babinskiの考えは誤りであったことが明らかにされた[5]．筆者はその点に関して繰り返し注意を喚起してきたが[2,5]，それにもかかわらず，いまだにovershoot oscillationを企図時振戦と記載したり，企図時振戦を小脳症状に含めたりする者が多いことは嘆かわしい限りである．

ミオリズミア

　小脳症状として生じ得る不随意運動としては，ミオリズミア（myorhythmia）がある．ミオリズミアの中で最も多いのは，軟口蓋ミオクローヌスであり，軟口蓋がおおよそ3Hzの周期で挙上を繰り返すものである．時には口蓋のみでなく咽頭筋や舌筋にもほぼ同じ周期の律動的な不随意運動が生じる．この現象は，小脳歯状核から上小脳脚を通って赤核の下方で交差して反対側橋被蓋の中心被蓋束を下行し，延髄の下オリーブ核に至る歯状核オリーブ路（dentato-olivary tract）の局所損傷によって生じることが知られており，下オリーブ核には，偽性肥大（pseudohypertrophy）と呼ばれる特異な病理変化が生じている[6]．歯状核オリーブ路が，歯状核，上小脳脚，あるいは橋被蓋のいずれの部位でおかされても生じるが，日常臨床では小脳歯状核病変によるものより，橋被蓋病変で観察することが多い[2]．この線維路の病変では，上下肢にも同様の律動的不随意運動を生じることがあり，骨格筋ミオクローヌス（skeletal myoclonus）と呼ばれるが，軟口蓋ミオクローヌスと骨格筋ミオクローヌスの両者を含めて，ミオリズミアと呼ぶことが多い．しかし，軟口蓋ミオクローヌスの筋活動は，律動的な群化放電であることから，これをミオクローヌスと呼ぶのは適切ではないとして，最近では軟口蓋振戦（palatal tremor）と呼ぶことが多くなっている[7]．

小脳性無表情（cerebellar amimia）

　小脳萎縮症や脊髄小脳変性症などの広範な小脳病変を有する患者では，しばしば表情が乏しくなり，外見上の感情表現がきわめて少なくなることが観察される．これが小脳病変そのものによるものか，あるいはしばしば合併する大脳基底核や脳幹の病変によるものかはいまだ不明であり，今後深く検討されるべき問題ではないかと思われる．

小脳症状の記載 [2]

　先にも述べたように，以上に述べたような小脳症状を記載するにあたっては，観察した現象と，その現象を引き起こすメカニズムを明確に区別しなければならない．特に小脳の症候学をこれから学ぼうという人は，四肢の協調運動障害を記載するときに，指-鼻試験拙劣，踵-膝試験で測定異常（＋），あるいはadiadochokinesis（＋）という記載はできるだけ避け，実際にどういう現象を観察したのかを正確に記載することから始めるべきであろう．

　たとえば，臥位で指-鼻試験を行わせた場合，肘関節の屈曲と肩関節の前方挙上のタイミングをよく観察して，両者が同時に始まり同時に進行していくかどうかを検討することによって，この到達動作を行うときに主動筋の協働収縮不能がみられるかどうかがわかるし，目標到達時のずれが常に測定過大を示すのであれば，拮抗筋の協働収縮不能が生じていることがわかる．また，踵-膝試験においても，単に測定異常があるというだけでなく，測定過

大があるのかどうかを正確に記載すべきであるし，また，目標到達後に脛に沿って踵を滑り下ろす際，スムーズに滑り下ろすことができているか，あるいは脛の上を踵が左右にギクシャクと揺れながら下ろされるかを観察することにより，協働収縮不能が生じているかどうかを判定することができる．また，adiadochokinesis というのは小脳性の動作障害を表す概念であるのだから，手回内・回外交互変換運動を行った際に，肘関節がちゃんと固定されていたかどうか，回内・回外運動の速さが遅いだけでなく，個々の運動の大きさや，リズムが不規則でなかったかどうかを正確に記録する癖をつけるべきである．

　もう一つ重要なことは，終末振戦，あるいは企図時振戦という用語を使う場合には，それが明らかな律動的筋活動を伴う能動的な振戦なのか，あるいは減衰振動から成る被動的な揺れ（overshoot oscillation）であるのかを正確に判断しなければならないということである．肉眼観察のみではっきりと識別できないようなら，表面筋電図記録などを行って，正確に確認すべきである．

（岩田　誠）

文献

1) Babinski J. Sémiologie cérébelleuse. Œuvre Scientifique. Paris：Masson et Cie；1934, pp.185-209／萬年甫（編訳）．［増補］神経学の源流Ⅰ　ババンスキー．東京：東京大学出版会；1992, pp.206-261.
2) 岩田誠．神経症候学を学ぶ人のために．東京：医学書院；1994.
3) Dejerine J, Thomas A. L'atrophie olivo-ponto-cérébelleuse. *Nouvelle Iconograph de la Salpêtrière* 1900；13：330-370／萬年甫（編訳）．［増補］神経学の源流Ⅰ　ババンスキー．東京：東京大学出版会；1992, pp.160-206.
4) Thomas A. Equilibre et Equilibration. Paris：Masson & Co；1940.
5) 岩田誠．振戦の病態力学．神経進歩 1985；29：210-221.
6) Rondot P, Ben-Hamida M. Myoclonie du voile et myoclonie squelettique. *Rev Neurol* 1968；119：59-83.
7) 鈴木美紀，岩田誠．口蓋帆ミオクロヌス（口蓋振戦）．*Brain Medical* 2005；17：167-171.

Further reading

- Garcin R. The ataxias. Vinken PJ, et al (editors). Handbook of Clinical Neurology. Vol 1. Amsterdam：North-Holland Publishing Co；1969, pp.309-355.
  小脳の症候学の古典として一読をお勧めする

- 桜井正樹．小脳症候とその理解．*Brain Medical* 2007；19：63-71.
  基礎神経科学者として小脳を研究した著者によるわかりやすい総説である

II. 小脳の障害でなにがおきるか
脊髄小脳変性症の診断のアルゴリズム

Point
- 脊髄小脳変性症（SCD）に分類される多様な疾患を診断するには，適切な診断アルゴリズムに基づく必要がある．
- 日本では孤発性脊髄小脳変性症が最も頻度が高く，遺伝性疾患では常染色体優性遺伝性疾患が多い．
- SCDの診断アルゴリズムでは，発症年齢，臨床症候，家族歴（遺伝性）に着目して全体像を把握する．
- 次に，内科的疾患，内分泌疾患，腫瘍など，全身的な疾患に関連する失調症であるのか，あるいは神経変性疾患としてのSCDと考えるか，が重要となる．
- 孤発性脊髄小脳変性症の診断アルゴリズムは，純粋小脳失調であるのか，随伴症状を伴っているのか，が重要となる．
- 遺伝性脊髄小脳変性症の診断アルゴリズムでは，まず遺伝形式を考え，情報収集して家族歴に基づき，常染色体優性遺伝性疾患であるのか常染色体劣性遺伝性疾患であるかについて最初に決定する．
- 常染色体優性遺伝性脊髄小脳変性症の病型確定には遺伝子検査が必要となる．常染色体劣性遺伝性脊髄小脳変性症の頻度は2％とまれであるが，アプラタキシン欠損症やビタミンE運搬蛋白欠損症（AVED）などを考慮する．
- 特徴的な生化学的異常，病理学的所見がみられる場合，病型診断の参考になる．

　脊髄小脳変性症（spinocerebellar degeneration：SCD）は，運動失調を主症状とする神経変性疾患の総称であり，そこに分類される疾患はきわめて多様である．したがって，その診断を進めるうえでは，適切なアルゴリズムに基づく必要がある．臨床現場においては，①発症年齢，②神経症候の組み合わせ，③遺伝性の有無，④疫学的な情報，の4点を考慮に入れたアルゴリズムに基づいて診断を進めるのが有用である．

脊髄小脳変性症の疫学

　厚生労働省が行っている特定疾患の調査研究において用いられる臨床調査個人票を用いた疫学研究によると，SCDの有病率は10万人あたり18.6人と推定されており，比較的頻度の高い神経変性疾患である[1]．その概要を**1**に示すが，孤発性脊髄小脳変性症が67.2％，常染色体優性遺伝性脊髄小脳変性症（autosomal dominant spinocerebellar degeneration：AD-SCD）が27.0％，常染色体劣性遺伝性脊髄小脳変性症（autosomal recessive spinocerebellar degeneration：AR-SCD）が1.8％，痙性対麻痺が4.7％であった．このことから，わが国では孤発性脊髄小脳変性症が最も頻度が高いこと，遺伝性脊髄小

1 わが国の脊髄小脳変性症の疫学

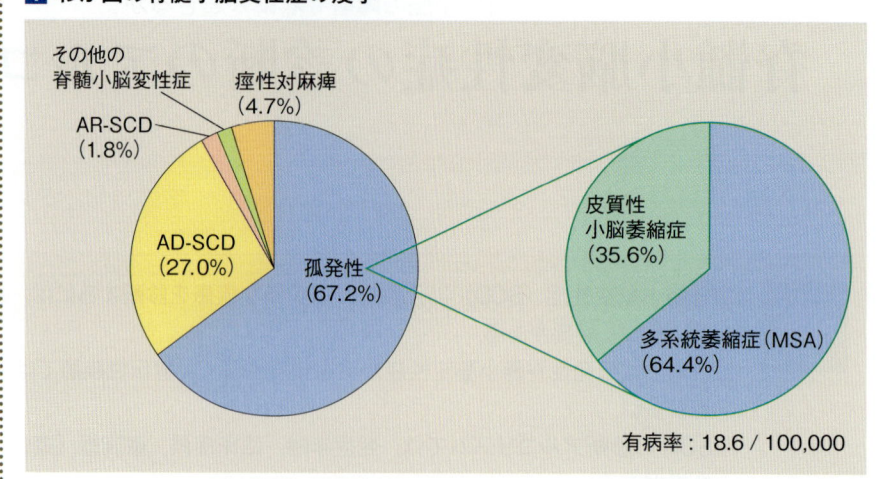

- その他の脊髄小脳変性症
- 痙性対麻痺（4.7%）
- AR-SCD（1.8%）
- AD-SCD（27.0%）
- 孤発性（67.2%）
  - 皮質性小脳萎縮症（35.6%）
  - 多系統萎縮症（MSA）（64.4%）

有病率：18.6 / 100,000

AD-SCD：常染色体優性遺伝性脊髄小脳変性症，AR-SCD：常染色体劣性遺伝性脊髄小脳変性症．

(Tsuji S, et al. *Cerebellum* 2008 [1] より)

2 遺伝性脊髄小脳変性症の相対頻度

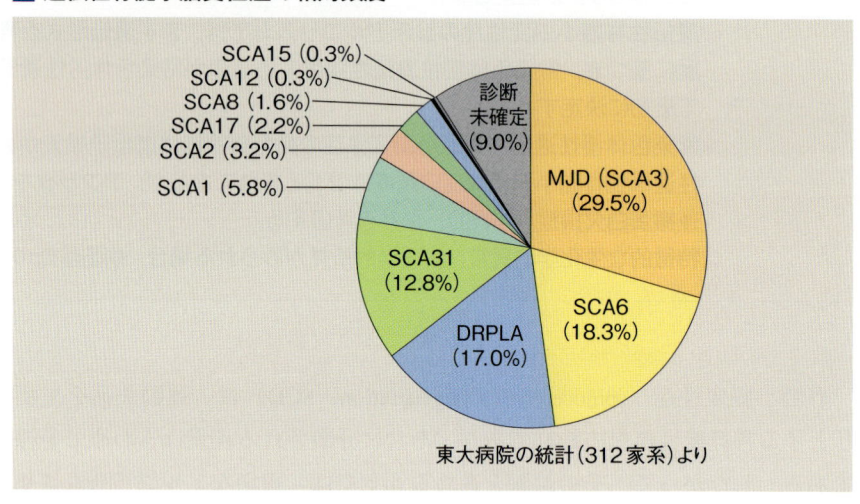

- SCA15（0.3%）
- SCA12（0.3%）
- SCA8（1.6%）
- SCA17（2.2%）
- SCA2（3.2%）
- SCA1（5.8%）
- SCA31（12.8%）
- DRPLA（17.0%）
- SCA6（18.3%）
- MJD（SCA3）（29.5%）
- 診断未確定（9.0%）

東大病院の統計（312家系）より

脳変性症の中では，常染色体優性遺伝性疾患が多いことがわかる．

遺伝性脊髄小脳変性症については，最近になり，SCA31 [2]，SCA36 [3] の病因遺伝子の報告があり，その分子疫学も，update していく必要があるが，東大病院における遺伝子検査の結果から見た遺伝性脊髄小脳変性症の頻度分布を 2 に示す．ここでは，マシャド・ジョセフ病（spinocerebellar ataxia type 3〈SCA3〉とも呼ばれる），SCA6，歯状核赤核・淡蒼球ルイ体萎縮症（dentatorubral-pallidoluysian atrophy：DRPLA），SCA31 の頻度が高いことが読み取れる．診断未確定の遺伝性脊髄小脳変性症が 10% 近く残されていることにも注目しておく必要がある．

孤発性脊髄小脳変性症については，多系統萎縮症（multiple system atrophy：MSA）が代表的な疾患で，これまでの調査研究では，孤発性脊髄小脳

3 脊髄小脳変性症の診断のアルゴリズム

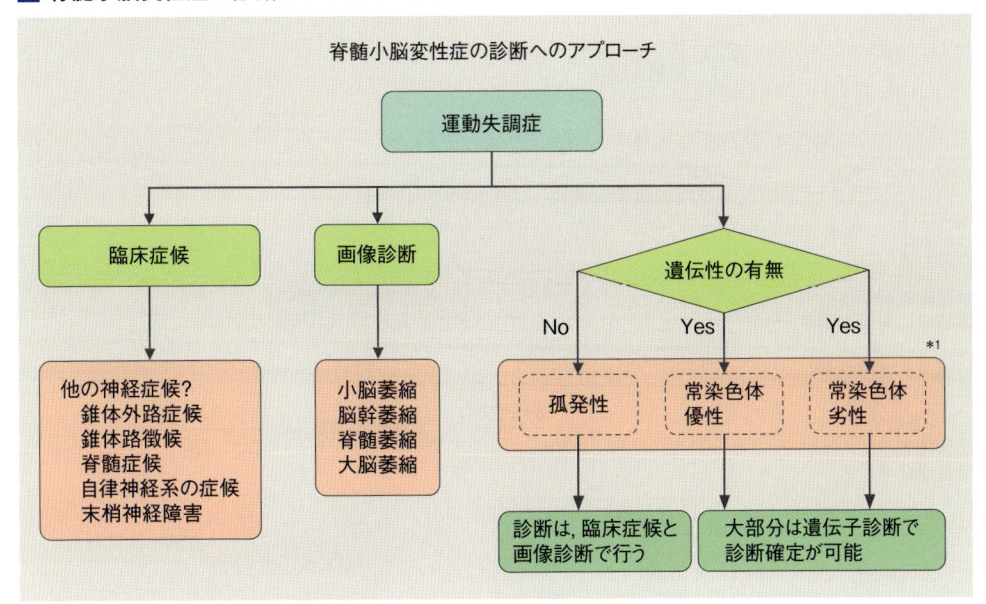

脊髄小脳変性症の診断へのアプローチ

```
           運動失調症
    ┌─────────┼─────────┐
  臨床症候    画像診断    遺伝性の有無
                      No    Yes   Yes *1
  他の神経症候?  小脳萎縮   孤発性  常染色体  常染色体
   錐体外路症候  脳幹萎縮         優性    劣性
   錐体路徴候   脊髄萎縮
   脊髄症候    大脳萎縮   診断は、臨床症候と  大部分は遺伝子診断で
   自律神経系の症候         画像診断で行う    診断確定が可能
   末梢神経障害
```

*1 X連鎖性脊髄小脳変性症は頻度がまれであることから割愛している.

変性症の中の2/3程度を占め,1/3が皮質性小脳萎縮症である[1]).

脊髄小脳変性症の診断の考え方

脊髄小脳変性症の診断のアルゴリズムを,3〜6に示す.最初に,3に示すように,患者の示す臨床症候,画像診断,家族歴に着目して全体像を把握するようにする.臨床症候については,小脳性運動失調のみの純粋小脳失調型であるのか,何らかの他のシステムの障害を併せ持っているかどうかに着目する.パーキンソニズム,不随意運動などの錐体外路症候,錐体路徴候,自律神経系の症候,知的機能の異常,脊髄症候,末梢神経障害などの有無に着目する.画像診断のうえでは,小脳萎縮が著明であるかどうか,他の部位の萎縮性の変化の有無,MRI画像ではT2延長のシグナル異常の有無などにも注目する.家族歴については,累代発症の有無(常染色体優性遺伝性を示唆する),male-to-male transmissionの有無(male-to-male transmissionの存在は,X連鎖を否定し,常染色体性優性遺伝を示す),累代発症が認められない場合,同胞に複数の発症者がみられるかどうか,近親婚の有無に注目する(これらは常染色体劣性遺伝性を示唆する).また,発症年齢も,遺伝形式と並んで診断を進めるうえで参考となる.

3のアプローチにより,患者の全体像を把握した後に,4に従って,さらに診断を進める.ここでは,内科的疾患や,内分泌疾患,腫瘍に関連する疾患など,全身的な疾患に関連する失調症であるのか(ここでは二次性運動失調症と表記する),あるいは,神経変性疾患としての脊髄小脳変性症を考えるか,という点が重要となる.二次性の運動失調症としては,甲状腺機能低下症,橋本脳症に伴う失調症,腫瘍の遠隔効果(亜急性小脳変性症〈subacute

4 運動失調症の診断のアルゴリズム

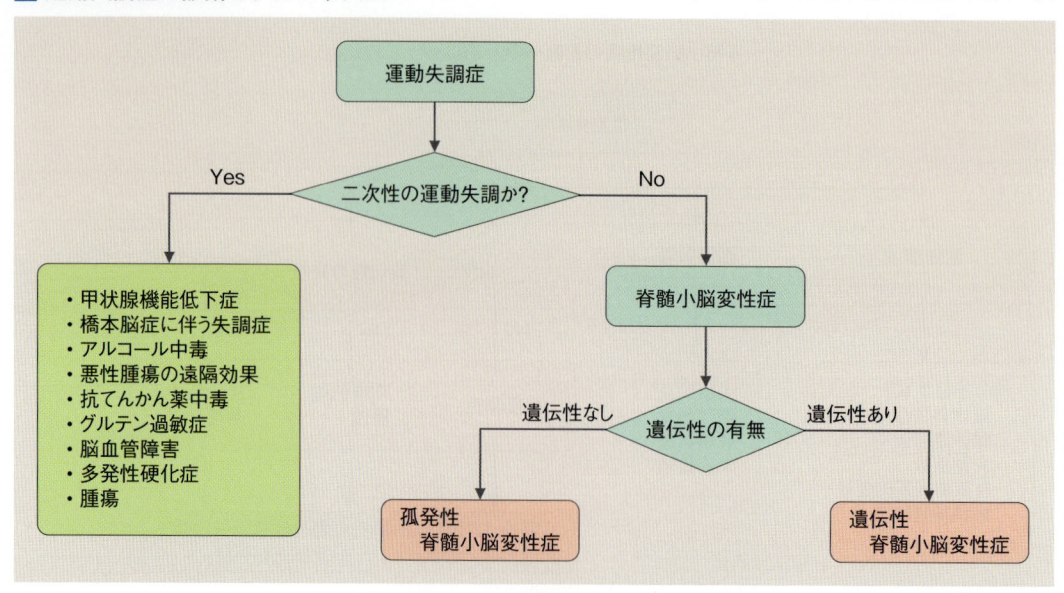

```
                    運動失調症
                        │
                        ▼
          Yes ── 二次性の運動失調か？ ── No
           │                              │
           ▼                              ▼
  ・甲状腺機能低下症                   脊髄小脳変性症
  ・橋本脳症に伴う失調症                    │
  ・アルコール中毒                          ▼
  ・悪性腫瘍の遠隔効果          遺伝性なし ─ 遺伝性の有無 ─ 遺伝性あり
  ・抗てんかん薬中毒                │                    │
  ・グルテン過敏症                  ▼                    ▼
  ・脳血管障害                  孤発性                 遺伝性
  ・多発性硬化症              脊髄小脳変性症         脊髄小脳変性症
  ・腫瘍
```

cerebellar degeneration〉），薬剤中毒，アルコール中毒などを含めて，幅広く検討する必要があり，これらの疾患の中には治療可能な疾患も少なくないことに留意する．

二次性の運動失調症が否定的である場合には，**4**に示すように，遺伝性脊髄小脳変性症であるか，孤発性脊髄小脳変性症であるかの検討を行う．家系内に複数の発症者が観察される場合は，遺伝性脊髄小脳変性症が強く支持される．家系内に他に類症の発症者がいない場合であっても，両親に近親婚がみられる，あるいは，発症年齢が若い場合（小児期とか20歳代などの場合）は，常染色体劣性遺伝性の脊髄小脳変性症が考慮され得る．両親に近親婚がみられず，中年以降の成人発症で，家系内に他に発症者がいない場合は，孤発性の脊髄小脳変性症を第一に考える．ただし，まれではあるが，浸透率の低い遺伝性疾患である場合や，両親のいずれかが若年で死亡している場合など，常染色体優性遺伝性疾患であった，ということを経験することはあり得るので，このような可能性も念頭におくようにするとよい．

孤発性脊髄小脳変性症の診断のアルゴリズム

孤発性脊髄小脳変性症についての診断のアルゴリズムは，**5**に示すように，純粋小脳失調であるのか，他のシステムの症候を伴っているか，という点が重要となる．頻度の点では，多系統萎縮症（MSA）が最もよくみられる疾患であるが，多系統萎縮症の場合は，自律神経系の障害，小脳失調，パーキンソニズム，錐体路徴候が，さまざまな組み合わせで出現する．小脳失調が主要症候である場合は，MSA-C と分類され，パーキンソニズムが主要症候である場合は，MSA-P と分類される．画像診断では，多系統萎縮症では小脳萎縮に加えて，橋の萎縮，特に橋底部の萎縮（尾側に強く現れる），T2強

5 孤発性脊髄小脳変性症の診断のアルゴリズム

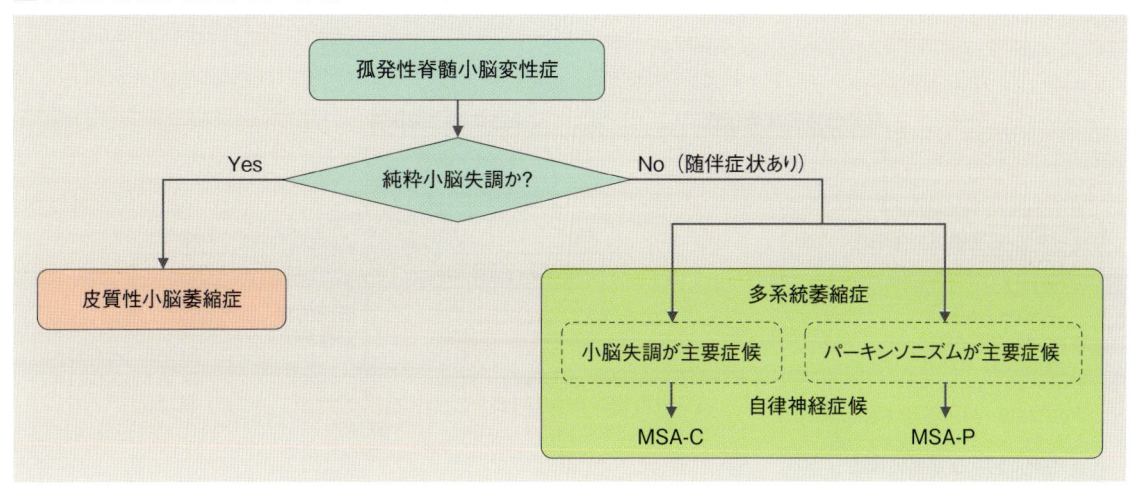

```
                    孤発性脊髄小脳変性症
                           ↓
            Yes ← 純粋小脳失調か？ → No（随伴症状あり）
             ↓                              ↓
        皮質性小脳萎縮症                多系統萎縮症
                                ┌──────────────┬──────────────┐
                                小脳失調が主要症候   パーキンソニズムが主要症候
                                        ↓      自律神経症候      ↓
                                     MSA-C                    MSA-P
```

調画像で橋の十字サイン，中小脳脚の高信号，被殻の萎縮性変化，信号異常などが特徴的である．純粋小脳失調症の場合は，皮質性小脳萎縮症という診断をすることになるが，皮質性小脳萎縮症が単一の疾患であるかどうか必ずしも明確でないこと，4に示した二次性の運動失調症を背景にもっていないかどうかなどについて再考察をすることが有用である場合もある．

常染色体優性遺伝性脊髄小脳変性症の診断のアルゴリズム

　遺伝性脊髄小脳変性症の診断アルゴリズムを6に示す．最初に考えることは，遺伝形式である．上述したように，複数の発症者の有無，累代発症の有無，両親に近親婚があるかどうか，などについて情報を収集し，家族歴に基づき，常染色体優性遺伝性疾患であるか，常染色体劣性遺伝性疾患であるかについて最初に決定する（X連鎖性の脊髄小脳変性症はまれであるので，ここでは積極的には取り上げていない）．家族歴について十分な情報を聴取し，正確な家系図を書くことが診断を進めるうえで役立つ．複数の発症者がいる場合，その発症年齢，臨床的な特徴も把握しておくと診断を進めるうえで有用である．

　常染色体優性遺伝性の脊髄小脳変性症が考慮される場合，次に，純粋小脳失調型であるのかどうかを検討する．純粋小脳失調型の場合，わが国では，頻度の点から，SCA6，SCA31を考慮するのがよい．いずれも発症年齢は40歳代〜50歳代が多く高齢発症であるが，SCA31のほうが，SCA6よりも，より高齢の発症になる傾向がある．臨床症候は，純粋小脳失調を呈し，症候学から両者を区別することは難しいが，SCA6の場合，発症初期の段階では体位変換時の回転性の眩暈が観察されることがあり診断のうえで参考となる．

　純粋小脳失調型でなく何らかの他のシステムの神経症候を伴っている場合は，SCA1，SCA2，マシャド・ジョセフ病（MJD）（SCA3とも呼ばれる），

6 遺伝性脊髄小脳変性症の診断のアルゴリズム

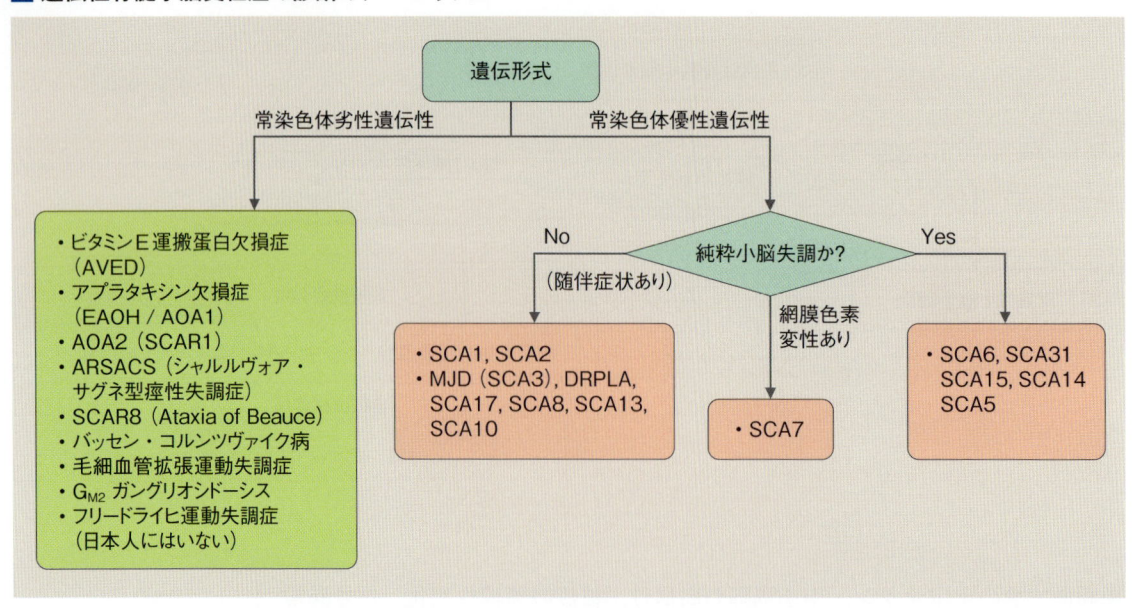

```
                        遺伝形式
            常染色体劣性遺伝性  |  常染色体優性遺伝性
                                    |
                              純粋小脳失調か？
                       No  ←              → Yes
                   (随伴症状あり)
                                   網膜色素
                                   変性あり

【常染色体劣性遺伝性】
・ビタミンE運搬蛋白欠損症（AVED）
・アプラタキシン欠損症（EAOH / AOA1）
・AOA2（SCAR1）
・ARSACS（シャルルヴォア・サグネ型痙性失調症）
・SCAR8（Ataxia of Beauce）
・バッセン・コルンツヴァイク病
・毛細血管拡張運動失調症
・G_M2 ガングリオシドーシス
・フリードライヒ運動失調症（日本人にはいない）

【No（随伴症状あり）】
・SCA1, SCA2
・MJD (SCA3), DRPLA, SCA17, SCA8, SCA13, SCA10

【網膜色素変性あり】
・SCA7

【Yes】
・SCA6, SCA31
 SCA15, SCA14
 SCA5
```

歯状核赤核・淡蒼球ルイ体萎縮症（DRPLA），SCA17などを考慮する．わが国では，MJD（SCA3），DRPLAの順に頻度が高いので考慮に入れておく．これらの疾患を症候学的に鑑別することは必ずしも容易ではないが，MJD（SCA3）の場合は，腱反射の亢進，顕著な注視眼振，外眼筋の不全麻痺，びっくり眼や四肢のジストニア肢位など，特徴的な症候がみられる場合は積極的に診断を考慮することができる．DRPLAの場合は，発症年齢によって臨床症候が大きく異なることが特徴で，20歳未満の若年発症の場合は，運動失調に加えて，ミオクローヌス，てんかん，知的機能の低下などがよくみられ，成人発症では，運動失調，軽度の舞踏アテトーシス，性格変化や軽度の知的機能の低下などが特徴である．常染色体優性遺伝性の脊髄小脳変性症の多くは，ポリグルタミン鎖をコードしているCAGリピートの異常伸長による疾患が多く（SCA1，SCA2，MJD（SCA3），SCA6，SCA7，SCA17），これらの疾患では，伸長CAGリピート長によって，発症年齢，臨床症候が大きく変化することを考慮に入れる必要がある．また，発症初期の段階では，純粋小脳失調を示す場合が少なくないことも考慮に入れておく．網膜色素変性を伴って視力障害がある場合は，SCA7を考慮する．地域によって，その相対頻度に差がみられることがあり，勤務している地域の特徴も把握しておくとよい[4]．

症候学的特徴から見た，常染色体優性遺伝性脊髄小脳変性症を整理して，7 に示す．ここに示すような特徴的な症候学が観察される場合には，臨床診断の参考になる．

常染色体優性遺伝性脊髄小脳変性症の病型の確定には，遺伝子検査が必要となる．CAGリピートの異常伸長による疾患（SCA1，SCA2，MJD（SCA3），SCA6，SCA7，SCA17）は，検査手技が比較的容易であることから，遺伝子

7 常染色体優性遺伝性脊髄小脳変性症の臨床診断のポイント

症候	第一選択	第二選択
純粋小脳失調	SCA6, SCA31	SCA5, SCA11, SCA14, SCA15, SCA22 （伸長 CAG リピート長が短い場合や，発症早期）
認知症	SCA17, DRPLA	SCA2, SCA13, SCA19, SCA21
精神症状	DRPLA, SCA17	MJD（SCA3），SCA27
てんかん	SCA10, DRPLA	SCA17
舞踏アテトーシス	DRPLA, SCA17	SCA1（進行期）
ミオクローヌス	DRPLA	SCA2, SCA19
振戦	SCA2, SCA8, SCA12	SCA16, SCA21, SCA27
パーキンソニズム	MJD（SCA3），SCA12	SCA2, SCA21
ジストニア	MJD（SCA3）	SCA17
痙性	MJD（SCA3）	SCA1, SCA7
末梢神経障害	MJD（SCA3），SCA18, SCA25	SCA1, SCA4
外眼筋麻痺	MJD（SCA3），SCA1	
緩徐眼球運動	SCA2	SCA7, SCA1, MJD（SCA3）
網膜色素変性	SCA7	

(Schöls, et al. *Lancet Neurol* 2004[5] より一部改変)

検査を実施しやすい．SCA31, SCA36, SCA8, SCA10などは，非翻訳領域のリピート配列の異常伸長による疾患で，これらの遺伝子変異については，国内の研究機関で依頼をすれば実施してもらえるところがいくつかある．これらの疾患が否定された場合，リピートの異常伸長以外の疾患を考慮する必要があり，この場合，それぞれの病因遺伝子について，塩基配列解析に基づく遺伝子検査が必要となるが，遺伝性脊髄小脳変性症の研究を行っている機関でも，これらの遺伝子検査を診断サービスとして提供しているところはきわめて限られており，通常診療で病型を確定することは困難であることが多く，研究レベルで遺伝子検査を依頼することが必要になってくる．

常染色体劣性遺伝性脊髄小脳変性症の診断のアルゴリズム

常染色体劣性遺伝性脊髄小脳変性症は，わが国では，2％以下と頻度のうえではまれであるが，累代発症がなく，同胞のみに発症がみられる，両親に血族結婚がある，発症年齢が若い（小児期や成人でも20歳代など）などの場合には，常染色体劣性遺伝性脊髄小脳変性症を考える．欧米では，フリードライヒ運動失調症が最も頻度の高い遺伝性脊髄小脳変性症であるが，わが国では，日本人で，遺伝子検査により診断が確定したフリードライヒ運動失調症の患者はいないことに留意する．頻度の点からは，アプラタキシン欠損症（**EAOH**〈early onset ataxia with oculomotor apraxia and hypoalbuminemia〉，

8 常染色体劣性遺伝性脊髄小脳変性症の臨床的特徴

疾患	遺伝子座	遺伝子	臨床的特徴
アプラタキシン欠損症（EAOH / AOA1）	9p13	APTX	眼球運動失行（小児期），低アルブミン血症（成人期）
AOA2（SCAR1）	9q34	SETX	眼球運動失行，低アルブミン血症
毛細血管拡張運動失調症	11q22-23	ATM	運動失調，筋緊張低下，反射消失，末梢性ニューロパチー，舞踏アテトーシス，眼球運動失行
ATLD	11q21	MRE11	毛細血管拡張，運動失調，mild course
SCAN1	14q23-q32	TDP1	運動失調，末梢神経障害，遠位筋の萎縮，凹足，鶏歩
ARSACS	13q11	SACS	運動失調，構音障害，眼振，痙縮，遠位筋の萎縮，網膜有髄線維の増生
AVED	8q13	TTIIA	運動失調，構音障害，眼振，腱反射減弱
フリードライヒ運動失調症	9q13-12.1	FXN	運動失調，構音障害，眼振，absent tendon reflexes，バビンスキー徴候，深部感覚低下，側弯症，凹足，槌状趾
SCAR8（ataxia of Beauce）	6q25	SYNE1	純粋小脳失調
マリネスコ・シェーグレン症候群	5q31	SIL1	小脳失調，白内障，精神運動発達遅滞

AOA1〈ataxia-oculomotor apraxia 1〉などいくつかの呼称がつけられている）が比較的経験されることが多く，この他に，AOA2（SCAR1），ARSACS（autosomal recessive spastic ataxia of Charlevoix-Saguenay：シャルルヴォア・サグネ型痙性失調症），ビタミンE運搬蛋白欠損症（ataxia with vitamin E deficiency：AVED）などを考慮する．AVEDについては，ビタミンE投与により治療が可能な疾患であるので，積極的に考慮に入れ，血中のビタミンEを測定するようにする．アプラタキシン欠損症は，主として小児期に発症する疾患で，眼球運動失行（ocular motor apraxia）がよく観察され，視点を移動する際のhead thrustが特徴である．末梢神経障害も伴う．成人期になると，眼球運動失行は目立たなくなり，むしろ，外眼筋の可動域の制限が観察されるようになり，また，検査所見では，低アルブミン血症，高コレステロール血症が目立つようになる．このグループの疾患の診断の確定は，それぞれの病因遺伝子の遺伝子検査が必要になるが，臨床的に可能性の高い疾患名を考慮し，遺伝子検査を依頼するようにすれば，診断の効率を上げることができる．常染色体劣性遺伝性脊髄小脳変性症で観察される臨床的特徴を 8 に整理して示すが，これらは，臨床診断を進めるうえで参考になる．常染色体劣性遺伝性脊髄小脳変性症について最近の詳細な総説[6]も参考になるが，上述したように，頻度の点ではわが国と欧米で異なっている点も少なくないことに留意して参考にするとよい．

特徴的な生化学的異常や病理学的所見を伴う失調症

9 に，特徴的な生化学的異常が観察される失調症をあげる．脊髄小脳変性症に分類される疾患に加えて，先天性代謝異常症なども含まれるが，このよ

9 特徴的な生化学的・病理学的異常を伴う失調症

疾患	検査所見
ビタミンE運搬蛋白欠損症（AVED）	血中ビタミンE低値
無ベータリポ蛋白血症	血中ビタミンE低値，低コレステロール血症
アプラタキシン欠損症（EAOH／AOA1）	低アルブミン血症，高コレステロール血症
AOA2（SCAR1）	低アルブミン血症，高コレステロール血症，α-fetoprotein高値
毛細血管拡張運動失調症	α-fetoprotein高値，IgA低値
脳腱黄色腫症	コレスタノール高値
副腎白質ジストロフィー	極長鎖飽和脂肪酸高値
Ataxia with CoQ deficiency	筋生検でCoQ低値
遅発型G_{M2}ガングリオシドーシス	白血球ヘキソサミニダーゼAの欠損
赤色ぼろ線維・ミオクローヌスてんかん症候群（MERRF）	筋生検での赤色ぼろ線維（RRF），tRNA^{LYS}変異
シアリドーシス	リンパ球，皮膚線維芽細胞シアリダーゼ欠損
ピルビン酸脱水素酵素欠損症	血中乳酸高値

うな特徴的な生化学的異常，病理学的所見が観察される場合は，診断を進めるうえで参考になる．確定診断には，代謝産物の測定，酵素活性の測定，遺伝子検査など，適宜行い診断を確定するようにする．

（辻　省次）

文献

1) Tsuji S, et al. Sporadic ataxias in Japan -- a population-based epidemiological study. *Cerebellum* 2008；7；189-197.
2) Sato N, et al. Spinocerebellar ataxia type 31 is associated with "inserted" pentanucleotide repeats containing (TGGAA) n. *Am J Hum Genet* 2009；85；544-557.
3) Kobayashi H, et al. Expansion of intronic GGCCTG hexanucleotide repeat in NOP56 causes SCA36, a type of spinocerebellar ataxia accompanied by motor neuron involvement. *Am J Hum Genet* 2011；89；121-130.
4) 特集　遺伝性脊髄小脳変性症の地域特異性．神経内科 2000；53：91-133.
5) Schöls L, et al. Autosomal dominant cerebellar ataxias；Clinical features, genetics, and pathogenesis. *Lancet Neurol* 2004；3；291-304.
6) Fogel BL, Perlman S. Clinical features and molecular genetics of autosomal recessive cerebellar ataxias. *Lancet Neurol* 2007；6：245-257.

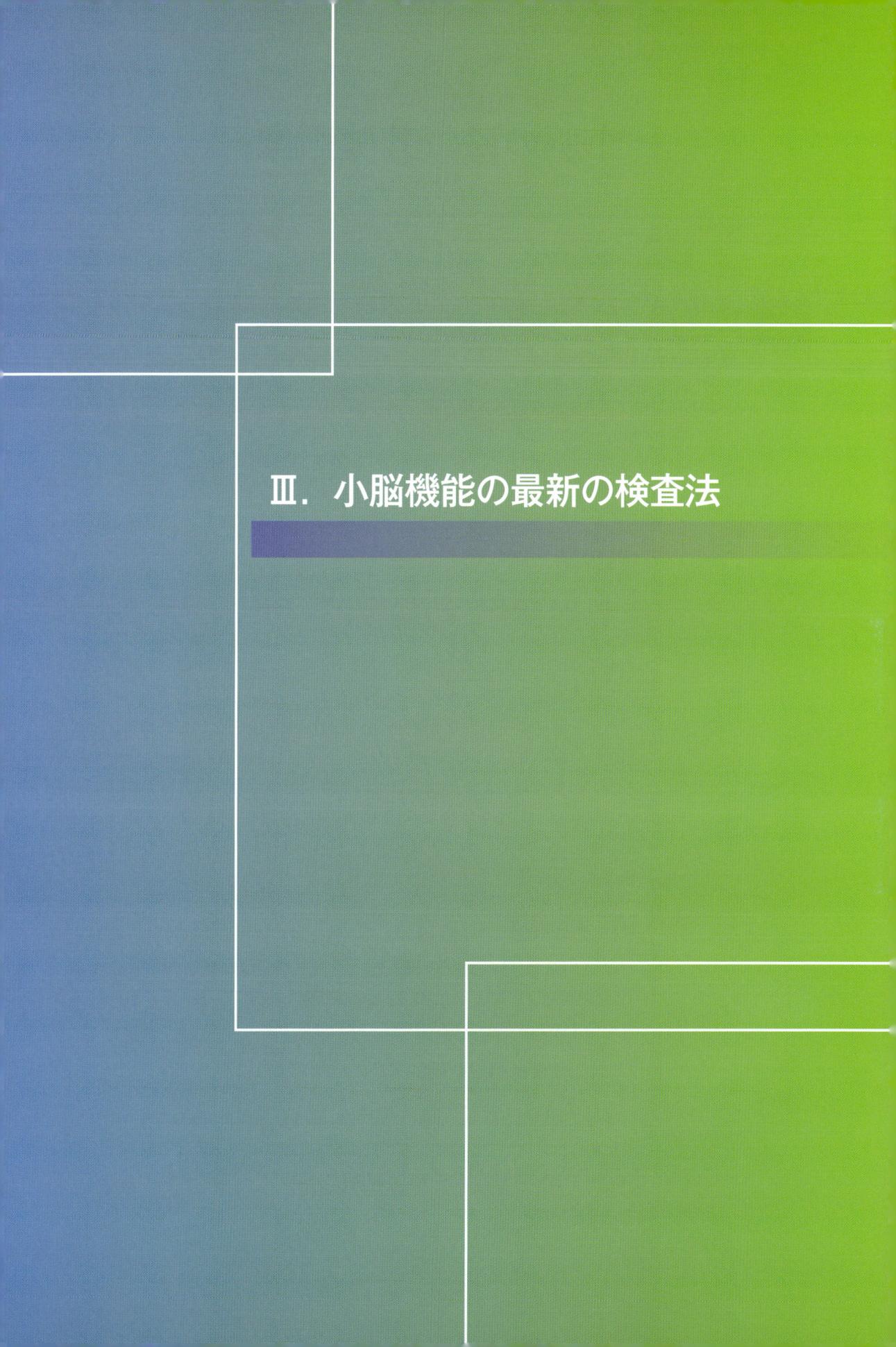

Ⅲ．小脳機能の最新の検査法

III. 小脳機能の最新の検査法

小脳の磁気共鳴画像
MRI

> **Point**
> - 運動失調を示す患者では，頭部 MRI により，小脳・脳幹，脊髄などの血管障害・腫瘍性病変や，炎症性・脱髄性疾患，代謝性疾患の診断を行う．
> - 進行性運動失調症では，多くの遺伝性運動失調症や多系統萎縮症（MSA）などで受診時に特徴的な MRI 所見を認めることが多く，疾患を推定し鑑別診断を絞り込む．
> - MRI 所見は，神経病理学的所見を反映した 3 型（① spinocerebellar degeneration / spinal atrophy〈SCD / SA〉型，② olivopontocerebellar atrophy〈OPCA〉型，③ cerebellar cortical atrophy〈CCA〉型）に分け，診断・鑑別診断を進める．

運動失調と MRI

MRI では運動失調をきたす小脳・脳幹，脊髄などの血管障害や腫瘍性病変を検出でき，大脳を含めた炎症性・脱髄性疾患，代謝性疾患の診断も可能である．

多くの遺伝性運動失調症や多系統萎縮症（multiple system atrophy：MSA）では，受診時に特徴的な MRI 所見（小脳・脳幹萎縮などの形態変化や異常信号）を認めることが多く，疾患を推定し鑑別診断を絞り込むことができる．

一方，歩行障害から比較的急速に運動失調が生じた患者で，MRI 上異常が認められない場合には傍腫瘍性小脳変性症（paraneoplastic cerebellar degeneration：PCD）が疑われるなど，逆に MRI で異常を認めないことが診断の糸口になる[1]．

MRI の撮像法

運動失調における MRI の撮像法としては，脳全体の T1 強調画像（T1WI），T2 強調画像（T2WI），FLAIR 画像を横断像で撮像し，脳幹・小脳の評価のために T1WI あるいは T2WI での矢状断像を加える．

プロトン密度強調画像（PDWI）

多系統萎縮症小脳型（multiple system atrophy, cerebellar type：MSA-C）では，特徴的な所見の一つに橋の十字サインがある．プロトン密度強調画像（proton density weighted image：PDWI）では T2WI より明瞭に認められ[2]，MSA を疑う場合には追加するとよい（**1**）．

1 オリーブ橋小脳萎縮症（OPCA）型．MSA（55歳男性）

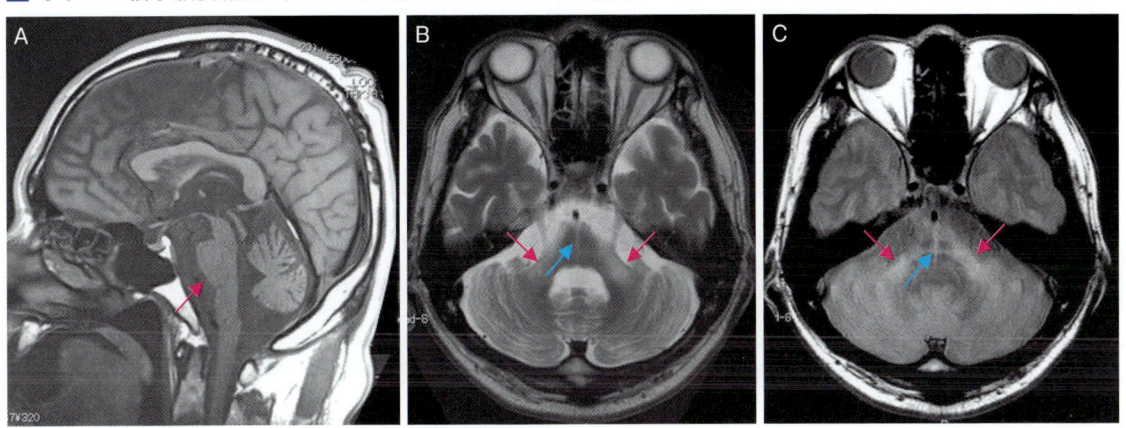

A：T1WI．脳幹萎縮，特に橋下部の萎縮による平坦化が特徴的（→）．
B：T2WI．萎縮した橋に十字サイン（→），両側中小脳脚に高信号（→）が認められる．
C：PDWI．十字サインはT2WIでより明瞭に認められる（→）．

2 脳表ヘモジデリン沈着症（64歳女性）

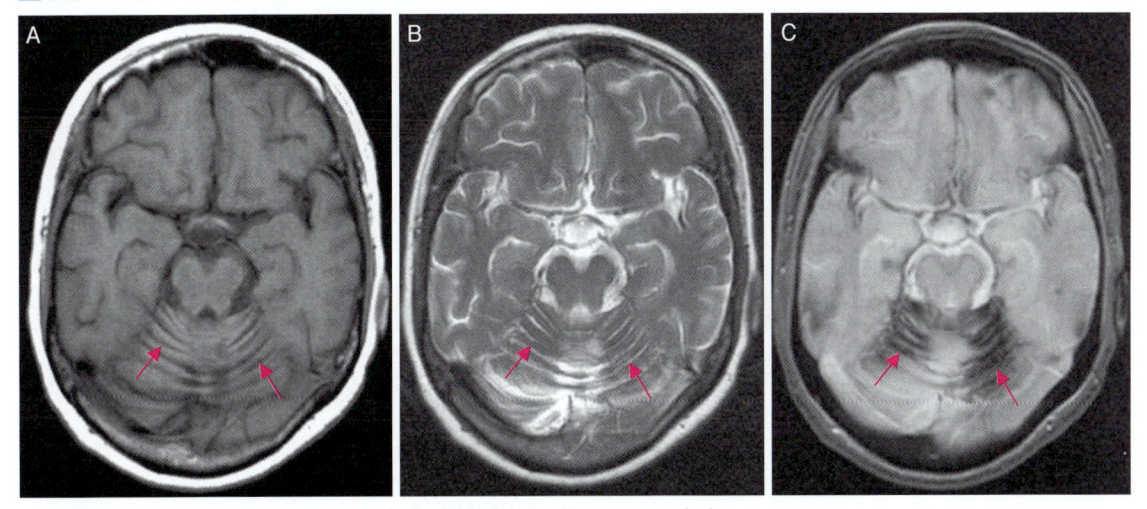

A：T1WI．小脳上部の脳表に沿うように軽度の線状高信号が認められる（→）．
B：T2WI，C：T2*WI．小脳上部の脳表に沿うような低信号はT2WIでは不明瞭であるが（B，→），T2*WIでは明瞭に認められる（C，→）．

拡散強調画像（DWI）

運動失調で発症しPCD様症状を呈する疾患の一つにクロイツフェルト・ヤコブ病（Creutzfeldt-Jakob disease：CJD）がある[1]．CJDの診断に拡散強調画像（diffusion weighted image：DWI）は必須である．

T2*強調画像（T2*WI），磁化率強調画像（SWI）

磁化率変化に鋭敏なT2*強調画像（T2* weighted image：T2*WI）や磁化率強調画像（susceptibility weighted image：SWI）は，鉄沈着を鋭敏に検出する[3,4]．脳表ヘモジデリン沈着症の診断では特に有用である（2）[4]．
毛細血管拡張運動失調症（ataxia telangiectasia：AT）では毛細血管拡張が

3 MRI所見の3型（SA, OPCA, CCA）と疾患

1. SCD / SA 型	FA, EAOH / AOA1
2. OPCA 型	SCA1～3, SCA7, SCA13, DRPLA, FXTAS, MSA-C
3. CCA 型	SCA4～6, SCA8, SCA10, SCA12, SCA14～19, SCA21～23, SCA25～28, SCA30, SCA31, AT, ARSACS, CTX, MSS, PCD, ACD などの中毒症, SAOA

FA：フリードライヒ運動失調症，EAOH / AOA1：眼球運動失調症と低アルブミン血症を伴う早発型失調症 / 眼球運動失調を伴う失調症1型，SCA：脊髄小脳失調症，DRPLA：歯状核赤核淡蒼球ルイ体萎縮症，FXTAS：脆弱X関連振戦 / 失調症候群，MSA-C：多系統萎縮症小脳型，AT：毛細血管拡張運動失調症，ARSACS：常染色体劣性遺伝性脊髄小脳変性症シャルルヴォア・サグネ型痙性失調症，CTX：脳腱黄色腫症，MSS：マリネスコ・シェーグレン症候群，PCD：傍腫瘍性小脳変性症，ACD：アルコール性小脳変性症，SAOS：sporadic adult-onset ataxia of unknown origin.

4 CCA（cerebellar cortical atrophy）型．SCA6（64歳男性）

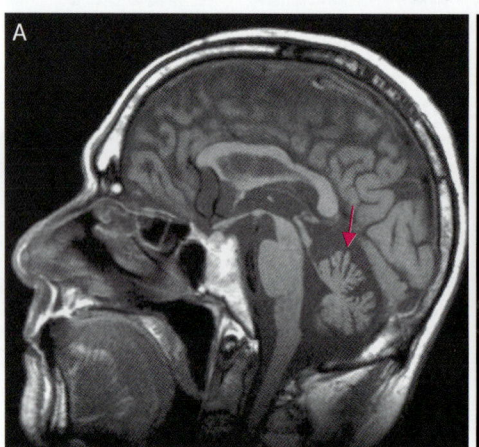

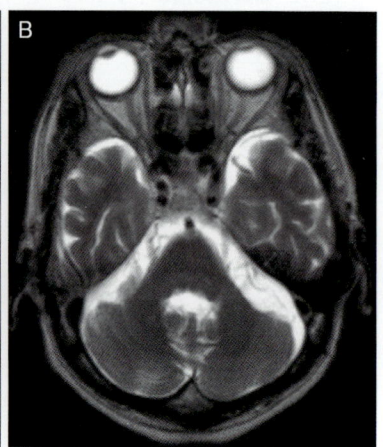

A：T1WI 正中矢状断像．小脳回，特に虫部上部の萎縮を認める（→）．
B：T2WI では，脳幹や小脳に異常信号は認められない．

T2＊WI で大脳白質内に低信号として認められる[5]．

フリードライヒ運動失調症（Friedreich ataxia：FA）では小脳歯状核で鉄沈着が増加しており，neurodegeneration with brain iron accumulation（NBIA）の一つとして扱われることがある[3]．

進行性運動失調症におけるMRI所見の3型分類

進行性運動失調症（ataxia）は，①遺伝性運動失調症（hereditary ataxia），②非遺伝性変性運動失調症（nonhereditary degenerative ataxia），③後天性運動失調症（acquired ataxia）に分類されるが[6]，神経病理学的所見を反映した以下の3型にMRI所見を分け，診断・鑑別診断を進める[7]（3）．

1. **spinocerebellar degeneration / spinal atrophy（SCD / SA）型**
   延髄・頸髄の萎縮と，T2WI で両側頸髄側索・後索の高信号を示す．

2. **olivopontocerebellar atrophy（OPCA）型**
   脳幹・小脳の萎縮（MSA では橋の十字サイン，中小脳脚の萎縮と T2WI での高信号）を示す（1）．

Key words

Nurodegeneration with brain iron accumulation (NBIA)[3]

遺伝性疾患で脳に鉄沈着をきたす以下の疾患が classic NBIA として集合的に扱われる．
・Pantothenate kinase-associated neurodegeneration (PKAN)
・Phospholipase A2G6-associated neurodegeneration (PLAN)
・Fatty acid 2-hydroxylase associated neurodegeneration (FAHN)
・Kufor-Rakeb disease (KRD)
・Aceruloplasminemia
・Neuroferritinopathy

3. cerebellar cortical atrophy（CCA）型
小脳回（cerebellar folia）の萎縮を示す（**4**）．

進行性運動失調症における特徴的な小脳・脳幹の MRI 所見

橋の十字サイン（**1**）

橋の十字サイン（cross sign；hot cross bun sign）は MSA，特に MSA-C に特徴的な所見であるが[2]，脊髄小脳失調症 2 型（spinocerebellar ataxia type 2：SCA2），マシャド・ジョセフ病（Machado-Joseph disease：MJD〈または SCA3〉）でも認められることがある[8]．

中小脳脚〜小脳白質の T2WI での高信号

十字サインと同様，MSA（特に MSA-C）に特徴的な所見であるが，SCA28，歯状核赤核淡蒼球ルイ体萎縮症（dentato-rubro-pallido-luysian atrophy：DRPLA）でも認められ，他のさまざまな疾患でも認められる[9]．

脆弱 X 関連振戦／失調症候群（fragile X permutation tremor / ataxia syndrome：FXTAS）では，中小脳脚〜小脳白質の T2WI での高信号が特徴的である[10]．

小脳白質病変は脳腱黄色腫症（cerebrotendinous xanthomatosis：CTX）でもみられ，時に T1WI で高信号として認められる．大脳萎縮と側脳室周囲白質・内包・視放線の T2WI での高信号も認められる[11]．

後天性ではアルコール性肝硬変で中小脳脚の高信号が認められ[9]，慢性トルエン（toluene）・シンナー（thinner）中毒で，中小脳脚や錐体路を含む広範な白質の T2WI での高信号と軽度の大脳・脳梁萎縮，大脳基底核・視床の低信号が認められる[12]．

T2WI での低信号

■常染色体劣性遺伝性脊髄小脳変性症 シャルルヴォア・サグネ型痙性失調症（autosomal recessive spastic ataxia of Charlevoix-Saguenay：ARSACS）

早期（思春期前）から虫部上部（superior vermis）の萎縮を認めるが，T2WI で橋の錐体路を中心に両側対称性の低信号を認める[13]．

■脳表ヘモジデリン沈着症（superficial siderosis）

繰り返すくも膜下出血により脳・脊髄の軟膜や軟膜下に遊離鉄やヘモジデリンが沈着し，小脳・大脳皮質や脊髄，蝸牛神経障害をきたす．原因として脳や脊髄の腫瘍・血管奇形，セルロプラスミン欠損症があり，外傷（神経根引き抜き損傷・偽性髄膜瘤など）・手術の遅発性合併症としても生じるが，特発性のものもある（〜35％）[4]．進行性の運動失調・難聴・錐体路障害をきたす．T2WI で脳や脊髄，脳神経表面に低信号を認めるが，T2*WI（**2**）や SWI で明瞭に描出される．小脳萎縮や，グリオーシスによる信号変化もみられる[4]．脳に加え脊髄 MRI での原因検索を行う．

> **Memo**
> 進行性運動失調症の genotype と MRI 所見
> MRI 所見から genotype を診断することは困難である[8]．

5 MSA-P（55歳女性），T2WI

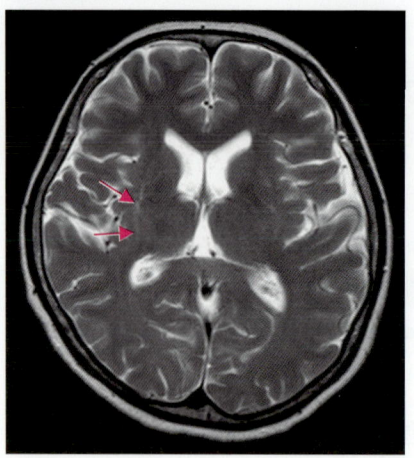

萎縮した右被殻の後外側縁に線状高信号を認める（→）．

6 健常例（60歳女性），3T-MRI T2WI

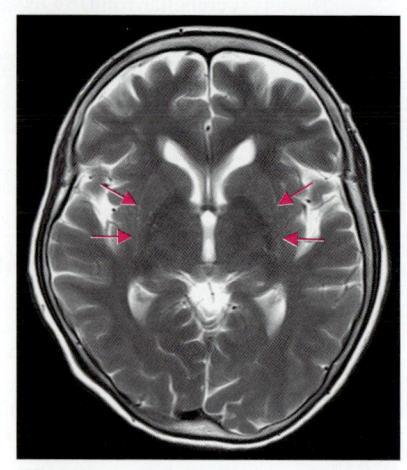

神経学的には異常を認めない．萎縮や低信号の認められない被殻の外側縁に線状高信号を認める（→）．

7 アルコール性小脳変性症（ACD）（57歳男性），T1WI

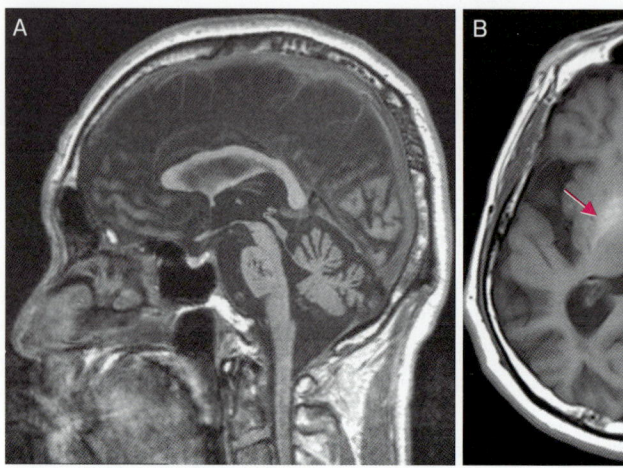

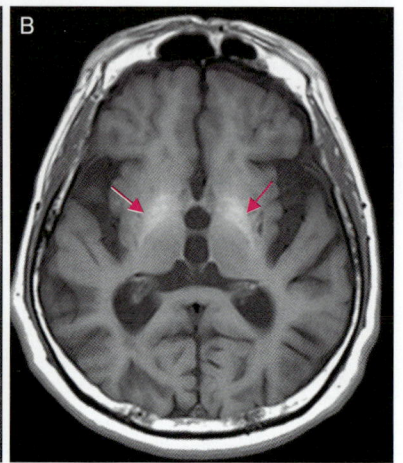

高血圧・脂質代謝異常症，肝硬変．38年間毎日2合以上の飲酒．
A：T1WI 正中矢状断像．小脳回，特に虫部上部に萎縮が認められる．橋には多数のラクナ梗塞による小さな低信号も多数認められる．
B：T1WI，大脳基底核レベル．両側淡蒼球は，肝硬変によるマンガン沈着により高信号を示す．

進行性運動失調症における特徴的な大脳基底核の MRI 所見

被殻後外側縁の T2WI での線状高信号（**5**）

　MSA，特にパーキンソン型（multiple system atrophy, Parkinson type：MSA-P）では被殻の萎縮，T2WI での被殻後部の低信号とともに特徴的な所見であるが，SCA2，SCA17 でも認められることがある[8]．

　3T-MRI では，非特異的に類似した被殻外側縁部の線状高信号を認めるこ

Column

両側中小脳脚にT2強調画像で高信号を示す疾患（変性症・中毒を除く）

1. 代謝性疾患
   - 副腎白質ジストロフィー（adrenoleukodystrophy）
   - ウィルソン病
   - 肝性脳症
   - 低血糖
2. 血管障害
   - 前下小脳動脈（anterior inferior cerebellar artery：AICA）症候群
   - 高血圧性脳症などの posterior reversible encephalopathy syndrome（PRES）
   - 橋梗塞・出血後のワーラー変性（8）
3. 炎症・脱髄性疾患
   - 多発性硬化症
   - 急性散在性脳脊髄炎（acute disseminated encephalomyelitis：ADEM）
   - 橋外性髄鞘崩壊症，橋髄鞘崩壊症後のワーラー変性
   - ベーチェット病
   - HIV脳症
4. 腫瘍性疾患
   - 悪性リンパ腫
   - 脳幹神経膠腫
   - 髄膜癌腫症

8 両側中小脳脚の高信号――橋梗塞によるワーラー変性（70歳男性）

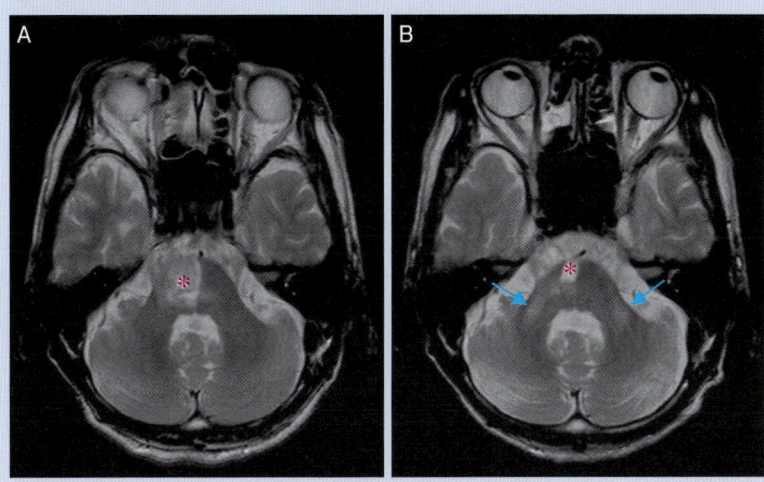

A：発症時のT2WI，B：3か月後のT2WI.
橋梗塞（＊）発症時には中小脳脚に異常信号は認められないが（A），3か月後のT2強調画像では橋梗塞（＊）の縮小に伴い，橋横走線維のワーラー変性により両側中小脳脚に高信号が認められる（B, →）.
（桑名病院 渡辺正人・西川太郎先生より提供）

とに注意を要する（6）．

淡蒼球のT1WIでの高信号

　アルコール性小脳変性症（alcoholic cerebellar degeneration：ACD）では脊髄からの入力線維が入る虫部上部と，対応する小脳半球上部の萎縮が目立つ．小脳症状のない長期飲酒者でも萎縮を認める．肝硬変による淡蒼球へのマンガン沈着によりT1WIでの高信号がみられ，診断のヒントになる（7）．

（岡本浩一郎）

文献

1) Dalmau J, Rosenfeld MR. Paraneoplastic syndromes of the CNS. *Lancet Neurol* 2008；

7：327-340.
2) Kasahara S, et al. "Hot cross bun" sign in multiple system atrophy with predominant cerebellar ataxia：A comparison between proton density-weighted imaging and T2-weighted imaging. *Eur J Radiol* 2012；81：2848-2852.
3) Schipper HM. Neurodegeneration with brain iron accumulation-clinical syndromes and neuroimaging. *Biochimica et Biophysica Acta* 2012；1822：350-360.
4) Rodriguez FR, Srinivasan A. Superficial siderosis of the CNS. *AJR Am J Roentgenol* 2011；197：W149-152.
5) Wallis LI, et al. Proton spectroscopy and imaging at 3T in ataxia-telangiecatsia. *AJNR Am J Neuroradiol* 2007；28：79-83.
6) Klockgether T, Paulson H. Milestones in ataxia. *Mov Disord* 2011；26：1134-1141.
7) Mascalchi M. Spinocerebellar ataxias. *Neurol Sci* 2008；29：311-313.
8) Döhlinger S, et al. Magnetic resonance imaging in spinocerebellar ataxias. *Cerebellum* 2008；7：204-214.
9) Okamoto K, et al. MR features of diseases involving bilateral middle cerebellar peduncles. *AJNR Am J Neuroradiol* 2003；24：1946-1954.
10) Brunberg JA, et al. Fragile X permutation carriers：Characteristic MR imaging findings of adult male patients with progressive cerebellar and cognitive dysfunction. *AJNR Am J Neuroradiol* 2002；23：1757-1766.
11) Okuma H, et al. Cerebrotendinous xanthomatosis with cerebellar ataxia as the chief symptom. *Intern Med* 2007；46：1259-1261.
12) Uchino A, et al. Comparison between patient characteristics and cranial MR findings in chronic thinner intoxication. *Eur Radiol* 2002；12：1338-1341.
13) Martin MH, et al. Autosomal recessive spastic ataxia of Charlevoix-Saguenay：A report of MR imaging in 5 patients. *AJNR Am J Neuroradiol* 2007；28：1606-1608.

Further reading

- Klockgether T. Sporadic ataxia with adult onset：Classification and diagnostic criteria. *Lancet Neurol* 2010；9：94-104.
成人発症孤発性運動失調症の診断過程と，病歴，MRI，検査から考えられる疾患の診断について述べた論文

III. 小脳機能の最新の検査法

小脳の磁気共鳴画像
DTI，3DAC，MRS

> **Point**
> ● DTI，3DAC，^{1}H-MRS などの MR 撮像法を用いることは早期診断，鑑別診断に有用なだけではなく，測定結果を病勢進行の surrogate marker として用いることができる可能性がある．

拡散強調画像（DWI）と拡散テンソル画像（DTI）

　臨床に用いられる MRI は組織におけるプロトンの存在状態で画像コントラストが決定される．脳においてプロトンは水分子を構成しているものが圧倒的に多いため，通常においては脳組織の MRI は水を構成するプロトンの状態により画像のコントラストが決定されると考えられる．この状態を規定するパラメーターの一つが水の拡散であり，水の拡散の速さで組織にコントラストを付ける撮像法が拡散強調画像（diffusion weighted image：DWI）である．拡散の速さは，拡散係数（diffusion coefficient）と呼ばれるが，組織内ではこれは純粋な拡散ではなく組織内の血流などの影響もあるために「見かけ上の拡散係数」（apparent diffusion coefficient：ADC）といわれる．ADC は複数の異なる撮像パラメーターにて MRI 撮像を行うことにより計算可能であるが，脳における ADC は神経線維の影響を受け，神経走行に垂直な方向の水分子の拡散は軸索の細胞膜で障害されるために（水分子が細胞膜に当たって跳ね返される状態をイメージしてほしい），平行方向の ADC に比較して遅くなる．この方向により拡散の異なる性質を拡散の不等方性（anisotropy）と呼び，拡散テンソル画像（diffusion tensor imaging：DTI）はこの anisotropy を数値化することにより主に白質の神経走行の評価を行うものである．

　MRI における ADC 測定の方向は機械上で任意に設定可能だが，神経走行の状態を評価するためにはこの方向性を神経走行に平行な方向を基底の一つとする直行座標に移し替えれば，恣意的なものである ADC 測定の方向の因子を排除することができる（**1**）．この座標軸の変換を行うために，通常の DTI では 6 軸以上の ADC 測定を行い，3 軸のテンソルを解く方法で固有ベクトルを求めることができる．このとき最も速い拡散方向（通常，神経線維の走行と並行方向である）の固有ベクトルを $|\lambda_1>$，これと直交し次の速さをもつ拡散方向を $|\lambda_2>$，この 2 つに直行し最も速さの小さいものを $|\lambda_3>$ とした場合，固有値 λ_1，λ_2，λ_3 はそれぞれの方向の ADC を表す．これら

III. 小脳機能の最新の検査法

1 DTIの原理

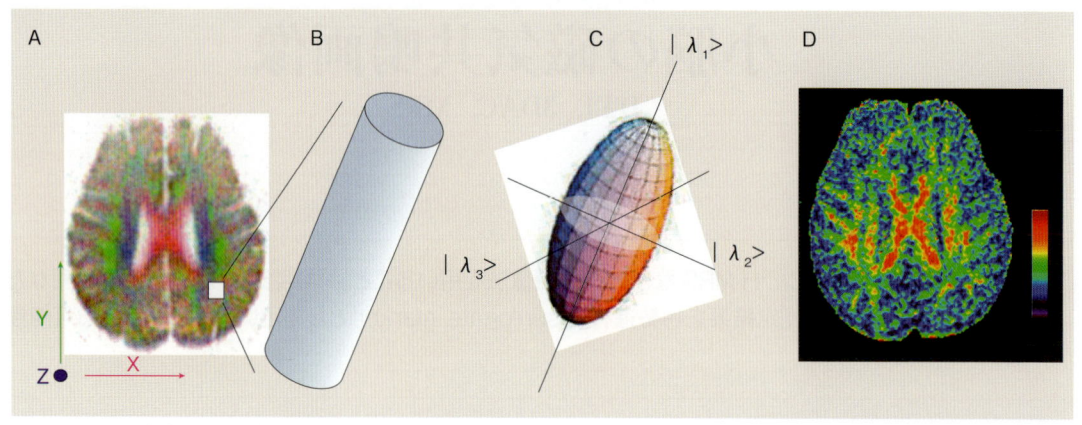

3DAC image（A）のROI（白四角）における神経走行（B）と6方向のDWIより計算された当該部位のdiffusion ellipsoid（C）．各ピクセルの固有値（λ_1，λ_2，λ_3）を算出することによりFA map（D）を作成するとともに，任意のROIのFAを算出することができる．

の値を用いたanisotropyの数値化として通常，以下の2つの指標が用いられる．一つは3つの固有値の平均を表す指標としてのtrace（Tr）であり，もう一つは異方性の度合いを表す指標としてfractional anisotropy（FA）が用いられる．各々の値は次の式で与えられる[1]．

$$Tr = \lambda_1 + \lambda_2 + \lambda_3$$

$$FA = \frac{\sqrt{(\lambda_1 - \lambda_2)^2 + (\lambda_2 - \lambda_3)^2 + (\lambda_3 - \lambda_1)^2}}{\sqrt{2(\lambda_1^2 + \lambda_2^2 + \lambda_3^2)}}$$

それぞれの指標は神経脱落，浮腫，発育などにより変化する[1]．

拡散テンソル画像（DTI）を用い神経線維を評価することにより，小脳疾患の鑑別，早期診断を行う試みがなされている．多系統萎縮症（multiple system atrophy：MSA）症例において，橋横走線維のFAは，conventional MRIにおけるいわゆるhot cross bun signが出現するより早期に低下することが報告されており[2]，この変化を用いMSA-P（multiple system atrophy, Parkinson type）と他のパーキンソン症候群を呈する疾患との鑑別[3]，あるいは脊髄小脳性運動失調症1型（spinocerebellar ataxia type 1：SCA1）との鑑別[2]などが試みられている．またItoらはMSA-P症例において被殻，小脳半球，橋のいずれの部位においても正常例および特発性パーキンソン病と比較し，FAが低下し，Trの上昇が認められることを報告している[3]．またMSA-C（multiple system atrophy, cerebellar type）症例において，中小脳脚のFAはSARA（Scale for Assessment and Rating of Ataxia）と相関したという報告もあり[4]，DTIで得られた指標を疾患進行度のsurrogate markerとして用いることができる可能性がある．

Three-dimensional anisotropy contrast（3DAC）imaging

拡散の不等方性（anisotropy）を画像コントラストとして用い，かつDTI

2 小脳の 3DAC image

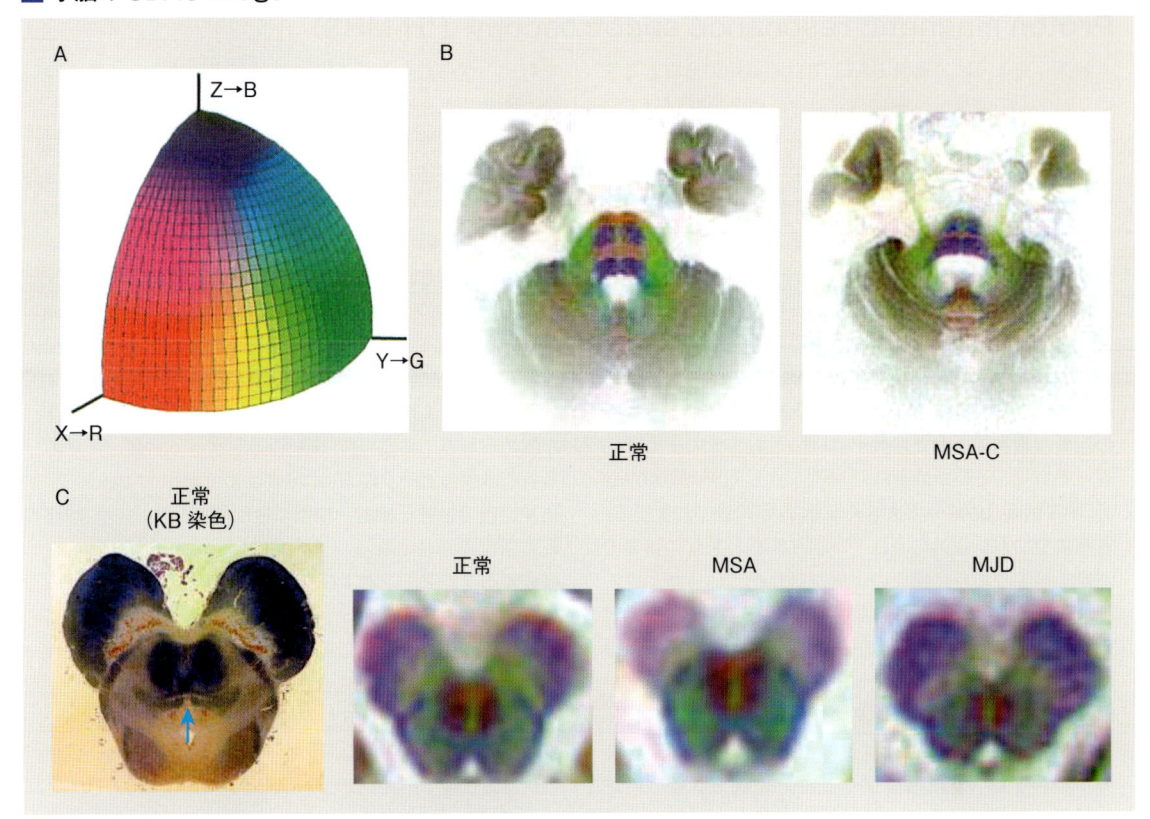

A：3DAC は水分子の anisotropy を vector contrast として用いる方法である．
B：正常例と MSA-C 症例の橋レベルの 3DAC PROPELLER image．
C：中脳レベルの 3DAC image 拡大像．マシャド・ジョセフ病（MJD）では上小脳脚（結合腕：brachium conjunctivum, KB 染色標本での矢印→）の萎縮が認められる．
(B：Terajima K, et al. *Neuroimage* 2007[8]；C：Nakada T, et al. *J Neuroimaging* 2006[7] より)

のように画像解像度の落ちる計算プロセスを含まずに線維の方向性を含んだ解剖画像を得る方法として，中田らの開発した 3DAC imaging がある[5]．3DAC では anisotropy を verctor contrast として用い，主に軸索の方向性でコントラストが決定される．横断面を左右に走る軸索は赤（R），上下に走る軸索は緑（G），断層面を貫く方向に走る軸索は青（B）を呈し，その他の軸索は RGB の直交軸で示される三次元空間での走行方向に沿った中間色を呈する（2-A）．この撮像法と radial scan の一種である PROPELLER 法[1,6]を組み合わせることにより，小脳疾患に認められる特定の神経線維の萎縮の画像化がなされ[7]，さらに 3DAC PROPELLER により選択された特定の部位の体積ないしは ADC の変化が ICARS（International Cooperative Ataxia Rating Scale）と相関するという報告が認められる[8]．

小脳疾患の ^{1}H-MRS

小脳疾患においては病理学的変化の首座となる部位に，変性を反映し，神経脱落による *N*-acetyl aspartate（NAA）の低下ないしはグリオーシスによる myoinositol（mI）の上昇が認められる[9]．

Proton magnetic resonance spectroscopy（¹H-MRS）

 前述したように，通常の MRI では組織中に含まれる水のプロトンの濃度，状態によりコントラストを付けているが，組織中には脂肪をはじめとして水以外の分子もプロトンを含んでいる．この分子内のプロトンの共鳴する周波数は，分子の構造により，その原子が結合しているかまたは隣接している他の原子や電子の影響を受けて多少異なっている．これを化学シフト（chemical shift）といい，この化学シフトにより同一部位における異なった分子の分離定量が可能となる．この原理を応用して組織内の分子の定量を行う測定法が MRS である．しかし，脳内の水プロトンに対し，MRS の測定対象となる物質の組織内濃度はたかだか数十 mMol と数千分の一のオーダーであり，このため通常の MRI に比し測定時間がかかる，測定領域（boxel）が大きくなる，などの違いが生ずる．さらにプロトン以外の ³¹P，¹⁹F，¹³C などを含む物質の測定も可能であり，種々の実験が行われているが，ここでは臨床で汎用される ¹H-MRS について述べる．

 図（3-B）にヒトの脳の一部位（3-A の四角囲みの領域）より得た ¹H スペクトルを示す．中心の高いピークが水であり，向かって右側の低いピークが脂肪のピークである．ピークの位置は基準となる物質の共鳴周波数からのずれ（通常の単位は ppm）で表される．前述したように目的となる分子の濃度は数十 mM であるので，このままでは測定目的の分子は水と脂肪のピークに埋もれてしまう．このため，¹H-MRS では水のピークを消し去る溶媒消去（solvent suppression）という操作を行い，さらに脂肪の横緩和時間が短いという性質を用い，脂肪のピークを消し去ることにより，埋もれていた分子のピークを得ることができる（3-C）．しかし，目的とする分子濃度が低いため，このスペクトルでは 1.5 × 1.5 × 1.5 cm の領域からこのスペクトルを得るために 128 回の積算を行っている．さらに，測定時スペクトルに位置情報を付加することにより測定対象分子のマッピングも可能であり（3-D），magnetic resonance spectroscopic imaging（MRSI）あるいは chemical shift imaging（CSI）と呼ばれる．

 脳組織の ¹H スペクトルにはいくつかの明瞭なピークが認められる．高磁場側（3-C の向かって右側）に認められる最大のピークは N-acetyl aspartate（NAA）で，正常組織では神経細胞，軸索に主に局在しており，神経細胞密度の指標となる．その左には creatine suttle を構成するクレアチンおよびホスホクレアチン（Cr）のピークが認められる．このピークは変性などの変化によっても比較的変動が小さいことより内部標準として用いられることが多い．コリン化合物（Cho）は主に細胞膜の生成・分解に関与し，腫瘍などの細胞増殖性疾患で上昇する．myoinositol（ml）はイノシトール三リン酸（IP₃）系セカンドメッセンジャーのソースとしての inositol ではなく，グリアの細胞質内に存在し，浸透圧の調整をつかさどっているものを主に測定していると考えられており，グリオーシスに伴い増加することが知られている．

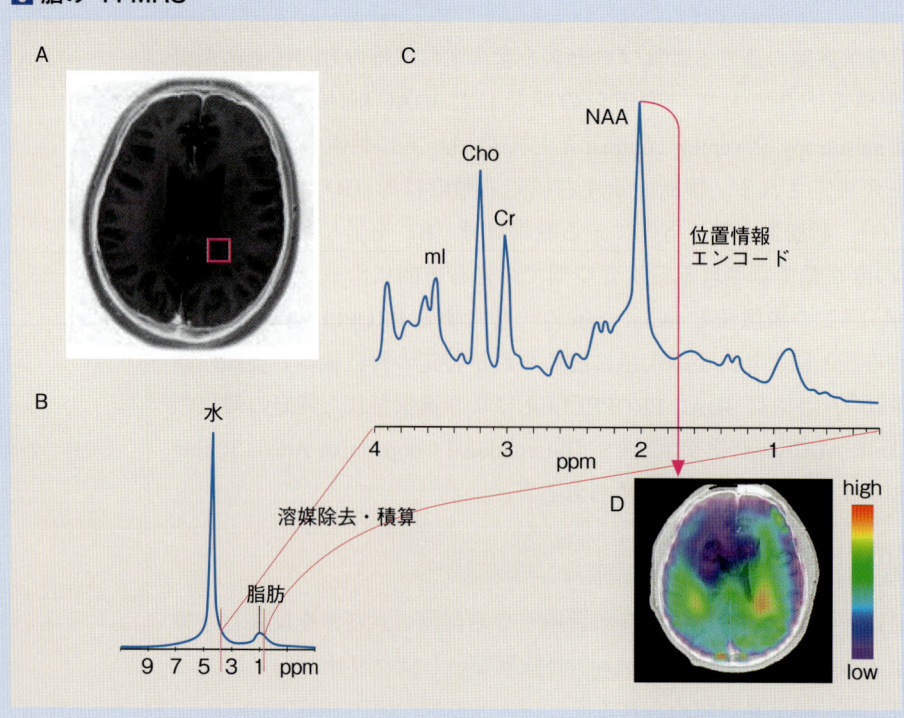

図3 脳の ¹H-MRS

4 橋と延髄における ¹H-MRS

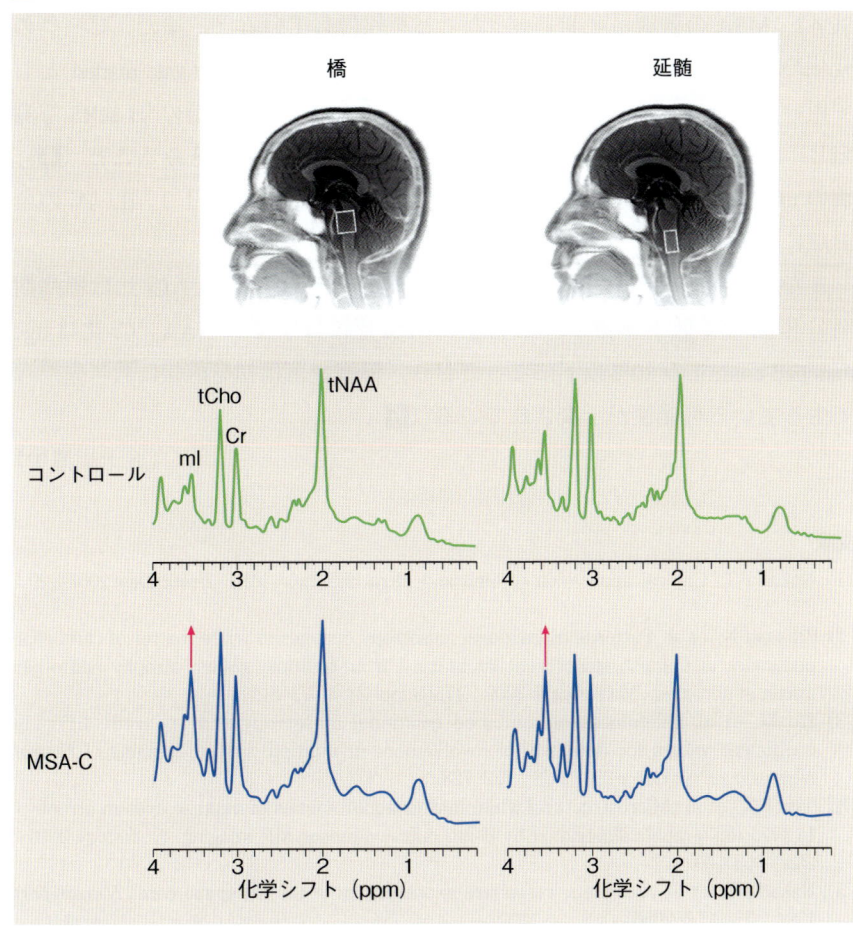

いずれの部位も MSA-C 症例では myoinositol（mI）が上昇している．
（Takado Y, et al. *Mov Disord* 2011 [11] より）

5 橋の NAA／Cr 比と罹病期間（初発症状からの期間）の関係

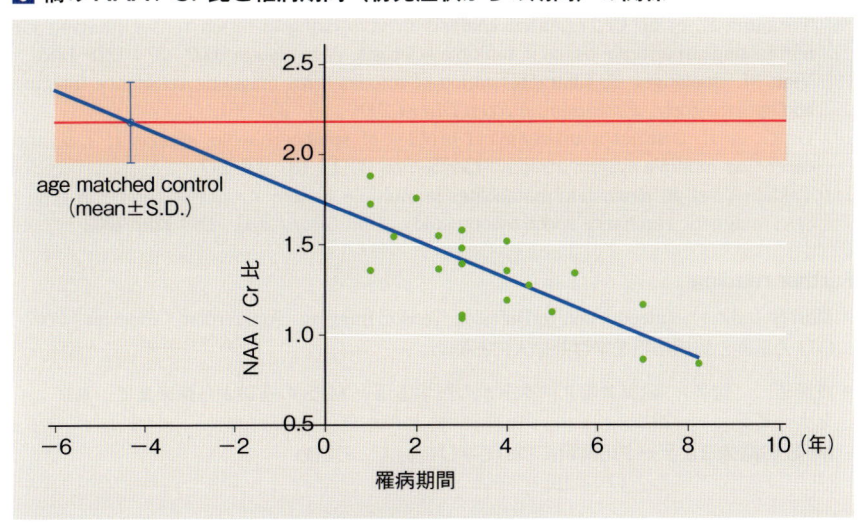

MSA-C 症例の橋 NAA／Cr 比は罹病期間に相関して低下するが，初発症状出現時にはすでに NAA／Cr 比は age matched control の 80％以下になっている．

Ozらは橋，小脳中部，小脳半球の ^{1}H-MRS を測定することにより SCA1，SCA2，MSA の鑑別が可能であったことを報告している[10]．また，ピークの変化の度合いは病理変化に相関することより，病勢の surrogate marker として用いることができる可能性がある．高堂らは MSA-C 症例の ^{1}H-MRS を測定し，MSA-C 症例ではどちらの部位においても mI の上昇をみること（**4**），橋の mI／Cr 比は UMSARS (unified MSA rating scale) パート I, II, IV の合計点に相関すること，を報告している[11]．

また，筆者らのデータにおいても MSA-C 症例の橋 NAA／Cr 比は罹病期間に相関して低下するが，初発症状出現時にはすでに NAA／Cr 比は age matched control の 80％以下になっており，神経脱落は初発症状に数年先だって生じている可能性が示唆されている（**5**）．

〈五十嵐博中〉

文献

1) Nakada T. Clinical application of high and ultra high-field MRI. *Brain* Dev 2007；29：325-335.
2) Prakash N, et al. Patterns of fractional anisotropy changes in white matter of cerebellar peduncles distinguish spinocerebellar ataxia-1 from multiple system atrophy and other ataxia syndromes. *Neuroimage* 2009；47（Suppl 2）：T72-81.
3) Ito M, et al. Usefulness of combined fractional anisotropy and apparent diffusion coefficient values for detection of involvement in multiple system atrophy. *J Neurol Neurosurg Psychiatry* 2007；78：722-728.
4) Tha KK, et al. Microstructural white matter abnormalities of multiple system atrophy：In vivo topographic illustration by using diffusion-tensor MR imaging. *Radiology* 2010；255：563-569.
5) Nakada T, et al. Magnetic resonance axonography of the rat spinal cord. *Neuroreport* 1994；5：2053-2056.
6) Pipe JG. Motion correction with PROPELLER MRI：Application to head motion and free breathing cardiac imaging. *Magn Res Med* 1999：42；963-969.
7) Nakada T, et al. Three-dimensional anisotropy contrast periodically rotated overlapping parallel lines with enhanced reconstruction（3DAC PROPELLER）on a 3.0T system：A new modality for routine clinical neuroimaging. *J Neuroimaging* 2006；16：206-211.
8) Terajima K, et al. Cell-oriented analysis in vivo using diffusion tensor imaging for normal-appearing brain tissue in multiple sclerosis. *Neuroimage* 2007；37：1278-1285.
9) Viau M, Boulanger Y. Characterization of ataxias with magnetic resonance imaging and spectroscopy. *Parkinsonism Relat Disord* 2004；10：335-351.
10) Oz G, et al. Distinct neurochemical profiles of spinocerebellar ataxias 1, 2, 6, and cerebellar multiple system atrophy. *Cerebellum* 2011；10：208-217.
11) Takado Y, et al. Brainstem metabolites in multiple system atrophy of cerebellar type：3.0-T magnetic resonance spectroscopy study. *Mov Disord* 2011；26：1297-1302.

Further reading

- Mori S（editor）. Introduction to Diffusion Tensor Imaging. Amsterdam：Elsevier；2007.
  DTI の基礎と臨床応用を学びたい人にお勧め

- 成瀬昭二（監著）．磁気共鳴スペクトルの医学応用—MRS の基礎から臨床まで．東京：インナービジョン；2012.
  MRS の撮像法とデータの解釈について学びたい人にお勧め

III. 小脳機能の最新の検査法
小脳の機能イメージング

> **Point**
> - 脳機能イメージングの進歩は小脳の機能解剖の理解を大きく変えた．
> - 脳機能イメージング研究により，小脳は運動だけでなく，イメージ，言語，認知，情動など多くの行動に関わっていることが示された．
> - 小脳には機能局在があり，運動機能は小脳前葉と虫部，運動以外の機能は小脳後葉との関わりが深い．
> - 小脳の部位により大脳皮質との神経連絡が違うことが，均質な回路構造をもつ小脳が機能局在を示すことの背景にある．
> - 脳機能イメージングは，神経疾患の病態と小脳機能の関係解明に寄与しつつある．

脳機能イメージングとは

　脳機能イメージング（functional brain imaging）またはニューロイメージング（neuroimaging）とは，磁気共鳴画像やポジトロンエミッション断層撮影などの画像技術（**1**）を用いて，脳の機能解剖を反映する信号を測定し，信号の強度と分布を可視化する技術である．可視化の方法として，信号を統計値（t値やF値）に変換し，一定の閾値より大きな統計値を示す信号分布を，三次元空間座標内に表示する手法（statistical parametric mapping）が広く用いられている．閾値上の信号分布領域は，簡便のため脳賦活あるいは脳活動（activation）と呼ばれ，この領域をカラーコーディングし解剖MRIに重ねて示す表示方法は脳機能イメージングの代名詞となっている．この過程では，個人の脳を三次元空間座標内の標準脳スペースに変換することが行われる．標準脳スペースの一点が脳のどの部位に相当するのかの判定については TalairachとTournouxのアトラスに準拠していた時代があったが，最近では確率的表現（ある座標が特定の脳領域に属する可能性がどのくらいあるか）が用いられるようになっている．小脳についてもこのような確率的アトラスが提案されている[1]．

脳機能イメージングに用いられる画像技術

　脳機能イメージングの基礎となる画像技術には，測定原理に応じてそれぞれ長所と短所がある．

機能的磁気共鳴画像法（fMRI）

　機能的磁気共鳴画像法（functional magnetic resonance imaging：fMRI）は，

Key words
標準脳スペース
statistical parametric mapping の枠組みで被験者のグループ解析を行うためには，個人の脳を標準脳スペースに変換し，ある特定の座標が異なる被験者の間でおおむね同じ脳領域に属することを保証する必要がある．

III. 小脳機能の最新の検査法

1 小脳のイメージング手法

手法	何をみる？	空間解像度	時間解像度
機能的磁気共鳴画像（fMRI）	酸素飽和度依存性信号，血液灌流	2〜3 mm	数秒
拡散強調トラクトグラフィー（DT）	水拡散の方向から白質線維走行を推定	2〜3 mm	—
ポジトロンエミッション断層撮影（PET）	脳血流量・灌流量，糖・アミノ酸代謝，神経伝達物質関連	5 mm〜1 cm	数〜数十分
単一フォトン断層撮影（SPECT）	脳血流量・灌流量	>1 cm	数〜数十分

Key words

ボクセル（voxel）

MRIの画素．二次元画像の画素をピクセル（pixel）と呼ぶ．pixelはpicture elementを縮めた造語である．MRI画像の画素はMRI撮像の厚み情報（スライス厚に相当）を加えて三次元的に表現することが必要である．容積（volume）とpixelを合わせて縮めvoxelという言葉が生まれた．

基礎になるMRI装置が広く普及しており，放射線被曝を含む生体への侵襲がほとんどないため，世界的にも最も好まれている脳機能イメージング技術である．生体は，水をはじめ，水素原子（proton）を大量に含む物質で構成されている．強い静磁場内では水素原子は微少な磁石として振る舞う．共鳴周波数に合わせた電磁波を照射して水素原子を励起し，緩和する際に放出される電磁波を外部コイルで検出する．ボクセル内の水素原子集団は，MRI内の位置によって異なる特性をもつ電磁波を放出するようあらかじめマーキング（エンコーディング）されているため，受信した電磁波を解析することで撮像単位ごとの信号強度を測定できる．これを画像化したものがMRIである．信号強度は，撮像単位内の組織構成，撮像シークエンス，繰り返し時間（repetition time：TR），エコー時間（echo time：TE）などさまざまな要因の影響を受けるが，磁場不均一の影響が強い撮像法（T2*強調）を用いるとfMRIを行うことが可能である．これは，T2*強調像が血液中の脱酸素化ヘモグロビンの濃度によって変化する原理に基づき，血液酸素化レベル依存（blood oxygenation level-dependent：BOLD）コントラスト法と呼ぶ（**Column**参照）．BOLDコントラスト以外には，arterial spin labeling（ASL）法などによる脳灌流MRIに基づく機能画像も用いられている．いずれの方法にせよ，現在のfMRIは酸素代謝信号，血流量信号の変化あるいは両者の相互作用による信号変化を測定し，これらの情報を神経活動の代用マーカーとして用いている．しかし，fMRIがどのような神経活動を反映しているかについては諸説がある（**ディベート**〈p.102〉参照）．

拡散強調トラクトグラフィー（diffusion tractography）

この手法は，他に取り上げた脳機能イメージング法とは異なり，神経活動の指標を画像化するわけではないが，脳機能解剖の画像化に大きな変革をもたらしつつある技術である．拡散強調画像（diffusion weighted image：DWI）は，特定方向（傾斜磁場の方向に依存）への水分子の動きを画像化する方法である．6方向以上の異なった向きの傾斜磁場を用いてDWIの撮像を行うと，三次元空間内で水分子の拡散が大きな方向とその大きさを推定することができる．水は白質線維の走行に沿って拡散しやすいため，撮像単位を水分子の

Column

血液酸素化レベル依存（BOLD）コントラスト

　1990年に小川誠二博士（当時ベル研究所）により，赤血球中の還元型ヘモグロビン（deoxyhemoglobin）の割合によってMRIの信号が変化することが発見された[16]．還元型ヘモグロビンは常磁性体であり，還元型ヘモグロビンの割合が増加すると，毛細血管内や血管近傍の磁場均一性が乱れてT2*（**Key words**参照）が短縮する．神経活動が増加すると，脳酸素消費（cerebral metabolic rate of oxygen：$CMRO_2$）が増加し，結果として血液酸素化レベルが低下し還元型ヘモグロビンが増加すると考えられる．このような神経活動による血液酸素化レベルの変化を，T2*強調画像（gradient-echo echo-planar imagingなど）で検出するfMRIが提案された．この手法はBOLDコントラスト法MRIと呼ばれ，現在ほとんどのfMRI研究で利用されている．実際の生体におけるBOLDコントラストには，$CMRO_2$の変化に加え脳血流量（cerebral blood flow：CBF），脳血液量（cerebral blood volume：CBV）が複雑に影響する[17]．現在のBOLDコントラストfMRIは，神経活動に伴って$CMRO_2$以上にCBFが増加することにより，還元型ヘモグロビンの割合が低下（局所磁場が安定）することによるT2*の延長をとらえている（**2**）．

　神経活動に伴う信号は，T2*信号の増大として計測できるため陽性BOLD効果といわれる．BOLDコントラストの形成には，神経伝達物質代謝，シナプス電位・神経スパイク活動の変化，それに伴うさまざまなエネルギー需要の増加，酸素飽和度・脳血流の変化が複雑に絡み合う．そのため神経活動の増加から，BOLDコントラストの変化が検出できるまでには時間的遅れが生じる（1～5秒）．一方，時間的遅れの間に種々の変化が相乗的に作用し，十分な信号雑音（S／N）比が生まれている．

2 神経活動による陽性BOLD信号変化の模式図

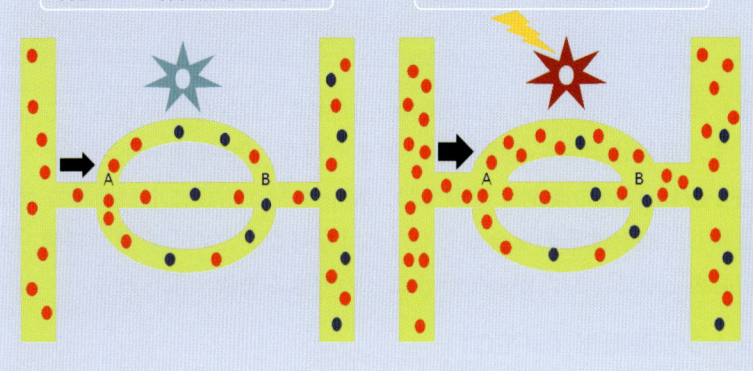

神経活動により脳酸素要求が増加するが，要求量以上の酸素化血液が流入するため，結果的に還元ヘモグロビン濃度が低下し（AB間の還元ヘモグロビン減少），局所磁場が安定することでT2*が延長する．酸素化ヘモグロビンを赤丸●，還元ヘモグロビンを青丸●で示す．

拡散が大きいと推定された方向に繋げていくと，白質線維走行の推定画像を作成することができる．

ポジトロンエミッション断層撮影（positron emission tomography：PET）

　陽電子（ポジトロン）放出核種で標識した薬剤を体内に投与すると，血液脳関門を通過する薬剤はその性質に基づいて脳内に集積する．陽電子は電子の反粒子であり，放出された陽電子はごく近傍の電子と衝突して消滅し，高エネルギー（511 keV）のガンマ線を複数放出する．このガンマ線を複数のカメラで同時検出し，放出された場所を計算して脳断層画像として再構成する．陽電子放出核種としては，^{11}C（半減期20分），^{15}O（半減期2分），^{18}F（半減期110分）などが用いられる．使用する放射性薬剤の性質により，血流・代謝や神経伝達機能などの情報を定量的に測定できることが最大の利点であ

> **Key words**
>
> T2*（ティーツースター）
>
> 組織のプロトン同士の相互作用で決定される横緩和時間（T2）に，局所磁場の不均一による緩和時間が加わった緩和時間．

ディベート

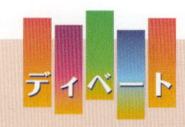

BOLD コントラストは小脳活動の何を反映する？

　神経活動を増加させる外部刺激の入力から BOLD コントラストの形成までには種々の過程が混在する．測定した BOLD 変化は「神経活動の総和のサロゲートマーカー」として使用される．しかし，BOLD コントラストの形成にどのような神経活動が主要な貢献をしているかについては諸説がある．サルにおける脳内刺入電極と fMRI の同時計測系による研究結果によれば，BOLD 信号の変化は，神経細胞の活動電位よりも局所電場電位（local field potential：LFP）との相関が大きい[18]．神経細胞の活動電位は神経細胞からの出力であり，局所電場電位は主にシナプスの活動，つまり神経細胞への入力を反映する．つまり BOLD 信号の変化は，その部位からの出力よりも，その部位への入力あるいは局所の微小回路活動をより大きく反映すると考えられる．一方，BOLD 信号がむしろ局所の活動電位（出力）と相関する，あるいは入力と出力を同じ程度に反映するという研究結果もある．局所においてシナプス活動が増大すれば，活動電位が発生することも多くなるため，この問題に決着をつけることは容易でない．
　BOLD 信号の形成にどの細胞が寄与するかについても研究が進められている．神経細胞に加えグリア細胞の重要性も示唆されている．ラット小脳については，小脳皮質を構成する主な細胞（プルキンエ細胞，顆粒細胞）が小脳のエネルギー消費に寄与する割合が推定されている．この研究によれば，プルキンエ細胞（18％）よりも顆粒細胞（67％）のほうがエネルギー消費は大きく，その多くは苔状線維入力を他の細胞に伝達するために使用されているという[19]．

る．感度も高い．最も不利な点は実験者や被験者に放射線被曝が生じることである．また静脈注射を必要とする．加えて現在，^{18}F 標識デオキシグルコース（^{18}F-FDG）以外の薬剤については，検査を行う施設に小型サイクロトロンを設置し，放射性薬剤を合成しなければならないため，多額の設備・人的投資が必要となる．したがって行うことのできる施設が限られる．

単一フォトン断層撮影（SPECT）

　単一フォトン断層撮影（single photon emission computed tomography：SPECT）では，^{99m}Tc（半減期 6 時間）や ^{123}I（半減期 13 時間）など，PET に用いる陽電子放出核種よりも半減期の長いガンマ崩壊核種を用いる．ガンマ線をカメラで検出し，脳断層画像として再構成する．PET よりガンマ線のエネルギーレベルが低いため，吸収や散乱の影響を受けやすい．そのため，空間解像度や，測定の定量性の点で PET に劣る．実験者や被験者に放射線被曝が生じる，静脈注射を要する欠点は PET と同様である．しかし，PET よりも長い寿命の核種を用いるため，施設外から放射性薬剤の購入が可能であり，自前の薬剤製造設備を備える必要がないことは利点である．また，長時間の動態追跡が可能であり，神経伝達に関わる物質の画像化に有利である．さらに，SPECT を用いると歩行時の脳灌流像も計測することが可能である（**3**）[2]．

小脳機能解剖と脳機能イメージング

　脳機能イメージングを含む神経科学の進歩により，小脳は運動以外にさまざまな認知・情動機能に関係することが明らかになってきた．大脳皮質と同

3 歩行時の小脳活動

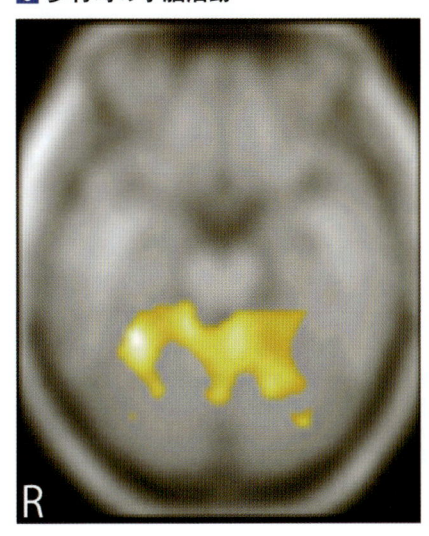

小脳の虫部と傍虫部に活動がみられる．外側半球部には活動がみられない．
（Hanakawa T, et al. *Brain* 1999[2])より）

様，小脳においても機能局在があり[3]，運動課題は小脳前葉，認知課題は小脳後葉を中心に賦活する．臨床神経学では小脳障害すなわち運動失調と短絡的に教えることも多いが，脳機能イメージングの発展は，神経内科医が小脳障害に伴う臨床症状をもっと広い視点からとらえる必要があることを示唆している．

この一方で，小脳はどの部位でも同じ回路構造をもっていることを思い返す必要がある．橋核からの苔状線維（mossy fiber）は顆粒細胞（granule cell）に投射し，顆粒細胞は平行線維（parallel fiber）を出す．平行線維はプルキンエ細胞（Purkinje cell）の樹状突起とシナプスを形成する．また，プルキンエ細胞は下オリーブ核から登上線維（climbing fiber）の入力を受ける．そしてプルキンエ細胞は小脳皮質から唯一の出力を歯状核（dentate nucleus）などの小脳深部核へ出す．この回路構造については，運動に関わる前葉と認知に関わる後葉の間で違いがない．均質な回路構造が異なった機能を生み出すことは，小脳回路がもつ基本的な機能，あるいは計算アルゴリズムを考えるうえで意義深い．小脳による内部モデルの獲得は，行動の予測的制御や外部環境の振る舞いの予測などさまざまな機能に関わると提唱されている[4]．小脳回路のユニバーサルな構築と大脳皮質領域の機能分化が大脳小脳連関を介してうまく結びつくことで，学習経験に依存して個別の内部モデルを獲得できる汎用性の高いシステムになっているのかもしれない．

運動と小脳

小脳が運動制御や運動学習に重要であることはよく知られている．実際，小脳の活動はあらゆる種類の運動課題中に確実にとらえることが可能である．上肢運動課題中には運動同側，すなわち運動野活動と反対側の小脳前葉から虫部にかけての活動がみられることが典型的である（**4**)[5]．SPECTやPETを用いると歩行時の小脳活動も画像化することができる（**3**)．また，

Key words

内部モデル（internal models）仮説
学習により，脳は身体，道具や外部環境などの入出力関係を予測するモデルを獲得するという仮説がある．ある制御信号に対して，身体や環境がどのように変化するかを予測するモデル（順モデル）と，目標が示されたとき脳はどのような制御信号を出力すべきかを予測するモデル（逆モデル）が想定されている．内部モデルの神経基盤は小脳である可能性が高いと考えられている（p.24，61参照）．

4 右手指運動の実行と運動イメージ想像中の小脳活動

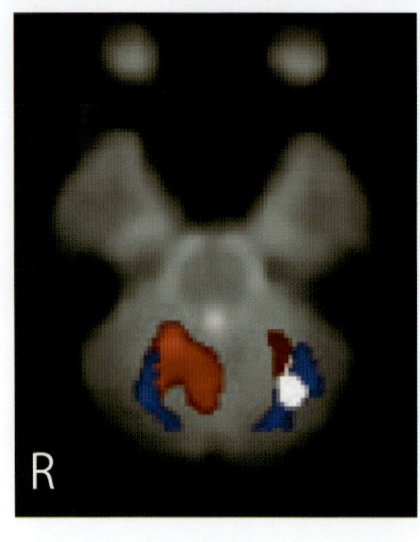

運動中の活動（赤）は運動同側優位に前内側部（前葉）、運動想像中の活動（青）は両側対称性に後外側部（後葉）に認められる．また課題の指示として用いられた数字の認知に関わる小脳活動（白）も左後葉に認められる．
(Hanakawa T, et al. *Cereb Cortex* 2008[5]より)

小脳活動は運動の大きさや速度に相関する[6]．さらに，機能イメージングは道具の使用を含めた運動学習に際する小脳の役割の研究にも大きく貢献している[7]．

認知と小脳

機能イメージングが小脳機能の理解に果たした最も大きな役割の一つは，小脳が言語，作業記憶，執行機能，情動など運動以外のさまざまな行動に関わっていることを示したことである[3,8]．運動以外のイメージ・認知・情動課題などに伴う脳活動は主に後葉に認められる（**4**）．言語課題の場合は右半球，空間認知課題の場合は左半球優位であり，ちょうど大脳皮質活動の優位側と反対である．小脳が反対側の大脳皮質と密に解剖連絡をもつことと一致する．

大脳小脳連関

小脳皮質回路の構造はどの部分でもほぼ同じだが，部位によって中枢神経系のどの部分と密接に連絡しているかが異なる．したがって，運動から認知にまたがる多彩な小脳の機能は，大脳皮質を含む中枢神経系のどの領域と密接に情報交換を行っているかに依存する可能性が高い．どの小脳領域がどの大脳皮質と結合をもつかの基礎的理解は，動物実験[8]，拡散強調画像を用いたトラクトグラフィー[9]，さらに安静時BOLD活動の領域間相関（functional connectivity）研究[10,11]により急速に進んでいる．課題に伴う小脳と大脳の機能連関の変化（**5**）[12]は，運動課題においても認知課題においても，小脳と大脳間の情報交換が重要であるという考えを支持している．

5 タイミング運動課題とタイミング認知課題における小脳と大脳皮質の機能連関解析結果

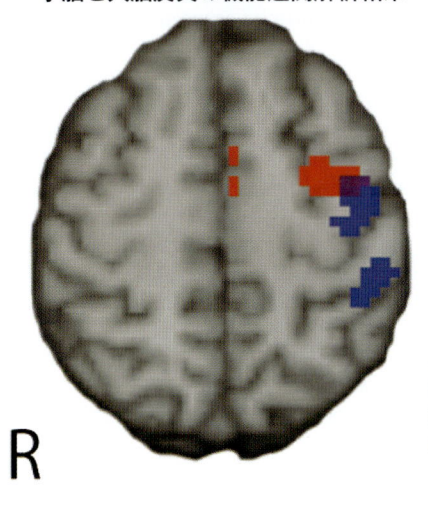

タイミング運動課題に関わる小脳領域は青の領域（運動前野と頭頂間溝），タイミング認知課題に関わる小脳領域は赤の領域（運動前野前方と補足運動野）と機能連関を示す．
（Aso K, et al. *J Cogn Neurosci* 2010 [12] より）

神経疾患と小脳のイメージング

小脳に障害をもつ患者の運動中の小脳活動が低下していることは機能イメージングで描出可能である[13]．一方，末梢神経障害による強い深部感覚障害をもつ患者でも運動中の小脳活動は健常者と同程度に認められることから，運動中の小脳活動は深部感覚入力の有無に影響されないことが示唆される[14]．また，ジストニアやパーキンソン病などの基底核疾患においても小脳活動の変化が示されている[2,15]．このような場合，小脳の変化が直接病態に関わるのか，代償性の変化であるのか，単独の研究ではっきりさせることは難しいことが多い．

（花川　隆）

文献

1) Diedrichsen J, et al. A probabilistic MR atlas of the human cerebellum. *Neuroimage* 2009；46：39-46.
2) Hanakawa T, et al. Mechanisms underlying gait disturbance in Parkinson's disease：A single photon emission computed tomography study. *Brain* 1999；122（Pt 7）：1271-1282.
3) Stoodley CJ, Schmahmann JD. Functional topography in the human cerebellum：A meta-analysis of neuroimaging studies. *Neuroimage* 2009；44：489-501.
4) Ito M. Control of mental activities by internal models in the cerebellum. *Nat Rev Neurosci* 2008；9：304-313.
5) Hanakawa T, et al. Motor planning, imagery, and execution in the distributed motor network：A time-course study with functional MRI. *Cereb Cortex* 2008；18：2775-2788.
6) Spraker MB, et al. Specific cerebellar regions are related to force amplitude and rate of force development. *Neuroimage* 2012；59：1647-1656.
7) Imamizu H, Kawato M. Cerebellar internal models：Implications for the dexterous use of tools. *Cerebellum* 2012；11：325-335.
8) Strick PL, et al. Cerebellum and nonmotor function. *Annu Rev Neurosci* 2009；32：413-434.
9) Salmi J, et al. Cognitive and motor loops of the human cerebro-cerebellar system. *J Cogn Neurosci* 2010；22：2663-2676.

10) Krienen FM, Buckner RL. Segregated fronto-cerebellar circuits revealed by intrinsic functional connectivity. *Cereb Cortex* 2009 ; 19 : 2485-2497.
11) Habas C, et al. Distinct cerebellar contributions to intrinsic connectivity networks. *J Neurosci* 2009 ; 29 : 8586-8594.
12) Aso K, et al. Cerebro-cerebellar interactions underlying temporal information processing. *J Cogn Neurosci* 2010 ; 22 : 2913-2925.
13) Mishina M, et al. Cerebellar activation during ataxic gait in olivopontocerebellar atrophy : A PET study. *Acta Neurol Scand* 1999 ; 100 : 369-376.
14) Weeks RA, et al. Movement-related cerebellar activation in the absence of sensory input. *J Neurophysiol* 1999 ; 82 : 484-488.
15) Zoons E, et al. Structural, functional and molecular imaging of the brain in primary focal dystonia--a review. *Neuroimage* 2011 ; 56 : 1011-1020.
16) Ogawa S, et al. Brain magnetic resonance imaging with contrast dependent on blood oxygenation. *Proc Natl Acad Sci U S A* 1990 ; 87 : 9868-9872.
17) Kim SG, Ogawa S. Biophysical and physiological origins of blood oxygenation level-dependent fMRI signals. *J Cereb Blood Flow Metab* 2012 ; 32 : 1188-1206.
18) Logothetis NK, et al. Neurophysiological investigation of the basis of the fMRI signal. *Nature* 2001 ; 412 : 150-157.
19) Howarth C, et al. The energy use associated with neural computation in the cerebellum. *J Cereb Blood Flow Metab* 2010 ; 30 : 403-414.

Further Reading

- Schmahmann JD, Sherman JC. The cerebellar cognitive affective syndrome. *Brain* 1998 ; 121（Pt 4）: 561-579.
  小脳損傷患者の認知・情動機能を詳細に調べ，小脳後葉障害に伴い小脳性認知・情動機能障害が生じることを臨床的に示した論文

- Logothetis NK. What we can do and what we cannot do with fMRI. *Nature* 2008 ; 453 : 869-878.
  機能的MRIの原理と信号の生理学的基盤の知見に基づき，機能的MRIのもつ可能性と限界を示したレビュー論文

III. 小脳機能の最新の検査法
小脳の生理学的機能検査

> **Point**
> - 小脳は，小脳ループを介して大脳皮質と連絡し，エラーの補正を行い，プログラムの変更を行っている．変更されたプログラムは，まず小脳皮質に保存され，次に小脳核に保存され，最終的に大脳皮質に保存される．
> - 従来の生理学的検査は，主に長期保存された大脳皮質での機能障害を記述している．
> - 磁気刺激法は，診察では区別できない小脳求心路と小脳遠心路の障害を区別できる．
> - プリズム順応課題を利用して，小脳皮質の学習機能を評価する検査が開発されている．
> - 小脳疾患による高次脳機能障害を評価しうる検査が，将来，開発される可能性がある．

　小脳の生理学的検査に関して述べるには，本書の題名にあるように"小脳はなにをしているのか"という小脳の生理的機能を理解する必要がある．そこで，まず小脳機能全般について述べ，その後で一般的な小脳機能検査を簡単に述べ，次に小脳と大脳皮質運動野の機能連絡をヒトで検討できる小脳磁気刺激法に関して概説し，さらに近年注目されているプリズム順応課題を用いた小脳の学習機能をみる検査を概説する．

　小脳機能というと従来から運動調節という面が強調されてきた．しかし，小脳皮質のさまざまな領域が運動関連領野以外の大脳皮質との連絡をもっているため，小脳疾患による高次脳機能障害についても，生理学的検査で検出できる可能性がある．

小脳機能とは

　小脳機能は，これまで運動に関する面が強調されて，エラーを検知しながら運動のプログラムを変更しているとされてきた．そのときに，プルキンエ細胞での長期抑圧（long-term depression：LTD）というシナプス可塑性が重要な役割を演じていることは，一般的に知られている事実である[1,2]．ある運動を行おうと思って始めたが，思ったように実際の運動が行われていない場合，運動の最終結果に基づき運動を修正しつつ，同時に小脳皮質でプログラムを変更している．さらに，実際に運動の最終結果に到達する前に，運動指令が脊髄に到着する前でも，運動の指令が想定していた通りに進んでいるか否かをモニターしていて，予想と反する場合には，補正を行うという作業が常時，働いている．このプログラムの変更は，小脳皮質で行われ，変更されたプログラムはまず小脳皮質に保存される．このプログラムは，時間とともに小脳核に保存されるようになる．これは動物実験で証明されている[3]．このプログラムの変更の過程で，大脳皮質–橋核–小脳皮質–小脳核–視床–大

Keywords

シナプス可塑性
シナプスの活動状態などによってシナプスの伝達効率が変化することを，シナプス可塑性と呼ぶ．記憶や学習に重要な役割をもつと考えられている．シナプスの伝達効率が増加する現象を長期増強（long-term potentiation：LTP），低下する現象を長期抑圧（LTD）と呼ぶ．

1 小脳ループ

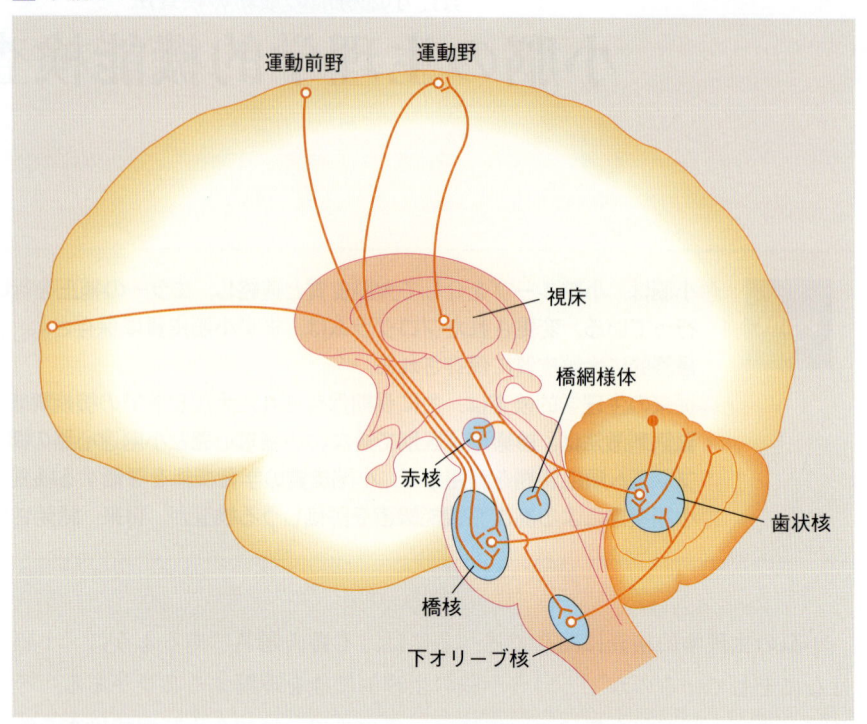

運動前野　運動野
視床
橋網様体
赤核
歯状核
橋核
下オリーブ核

（水澤英洋ほか. 神経診察：実際とその意義　Neurological Examination A to Z, 2011[2]　より）

脳皮質という小脳ループが働いている（**1**）．さらに長期になると，このプログラムは運動関連領野などに蓄えられるようになり，頻繁に小脳と連絡をとらなくても，運動が行えるようになる．

　これまでの小脳症状の診察は，われわれが特に訓練することなく，すぐに獲得される運動が障害されているか否かを評価するための診察であった．したがって，上記の小脳機能から考えると，すでに獲得された機能が失われた状態を評価しており，小脳核または運動関連領野に蓄えられたプログラムの異常，またはそのプログラムの微細な変更でできる運動の障害を診察していたことになる．従来の生理学的検査も，これらの診察の客観的な記述を目的とする検査がほとんどで，診察ではわからない小脳ループの異常を検出する生理学的検査ではなかった．

　そのような背景があるものの，ヒトの脳を刺激できる磁気刺激法が開発され，ヒトの小脳の生理学的検査も少しだけ進歩し，臨床応用もされているものに，小脳磁気刺激法がある．さらに，新しいことに適応するための小脳機能（新しいプログラムを作る能力）を評価しうるプリズム順応課題を臨床応用するための試みもされている．

　運動関連領野以外の大脳皮質も運動野と同様に，小脳ループとして小脳と連絡をとっており，連絡のある大脳皮質を運動関連領野とほぼ同様に小脳が調節していると思われる[1,4]．この小脳ループは，大脳基底核のループと類似していて，それぞれほぼ独立に平行ループ（parallel loop）が存在して，一

部はそれぞれが連絡を取っている．すなわち，大脳基底核と同様，小脳も大脳皮質のさまざまな部位を，このループを介して制御していることになる．そこで，パーキンソン病で非運動症状（non-motor symptoms）が近年話題になっているように，非運動性小脳症状（non-motor cerebellar signs）が話題になってもよいところである．実際この点に目をつけて，小脳疾患での運動以外の症状に注目した文献もみられている[4]．かなり大胆にいえば，認知機能・情動などに関しても，小脳疾患ではそれらの面での測定異常（dysmetria），運動分解（decomposition）などが存在すると予想される．パーキンソン病では，これらの面での無動・固縮などがあると考えられる．

一般的な小脳機能検査（従来の症状の記述を目的とする検査）

平衡機能検査

ヒトの平衡機能を維持するためには，視覚系，前庭系，深部知覚系の入力が必要であり，これらの信号入力が，脊髄反射，脳幹・小脳，大脳などにより制御され，骨格筋を制御し平衡が維持されている．平衡機能検査は，その平衡機能障害を検出するための検査であり，静的平衡機能検査と動的平衡機能検査に分類される[5]．静的平衡機能の診察では，ロンベルク徴候，マン試験，片足立ち検査などがあるが，より精密に客観的に評価する生理学的検査の一つに，重心動揺検査がある．一方，動的平衡機能の診察では，上肢では書字をさせたり，螺旋や円をなぞってもらったりして評価し，下肢では足踏み試験や歩行時の観察などをするが，生理学的検査としては，円のトレース課題や歩行解析などがある．**2**に重心動揺図および円のトレース図を示す．これらの生理学的検査は，小脳性運動失調に特異性はないものの，重症度の客観的評価，治療効果判定などに有用である．

眼振図

小脳疾患では，診察上，さまざまな眼球運動障害が観察できる．これを電気眼振図（electronystagmogram：ENG）を用いると客観的に記録できる．眼振図は，自発眼振，注視眼振，頭位眼振，頭位変換眼振，衝動性眼球運動，滑動性眼球運動，温度眼振，視運動性眼振などで評価するのが一般的である[6]．**3**に健常者および小脳皮質萎縮症における眼振図の例を示す．また，小脳障害で出現しやすい眼振を**4**に示す．前庭障害（末梢性）と小脳・脳幹障害（中枢性）での眼球運動障害は大きく異なる．それゆえ，たとえば，末梢性めまい（耳性めまい）と中枢性めまい（脳血管障害など）を区別する際に有用であり，広く普及している臨床検査である．

小脳磁気刺激法

従来，ヒトの小脳性運動失調を客観的に直接評価する検査は存在しなかったが，小脳刺激法は，一部の小脳性運動失調に対して，それを評価すること

2 平衡機能検査

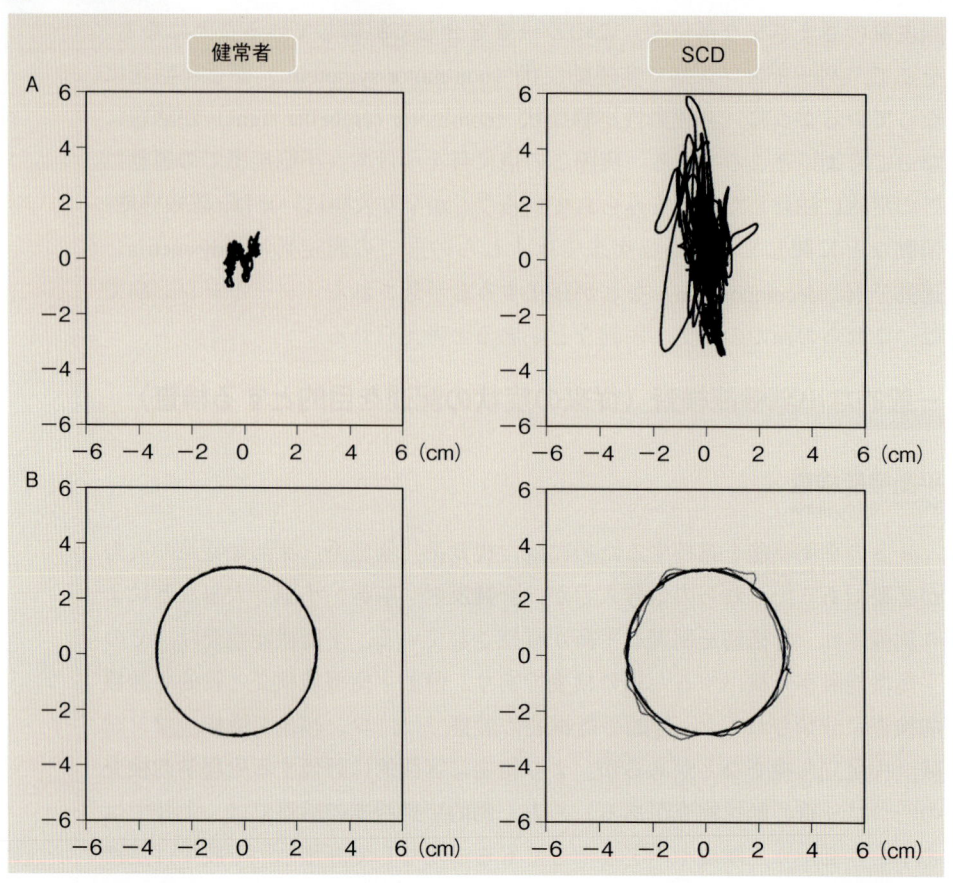

健常者と脊髄小脳変性症（SCD）の重心動揺検査（A）と円のトレース課題（B）．重心動揺検査は，閉脚して直立した状態で，2 m 先の指標を注視してもらい，60 秒間の足圧中心の動きを記録する装置である．足圧中心の動きは，重心動揺とほぼ一致すると考えられる．健常者に比較して，脊髄小脳変性症の患者では，動揺の軌跡が長く，広いことがわかる．軌跡長，重心動揺面積，ロンベルク率（閉眼動揺／開眼動揺）などを解析することで定量的に評価できる．円のトレース課題では，円からのずれをコンピュータで解析することで，定量的に評価できる．

（日本赤十字社医療センター神経内科　徳重真一先生より提供）

を可能にした検査である．小脳電気刺激法でも同様の検査結果が得られるが，皮膚に電流が流れるため，強い痛みを伴うという欠点がある．一方，痛みを伴わず，非侵襲的に脳を刺激しうる磁気刺激法が主に検査として用いられている[7-11]．

磁気刺激法では，刺激コイルに瞬間的に電流を流すことによりコイルを貫く磁場を発生させ，続いて生体内に誘導電流を発生させ，この誘導電流により神経細胞を興奮させることができる．たとえば運動野の錐体細胞を刺激すると，皮質脊髄路，脊髄運動ニューロン，末梢神経の順にインパルスが伝達され，筋肉が収縮する．そこで，筋電図を記録することで，運動神経系を評価することができる．

小脳磁気刺激法は，まず小脳を磁気刺激し，数ミリ秒後に運動野を磁気刺激する方法である．通常，筋電図は第一背側骨間筋から記録する．小脳を刺激するためには，小脳刺激用コイル（double-cone coil）を後頭結節と乳様突

3 眼振図

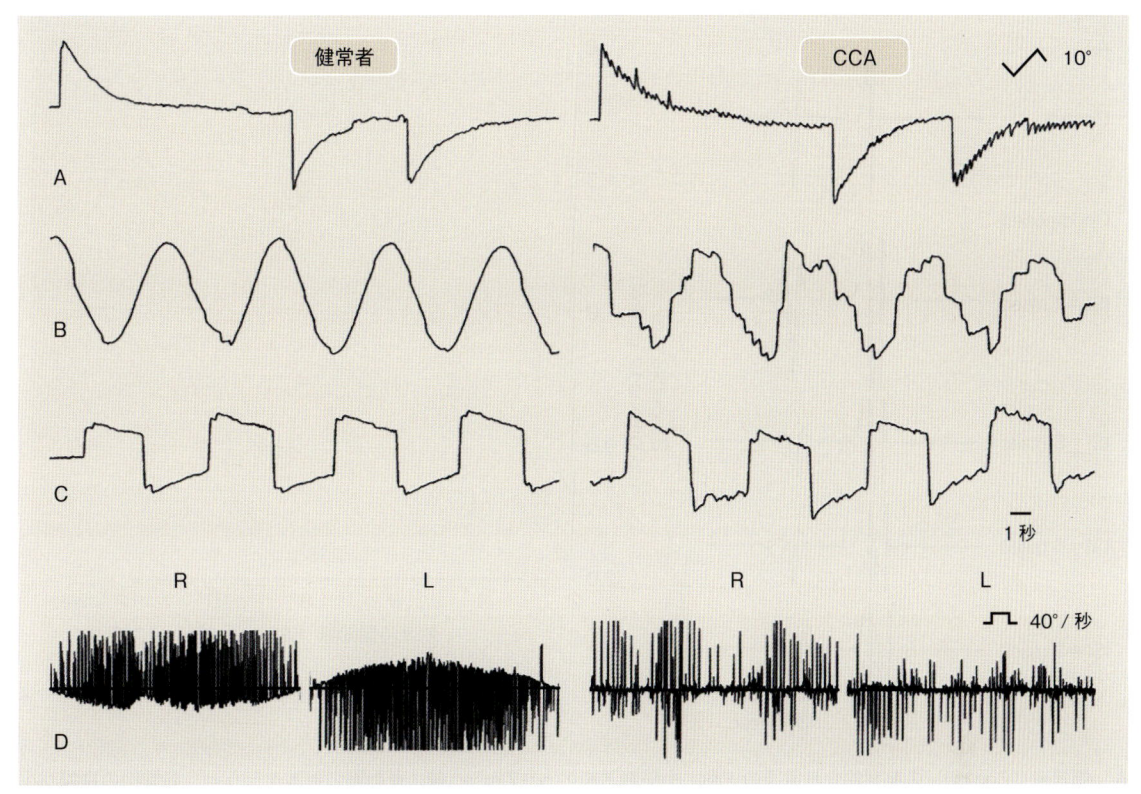

健常者，小脳皮質萎縮症（CCA）．小脳皮質萎縮症の患者では，水平性注視眼振（A），滑動性眼球運動の障害（B），衝動性眼球運動のdysmetria（C），視運動性眼振の誘発不良（D）などの所見を認める．

（日本赤十字社医療センター耳鼻咽喉科　太田康先生より提供）

4 小脳障害で観察される眼振所見

眼振図	所見
自発眼振	下眼瞼向き眼振 opsoclonus（眼球クローヌス） flutter-like oscillation（はためき様眼球動揺） square wave jerk（矩形波眼球運動）
注視眼振	水平性注視眼振 rebound nystagmus（反跳眼振） ブルンス眼振
頭位変換性眼振	垂直性頭位変換眼振
衝動性眼球運動	dysmetria（高頻度） 速度低下（SCA2）
滑動性眼球運動	障害（高頻度）
温度眼振	visual suppression（固視抑制）の障害
視運動性眼振	誘発不良

起の中間部（記録側と同側）に置き，皮質脊髄路を直接刺激しないように，皮質脊髄路の刺激閾値より低い刺激強度で刺激する．小脳刺激だけでは筋電図反応はみられない．運動野を刺激するためには，円形コイルの中心を頭頂

5 健常者に対する小脳磁気刺激法

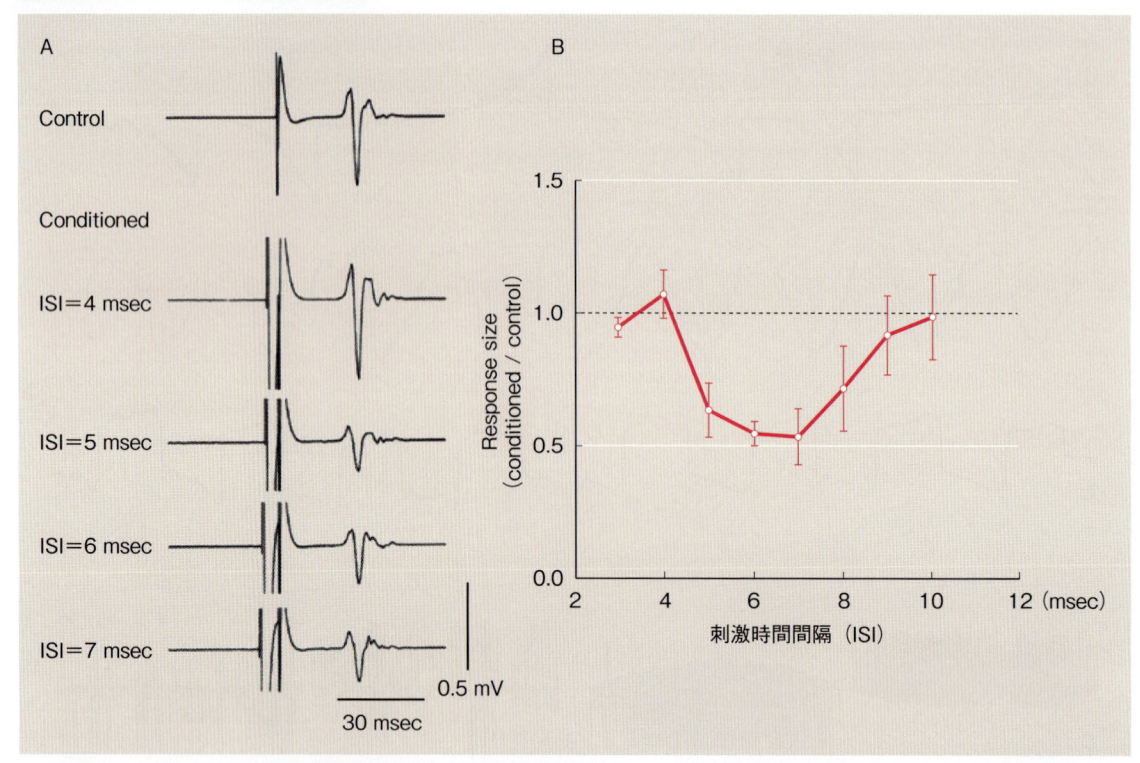

A：健常者（Control）の典型的な筋電図の波形．小脳刺激後の5〜7 msec後に運動野の刺激を行うと，筋電図の振幅が小さくなる．
B：筋電図の振幅比（小脳刺激＋運動野刺激／運動野刺激のみ）を示しており，5〜7 msecで筋電図が強く抑制される．

（宇川義一．臨床神経学 2009 [9] より）

Memo

小脳から大脳皮質への小脳遠心路は，小脳プルキンエ細胞，小脳歯状核，上小脳脚，中脳下部で交叉し，腹側視床（motor thalamus），運動関連領野と少なくとも3つのシナプスを介しており，dentatothalamocortical pathwayと呼ばれる（小脳プルキンエ細胞は抑制性ニューロンとして，小脳歯状核と視床は興奮性ニューロンとして機能している）．一方，大脳皮質から小脳への小脳求心路は，運動関連領野，橋核，橋底部で交叉し，中小脳脚，小脳皮質となっており，pontocerebellar pathwayと呼ばれる（橋核は興奮性ニューロンとして機能している）．

部に置き，コイルの辺縁が運動野上（記録側と対側）になるようにして刺激し，0.5〜1.0 mVの振幅の筋電図の反応を得る．健常者では，5〜7 msec小脳刺激が運動野刺激に先行したときに，筋電図の振幅の一時的な抑制がみられる（**5**）．この小脳を刺激してから約6 msec後に，運動野を刺激した筋電図が抑制されるという効果は，小脳から運動野へインパルスが到達するまでの時間に合致すると考えられる．

この検査では，小脳障害患者においてその抑制効果が減弱することから，小脳のプルキンエ細胞を刺激することにより抑制効果が生じていると考えられている[8,9]．そして，小脳性運動失調は，小脳求心路，小脳実質，小脳遠心路のいずれの障害でも生じるが，この検査は，小脳実質および小脳遠心路の障害のみで異常となり，小脳求心路の障害では正常となることが判明している．つまり小脳刺激法は，小脳の遠心路と求心路の障害を区別できるという特徴を有する（**6**）[9,10]．さらには，小脳性運動失調を呈さない疾患であっても，小脳遠心路障害がある疾患では，小脳磁気刺激法の結果は異常となり，subclinicalな障害をも検出しうることが判明している（**7**）[11]．各種神経疾患での小脳刺激検査の結果のまとめを**8**に示す．

6 小脳刺激法の結果のまとめ

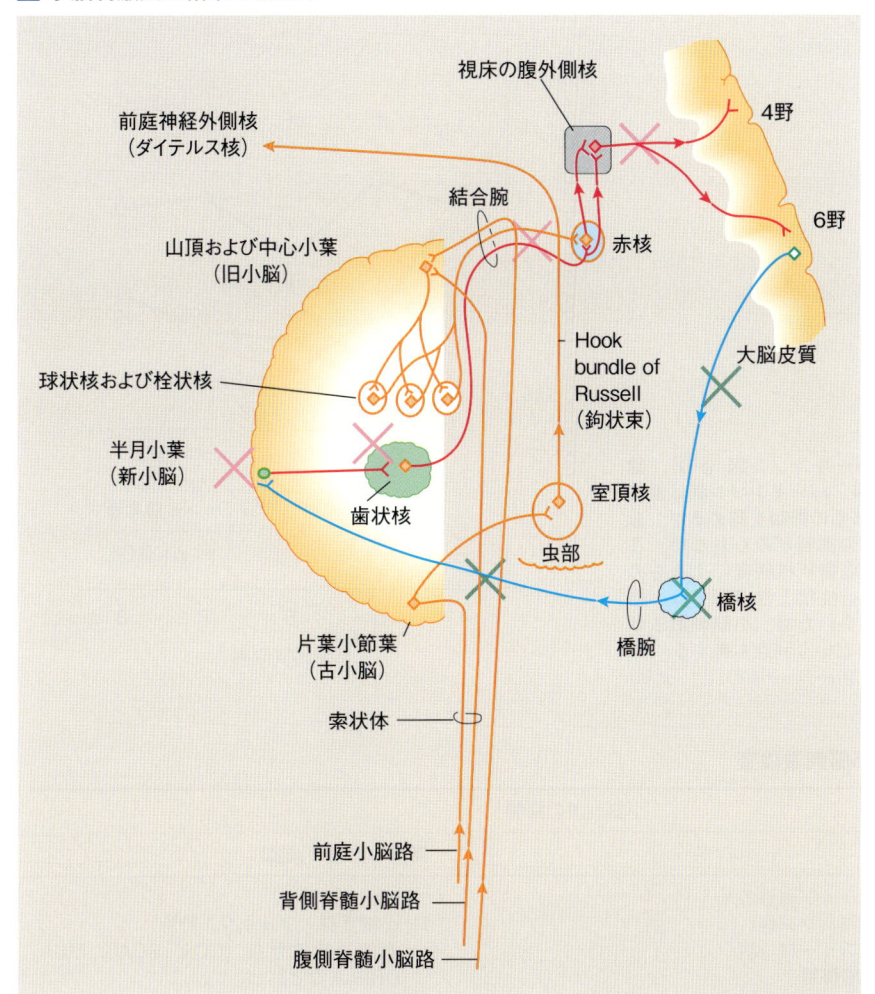

赤（→）は小脳遠心路，青（→）は小脳求心路を示す．小脳刺激法は，小脳求心路の障害では正常となり，小脳遠心路の障害では異常となることが判明している．これは小脳求心路，小脳遠心路に局所的に障害を有する患者（脳血管障害など）での詳細な検討からもたらされた．
（宇川義一．臨床神経学 2009[9)]より）

小脳の学習機能検査

　これまでに経験したことがない運動プログラムを新たに学習する過程を検出する検査として，プリズム順応課題を用いた検査が従来から行われていたが[13)]，その検査を簡便にして臨床診察の場面に応用しようという試みが進行している．

　ボールを的に当てるという課題を繰り返している最中に，プリズムメガネをかけると，視覚入力の方向がずれて，今までと同様の運動では的を狙って投げたときに，ボールの到達点がずれてしまう．しかし何度も運動を繰り返していると，メガネをかけていても運動を修正して異なる角度にボールを投げて，上手に的にボールを当てることができるようになる．この課題の習得に，小脳の学習効果が関係していることが判明している[13)]．そこで，ある

7 患者に対する小脳磁気刺激法

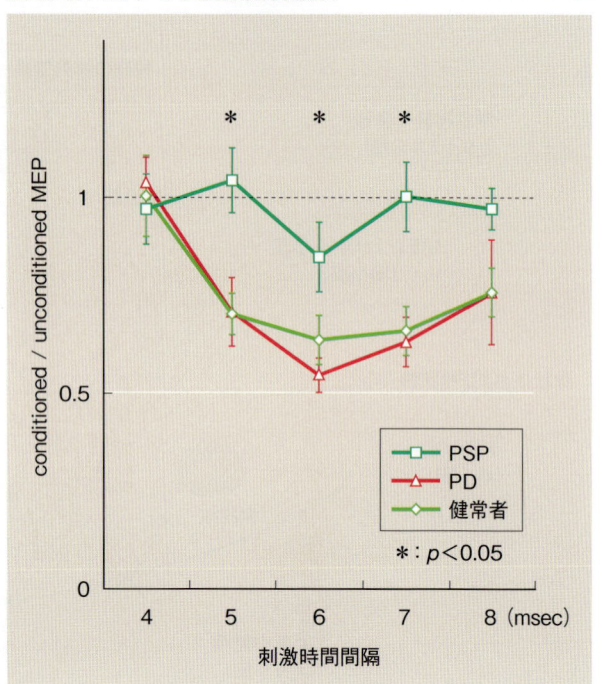

進行性核上性麻痺（PSP），パーキンソン病（PD），健常者における小脳刺激法の結果．パーキンソン病は健常者とほぼ同様に正常の筋電図振幅の抑制を認めるが，進行性核上性麻痺は筋電図振幅の抑制がみられない．これは，進行性核上性麻痺の小脳歯状核病変によるものと解釈されている．一般に進行性核上性麻痺では小脳性運動失調を呈さないことが多いため，小脳刺激法はsubclincal な障害を検出できるという利点も有する．
(Shirota Y, et al. *Mov Disord* 2011 [11] より)

8 各種神経疾患における小脳刺激検査

	小脳刺激の抑制		
	正常		異常（抑制の減弱）
失調を呈さない疾患	・小脳ループ以外の系 パーキンソン病 運動ニューロン病 脳血管障害	小脳性運動失調を呈する疾患	・小脳遠心路 1）小脳実質・プルキンエ細胞 　脊髄小脳変性症（CCA, SCA6, MSA, DRPLA など） 　脳血管障害 　傍腫瘍性症候群 　中毒 2）歯状核 　脳血管障害 　ウィルソン病 　進行性核上性麻痺 3）上小脳脚 　進行性核上性麻痺 4）motor thalamus 　脳血管障害 ・視床皮質路 　脳血管障害
感覚性失調を呈する疾患	・末梢神経系 シェーグレン症候群 傍腫瘍性症候群 ・脊髄後索 脊髄癆 ・sensory thalamus 脳血管障害		
責任病巣が不明な失調を呈する疾患	甲状腺機能低下症 フィッシャー症候群		
小脳性運動失調を呈する疾患	・小脳求心路 1）前頭葉：脳血管障害 2）橋核：脳血管障害 3）中小脳脚：脳血管障害，多発性硬化症		

運動を行ってもらい，プリズムメガネをかけたときからの目標からずれを記録していくと，時間とともに運動の到達点が目標に近づく状況が記録できる．この検査は小脳の学習過程を追っているという意味で従来の検査とは違う面がある．すなわち，オンタイムでプルキンエ細胞が働いている結果を見ていることになる．そして，プリズムをはずすと，学習したばかりの方向を変え

小脳疾患における衝動性眼球運動（サッケード）課題 — Column

　小脳磁気刺激法は，小脳と運動野のループの障害部位を特定でき，診察ではわからない新たな知見を与えてくれる検査である．しかし，小脳ループは他にも多数存在している．

　同様に，他の小脳ループの障害部位を特定しうる検査として期待されているものとして，衝動性眼球運動（サッケード）課題があげられる[12]．この検査には，反射性サッケードの一つとしての視覚誘導性サッケード（visually guided saccade：VGS），随意的サッケードの一つとしての記憶誘導性サッケード（memory-guided saccade：MGS）が存在する．これらの課題中に用いられる大脳基底核ループは動物およびヒトの研究でかなり判明しており，特にMGSが大脳基底核ループの直接路に関わっていることが知られているため，大脳基底核の生理学的検査としてはすでに確立したものとして，臨床応用もされている（9）．一方，これらのサッケード課題中に用いられる小脳ループについては，まだ十分に解明されておらず，動物やヒトでの研究の積み重ねが必要であるが，小脳障害では大脳基底核障害ほどではないものの，サッケードの開始および停止が遅れることが知られており，将来的には小脳機能を評価できる生理学的検査となることが期待されている．

9 衝動性眼球運動（サッケード）課題

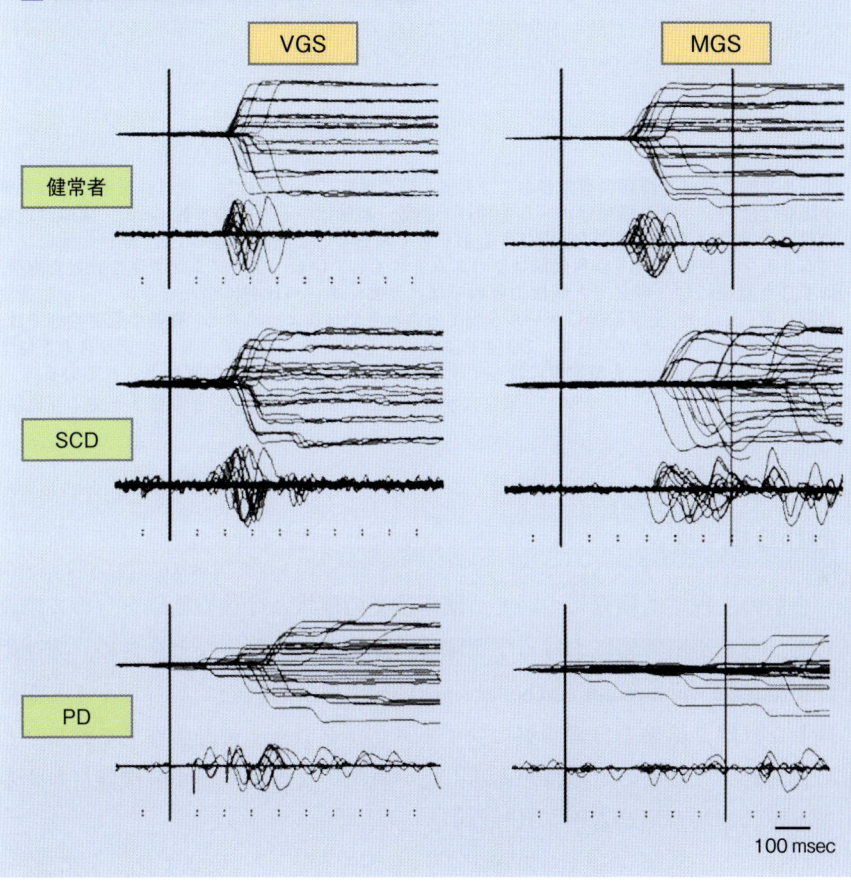

健常者，脊髄小脳変性症（SCD），パーキンソン病（PD）における視覚誘導性サッケード（VGS），記憶誘導性サッケード（MGS）．パーキンソン病では，hypometria（測定過小）がみられるが，特にMGSで障害が目立つという特徴を有する．一方で脊髄小脳変性症では，VGS・MGSともdysmetria（hypermetriaとhypometria）がみられる．
（東京大学神経内科　寺尾安生先生より提供）

　た運動を行ってしまい，運動の結果が逆方向にずれることとなる．これをafter effectと呼び，小脳に蓄えられている学習効果の程度を示す指標となる．そして，プリズムをはずした状態でまた学習すると（逆順応），元のような運動ができるようになる．このプリズム順応課題の小脳疾患での例を10に示す．小脳疾患での応用はまだ十分ではなく，今後，さまざまな小脳疾患で検討されることで，臨床応用が進むであろう．

10 プリズム順応課題

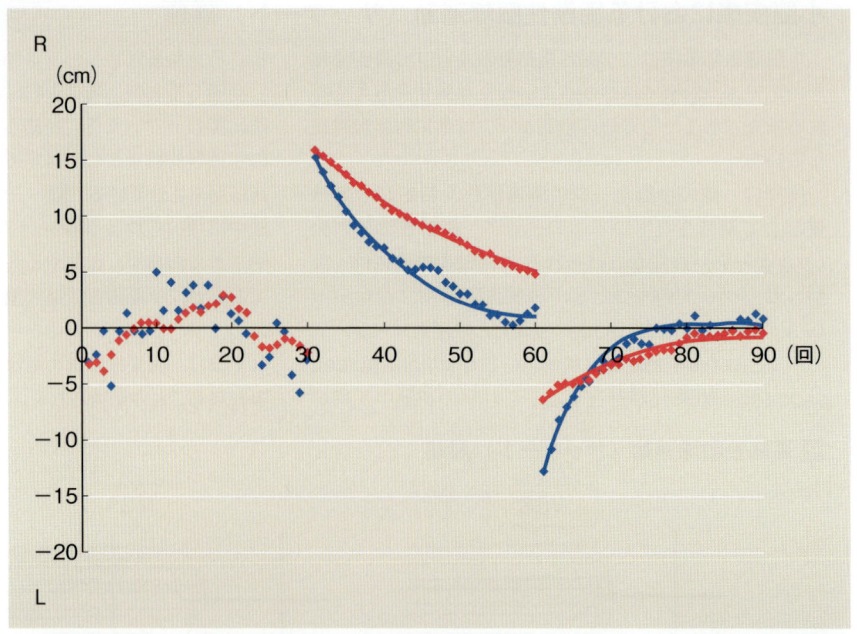

ボールを的に投げる課題の健常者および脊髄小脳変性症における検討．青は健常者，赤は脊髄小脳変性症のデータ，横軸はボールを投げた回数，縦軸は中心からのずれ（cm），実線は近似曲線を示している．最初の30回は中心めがけて投げることを繰り返し，31回目以降にプリズムメガネを装着し，61回目以降はプリズムをはずしている．プリズムメガネをかけた直後，はずした直後には，今までと同様の運動では，うまくボールは的に当たらない．しかし運動の繰り返しにより，上手に的にボールを当てることができるようになる．脊髄小脳変性症では，なかなか順応することができず，30回ではボールを当てることができない．プリズムをはずした直後のafter effectも健常者に比して小さい．小脳の学習効果の障害が示されている．

（東京大学神経内科　大南伸也先生，花島律子先生より提供）

おわりに

　小脳の生理学的検査について，臨床検査の現状と今後の展望を含めて概説した．もし小脳障害における学習障害，高次脳機能障害などを含め，非運動性小脳症状（non-motor cerebellar signs）を生理学的検査でとらえることが可能となれば，結果を日常診察にフィードバックでき，神経診察でこれらをとらえられようになる可能性がある．近い将来，このような小脳機能に対する新たな診察法が加わるかもしれない．

（松本英之，宇川義一）

文献

1) Ramnani N. The primate cortico-cerebellar system：Anatomy and function. *Nat Rev Neurosci* 2006；7：511-522.
2) 水澤英洋，宇川義一．神経診察—実際とその意義　Neurological Examination A to Z．東京：中外医学社；2011.
3) Medina JF, et al. A mechanism for savings in the cerebellum. *J Neurosci* 2001；21：4081-4089.
4) Schmahmann JD, Pandya DN. Disconnection syndromes of basal ganglia, thalamus, and cerebrocerebellar systems. *Cortex* 2008；44：1037-1066.
5) 太田康，矢部多加夫．体平衡検査．*Medical Technology* 2005；33：805-812.

小脳疾患による高次脳機能障害と生理学的検査

近年，手続き記憶と呼ばれる一連の運動動作の記憶などをはじめとして，認知，学習などの高次脳機能に小脳が関与していることが明らかになっている．小脳から前頭前野背側部への神経線維連絡があることが知られており，小脳の病変により，前頭葉機能障害と同様の高次脳機能障害を引き起こされる可能性があると考えられる．その特徴は，遂行機能障害，空間認知障害，人格変化，言語障害，注意障害などである[14]．小脳左半球は非言語能力，小脳右半球は言語能力，小脳虫部は注意障害と関連するとされ，大脳同様に機能的役割が部位別に異なっているとされる．

将来的に，注意障害の生理学的検査として有用な検査となりうるものとして，視線解析法がある[15]．視線解析装置は，装置の改良により，簡便に検査が可能となり，患者への応用も行われている．視線がとらえているものは，中心視野で見ている部位であり，注意を向けている部位を明瞭に示すため，視線解析法は，注意障害などの高次脳機能を解明する手段として注目されている（**11**）．自閉症や統合失調症などの精神疾患では古くから応用されてきた手法であるが，神経疾患ではまだ歴史が浅く，脳血管障害，アルツハイマー病，パーキンソン病などに応用されているのみであり，今後，小脳疾患での詳細な検討が期待されている．

11 視線解析法

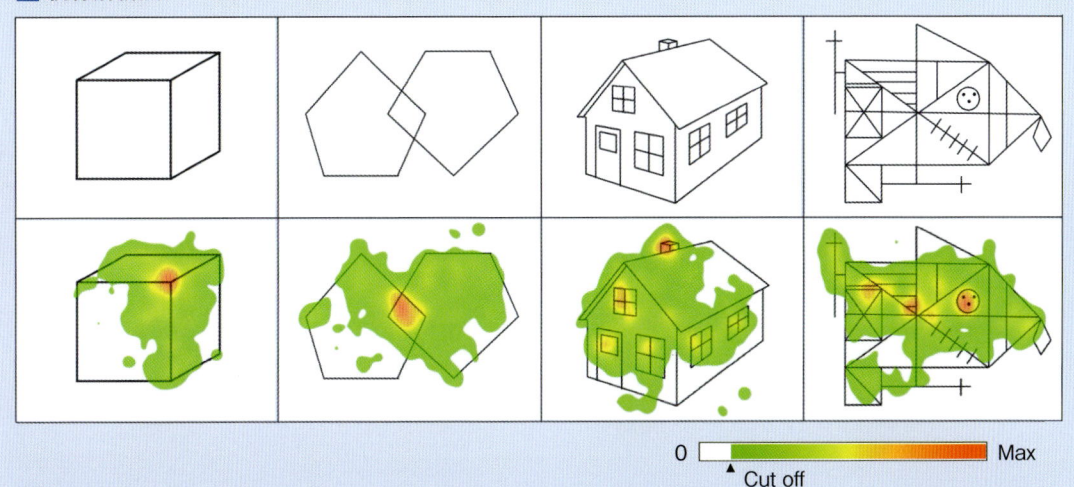

健常者に4枚の図（上段）を1枚ずつ10秒間提示し，図を記憶する間の視線を記録している．注視分布図（下段）は，注視時間の長さにより，赤→黄→緑の順に色づけされている．赤い部分が特に注意が向けられていることを意味する．

---

6) Leigh RJ, Zee DS. The neurology of eye movements. 4th edition. Oxford：Oxford University Press；2006.
7) Ugawa Y, et al. Magnetic stimulation over the cerebellum in humans. *Ann Neurol* 1995；37：703-713.
8) Groiss SJ, Ugawa Y. Cerebellum. Brain Stimulation：Handbook of Clinical Neurology (in press).
9) 宇川義一. 小脳刺激の基礎と臨床応用. 臨床神経学 2009；49：621-628.
10) Kikuchi S, et al. Ataxic hemiparesis：Neurophysiological analysis by cerebellar transcranial magnetic stimulation. *Cerebellum* 2012；11：259-263.
11) Shirota Y, et al. Cerebellar dysfunction in progressive supranuclear palsy：A transcranial magnetic stimulation study. *Mov Disord* 2010；25：2413-2419.
12) 寺尾安生. 大脳基底核障害・小脳障害の眼球運動. *Clinical Neuroscience* 2010；28：51-58.
13) Martin TA, et al. Throwing while looking through prisms. I. Focal olivocerebellar lesions impair adaptation. *Brain* 1996；119：1183-1198.
14) Schmahmann JD, et al. The neuropsychiatry of the cerebellum-insights from the clinic. *Cerebellum* 2007；6：254-267.
15) 松本英之, 寺尾安生. 神経疾患と視線解析法. 鈴木則宏ほか（編），Annual Review 神経

2012. 東京：中外医学社；2012, pp.137-143.

Further reading

- Kelly RM, Strick PL. Cerebellar loops with motor cortex and prefrontal cortex of a nonhuman primate. *J Neurosci* 2003；23：8432-8444.
  動物で，小脳と大脳皮質のさまざまなループがほぼ独立に存在していることを示している

- Krienen FM, Buckner RL. Segregated fronto-cerebellar circuits revealed by intrinsic functional connectivity. *Cereb Cortex* 2009；19：2485-2497.
  ヒトで，安静時 fMRI を用いて小脳と大脳皮質の機能連絡を示している

- Luauté J, et al. Dynamic changes in brain activity during prism adaptation. *J Neurosci* 2009；29：169-178.
  ヒトで，プリズム順応課題で機能している部位の時間経過を解析し，初期に小脳が働いていることを示している

- Weiner MJ, et al. Adaptation to lateral displacement of vision in patients with lesions of the central nervous system. *Neurology* 1983；33：766-772.
  プリズム順応課題の患者での検査結果を示している

Ⅳ. 小脳障害の病態

IV. 小脳障害の病態
総論

> **Point**
> - 小脳が障害されると，運動制御機構における小脳の役割が損なわれ，小脳性運動失調症が出現する．
> - 小脳障害の病態を理解するには，小脳が本来，運動制御において何をしているのか理解し解析する必要がある．
> - 「小脳症状」は障害された部位によりある程度まで分類できる（小脳半球の障害，小脳虫部の障害，小脳片葉小節の障害，小脳歯状核からの小脳遠心路の障害）．
> - 最近では，小脳は認知，感情などの高次脳機能の制御にも関与していることが示唆され，小脳の学習機構の変容そのものをとらえる新たな試みが進行している．
> - 最近の研究により，変性が進行しつつある小脳においても，繰り返しによる学習効果が認められることが明らかにされた．リハビリテーションの併用が現在最も有効な治療アプローチとなり得る．

小脳は何をしているのか？

　小脳は運動の遂行にあたり，不可欠の役割を果たしている．前頭連合野のどこかで企図された「運動プラン」の実行は，小脳がコントロールしている．小脳は，どの筋にそれぞれどれだけのトルクを出させるか，どの順番に，どれだけの時間活動させるかを決めて，運動プランを実行するための具体的なプログラムを作成し，一次運動野をはじめとする運動関連領野に伝える．また，運動が開始されると同時に，作成された運動プログラムと実際の運動軌道との誤差をモニターし，この誤差が少なくなる方向に運動プログラムを随時修正する学習機能を併せ持っている．

　初めて実行する運動プログラムは，感覚系からのフィードバック誤差信号により修正される．繰り返しにより次第にその運動に慣れてくると，小脳はフィードフォワード制御機構を用いることにより，制御スピードを速める．工学系の制御理論とのアナロジーから，同様の運動を繰り返す過程で，小脳には制御対象をコピーした内部モデルが形成され，運動制御に利用されるようになると考えられている．

　内部モデルには，本来の情報の流れとは逆方向になる逆モデルと，同じ方向になる順モデルがある．すなわち逆モデルは，企図した運動の結果から，それを可能とする運動プログラムを計算するものであり，フィードバック制御を繰り返す間に小脳に獲得されると想定される．順モデルは，企図した運動プログラムからその結果を予測するもので，実際の運動の結果がフィード

1 小脳適応制御系の逆モデルと順モデル

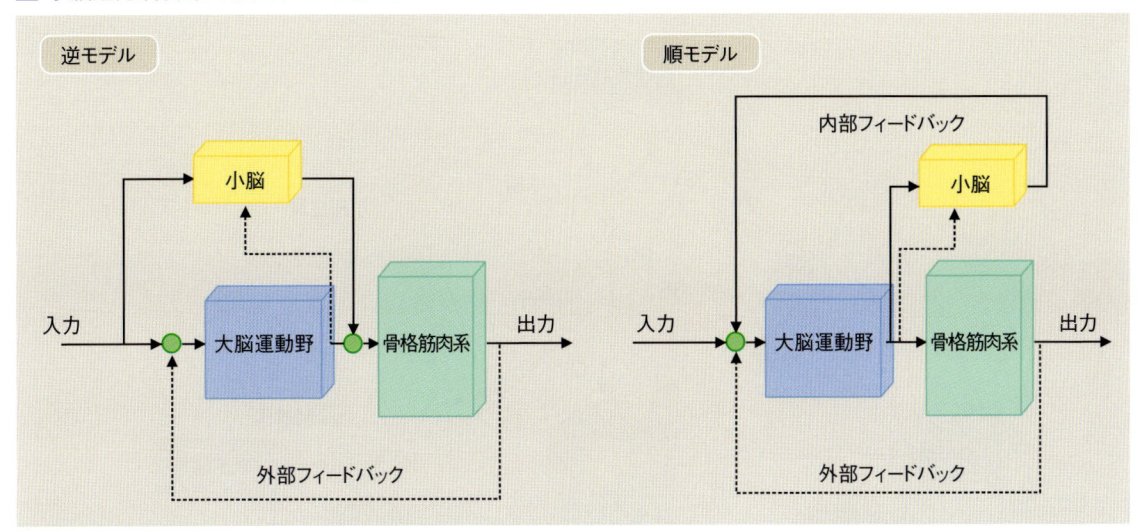

運動指令の信号の流れに並列に置かれた小脳は適応制御機能をもち，運動プログラムと実際の運動軌道との誤差を検出して，それを減少させる方向に制御系の動特性を修正する．この小脳の内部モデルには，逆モデルと順モデルがあり，実際には両者が働いていると考えられる．
逆モデルは大脳運動野でフィードバック制御を繰り返す間に小脳に形成されると想定される．フィードフォワード制御では，小脳が運動実行装置の動特性の逆モデルを内部にもてば，運動プログラムの目標軌道から必要な運動プログラムを計算し，その指示通り，忠実に運動実行装置を動かすことができるようになる．
一方，順モデルとしての efferent copy は練習を繰り返す間に，長期抑圧に基づく学習機序によって小脳に形成されると想定される．efferent copy が形成されれば，外部フィードバック制御に代わり，小脳の efferent copy を参照することにより，運動軌道を予測し，運動の途中でも修正ができるようになる．

バックされる前に，結果から予測される誤差を推定することができるために，運動の途中でも運動プログラムを修正することが可能となる（**1**）*¹．

この小脳による運動制御機構の基礎過程が，小脳プルキンエ細胞の樹状突起上で生じる長期抑圧と考えられている．小脳皮質は小脳核を経由する情報の流れに並列に配置されていて，プルキンエ細胞からの抑制信号によって，その信号の流れを調整している（**2**）．小脳皮質の機能単位はマイクロコンプレックスと呼ばれる構造であり，大脳からの情報は苔状線維を介して小脳核と皮質の顆粒細胞に伝わり，顆粒細胞の軸索である平行線維がプルキンエ細胞の樹上突起と多数のシナプスを形成する．一方，誤差信号を伝える下オリーブ核からの登上線維は小脳核とプルキンエ細胞樹上突起の近位部に強力なシナプスを形成し，複雑スパイクを出す．企図した運動と実際の運動軌道，あるいはその efferent copy との誤差が大きい場合には，登上線維から強い信号が入力され，その際に作動した平行線維入力は長期的な抑圧を受け，プルキンエ細胞からの抑制信号が減少することになる．

小脳の基本構造はどの部位でも同じであり，小脳の部位による機能の違いは，入力，出力と誤差信号の組み合わせによって決まると考えられる．

「小脳症状」とは？

小脳が障害されると，運動制御機構における小脳の役割が損なわれ，その結果，小脳性運動失調症（小脳性協調運動障害*²）が出現することになる．

*¹
本巻Ⅰ.「随意運動制御における小脳の役割」(p.17-32) 参照

*²
本巻Ⅱ.「小脳の症候学」(p.64-74) 参照

2 小脳のマイクロコンプレックス

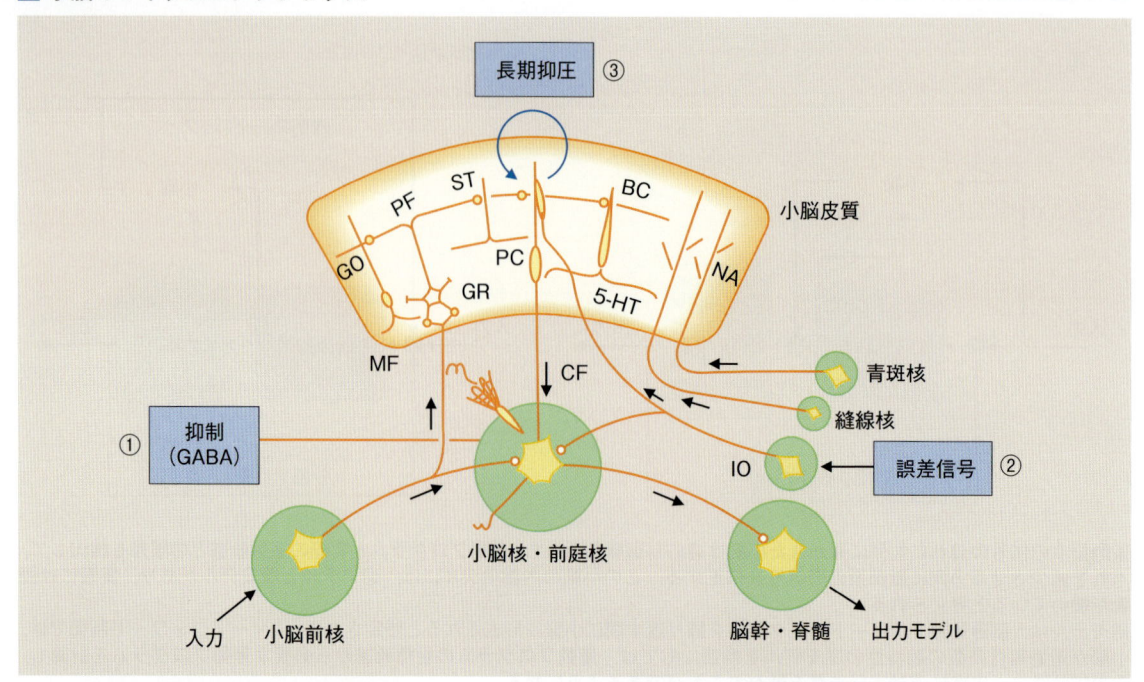

PC：プルキンエ細胞，GO：ゴルジ細胞，BC：バスケット（かご）細胞，GR：顆粒細胞，ST：星状細胞，MF：苔状線維，PF：平行線維，CF：登上線維，IO：下オリーブ核，NA：ノルアドレナリン，5-HT：セロトニン．
①小脳外からの信号が小脳核・前庭核を経由して小脳外に送り出される主経路に，小脳皮質を経由する側路が並列に配置されており，プルキンエ細胞からの抑制信号により，小脳核経由の信号の流れが制御されている．
②出力側で運動プログラムと実際の運動軌道に誤差が生じると，誤差信号が登上線維（CF）からプルキンエ細胞に伝えられる．
③プルキンエ細胞の樹状突起上で，CFの誤差信号が顆粒細胞の軸索である平行線維（PF）からの入力と干渉して，プルキンエ細胞とPF間のシナプスに長期的な抑圧を生じると，小脳核への抑制性信号が変化する（長期抑圧〈long term depression：LTD〉）．
①～③の過程を繰り返している間に，主経路の動特性は次第に誤差が少ない方向に調節されていき，これが練習によって上達する運動学習の基本原理と考えられる．

　小脳障害を正しく評価するためには，本来小脳が運動制御において何をしているかを理解しながら解析しなければならない．
　Gordon Holmesは，第一次世界大戦において小脳半球に銃創を受けた戦傷兵の症状を観察し，小脳半球障害による神経症状について考察している．その後の研究により，小脳の各領域とその障害による症候との対応づけが進み，「小脳症状」はその障害部位によってある程度まで分類することができるようになった．
　大脳と連絡する小脳半球の障害では，指鼻試験，膝踵試験などにおける運動の分解や測定異常（測定過多〈hypermetria〉），反復拮抗運動不能，筋緊張の低下，時間測定異常，スチュアート・ホームズ徴候（リバウンド現象）などが認められる．脊髄からの上行性入力を豊富に受ける小脳虫部の障害では，小脳性の歩行運動失調が認められる．虫部を吻側と尾側に分け，吻側では歩行運動の失調，尾側では平衡障害がみられるとする記載もある．小脳片葉小節の障害では，前庭眼反射の異常，眼振，眼球測定異常が認められる．
　小脳歯状核から赤核，視床に至る小脳遠心路の障害では，いまだ議論のあ

るところではあるが，企図時振戦，動作性ミオクローヌスなどが認められるとされる．小脳半球から下流に位置する小脳遠心路の障害で，協調運動障害ではなく，振戦，ミオクローヌスなどの新たな運動障害が生じる理由は明らかでない．

　しかしながら，臨床的に観察されるこれらの「小脳症状」は，本来小脳が行っている運動制御機構が障害された結果をみているのであって，小脳がもつ運動適応制御機構の病的変化そのものを評価しているわけではない．小脳障害に対する治療法の開発を目指して治験を実施する場合にも，現在用いられている「小脳症状」を評価するのみでは観察の精度として不十分であり，小脳の適応制御系としての機能を直接評価したい．こうした小脳本来の機能を臨床の現場で評価できるような診察法はいまだ確立されていないが，小脳における学習機構の変容そのものをとらえようとする新たな試みが進行しているので，今後の成果に期待したい[*3]．

　さらに最近では，小脳は運動制御のみならず，認知，感情などの高次脳機能の制御にも関与していることが示唆されている．運動系を制御することと，高次脳機能における何らかの「概念」を制御対象とすることには類似性が指摘され，実際，小脳障害に伴う高次脳機能障害についてはさまざまな報告がある．今後は小脳が操作する「概念」の実態を明らかにする必要がある．

　小脳は，血管障害，感染・炎症，脱髄，自己免疫，外傷，変性，腫瘍，中毒・代謝障害，先天奇形など，神経系に生じ得るさまざまな病態によって，その機能を障害される．原因を問わず，小脳のある部位が障害されれば，その部位が担っている神経機能が低下・喪失したことによる神経症候が出現することになる．原因の違いは症状の経過に反映される．

　以下の各論では，孤発性，遺伝性の脊髄小脳変性症（spinocerebellar degeneration：SCD）を中心に，これまでに解明されてきた小脳障害の分子病態を取り上げる．孤発性のSCDの2/3を占める多系統萎縮症（multiple system atrophy：MSA）では，疾患特異的なマーカーであるGCI（glial cytoplasmic inclusion）の主な構成成分としてαシヌクレインが同定されている．なぜ，αシヌクレインがグリアやニューロンに蓄積するのか，本来はαシヌクレインを発現していないオリゴデンドログリアに蓄積するαシヌクレインはどこに由来するのか，αシヌクレインの細胞傷害性は何が決めているのか，等々MSAに関する数多くの疑問がようやく分子レベルで解明されつつある．孤発性SCDの残り1/3を占める皮質性小脳萎縮症（cortical cerebellar atrophy：CCA）は，いまだ病態の解明が進んでいない．

　遺伝性SCDは9割以上を優性遺伝性SCDが占めている．このうちSCA1，SCA2，マシャド・ジョセフ病（MJD/SCA3），SCA6，SCA7，SCA17，DRPLAは翻訳領域に存在するCAGリピートの異常伸長によるポリグルタミン病である．また，SCA8，SCA10，SCA31，SCA36などはイントロンに存在するリピートの伸長により，RNAの代謝障害が想定されている．SCA5，SCA9，SCA11，SCA13，SCA14，SCA15，SCA27などは，通常の点

[*3]
本巻 I.「小脳の可塑性と運動学習」（p.42-55）参照

変異や欠失などによることが明らかにされている．わが国の優性遺伝性SCAでは，MJD（SCA3），SCA6，SCA31，DRPLAの順に多いが，地域により頻度には差がある．

劣性遺伝性SCDでは，わが国にfrataxin遺伝子にGAAリピートの異常伸長を示す欧米型のフリードライヒ運動失調症は存在せず，代わって，眼球運動失行と低アルブミン血症という特徴的な症状を呈する早期発症の運動失調症EAOH／AOA1が約2／3を占めている．劣性遺伝性SCDには，DNAの損傷修復過程に異常を示すものが多く，臨床症候にも共通性が認められる．

小脳のリハビリテーション

小脳障害に対するリハビリテーションには，以前からバランス訓練や末梢遠位部への錘の負荷など，数多くの取り組みがある．しかし，小脳が障害された場合でも，繰り返し学習により小脳に可塑性を誘導し，学習効果を得ることができるか否かは明らかでなかった．また，仮に誘導できるとしても，具体的にどのような方法が最も有効であるのかも明らかでなかった．

そこで，孤発性，遺伝性の小脳皮質萎縮症に対するリハビリテーションの効果を検証することを目的として，厚生労働省の運動失調症研究班において臨床研究が実施された[*4]．対象を純粋小脳型の運動失調症に限り，1日2時間の理学療法（physical therapy：PT），作業療法（occupational therapy：OT）訓練を30日間行った結果，変性が進行しつつある小脳においても，繰り返しによる学習効果が認められることが明らかにされた．しかもその効果は数か月間持続し，既存の薬物療法の効果を大きく上回った．小脳性運動失調症に対する治療法として，新たな薬物療法の開発は依然困難を極めているが，小脳機能を維持するうえで，リハビリテーションの併用は現在最も有効なアプローチとなり得る．根治的な進行抑制治療法が開発されるまでは，リハビリテーションの実施体制を整備し，小脳の機能維持を図ることが重要である．

（西澤正豊）

*4
本巻V.「リハビリテーションの進歩」（p.239-248）参照

参考文献

1) 伊藤正男．運動の神経機構．小脳．伊藤正男（監修）．脳神経科学．東京：三輪書店；2003, pp.511-523.
2) Brazis PW, et al. Localization in Clinical Neurology. 5th edition. Philadelphia：Lippincott Williams & Wilkins；2007, pp.367-381.
3) Alberstone CD, et al. Anatomic Basis of Neurologic Diagnosis. New York：Thieme；2009, pp.280-301.
4) 水野美邦．運動失調．水野美邦（編）．神経内科ハンドブック．第4版．東京：医学書院；2010, pp.330-341.

IV. 小脳障害の病態
小脳変性症の病理

> **Point**
> - 小脳変性症には主に小脳皮質のみが変性するもの，小脳の変性に加えて入力系（下オリーブ核，橋核など）の変性を伴うもの，小脳からの出力系（歯状核，赤核など）の変性を伴うものがある．
> - 孤発性小脳変性症では多系統萎縮症が最も多く，オリゴデンドロサイトの胞体内にαシヌクレイン陽性の神経膠細胞質封入体（GCI）を認める．
> - 遺伝性小脳変性症はポリグルタミン病であることが多く，神経細胞の核内に（時に胞体内にも）伸長ポリグルタミン鎖を含む変異蛋白質の異常蓄積や，凝集体（封入体）を形成する．

小脳の構造（**1**, **2**）

　小脳は大脳に比して，構造はシンプルである．小脳皮質は外表から分子層，神経細胞層（プルキンエ細胞層），顆粒層の3層に分かれている．分子層は主として神経細胞の突起から成る．プルキンエ細胞の樹状突起は分子層内で扇状に広がって存在し，軸索は白質を通り歯状核などの小脳核へ到達してその細胞に信号を伝達する．プルキンエ細胞層に並ぶ星状細胞（アストロサイト）はベルクマン膠細胞（Bergmann glia）と呼ばれている．顆粒層には胞体の乏しい顆粒神経細胞が密に配列し，やや大型のゴルジ細胞が少数存在する．

　小脳では，外部と連絡する線維が束をつくって走行しており，上・中・下小脳脚と呼ばれる．上小脳脚は主として小脳からの出力成分で，小脳歯状核から出て赤核，視床に至る線維から成る．中小脳脚の大部分は橋核の神経細胞から小脳皮質に至る線維（入力系）である．下小脳脚はさまざまな入力系の成分から成り，主なものとして下オリーブ核から小脳に至るオリーブ小脳路，脊髄からの後脊髄小脳路などがある．小脳は脊髄，脳幹，大脳基底核，視床，大脳皮質と，ほぼ中枢神経系すべての部位と連絡があり，非常に複雑な経路を形成している．

　小脳変性症は，主に小脳への入力系（延髄下オリーブ核，橋核との関係）の変性を伴うのか，小脳からの出力系（小脳歯状核，中脳赤核などとの関係）の変性なのかを分けて考えると理解しやすい．

小脳変性症の分類

　小脳変性症には遺伝性のものと非遺伝性のものがある．遺伝性のものには脊髄小脳変性症（spinocerebellar degeneration：SCD）と呼ばれる一群があり，多くの疾患は常染色体優性遺伝で，原因遺伝子上の3塩基配列の繰り返しが

> **Memo**
> **小脳の変性を示す所見**
> 小脳の変性も「神経細胞の脱落とグリオーシス」がその中心となる所見であるが，小脳に特異的に認められるものがいくつかある．その一つは，ベルクマン膠細胞の増生で，プルキンエ細胞が脱落したあとに，神経細胞層にある特殊なアストロサイトが増えて，神経細胞層に一列に並んで認められる所見である．また，プルキンエ細胞が脱落した後に，その周囲にあった神経突起が籠状に残って認められることがあるが，この状態を empty basket と呼ぶ．さらに，比較的急性にプルキンエ細胞が障害されるような状況では，その軸索の腫大が生じ torpedo（魚雷〔様軸索腫大〕；**8**-C 参照）と呼ばれる構造を顆粒層に認める．小脳は虚血に弱く，また死亡から剖検までの時間が長いと自己融解を起こしやすいので，所見のよみに注意する必要がある．

1 小脳の入力および出力系線維

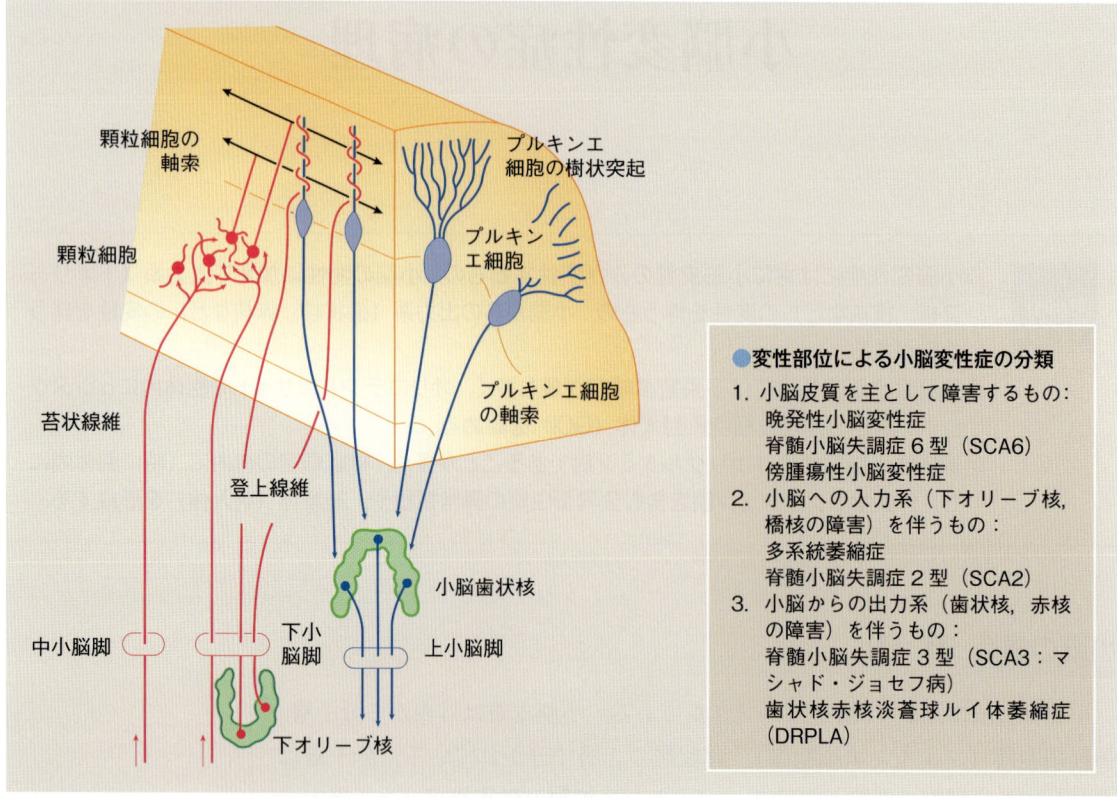

小脳への主な求心性（入力）線維を赤で，遠心性（出力）線維を青で示す．
（Escourolle & Poirier, Manual of Basic Neuropathology, 4th ed, 2004 より）

●変性部位による小脳変性症の分類
1. 小脳皮質を主として障害するもの：
   晩発性小脳変性症
   脊髄小脳失調症 6 型（SCA6）
   傍腫瘍性小脳変性症
2. 小脳への入力系（下オリーブ核，橋核の障害）を伴うもの：
   多系統萎縮症
   脊髄小脳失調症 2 型（SCA2）
3. 小脳からの出力系（歯状核，赤核の障害）を伴うもの：
   脊髄小脳失調症 3 型（SCA3：マシャド・ジョセフ病）
   歯状核赤核淡蒼球ルイ体萎縮症（DRPLA）

*1 ポリグルタミン病については本巻IV.「ポリグルタミン鎖の伸長によるSCA」(p.172-181)参照

異常に伸長することで発症する，いわゆるポリグルタミン病（polyglutamine disease；polyQ病）である[1]．ポリグルタミン病に属する小脳変性症は，SCA1, 2, 3, 6, 7, 17があり，そのほかに歯状核赤核淡蒼球ルイ体萎縮症（dentato-rubro-pallido-luysian atrophy：DRPLA）がある*1．また，ポリグルタミン病ではないが16番染色体にリンクする優性遺伝性小脳失調症（chromosome 16q22.1-linked autosomal-dominant cerebellar ataxia：16q-ADCA）は，近年異常遺伝子がみつかりSCA 31と呼ばれている[2]．

非遺伝性の小脳変性症には，多系統萎縮症（multiple system atrophy：MSA），皮質性小脳萎縮症（cortical cerebellar atrophy：CCA），二次性のものとしてアルコール中毒性，抗てんかん薬中毒性のものや傍腫瘍性症候群による小脳皮質変性症などがある．

多系統萎縮症の病理組織学的所見（3）

MSAは本邦の小脳変性症の中で最も多く，小脳症状，パーキンソニズム，自律神経症状を呈する[3]．このうち，小脳症状の強いものはオリーブ橋小脳萎縮症（olivopontocerebellar atrophy：OPCA），起立性低血圧，排尿障害，睡眠時無呼吸（喉頭喘鳴）などの自律神経症状を主徴とするものはシャイ・ド

2 小脳の構造

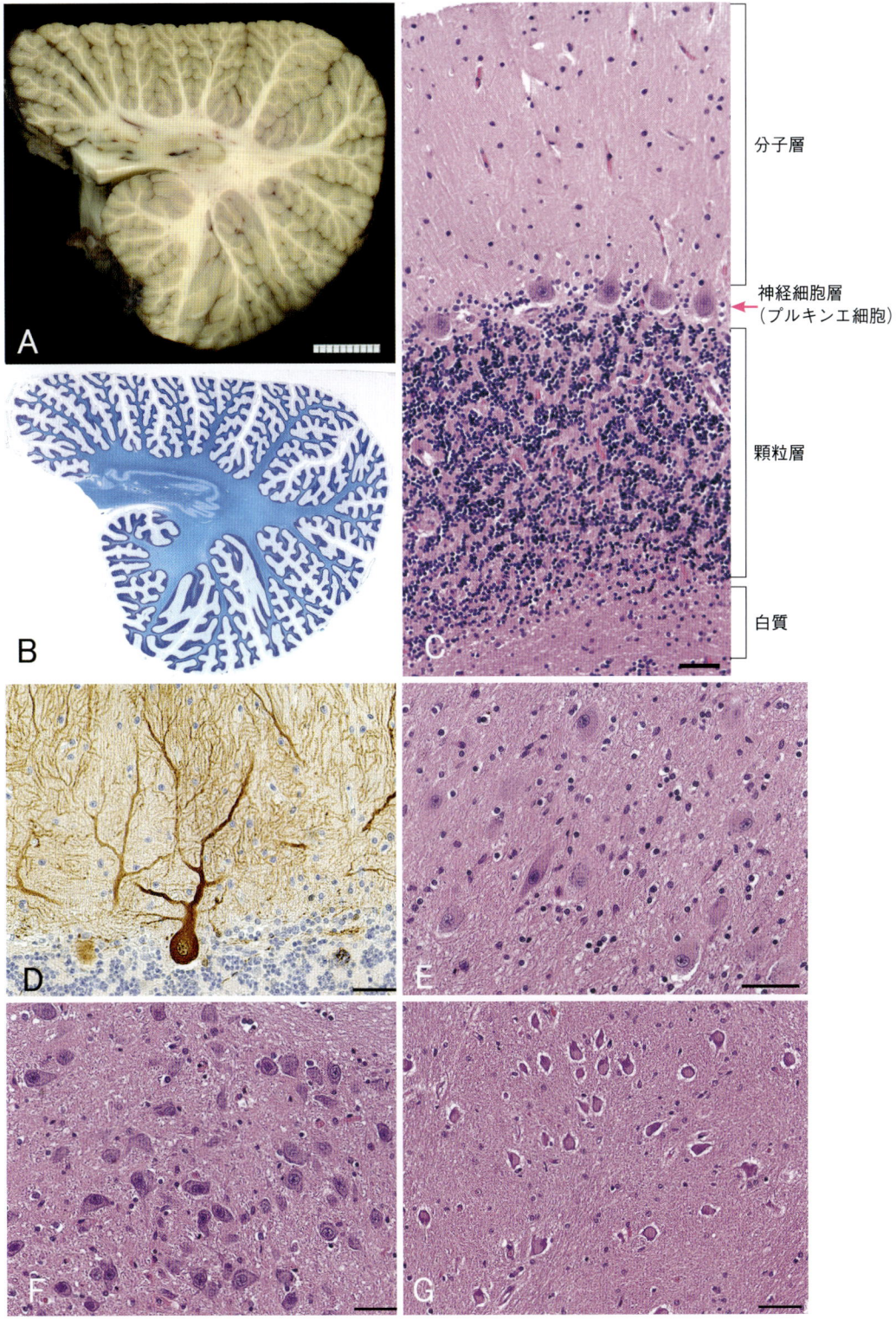

分子層

神経細胞層
（プルキンエ細胞）

顆粒層

白質

A：正常コントロールの固定後の小脳．歯状核を通る割面．
B：Aのクリューヴァー・バレラ（KB）染色．
C：正常小脳のヘマトキシリン・エオジン（HE）染色．
D：プルキンエ細胞のcalbindin-D免疫染色．胞体と分子層に広がる樹状突起が染め出されている．
E, F, G：正常歯状核（E），橋核（F），下オリーブ核（G）のHE染色．
Bar：50μm

3 多系統萎縮症（MSA）

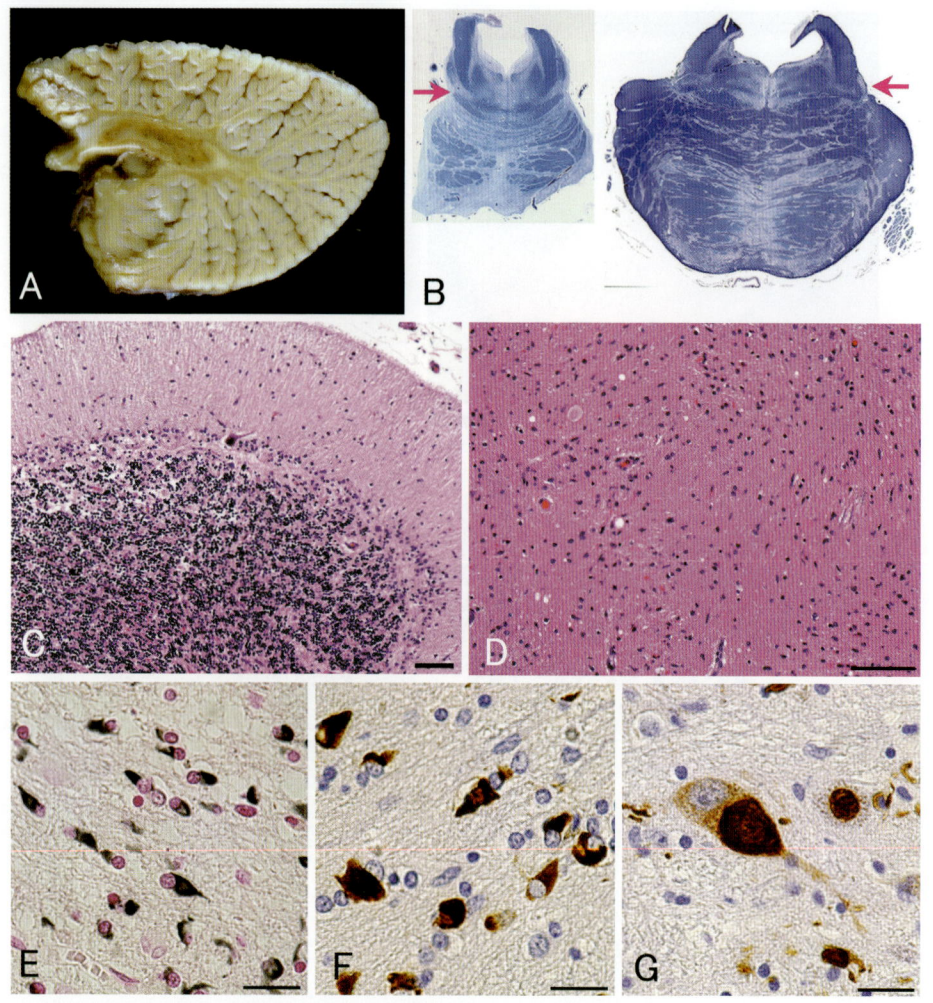

A：固定後小脳の歯状核を通る割面．白質の萎縮と色調の変化がみられる．
B：右の正常コントロールに比べて左のMSA症例は橋底部の萎縮が明らかである．矢印（→）は被蓋部と底部の境界を示す．KB染色．
C：小脳皮質ではプルキンエ細胞の脱落とベルクマン膠細胞の増生を認める．HE染色．
D：下オリーブ核の細胞が高度に脱落．HE染色．
E：橋底部のオリゴデンドロサイトの胞体に封入体（GCI）を認める．ガリアス・ブラーク染色．
F：GCIはリン酸化αシヌクレイン免疫染色で陽性である．
G：しばしば残存する神経細胞の胞体にもリン酸化αシヌクレイン陽性の封入体をみる．
Bar：C・D：50μm，E〜G：20μm

レーガー症候群（Shy-Drager syndrome：SDS），動作緩慢，小刻み歩行，姿勢反射障害などのパーキンソニズムを主徴とするものは線条体黒質変性症（striato-nigral degeneration：SND）と呼ばれていた．現在は，小脳症状の強いもの（MSA-cerebellar variant：MSA-C）と，パーキンソニズムの強いもの（MSA-parkinsonian variant：MSA-P）の2群に分けられている．MSA-Cはかつて OPCA と呼ばれていたもので，その名の通り，小脳皮質の変性に下オリーブ核や橋核の強い変性を伴う．肉眼的には小脳と橋底部の萎縮が強く，髄鞘染色（クリューヴァー・バレラ〈KB〉染色）で観察すると橋底部の横走線維が変性・消失し，橋-小脳路の通る中小脳脚も高度に萎縮する．小脳

Column

ユビキチンとp62

　神経変性疾患の病理組織学的所見では，「封入体」と呼ばれる構造物が病理診断的な意味でも，疾患の原因を考えるうえでも非常に重要である．封入体は核の中や胞体の中に存在し，さまざまな疾患で特異的な蛋白を含み，特徴的な形態を呈する．たとえば，アルツハイマー病では異常リン酸化タウ蛋白が神経原線維性変化を形成し，パーキンソン病ではαシヌクレインの蓄積によるレヴィ小体が認められる．これらは通常ではみられない異常な立体構造をもつ不溶蛋白であることが多く，蛋白分解系のユビキチン-プロテアソーム系やオートファジー系に関わる分子を取り込んでいる．ユビキチン-プロテアソーム系は，酵素反応で不要蛋白にユビキチンが鎖状につながる（ポリユビキチン）ことがシグナルになり，その蛋白を選択的にプロテアソームに移送して分解する機構である．

　p62は不要蛋白をオートファゴゾームに運ぶときに重要な蛋白で，ユビキチン会合ドメインなどを介しユビキチン化蛋白質と相互作用する．過剰なp62は，そのN末の結合ドメインを介して自己凝集・封入体化することが知られている．封入体形成には異常蛋白の合成とその分解機構のバランスの乱れが関与していることが考えられる．封入体の多くは抗ユビキチン抗体や抗p62抗体で陽性になるが，この2つの抗体での染色動態は必ずしも一致せず，よりユビキチンで観察しやすい場合や逆にp62のほうが観察に適している場合がある．封入体それぞれの形成過程が異なるとともに，分解に関わる分子も微妙に異なっていることが考えられる．

皮質ではプルキンエ細胞の脱落は明らかであるが，顆粒細胞はよく保たれている．小脳白質の萎縮とKB染色での淡明化がみられる．歯状核の細胞は障害を逃れるため，上小脳脚は他の白質に比べて保たれる．神経細胞の脱落は橋核，下オリーブ核，プルキンエ細胞層で強く，被殻，黒質，青斑核，脊髄側角，自律神経核などにもさまざまな程度で認められる．

　病理組織学的に特異的な所見は，乏突起膠細胞（オリゴデンドロサイト）の胞体内に嗜銀性の封入体（glial cytoplasmic inclusion：GCI）を認めることであるが，1998年にその主要な構成成分がリン酸化αシヌクレインであることが報告された[4]．抗リン酸化αシヌクレイン抗体で免疫染色を行うと，封入体は烏帽子状，半月型，卵円形などいろいろな形態を示し，中枢神経系に広く認められる．抗リン酸化αシヌクレイン抗体陽性の線維状構造物はオリゴデンドロサイトの核内，神経細胞の胞体や核内，さらに神経細胞の突起内にも認められる．これらは抗ユビキチン抗体でも陽性に染まる．MSA-Pは下オリーブ核や橋核に変性を認めるが軽度であり，むしろ線条体-黒質系に強い変性を認めることが多い．

SCA3（マシャド・ジョセフ病：MJD）の病理組織学的所見 ４

　SCA3/MJD（Machado-Joseph disease：マシャド・ジョセフ病）は前述のポリグルタミン病（polyQ病）の一つで，日本に比較的多い疾患である．小脳皮質の変性は軽度であるが，歯状核-赤核系，黒質-淡蒼球-視床下核系，橋核に変性をみる．変性部位には線維性グリオーシスが認められる．歯状核では神経細胞の脱落とともに，残存する神経の胞体や突起周囲に好酸性の顆粒状構造物が認められる．これはグルモース（grumose）変性と呼ばれ，歯状核神経細胞の変性に起因するプルキンエ細胞の神経終末の二次変性の所見である．脊髄小脳路，脊髄視床路，後索などの脊髄上行路が障害され，クラ

Keywords

オリゴデンドロサイト胞体内の神経膠細胞質封入体（GCI）

MSA症例のオリゴデンドロサイトの胞体に認められる特徴的な構造物．主な構成成分はαシヌクレインであり，抗リン酸化αシヌクレイン抗体とともに渡銀法（ガリアス・ブラーク法など）で明瞭に染め出される．神経細胞の核内や胞体内にも同様の構造物がしばしば認められる．

Keywords

αシヌクレイン

パーキンソン病のレヴィ小体の主要構成成分として知られているαシヌクレインは，MSAのGCIでも主要な構成成分である．正常ではシナプス前神経終末に存在し，シナプス関連蛋白と考えられている．家族性パーキンソン病でαシヌクレインの遺伝子異常は見つかっているが，MSAでは見つかっていない．タウの蓄積する疾患をタウオパチーと称するのに合わせて，MSAやパーキンソン病をシヌクレイノパチーと呼ぶことがある．

4 SCA3 / MJD

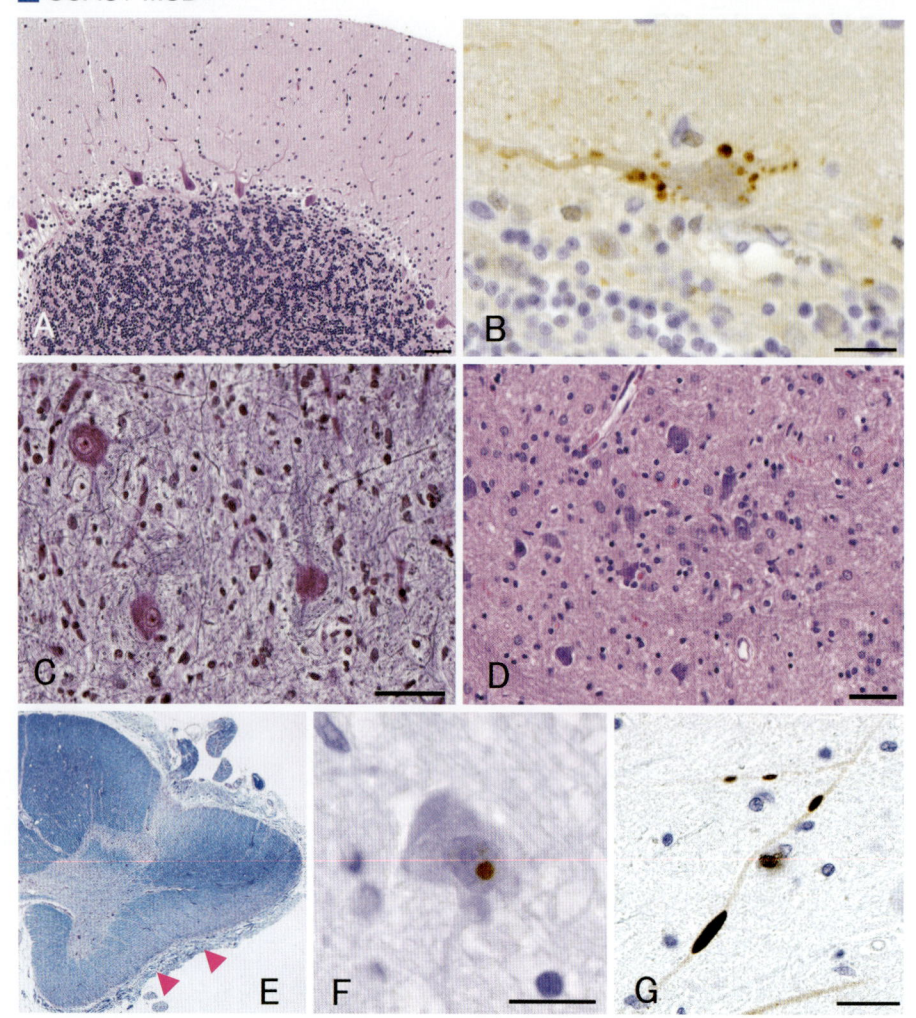

A：小脳皮質では軽度のプルキンエ細胞の脱落と残存する細胞の萎縮を認める．顆粒細胞は保たれる．
B：プルキンエ細胞の樹状突起の萎縮がみられる．calbindin-D 免疫染色．
C：歯状核の神経細胞と突起周囲に小さな点状の構造の集合を認める（グルモース変性）．Bodian 染色．
D：橋核の神経細胞の脱落とグリオーシス．HE 染色．
E：脊髄小脳路，脊髄視床路の変性により，前側索で髄鞘の淡明化と萎縮が認められる（▶）．KB 染色．
F：橋核の神経細胞核内に認められた封入体．1C2 免疫染色．
G：黒質の軸索内の封入体．p62 免疫染色．
Bar：A・C・D：50μm，B・F・G：20μm

ーク柱神経細胞，前角細胞の脱落を伴う．さらに末梢神経にも障害が及ぶなど多系統にわたって変性が認められる．

　polyQ 病の病理組織学的特徴は，異常伸長した polyQ 鎖が細胞の核や胞体に凝集体を形成し，封入体として観察されることである[5]．この封入体は抗ユビキチン抗体や抗 p62 抗体で陽性に染まる．伸長 polyQ 鎖に対するモノクローナル抗体はクローン名を 1C2 といい，polyQ 病の免疫染色に汎用されている．SCA3 / MJD の免疫染色では，神経細胞の胞体内や核内に 1C2 陽性の封入体が広く観察される．SCA3 / MJD の原因蛋白である ataxin 3 に対する

5 歯状核赤核淡蒼球ルイ体萎縮症（DRPLA）

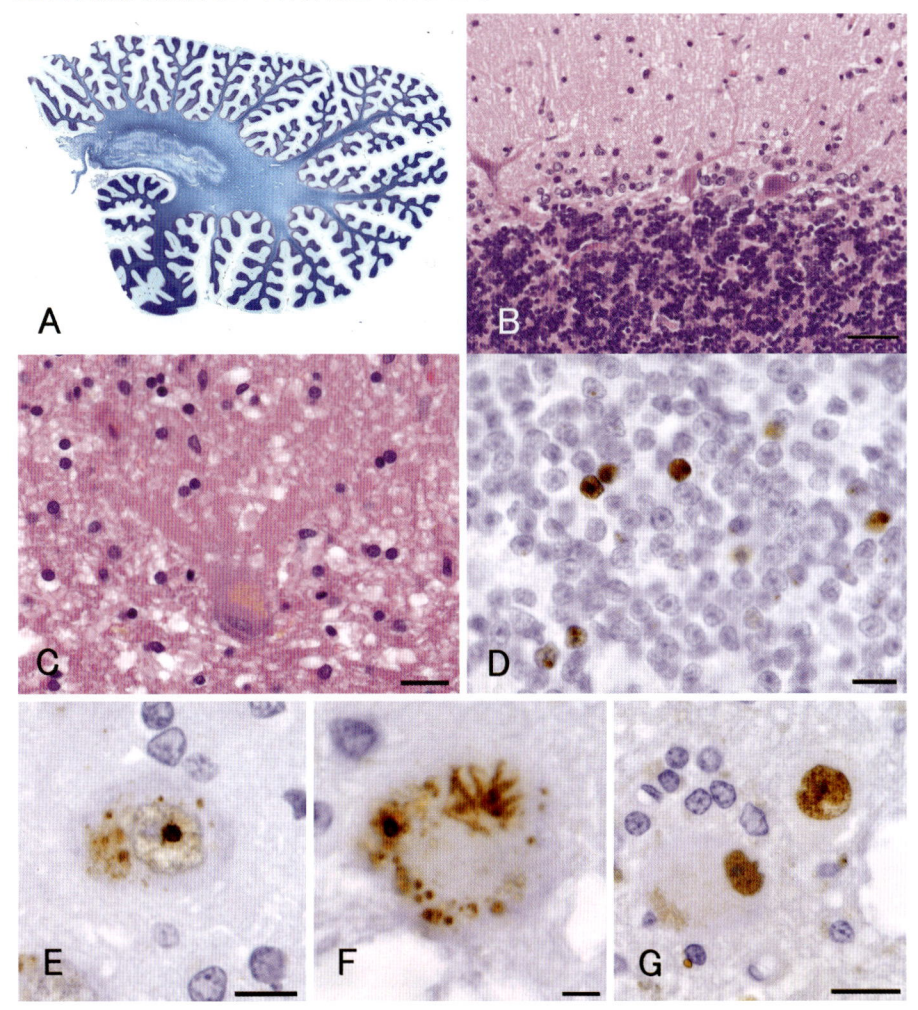

A：小脳白質の色調が淡明化している．KB 染色．
B：小脳皮質は，プルキンエ細胞，顆粒細胞ともに保たれる．HE 染色．
C：歯状核では細胞の脱落と残存神経細胞のグルモース変性を認める．HE 染色．
D：1C2 免疫染色では顆粒細胞の核に多数の陽性像をみる．
E：歯状核の神経細胞の核内に認めた 1C2 陽性封入体．
F：歯状核の神経細胞体内に認められた糸くず状（skein-like）封入体．1C2 免疫染色．
G：歯状核の神経細胞の核へのポリグルタミン鎖のび漫性異常蓄積．1C2 免疫染色．
Bar：A：50μm，B〜F：20μm

抗体でもこれらの封入体は染色される．p62 抗体による免疫染色では，主に黒質の神経細胞で，軸索内の封入体が認められる．

DRPLA の病理組織学的所見（5, 6）

　DRPLA も polyQ 病の一つである．歯状核-赤核系（小脳出力系）と淡蒼球-視床下核系に変性をきたす．歯状核では神経細胞の脱落とともに，残存する神経にグルモース変性を認める．歯状核の変性に伴い，歯状核から上小脳脚に至る白質に強いグリオーシスをみる．

　本症でも，1C2 陽性の核内封入体が広く出現する．神経細胞だけではなく

Keywords

抗体 1C2

polyQ 病の病理組織診断で鍵となる核内封入体を観察するときに使用される市販抗体のクローン名．もとは TATA box-binding protein（TBP）の C-末の polyQ 鎖を含む部位に対するモノクローナル抗体で，通常の染色条件ではほとんどの細胞の核がび漫性に染まる．polyQ 病の場合，パラフィン包埋切片にオートクレーブやギ酸処理などの前処置を施し，抗体を通常の 10 倍程度に希釈して，封入体以外は染まらない条件で観察する．

6 DRPLA の変性部位とポリグルタミン鎖の核内への蓄積の広がり

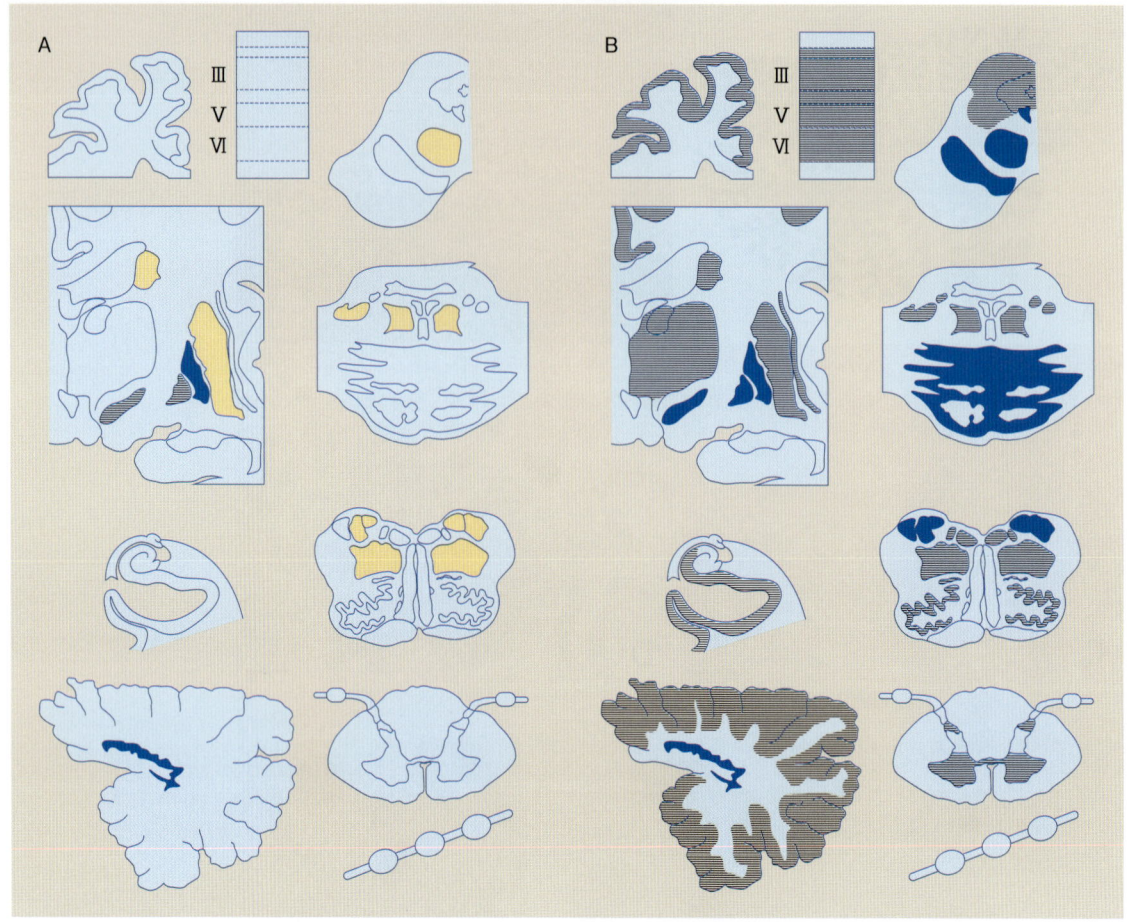

A：変性軽度：黄色（▢），中等度：斜線（▨），高度：青（▮）．
B：核内封入体をもつ神経細胞の割合．1〜20％：水色（▢），20〜60％：斜線（▨），60％〜：青（▮）．
変性部位は比較的限局（A）しているが，核内へのポリグルタミン鎖の異常蓄積は明らかな変性のない部位にも広範に認められる（B）．

(Yamada M, et al. *Neuropathology* 2002[6] より)

アストロサイトやオリゴデンドロサイトの核内にも認められる．封入体の他に，異常蛋白が核内にび漫性に蓄積する現象が認められる．DRPLA では同一家系内で代を追うごとに発症年齢が低下し，重症になる表現促進（anticipation）現象が知られていた．これは後に，異常伸長した不安定な CAG リピートが生殖細胞の減数分裂の際にさらに伸びて子の代に伝わることによる現象であると証明され，polyQ 病に広く認められることがわかった．この現象の病理組織学的説明は Yamada らの抗体 1C2 を用いた詳細な検討によりなされた[6]．すなわち，同一家系において，リピート数の少ない症例より，リピート数の多い症例のほうが核への異常蛋白の集積が強く，その範囲も広範になるということが報告された．若年発症で進行性のミオクローヌスてんかんを呈する症例では，大脳皮質の神経細胞に広範に蓄積が認められ，神経細胞の脱落以前にその機能不全が症状に関わっていることが考えられた．

7 SCA2

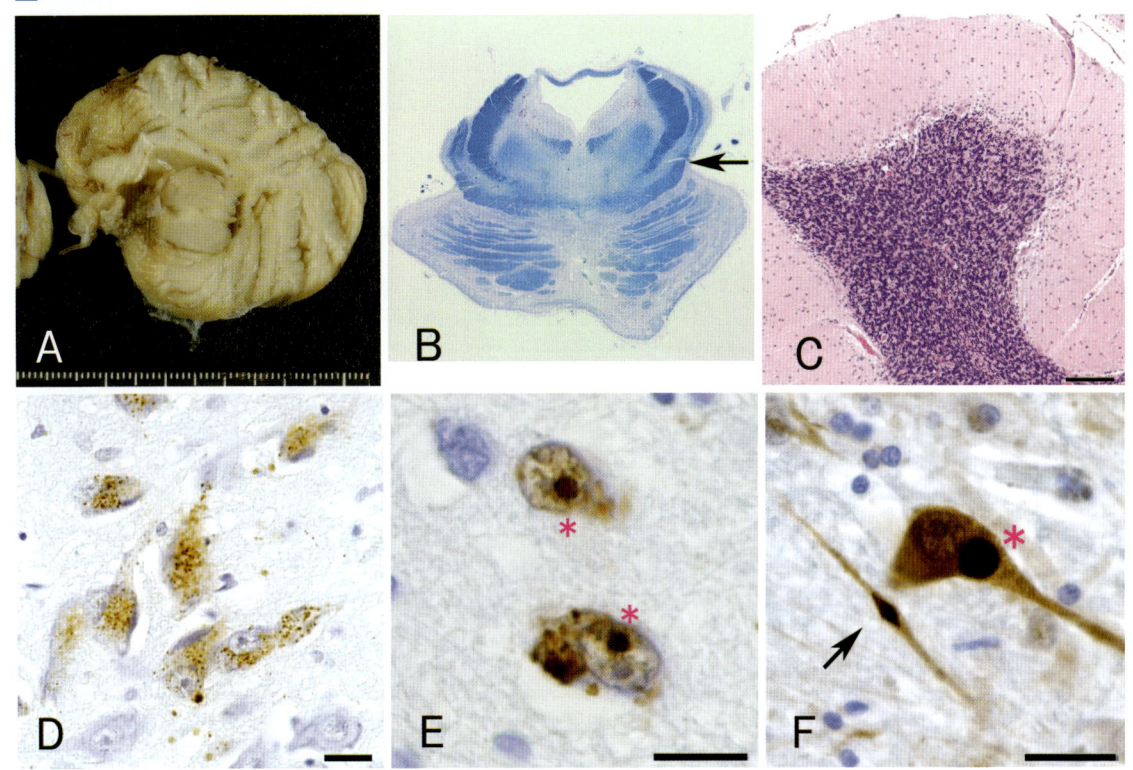

A：固定後の割面．白質の萎縮が著明に認められる．
B：橋底部の萎縮が著明であり，横走線維の髄鞘の淡明化が認められる（矢印は橋被蓋と底部の境界を示す）．K-B 染色．
C：プルキンエ細胞の脱落とベルクマン膠細胞の増生を認める．顆粒層は比較的保たれる．HE 染色．
D：1C2 免疫染色では神経細胞の胞体が顆粒状に染まるものが多い．
E：橋核の残存神経細胞に認められた核内封入体（＊）．1C2 免疫染色．
F：中脳網様体の神経細胞軸索内封入体（→）と胞体内の封入体（＊）．抗 p62 抗体免疫染色．
Bar：C：100μm，D〜F：20μm

SCA2 の病理組織学的所見（7）

　SCA2 もポリグルタミン病（polyQ 病）の一つで，原因遺伝子 ataxin 2（*ATX2*）の CAG リピートが異常に伸長することで発症する．臨床的には小脳失調，slow eye movement（緩徐眼球運動）と呼ばれる特徴的な眼球運動障害，末梢神経障害，不随意運動，認知機能低下などがみられる．日本にはまれな疾患である．

　肉眼的には先にあげた OPCA 同様，橋底部の萎縮，小脳萎縮，黒質の色調低下が認められ，かつて遺伝性 OPCA と呼ばれていた．小脳皮質はプルキンエ細胞と顆粒細胞がともに脱落するが，歯状核は比較的保たれる．下オリーブ核，橋核，黒質は高度に変性し，赤核の変性も明らかである．大脳基底核や視床，大脳皮質にも軽度の変性をみる．

　1C2 による免疫染色では神経細胞の胞体や核内に封入体がみられる．抗 p62 抗体で，黒質神経細胞の軸索内封入体が認められる．

8 SCA6およびSCA31／16qADCA

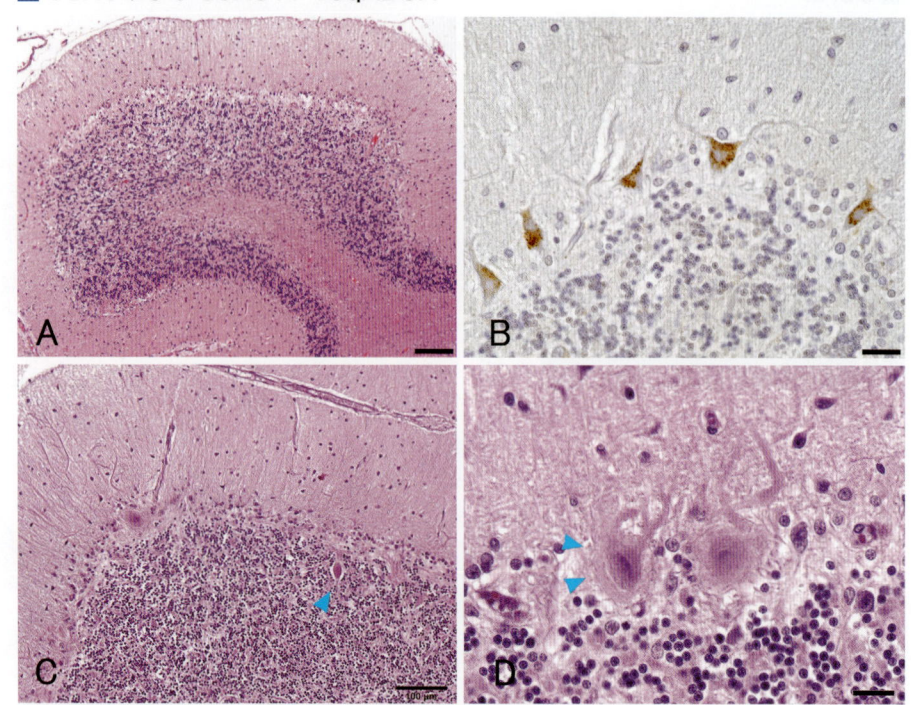

A：SCA6ではプルキンエ細胞の脱落が高度であり，分子層の幅の減少，顆粒細胞の脱落も認められる．HE染色．
B：SCA6プルキンエ細胞の胞体内に多数の顆粒状の封入体が認められる（核内にも小さな封入体が少数存在する）．1C2免疫染色．
C：SCA31の小脳皮質．プルキンエ細胞は高度に脱落し，torpedo（▶）が認められる．HE染色．
D：SCA31症例のプルキンエ細胞周囲に認められる特徴的な好酸性のもやもやした構造（▶）．HE染色．
Bar：A・C：100μm，B：50μm，D：20μm

SCA6およびSCA31の病理組織学的所見（8）

　SCA6もpolyQ病の一つであるが，多系統に障害をもたらすことが少なく，小脳皮質に限局した強い変性を呈すること（小脳皮質変性症）が特徴である．小脳皮質神経細胞層ではプルキンエ細胞が高度に脱落し，ベルクマン膠細胞の増生をみる．同時にプルキンエ細胞の樹状突起が消失するため分子層の幅が減少する．小脳虫部，特に上部で変性が強い．歯状核は保たれる．SCA6はpolyQ病のなかで，唯一細胞膜上のチャネル蛋白の異常による疾患である[8]．原因蛋白はカルシウムチャネル（CACNA1A）で，polyQ鎖のリピートが他の疾患より短いことに関係するのか，核内封入体は小さくプルキンエ細胞に限局して認められる．

　polyQ病ではないSCA31（16q-ADCC）も小脳皮質の変性のみを示す小脳皮質変性症で，プルキンエ細胞の周囲に特徴的な好酸性の構造物をみる[9]．

　比較的高齢発症で，小脳症状のみを呈する，いわゆるLCCAと診断されている，家族歴のはっきりしない患者の中にSCA6やSCA31が含まれている可能性がある．いずれも病理組織学的には純粋な小脳皮質の変性で，遺伝

9 傍腫瘍性小脳皮質変性症

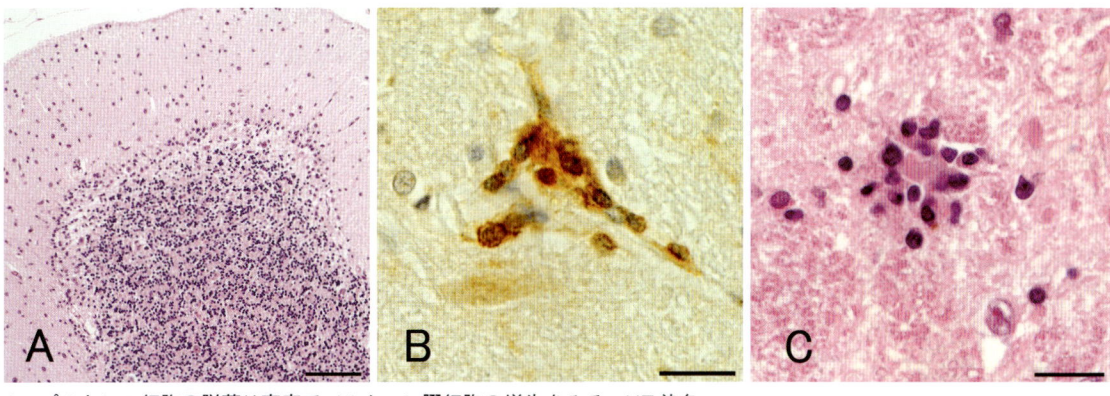

A：プルキンエ細胞の脱落は高度でベルクマン膠細胞の増生をみる．HE 染色．
B：血管周囲に炎症細胞の浸潤をみることがある．CD3 免疫染色．
C：同症例の延髄網様体に認められた neuronophagia（神経食作用）像．HE 染色．
Bar：A：50μm，B・C：20μm

子診断以外でこれらを区別するには 1C2 免疫染色で核内封入体を見出したり（SCA6），特徴的なプルキンエ細胞の変性（SCA31）を検索する必要がある．

傍腫瘍性症候群による小脳皮質変性症（9）

まれな疾患として，傍腫瘍性症候群による小脳皮質変性症がある[10]．婦人科系の癌，肺癌などの罹患者で，抗 Yo 抗体陽性の場合が多い．小脳のプルキンエ細胞はほぼ完全に脱落する．系統的な変性は認めないため，プルキンエ細胞自体への障害が考えられる．細胞脱落部位や血管周囲に炎症細胞の浸潤を認める場合がある．

（豊島靖子，山田光則，高橋　均）

Keywords

傍腫瘍性症候群（paraneoplastic syndrome）
担癌患者にまれに小脳症状，末梢神経障害，辺縁系脳炎などの神経症状が亜急性に出現することがある．このような患者の血清中に抗神経抗体（anti-Hu，-Yo，-CV2 など）と呼ばれる自己抗体が認められ，なんらかの自己免疫的な機序で神経の障害が起こっていることが考えられている．組織学的にも病変部位の血管周囲にリンパ球の浸潤をみることがある．

文献

1) Takahashi T, et al. Polyglutamine diseases : Where does toxicity come from? What is toxicity? Where are we going? *J Mol Cell Biol* 2010；2：180-191.
2) Sato N, et al. Spinocerebellar ataxia type 31 is associated with "inserted" pentanucleotide repeats containing (TGGAA) n. *Am J Hum Genet* 2009；85：544-557.
3) Gilman S, et al. Second consensus statement on the diagnosis of multiple system atrophy. *Neurology* 2008；71：670-676.
4) Wakabayashi K, et al. Alpha-synuclein immunoreactivity in glial cytoplasmic inclusions in multiple system atrophy. *Neurosci Lett* 1998；249：180-182.
5) Yamada M, et al. Pathology of CAG repeat diseases. *Neuropathology* 2000；20：319-325.
6) Yamada M, et al. Genotype-phenotype correlation in CAG-repeat diseases. *Neuropathology* 2002；22：317-322.
7) Elden AC, et al. Ataxin-2 intermediate-length polyglutamine expansions are associated with increased risk for ALS. *Nature* 2010；466：1069-1075.
8) Zhuchenko O, et al. Autosomal dominant cerebellar ataxia (SCA6) associated with small polyglutamine expansions in the alpha 1A-voltage-dependent calcium channel. *Nat Genet* 1997；15：62-69.
9) Ishikawa K, Mizusawa H. The chromosome 16q-linked autosomal dominant cerebellar ataxia (16q-ADCA*)：A newly identified degenerative ataxia in Japan showing peculiar

Column

ポリグルタミン病（SCA2）と筋萎縮性側索硬化症（ALS）の関係

2010年にポリグルタミン病の一つのSCA2の原因遺伝子ATX2と筋萎縮性側索硬化症（amyotrophic lateral sclerosis：ALS）との関係について興味深い論文が発表された[7]．ポリグルタミン病の詳しい説明は他の項でなされているが，その発症と原因遺伝子のCAGリピート長には強い相関があり，発症者と健常者では通常リピート数が重ならない．しかし，発症に至らない長さ（intermediate）のリピート数が時に問題になることがあり，浸透率の低い疾患などで，はっきり発症・非発症をリピート数で分けるのが難しい場合がある．SCA2はATX2のCAGリピートが35リピート以上で発症するが，先に述べた論文は，発症に至らない22〜34リピートという微小伸長が孤発性ALS患者に有意に多く認められるという報告である．これは欧米のデータであるが，その後の追試でも同様の結果が出ている．ポリグルタミン病の原因遺伝子の異常がまったく異なる疾患の危険因子になるということで，共通の病態生理の存在を考えさせる．

ALSでは43-kDa TAR DNA-binding protein（TDP-43）が発症に関わる重要な分子として考えられており，抗TDP-43抗体やリン酸化TDP-43抗体を使用して病理組織学的に検索すると，脊髄前角細胞や脳幹の運動神経核細胞のいくつかにTDP-43陽性の封入体をみることができる．TDP-43とATX2はどちらもRNA結合因子で，微小伸長したグルタミン鎖をもつATX2とTDP-43はRNAを介して相互作用し，その機能を障害することが in vitro の実験系において検討されている．筆者らが経験したSCA2症例の，抗リン酸化TDP-43の免疫染色では，比較的広範な部位にリン酸化TDP-43陽性の封入体がみられ（10），これは1C2や抗ATX2抗体とは共存しなかった．なぜ，SCA2の原因遺伝子とALSが関係するのかはまだわかっていない．ALSにおけるTDP-43陽性封入体の分布は，はっきりと細胞脱落がある部位のみではなく，ほとんど変性がみられない部位まで及ぶことがある．また，SCA2も1C2陽性封入体が広範に出現することから，ALS患者において，polyQ鎖が軽度伸長した状態のATX2が広範に存在すると，それがもともとのTDP-43の細胞障害性を強調しALSの発症に影響を及ぼす可能性が考えられる．

10 SCA2症例の赤核に認められた細胞体内封入体

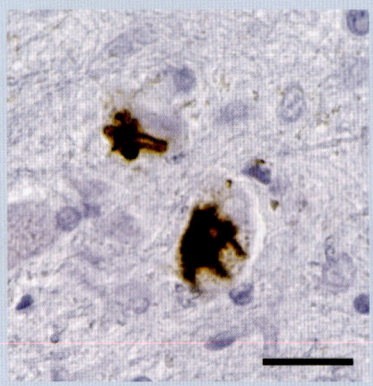

ALSで認められる封入体と形態は変わらない．抗リン酸化TDP-43免疫染色．Bar：20μm

---

morphological changes of the Purkinje cell. *Neuropathology* 2010；30：490-494.
10) Dalmau J, Rosenfeld MR. Paraneoplastic syndromes of the CNS. *Lancet Neurol* 2008；7：327-340.

Further reading

- Gray F, et al (editors). Escourolle & Poirier, Manual of Basic Neuropathology. 4th edition. Philadelphia：Butterworth-Heinemann；2004.
  読みやすい英語で書かれていて神経病理の入門書として最適

- Love S, et al. Greenfield's Neuropathology. 8th edition. London：Hodder Arnold；2008.
  神経病理の教科書として最もポピュラー．中枢神経系の疾患を広く扱い，組織所見から分子生物学まで簡潔にふれている

- Dickson DW, Weller RO (editors). Neurodegeneration：The Molecular Pathology of Dementia and Movement Disorders. 2nd edition. Oxford：Blackwell Publishing Ltd., 2011.
  神経病理で扱う変性疾患について多方面から詳しく書かれている

IV. 小脳障害の病態
多系統萎縮症（MSA）
診断ガイドライン

> **Point**
> - 多系統萎縮症（MSA）は，成人発症の孤発性神経変性疾患で，自律神経不全，パーキンソン症状，小脳性運動失調，皮質脊髄路障害を，経過中にさまざまな程度で認める．
> - 現在，2008年に開催された第2回コンセンサス会議の診断基準が幅広く受け入れられており，熟知する必要がある．
> - 診断には運動機能異常（パーキンソン症状もしくは小脳性運動失調）と自律神経不全の存在が必須である．

多系統萎縮症（multiple system atrophy：MSA）は，1969年にGrahamとOppenheimerにより提唱された名称である[1]．今でこそ，オリーブ橋小脳萎縮症（olivopontocerebellar atrophy：OPCA），線条体黒質変性症（striatonigral degeneration：SND），シャイ・ドレーガー症候群（Shy-Drager syndrome：SDS）がMSAに包含されることは共通認識となっているが，OPCA，SND，SDSが同一の疾患の異なる表現形であるのか，独立した疾患であるのかについては20年にわたる議論があった．

この論争に終止符を打ったのは1989年に発表されたPappらの論文[2]で，彼らは，OPCA，SND，SDSにのみ認め，対照群284例では認めない神経膠細胞質封入体（glial cytoplasmic inclusion：GCI）(**1**)の存在を報告した．さらに，1998年にはGCIの主要構成蛋白はαシヌクレインである[3]ことが確認され，MSAは病理学的にパーキンソン病（Parkinson disease：PD）やレヴィ小体型認知症とともにシヌクレイノパチーに分類されるようになった．

この流れを受けて，1998年に第1回コンセンサス会議[4]，2008年に第2回コンセンサス会議[5]が開催され，診断基準が提唱された．これらの診断基準はevidence basedで作成されたものではなく，経験豊富な専門家が集まって合意のうえで作成されたものであるため，一般的なガイドラインの作成手順とは異なる側面はあるものの，MSAを診断，研究するうえできわめて重要な診断基準で，世界中のMSAの診療と研究で利用されている．

本項では，特に第2回コンセンサス会議の内容を整理するとともに，**Column**や**ディベート**において，診断基準の歴史，問題点，課題などを整理したい．

Keywords

オリーブ橋小脳萎縮症（OPCA）
DejerineとThomasにより1900年に記載された．孤発性，成人発症で病変主座が小脳皮質，延髄オリーブ核，橋核の一次性系統的変性疾患．原著には錐体外路症状，尿失禁の記載もある．

Keywords

線条体黒質変性症（SND）
Adamsらにより1961年に記載された．パーキンソン症候群を主徴とし，被殻と黒質に変性の主座をおく．病理ではOPCAに近い病変の記載，臨床的に排尿障害の記載もある．

1 神経膠細胞質封入体（GCI）

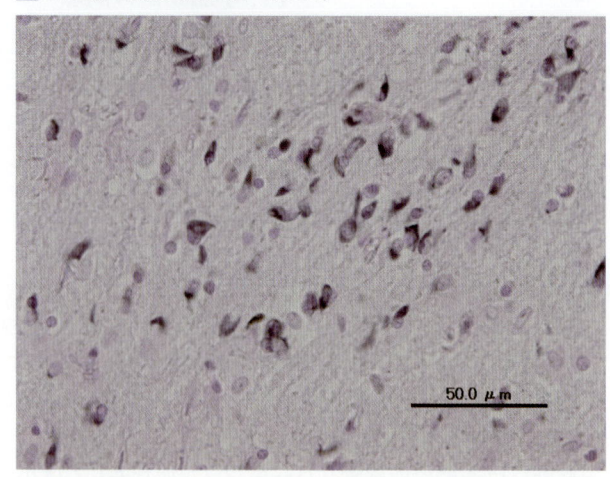

乏突起膠細胞（oligodendrocyte）の胞体内に嗜銀性の封入体を認める．ガリアス・ブラーク染色．400倍

第1回コンセンサス会議（1998年）の要旨[4]

　本会議で提唱された診断基準において特筆すべきことは，従来の臨床病型分類（OPCA，SND，SDS）がなくなり，パーキンソン症状を主体とする場合はMSA-P（MSA with predominant parkinsonism），小脳性運動失調を主体とする場合はMSA-C（MSA with predominant cerebellar ataxia）という2つの分類になったことである．また，MSAの疑い例，ほぼ確実例，および確定例という診断確実性の3つのレベルが規定され，確定例では剖検による確認が必要とされた．ほぼ確実例の診断には自律神経症状が必要であるとし，自律神経症状の重要性が強調されている．

第2回コンセンサス会議（2008年）のまとめ[5]

臨床病型

　引き続き，パーキンソン症状を主体とする患者はMSA-P，小脳性運動失調を主体とする患者はMSA-Cとされ，優勢な運動症状が経時的に変化しうるため，MSA-PまたはMSA-Cの呼称は，患者の評価時点での主症状を指すこととなった．一方で，パーキンソン症状と小脳性運動失調を併存する場合に混合型MSAという呼称を使用することは推奨されていない．

発症の定義

　発症は，パーキンソン症状または小脳性運動障害，あるいは疑い例の基準で定義された自律神経症状を自覚したときとされ，陰萎と女性の性器感度低下は含まれていない．

Memo

陰萎はMSAの最も初期の症状の一つで，男性患者ではほぼ全例で認めるとされるが，陰萎の頻度は加齢で増加し，その原因も多様であるため特異性は低い．一方，勃起機能が維持されていればMSAの診断はほぼ除外されるとの意見もあるが，本人が正しく申告しない可能性や，どこまで客観的評価を行うかなど，留意すべき点もある．また，女性の性器感度低下に関する報告は少なく，多数例の検討が必要である．

MSA という名称が生まれた 1969 年

　1969 年は，Graham と Oppenheimer により，1 例の仔細な臨床症状および剖検所見の検討から，SDS における起立性低血圧をはじめとする交感神経系の症状の責任病巣は脊髄中間質外側部の神経細胞脱落によることと，本症候群は中枢神経系の選択的な一次性の神経細胞萎縮を基礎疾患とすることを示すとともに，本症候群では脊髄中間質外側部の神経細胞脱落以外に OPCA や，その不全型など多彩な構造物の変性を種々の程度で認めることから，複数の初老期多系統変性症の重なった一群であるとし，multiple system atrophy の名称が提唱された年である．本論文では Adams らの SND についても言及はしているが，MSA には分類していない．この理由として，脊髄中間質外側部に関する病理学的記載が Adams らの論文にはなかったためと推定されている．

　同じ 1969 年，高橋らは，本邦初の SDS の剖検例を報告した[10]．症例は，陰萎と性欲減退で発症し，全経過ほぼ 7 年で死亡．経過中に尿失禁，全身のほぼ無汗，起立性低血圧などの自律神経系病変，筋固縮，手指の安静時振戦，前屈歩行，前方突進などのパーキンソニズム，四肢の協調運動障害，急速変換運動障害などの小脳性運動失調の他に，深部反射の中等度亢進，両下肢の軽度の皮膚および深部感覚の低下，病的笑い，病的泣きなど認め，病理学的にはオリーブ橋小脳系，線条体黒質系の著しい変性，脊髄中間質外側部，胸髄核，後脊髄小脳路，外側皮質脊髄路，三角束，tractus cervicolumbaris などの変性を認めた．高橋らは，臨床病理学的な検討と文献考察から，OPCA の中にはパーキンソニズムを主徴とする既報告や高度の自律神経症候を呈する既報告があること，線条体黒質系と小脳系の変性は SND に類似していることを指摘するとともに，発汗障害の責任病巣は交感神経節前ニューロンの障害によることを機能検査と病理所見から証明し，すべての自律神経症候の責任病巣が脊髄脳幹内の自律神経節前ニューロン障害に由来する可能性と，その変性が尾側から上行性に吻側に向かって進展する可能性を指摘した．そして，SDS と OPCA は，疾患分類学的に近似した位置におかれることを示した．

　このように MSA 研究において 1969 年は，SDS を軸として OPCA と SND が疾患分類学的に近似したものであることが示され，MSA という言葉が初めて提唱されたきわめて重要な年である．さらに，ヨーロッパと日本において同時に，1 例の詳細な臨床観察と病理学的検討を基本として，仔細な文献的考察から本疾患概念が提唱されたことを銘記すべきである．

自律神経不全・泌尿生殖器障害の特徴

　起立性低血圧は，ほぼ確実例の臨床診断には，3 分間仰臥位をとった後，起立後 3 分で収縮期血圧 30 mmHg 以上，もしくは拡張期血圧 15 mmHg 以上の低下が必要とされた．起立性低血圧は，薬剤，脱水，食事，体温上昇，体調不良，糖尿病などの影響を受けるため，これらの病態の除外もしくは考慮が必要である．

　排尿障害は起立性低血圧よりも早期に生ずることが多く，特に最近発症した原因不明の尿疾患（特に男性）や残尿によって MSA の診断の可能性は高くなる．

　自律神経不全・泌尿生殖器障害に関する臨床検査として，超音波による残尿量測定では 100 mL を超える残尿を検出可能であり，残尿量は MSA の進行とともに増加する傾向がある．交感神経節後ニューロンの障害を評価可能である ^{123}I-metaiodobenzyl guanidine（MIBG）は，MSA では心筋への集積が保たれる傾向にあり，PD では高率に低下するため，両者の鑑別に有用との報告はあるものの，MSA でも経過とともに集積が低下する場合がある．

パーキンソン症状の特徴

　振戦は通常不規則で，姿勢時振戦と動作時振戦がみられ，ミオクローヌス

2 MSA ほぼ確実例の基準

以下に特徴づけられる孤発性，進行性，成人発症（>30歳）の疾患
- 尿失禁（排尿コントロール不能，男性は勃起不全を伴う）または起立後3分以内の収縮期血圧 30 mmHg 以上もしくは 拡張期血圧 15 mmHg 以上の血圧低下を含む自律神経不全に加え
- レボドパ反応性が不良のパーキンソン症状（筋強剛を伴う運動緩慢，振戦，もしくは姿勢反射障害）または
- 小脳症候群（歩行運動失調に小脳性構音障害，肢節運動失調もしくは小脳性眼球運動障害）を呈する

(Gilman S, et al. *Neurology* 2008 [5] より)

Memo
レボドパ反応試験では，海外ではレボドパと末梢性脱炭酸酵素阻害薬の用量を3か月にわたって1 g/日以上（必要があり忍容性があれば）まで増量するとの記載がある．日本では1 g以上まで増量することはまれであり，日本の実情に見合った基準を作る必要がある．なお，運動症状の改善は UPDRS III または統一多系統萎縮症評価尺度（UMSARS）パート II のスコアの 30% 以上の改善など，客観的所見により示される必要があると記載されている．

を合併する場合も多い．古典的な丸薬丸め様の安静時振戦はまれである．パーキンソン症状は左右対象の場合が多いものの非対称のこともある．姿勢保持障害はPDよりも早期に出現し，進行速度も速い．パーキンソン病統一評価尺度（Unified Parkinson's Disease Rating Scale：UPDRS）パートIII（運動能力検査）の悪化速度はPDでは年間に10%未満であるが，MSAでは20%以上である．レボドパに対する反応性は低く，患者の最大30%は臨床的に有意な反応を示すが，レボドパに対する反応は徐々に低下する．

小脳性運動失調の特徴

歩行運動失調は MSA-C に最も多くみられる小脳症状であり，小脳性構音障害や小脳性眼球運動障害を伴う場合が多い．肢節運動失調も認めるが，通常は歩行障害や言語障害が優位である．早期の眼球運動異常では眼振はみられず，矩形波眼球運動，衝動性追従運動および測定障害性サッケードなどが生じる．核上性注視障害や衝動性眼球運動速度の緩徐化は MSA の特徴には含まれない．MSA-C は通常，他の孤発性の遅発性運動失調よりも早く進行する小脳正中部の障害として発症し，発症から5年以内に車椅子に依存するようになることが多い [6,7]．

診断分類

■確定例

中枢神経に広範囲かつ大量のαシヌクレイン陽性 GCI を伴う神経病理学的所見が認められ，線条体黒質またはオリーブ橋小脳の神経変性変化を伴う場合とされた．「広範囲」と「大量」に関する定量的な定義は記載されていない．

■ほぼ確実例（2）

尿失禁もしくは起立性低血圧を含む自律神経不全の存在を必須とし，レボドパ反応不良のパーキンソン症状もしくは小脳症候群の存在が必要である．

■疑い例（3）

ほぼ確実例の基準と同じ内容の小脳症候群もしくはレボドパの反応性を問わないパーキンソン症状に加え，ほぼ確実例の基準を満たさない（重症度の軽い）自律神経不全に加え，少なくとも1つの補足的特徴を有することが必

3 MSA 疑い例の基準

以下に特徴づけられる孤発性，進行性，成人発症（＞30歳）の疾患
- パーキンソン症状（筋強剛を伴う運動緩慢，振戦，もしくは姿勢反射障害）または
- 小脳症候群（歩行運動失調に小脳性構音障害，肢節運動失調もしくは小脳性眼球運動障害）に加え
- 少なくとも1つの自律神経機能異常を示唆する特徴（特に原因のない尿意切迫，頻尿，残尿，男性の勃起障害，もしくは著しい起立性低血圧を呈するがMSAほぼ確実例に必要とされる基準を満たさない）に加え
- 少なくとも以下の1つの補足的特徴を呈する
    MSA-P ないし MSA-C 疑い
    - 腱反射亢進を伴うバビンスキー徴候
    - 喘鳴
    MSA-P 疑い例
    - 急速進行性のパーキンソン症状
    - レボドパへの反応不良
    - 運動症状発現3年以内の姿勢保持障害
    - 歩行運動失調，小脳性構音障害，肢節運動失調，もしくは小脳性眼球運動障害
    - 運動症状発現5年以内の嚥下障害
    - MRI上の被殻，中小脳脚，橋，もしくは小脳の萎縮
    - FDG-PETでの被殻，脳幹，もしくは小脳の代謝低下
    MSA-C 疑い例
    - パーキンソン症状
    - MRI上の被殻，中小脳脚，もしくは橋の萎縮
    - FDG-PETでの被殻，脳幹，もしくは小脳の代謝低下
    - SPECT あるいは PET でのシナプス前黒質線条体ドパミン作動性脱神経

(Gilman S, et al. *Neurology* 2008[5] より)

4 多系統萎縮症（MSA）の頭部 MRI 所見

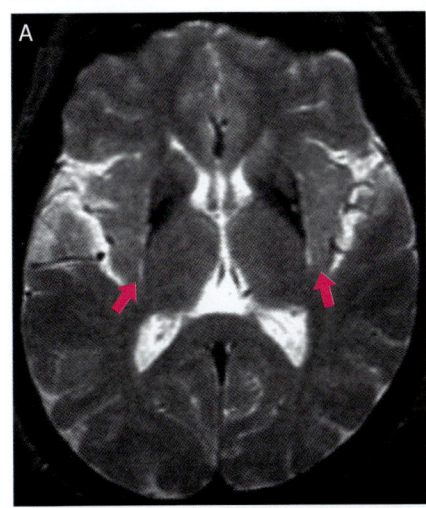

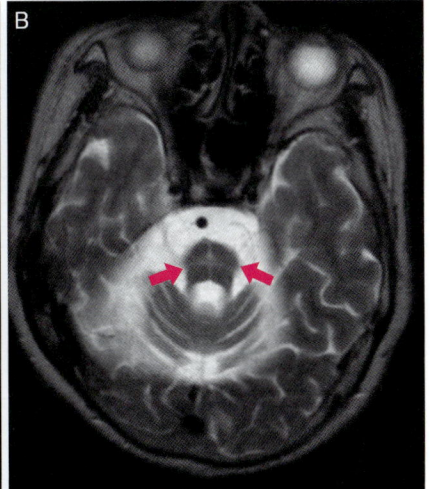

T2強調画像において両側被殻の萎縮（A）および橋と小脳の萎縮（B）を認める．被殻背外側優位に線状のT2高信号，橋のhot cross bun signも認める（→）．いずれもMSAに特徴的な信号異常とする報告が多いが，診断基準には含まれていない．

要である．
　疑い例における補足的特徴は，①錐体路症状（腱反射亢進を伴うバビンスキー徴候），②喘鳴，③MSA-Pにおけるパーキンソン病よりもMSA-Pに特徴的なパーキンソン症状の特徴，④MSA-Pにおける小脳性運動失調，⑤MSA-Cにおけるパーキンソン症状，⑥MRI異常所見（被殻，中小脳脚，橋，もしくは小脳萎縮．ただしMSA-Cでは小脳萎縮は含まない〈4〉），⑦

> ### Red flags と診断を支持しない項目の留意点　　Column
>
> Red flags を用いる場合，①MSA-P と PD の鑑別に有用なサインであるが，他のパーキンソニズムを来す疾患，特に進行性核上性麻痺との鑑別における有用性は検討していないこと，②red flags の各項目には明確な定義がなされていないものが多いこと（重度の発声障害の重度の基準，過度の頸部前屈の過度の基準，手足の冷感の基準など），③剖検例で確認された症例の検討ではないこと，④MSA-C に関する red flags は検討されていないこと，などに留意する必要がある．
>
> 診断を支持しない項目については，75歳以降の発症，家族歴，認知症を含め，"支持しない"のであって，"除外診断項目ではない"ことに留意する必要がある．家族歴に関しては，Hara らによる詳細な報告[11]があり，常染色体劣性遺伝が示唆される症例・家系が存在する．家族歴がある MSA を疑う症例の蓄積は MSA の病態関連遺伝子を探索するうえでも重要である．認知症に関しては，語流暢や遂行機能障害などの高次脳機能障害を呈するとした報告[12]，認知症を58例中10例に認めるとする報告[13]，長期例では前頭葉や側頭葉を中心に高度な大脳萎縮を認めるとする報告[14]を認める．

5 MSA の診断を支持する特徴（red flags）と支持しない特徴

支持する特徴 （red flags）	・口顔面ジストニア ・過度の頸部前屈 ・camptocormia（体幹屈曲-高度の脊柱前屈）かつ／ないし Pisa 症候群（高度の脊柱側屈） ・手または足の拘縮 ・吸気性ため息 ・重度の発声障害 ・重度の構音障害 ・いびきの新規発現あるいは増強 ・手足の冷感 ・病的笑いあるいは病的泣き ・ジャーク様，ミオクロニー姿勢時／動作時振戦
支持しない特徴	・古典的な丸薬丸め様静止時振戦 ・臨床的に明らかなニューロパチー ・非薬剤性幻覚 ・75歳以上の発症 ・運動失調もしくはパーキンソン症状の家族歴 ・認知症（DSM-IV に基づく） ・多発性硬化症を示唆する白質病変

(Gilman S, et al. *Neurology* 2008[5] より)

SPECT や PET 異常所見（MSA-P では FDG-PET での被殻，脳幹，もしくは小脳の代謝低下，MSA-C ではシナプス前黒質線条体ドパミン作動性脱神経所見）から構成される．

MSA 疑い例の補足的特徴の中で，錐体路症状は，第1回コンセンサス会議でも記載された内容である．他の臨床特徴は，European MSA Study Group（EMSA-SG）により提唱された red flag check list（早期の姿勢保持障害，急速進行性，異常肢位，球症状，呼吸機能障害，情動失禁）[8]から早期の姿勢反射障害，急速進行性，および呼吸機能障害の中から喘鳴が採用されている．画像所見は Brooks と Seppi により，文献レビューにより選ばれた項目が採用されている[9]．

MSA の診断を支持する特徴（red flags）と支持しない特徴（**5**）

EMSA-SG のメンバーは，文献レビューとエキスパートの意見から MSA

ディベート

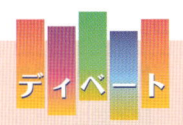

SDS という名称の再考

　第1回コンセンサス会議では，SDS の名称は誤用されていることが多いため用いないとされ，急激に SDS という用語は使われなくなった．しかし，SDS という名称を消したからといって，この声明が自律神経症状を軽視したものでないことは，ほぼ確実例の診断に自律神経症状が必須であることからも明らかである．高度な自律神経を呈する症例であっても，明らかな小脳性運動失調やパーキンソニズムを呈している場合には，高度な自律神経不全を伴う MSA-C もしくは MSA-P と表記することで臨床的には問題はない．また，臨床病型を決める場合，自律神経不全がどの程度強ければ自律神経優位型で，どの程度軽ければ運動障害優位型であるのかの判断は難しく，自律神経不全は等しく存在するものとし，運動症状の内容によって MSA-P と MSA-C に分類することは合理的である．

　一方，初期に高度な自律神経系の症候を呈し，運動機能異常は認めないか，きわめて軽微な症例が実地臨床でも研究でも問題となる．また，喘鳴で発症する MSA の存在も知られている．こうした症例は突然死の可能性もあり，適切な診断，病状説明，対策が必要であるが，現時点では診断基準を満たさないばかりか，どの臨床病型にもあてはまらない．

　Shy と Drager の論文[15] は，自律神経症候を臨床的疾患単位としてまとめたものではなく，著明な起立性低血圧や排尿障害などの自律神経症状のほかに，パーキンソニズム，小脳性運動失調，下位運動ニューロン徴候を認める 2 症例の詳細な臨床所見と，うち 1 例の剖検所見から，起立性低血圧を来す疾患の中に，神経系の系統的変性が原因となっている症候群の存在することを示したものであって，原著に立ち返ってみた場合，軽微な運動機能異常を呈する一群を SDS 型と呼ぶことは考慮してよいと思われるが，自律神経症候のみを呈する症例を SDS 型と呼ぶのは正しいとはいえない．

　主に節前性障害による高度な起立性低血圧や，陰萎を伴い残尿も認める進行性の神経因性膀胱症例を診察したときに MSA を念頭におくためにも，高度な自律神経障害以外の症状がない，もしくは乏しい MSA 症例をどのように呼び，どのように診断基準に取り入れていくのかは今後の重要な課題といえる．

の red flag check list を作成し，check list の各項目の出現頻度を，ほぼ確実を満たす MSA-P 57 例と，ほぼ確実を満たすパーキンソン病 116 例において検討した．統計解析処理の後，最終的に MSA と PD の鑑別に有用な項目として抽出されたものが MSA の red flags である．

　第2回コンセンサス会議で red flags として採用された各項目の出現頻度は，ほぼ確実 MSA-P（平均罹病期間 4.9±3.8 年）において 14.0〜50.9％ と，決して出現頻度の高くない項目も含まれているが，特異度は 86.1〜99.2％ と高い．

　支持しない特徴にはパーキンソン病に特徴的な丸薬丸め様振戦，fragile X-associated tremor / ataxia syndrome を示唆する末梢神経障害，レヴィ小体型認知症に特徴的な薬剤と無関係な幻覚などが含まれている．

第 1 回と第 2 回コンセンサス会議の相違点

以下は第 1 回と第 2 回の相違点である．
- αシヌクレイン陽性神経膠細胞質封入体（GCI）が規定された．
- ほぼ確実例と疑い例で特徴と判定基準が別々に使用されていたが，それがなくなった．

6 第1回と第2回コンセンサス会議診断基準の感度と陽性的中度

評価時	診断水準と診断基準		感度（％）	陽性的中度（％）
初回	疑い例	第1回コンセンサス会議診断基準	28	93
		第2回コンセンサス会議診断基準	41	95
	ほぼ確実例	第1回コンセンサス会議診断基準	16	100
		第2回コンセンサス会議診断基準	18	100
最終	疑い例	第1回コンセンサス会議診断基準	92	86
		第2回コンセンサス会議診断基準	92	89
	ほぼ確実例	第1回コンセンサス会議診断基準	63	91
		第2回コンセンサス会議診断基準	63	91

(Osaki Y, et al. *Mov Disord* 2009 [16] より)

- ほぼ確実例の診断は大幅に簡素化された．
- 疑い例ではパーキンソン症状もしくは小脳性運動失調に加えて，自律神経障害に関する1つの特徴と，診察または画像検査により検出されるその他の所見1つが必要となった．
- 疑い例でも自律神経機能異常を示唆する症状を必要条件とした．これにより擬陽性の臨床診断が減少すると期待されている．
- red flags が採用された．

第1回と第2回コンセンサス会議で提唱された診断基準の感度，陽性的中度 [16]

6にそれぞれの診断基準の感度と陽性的中度を示す．第2回コンセンサス会議の診断基準は第1回の診断基準よりも初回受診時における疑い例の感度が28％から41％に高くなっていることがわかる．それ以外の感度に変化はない．第2回コンセンサス会議の診断基準を用いた場合の陽性的中度は，疑い例であっても非常に高い．

（渡辺宏久，伊藤瑞規，祖父江元）

文献

1) Graham JG, Oppenheimer DR. Orthostatic hypotension and nicotine sensitivity in a case of multiple system atrophy. *J Neurol Neurosurg Psychiatry* 1969；32：28-34.
2) Papp MI, et al. Glial cytoplasmic inclusions in the CNS of patients with multiple system atrophy (striatonigral degeneration, olivopontocerebellar atrophy and Shy-Drager syndrome). *J Neurol Sci* 1989；94：79-100.
3) Wakabayashi K, et al. Alpha-synuclein immunoreactivity in glial cytoplasmic inclusions in multiple system atrophy. *Neurosci Lett* 1998；249：180-182.
4) Gilman S, et al. Consensus statement on the diagnosis of multiple system atrophy. *J Neurol Sci* 1999；163：94-98.
5) Gilman S, et al. Second consensus statement on the diagnosis of multiple system atrophy. *Neurology* 2008；71：670-676.
6) Klockgether T, et al. The natural history of degenerative ataxia：A retrospective study in 466 patients. *Brain* 1998；121：589-600.

7) Watanabe H, et al. Progression and prognosis in multiple system atrophy: An analysis of 230 Japanese patients. *Brain* 2002; 125: 1070-1083.
8) Köllensperger M, et al. Red flags for multiple system atrophy. *Mov Disord* 2008; 23: 1093-1099.
9) Brooks DJ, Seppi K. Neuroimaging Working Group on MSA. Proposed neuroimaging criteria for the diagnosis of multiple system atrophy. *Mov Disord* 2009; 24: 949-964.
10) 高橋昭ほか. Shy-Drager 症候群. オリーブ橋小脳萎縮症との関連. 臨床神経 1969; 9: 121-129.
11) Hara K, et al. Multiplex families with multiple system atrophy. *Arch Neurol* 2007; 64: 545-551.
12) Kawai Y, et al. Cognitive impairments in multiple system atrophy: MSA-C vs MSA-P. *Neurology* 2008; 70: 1390-1396.
13) Kitayama M, et al. Assessment of dementia in patients with multiple system atrophy. *Eur J Neurol* 2009; 16: 589-594.
14) Konagaya M, et al. Progressive cerebral atrophy in multiple system atrophy. *J Neurol Sci* 2002; 195: 123-127.
15) Shy GM, Drager GA. A neurological syndrome associated with orthostatic hypotension: A clinical-pathologic study. *Arch Neurol* 1960; 2: 511-527.
16) Osaki Y, et al. A validation exercise on the new consensus criteria for multiple system atrophy. *Mov Disord* 2009; 24: 2272-2276.

Further reading

- 高橋昭. 進行性自律神経不全症を伴う多系統萎縮症―その疾病概念に至る歴史的変遷. 東京女子医科大学雑誌 1993; 63: 108-115.
  オリーブ橋小脳萎縮症, 線条体黒質変性症, シャイ・ドレーガー症候群の原著および多系統萎縮症の名前が提唱された Graham と Oppenheimer の論文についてわかりやすく, また詳しく紹介がなされている. 日本初のシャイ・ドレーガー症候群の剖検例についても記載があり, MSA の疾患概念に至る歴史的変遷が理解できる

- 新井公人. 多系統萎縮症の新しい診断基準 (2nd consensus criteria). 神経内科 2010; 73: 327-334.
  2nd consensus criteria について詳細な説明がなされている

IV. 小脳障害の病態
多系統萎縮症（MSA）
MSA-C と MSA-P をめぐって

Point

- 多系統萎縮症（MSA）には，オリーブ橋小脳病変と線条体黒質病変の強弱に対応する臨床病理学的スペクトラムが存在する．
- Gilman らによって提唱された診断基準では，臨床的に小脳性運動失調の強いタイプを MSA-C，パーキンソン症状の強いタイプを MSA-P と称する．
- MSA の患者集団における MSA-C と MSA-P の相対的頻度は，地域や人種の違いによって異なる可能性がある．
- 日本と英国との間で行われた比較研究において，病理学的にオリーブ橋小脳病変が強いタイプの相対的頻度は，日本の患者集団で明らかに高い結果となり，日–英間で MSA の疾患感受性因子は部分的に異なる可能性が提起されている．

Keywords

OPCA

1900 年に Dejerine と Thomas によって報告された家族歴のない2例（うち1例は剖検例）が発端であり，それらは小脳性運動失調で始まり，次第にパーキンソニズムや排尿障害などが出現し，病理学的には小脳と橋の著しい萎縮があった．OPCA の臨床症状は現在の MSA-C に相当するものと考えてよい．

SND

1964 年に Adams らによって報告された4例の剖検例が発端であり，臨床的にパーキンソニズムを呈し，病理学的には黒質と線条体，特に被殻の変性を伴う．報告された4例中1例では橋と小脳の萎縮も伴っており，原著の記載の中に MSA の概念に通じる所見が垣間みられる．SND の臨床症状は現代の MSA-P に相当するものと考えてよい．

オリーブ橋小脳萎縮症と線条体黒質変性症

1969 年，Graham と Oppenheimer は，それまで別の疾患として記載された，オリーブ橋小脳萎縮症（olivopontocerebellar atrophy：OPCA），線条体黒質変性症（striatonigral degeneration：SND），ならびにシャイ・ドレーガー症候群を，多系統萎縮症（multiple system atrophy：MSA）の疾患概念に包括することを提唱した[1]．その後，それら疾患の患者に共通した病理所見として，アルファシヌクレイン陽性のオリゴデンドログリア（乏突起膠細胞）細胞質内封入体の存在が確認され，MSA の疾患概念は確かなものとなった．このように，OPCA と SND は独立して報告された MSA のサブタイプであるが，Ozawa らの検討により，一定の患者集団には，病理学的に OPCA に近い症例と SND に近い症例が混在していることが示された[2]．また臨床的にも，パーキンソン症状の目立つ症例と小脳性運動失調の目立つ症例がそれぞれ経験される．

MSA の臨床的サブタイプ

Gilman らによる MSA の臨床診断基準[3]は，診断時に小脳性運動失調が目立つタイプを MSA with predominant cerebellar ataxia（MSA-C），一方で診断時にパーキンソン症状が目立つ症例は MSA with predominant parkinsonism（MSA-P）と呼ぶことを提唱した．しかし，MSA-C あるいは MSA-P と判断した後に，時間の経過とともに目立つ症候は変化する可能性があることも考慮すべきである[3]．なお，シャイ・ドレーガー症候群の名称は，Gilman ら

MRI での hot cross bun sign と hyperintense lateral putaminal rim について

Column

　Gilman らによる診断基準では，頭部 MRI（1.5 テスラ）の T2 強調画像でみられる hot cross bun sign（**1**-A）と hyperintense lateral putaminal rim（**1**-B）は，MSA の臨床診断に有用であるとしている[3]．Hot cross bun とは，英国で伝統的に聖金曜日に食される十字架の模様が付いたパンで，MSA 患者の橋の MRI 所見（軸位断像）の見え方がそのパンに似ているため，hot cross bun sign と呼ばれるようになった．この所見は，橋の横走線維（橋小脳線維）の変性を反映したものと考えられており[19]，小脳性運動失調に対応する病変である．Hyperintense lateral putaminal rim は，被殻の外側における神経細胞脱落とグリオーシスを反映し，パーキンソニズムに対応する病変である[19]．Hyperintense lateral putaminal rim の見え方は，組織の粗造化に伴い増加した水の信号と，フェリチン・鉄の沈着による信号変化とのバランスによって変化する[20]．

1 MSA 患者における頭部 MRI（1.5 テスラ）の T2 強調画像でみられる橋と被殻の所見

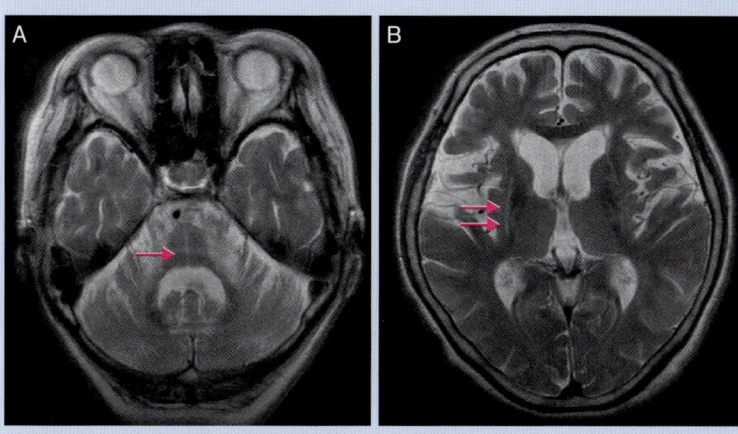

A：橋には，横走線維の変性を反映し，小脳性運動失調に関連すると考えられる hot cross bun sign（→）がみられる．
B：被殻の外側には，神経細胞脱落とグリオーシスを反映し，パーキンソニズムに関連する所見である hyperintense lateral putaminal rim（→）がみられる．

による診断基準には採用されていない（ディベート〈p.148〉参照）．MSA 症例の頭部 MRI で高頻度にみられる hot cross bun sign と hyperintense lateral putaminal rim（Column 参照）は MSA 診断の一助になり，MSA-C と MSA-P を見分ける際には参考になる．

地域によって異なる MSA-C と MSA-P の割合

　世界の各地域で 50 例以上の MSA 患者を対象に行われた疫学研究[4-12]の結果から，MSA-P と MSA-C の症例数の情報を抜粋して検討すると（**3**），患者集団における MSA-C と MSA-P の相対的頻度は，地域や人種の違いによって異なる可能性がある[2]．ヨーロッパ MSA スタディグループによってまとめられた 437 例のデータでは，患者の大半が MSA-P（68％）であり[11]，この傾向は他のヨーロッパ・北米の研究結果にもみられる．日本人 MSA の 230 例をまとめた名古屋大学からの報告では，逆に MSA-C が 67.4％ を占めており[6]，同様の傾向は東アジアに広く認められる．また，東南アジア（シ

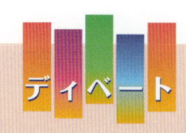

ディベート
原著にみるシャイ・ドレーガー症候群とは

　Gilmanらによる診断基準では，「誤用が多い」との理由から，シャイ・ドレーガー症候群の名称が採用されていない．これまでシャイ・ドレーガー症候群という用語には，何が「誤用」なのかを確定するのも困難なほど，多様な解釈が成立してきた．

　経緯を原著に立ち返り確認しよう．ShyとDragerは1960年，起立性低血圧を主徴とした2例を報告し，これらの臨床的特徴から新たな疾患を提起した[14]．原著本文中の主要な症候は以下の通りである．症例1は46歳男性．39歳時に陰萎，排尿障害で発症し，疼痛を伴うこむら返り，起立性低血圧，発汗障害，虹彩萎縮，不明瞭言語，パーキンソニズム，筋力低下，線維束性収縮，筋萎縮を認めた．症例2は49歳時に陰萎で発症した男性で，虹彩萎縮，起立性低血圧，不明瞭言語，膀胱直腸障害，発汗障害，パーキンソニズムを認め，6年半後に死亡した．筋萎縮や線維束性収縮は認めなかった．症例1，2とも，指鼻試験，踵膝試験，協調運動などが稚拙との記載がある．

　今日確立したMSAの疾患概念に照らし，特に問題になるのは症例1である．こむら返りや線維束性収縮といった症候はMSAとしては非典型的であり，症例1は別の疾患ではないか[15]，という見方が出てくるのは当然のことだろう．

　原著ではさらに，2例に必ずしも共通しない14の症候がfull syndromeとして記載された（**2**）．この中には小脳性運動失調の要素は見当たらず，理由は不明だが，当時，ShyとDragerがOPCAとの相違を意識したためではないかとみられている[16]．結果として今日のMSAの範疇に入らないような，小脳失調がなく，病理学的にはレヴィ小体を認める疾患群も，full syndromeに相違ない症例として報告されていく[17]．またfull syndromeには症例1のみに認めた下位運動ニューロン徴候が複数並んだことで，自律神経症状と下位運動ニューロン徴候を認める症例の報告が相次ぎ，運動ニューロン疾患との異同も論じられた[18]．

　医学の世界では，名称を冠した症候群は原著を最も重視するのが常識である．シャイ・ドレーガー症候群の原著の解釈を統一し，さらにMSAのサブグループとしてすんなり受け入れることは果たして可能だろうか？　Gilmanらによる診断基準で示された判断は，今なおくすぶる解釈論争の再燃を避け，MSAの病態解明を進めるためには，一つの有効な解決策といってよい．

2 ShyとDragerが提唱したfull syndrome

症候	症例1	症例2
1. 起立性低血圧	＋	＋
2. 尿失禁，便失禁	＋	＋
3. 発汗消失	＋	＋
4. 虹彩の萎縮	＋	＋
5. 外眼筋麻痺	＋	＋
6. 筋強剛	＋	＋
7. 振戦	＋	＋
8. 連合運動の欠如[*1]	?	?
9. 陰萎	＋	＋
10. 無緊張性膀胱，肛門括約筋の緊張消失	＋	＋
11. 線維束性収縮[*2]	＋	－
12. 遠位筋の廃用（あるいは萎縮）[*3]	廃用＋（萎縮＋）	廃用＋（萎縮－）
13. 筋電図所見；脊髄前角細胞の障害を示唆する神経原性変化	＋	（未施行）
14. 筋生検での神経原性変化	－（筋原性変化）	＋

[*1] 原著の記載はloss of associated movementsであり，この症候の解釈は難しい．
[*2] 原著の表では，線維束性収縮は症例1にはみられず，症例2で＋となっているが，本文と明らかに異なっており，本文の記載を優先した．
[*3] 原著では症例1，2とも表中に「廃用あり」と記載され，一方本文中では，症例1は「萎縮あり」，症例2は「萎縮なし」との記載になっている．

（Shy GM, Drager GA. *Arch Neurol* 1960 [14] の記載に基づき作成）

3 世界の各地域における MSA-C と MSA-P の割合

報告者	年	地域	症例数	MSA-Pの例数（%）	MSA-Cの例数（%）	特記事項	文献
Wenning, et al.	1994	英国	100	82（82）	18（18）	報告地：ロンドン	4
Testa, et al.	1996	イタリア	59	34（57.6）	25（42.4）	報告地：ミラノ	5
Watanabe, et al.	2002	日本	230	75（32.6）	155（67.4）	報告地：名古屋	6
Chrysostome, et al.	2004	フランス	50	35（70）	15（30）	報告地：ボルドー	7
Benrud-Larson, et al	2005	米国	99	62（63）	25（26）	人種の内訳は白人96%，アジア太平洋先住民3%，アフリカ系黒人1%	8
Yabe, et al.	2006	日本	142	23（16.2）	119（83.8）	報告地：札幌	9
May, et al.	2007	北米MSAスタディグループ	67	（60）	（13）	人種の大半はラテンアメリカ系以外の白人	10
Kollensperger, et al.	2010	ヨーロッパMSAスタディグループ	437	298（68.2）	139（31.8）	ヨーロッパ10か国が参加．スペインの報告は68%がMSA-C	11
Seo, et al.	2010	韓国	100	27（27）	73（73）	報告地：ソウル	12

（Ozawa T, et al. *J Parkinsons Dis* 2012[2]）より）

ンガポール）においても，少数例（33例）での検討ではあるが，MSA-C患者が67%を占めたとされている[13]．

　ここから見える傾向として，アジアからの報告では，患者の大部分をMSA-Cの患者が占め，ヨーロッパと北米ではMSA-Pの割合が大きい．しかし，ヨーロッパMSAスタディグループに参加した10か国のうち，スペインでは例外的にMSA-Cの割合が大きい（3）など，症例数の少ない報告では必ずしも上記のパターンではない場合がある．さらに，アジアとヨーロッパとの間では，診療や研究においてMSA-CとMSA-Pの選択バイアスが影響する可能性も否定できないため，今後は世界の各地域におけるMSA-CとMSA-Pの相対的頻度を，さらに注意深く見守る必要がある．

日-英間におけるMSA病理の比較

　新潟大学と英国のInstitute of Neurologyとの間で行われた，MSAの病理学的サブグループに関する比較研究では，英国人MSAと日本人MSAの病変分布の特徴においていくつかの相違点が見出された[2]．この研究では神経細胞脱落を点数化することによってMSA症例における中枢神経系の病理変化を半定量的に検討している．その結果，大脳基底核領域の病変は英国人MSA（$n=100$）で明らかに強く，橋の病変は日本人MSA（$n=50$）で明らかに強い結果となった（4）．また，OPCA型の症例の相対的頻度は，日本人MSAで明らかに高い結果となった（5）．これらの結果は，「日本人MSAでは臨床的にMSA-Cの頻度が高い」とする報告を病理学的な側面から裏づけるものである．この英国と日本における一連の研究成果は，MSAの病変

4 英国人MSA（n=100）と日本人MSA（n=50）における，各病変部位の神経細胞脱落スコアの比較

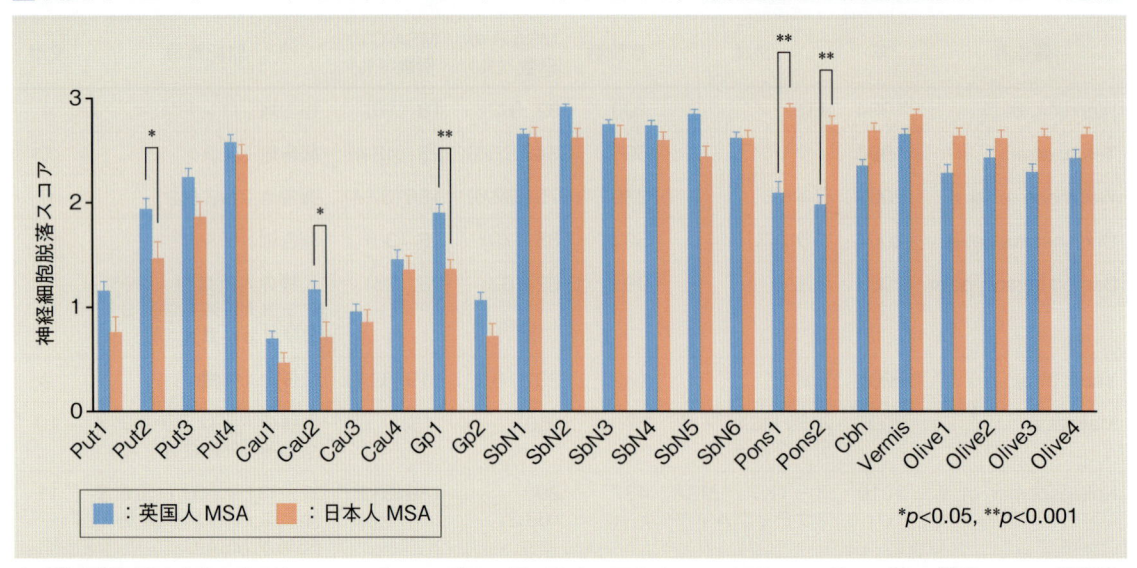

大脳基底核領域の病変は英国人MSAで明らかに強く，橋の病変は日本人MSAで明らかに強い．Put：被殻，Cau：尾状核，Gp：淡蒼球，SbN：黒質，Pons：橋，Cbh：小脳半球，Vermis：小脳虫部，Olive：オリーブ核．各病変部位に付けられた数字は細分された領域を示すが，それらの対応は出典（オープンアクセス）を参照．

（Ozawa T, et al. J Parkinsons Dis 2012 [2] より）

5 英国人MSA（n=100）と日本人MSA（n=50）における，病理学的サブグループの相対的頻度

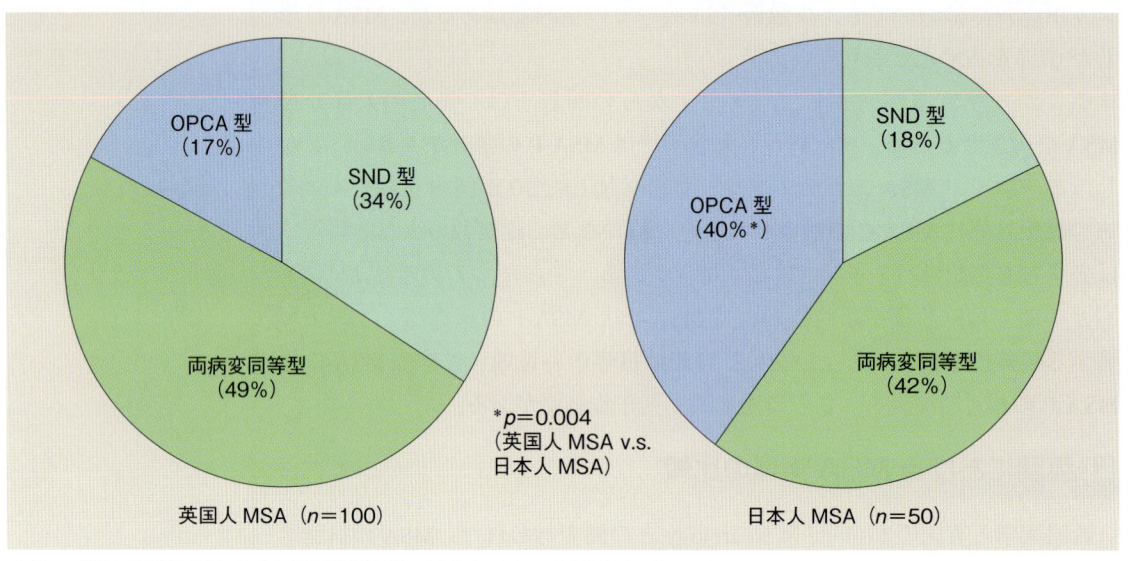

英国人MSA（n=100）: OPCA型（17%），SND型（34%），両病変同等型（49%）
日本人MSA（n=50）: OPCA型（40%*），SND型（18%），両病変同等型（42%）

*p=0.004（英国人MSA v.s. 日本人MSA）

オリーブ橋小脳萎縮症タイプの相対的頻度は，日本人MSAで明らかに高い．

（Ozawa T, et al. J Parkinsons Dis 2012 [2] より）

分布の特徴において，地域あるいは人種間の差異が存在する可能性を指摘した点で注目される．

謝辞

本稿の作成に協力を頂いた，新潟大学脳研究所神経内科，徳永純氏に感謝する．

（小澤鉄太郎）

文献

1) Graham JG, Oppenheimer DR. Orthostatic hypotension and nicotine sensitivity in a case of multiple system atrophy. *J Neurol Neurosurg Psychiatry* 1969 ; 32 : 28-34.
2) Ozawa T, et al. Difference in MSA phenotype distribution between populations : Genetics or environment? *J Parkinsons Dis* 2012 ; 2 : 7-18.
3) Gilman S, et al. Second consensus statement on the diagnosis of multiple system atrophy. *Neurology* 2008 ; 71 : 670-676.
4) Wenning GK, et al. Clinical features and natural history of multiple system atrophy. An analysis of 100 cases. *Brain* 1994 ; 117 : 835-845.
5) Testa D, et al. Survival in multiple system atrophy : A study of prognostic factors in 59 cases. *J Neurol* 1996 ; 243 : 401-404.
6) Watanabe H, et al. Progression and prognosis in multiple system atrophy : An analysis of 230 Japanese patients. *Brain* 2002 ; 125 : 1070-1083.
7) Chrysostome V, et al. Epidemiology of multiple system atrophy : A prevalence and pilot risk factor study in Aquitaine, France. *Neuroepidemiology* 2004 ; 23 : 201-208.
8) Benrud-Larson LM, et al. Depressive symptoms and life satisfaction in patients with multiple system atrophy. *Mov Disord* 2005 ; 20 : 951-957.
9) Yabe I, et al. MSA-C is the predominant clinical phenotype of MSA in Japan : Analysis of 142 patients with probable MSA. *J Neurol Sci* 2006 ; 249 : 115-121.
10) May S, et al. Potential outcome measures and trial design issues for multiple system atrophy. *Mov Disord* 2007 ; 22 : 2371-2377.
11) Kollensperger M, et al. Presentation, diagnosis, and management of multiple system atrophy in Europe : Final analysis of the European multiple system atrophy registry. *Mov Disord* 2010 ; 25 : 2604-2612.
12) Seo JH, et al. A case-control study of multiple system atrophy in Korean patients. *Mov Disord* 2010 ; 25 : 1953-1959.
13) Jamora RD, et al. Clinical characteristics of patients with multiple system atrophy in Singapore. *Ann Acad Med Singapore* 2005 ; 34 : 553-557.
14) Shy GM, Drager GA. A neurological syndrome associated with orthostatic hypotension : A clinical-pathologic study. *Arch Neurol* 1960 ; 2 : 511-527.
15) Quinn NP, et al. The Shy-Drager syndrome. What did Shy and Drager really describe? *Arch Neurol* 1995 ; 52 : 656-657.
16) 田村直俊ほか．Shy-Drager症候群の歴史的展望1—1970年以前．自律神経 2004 ; 41 : 392-400.
17) Fichefet JP, et al. Etude anatomo-clinique d'un cas d'hypotension orthostatique "idiopathique". Considérations pathogéniques. *Acta Cardiol* 1965 ; 20 : 332-348.
18) Nick J, et al. Hypotension orthostatique idiopathique avec syndrome neurologique complexe à prédominance extra-pyramidale. Etude anatomo-clinique d'un cas. *Rev Neurol (Paris)* 1967 ; 116 : 213-227.
19) Massano J, et al. Teaching neuroImage : MRI in multiple system atrophy : "hot cross bun" sign and hyperintense rim bordering the putamina. *Neurology* 2008 ; 71 : e38.
20) Matsusue E, et al. Putaminal lesion in multiple system atrophy : Postmortem MR-pathological correlations. *Neuroradiology* 2008 ; 50 : 559-567.

IV. 小脳障害の病態
多系統萎縮症（MSA）

MSAとパーキンソン病における αシヌクレインの役割

Point
- 多系統萎縮症（MSA），パーキンソン病（PD）ともにαシヌクレインの沈着を示す．
- αシヌクレイン遺伝子異常は，パーキンソン病は起こすが，多系統萎縮症の病型はとらない．
- 変性疾患プリオノパチー仮説に基づき，蓄積するαシヌクレインの立体構造の差が臨床病理型を規定する可能性について，現在研究が進められている．
- 多系統萎縮症は稀少神経難病に属するのに対し，パーキンソン病はよくある神経疾患に属する点で，多系統萎縮症の研究は遅れている．

パーキンソン病と多系統萎縮症は合併するか？

　パーキンソン病（Parkinson disease：PD）と，多系統萎縮症（multiple system atrophy：MSA）は，ともにαシヌクレインが蓄積する疾患で，αシヌクレイノパチー（α-synucleinopathy）と総称される．それではこの両者の合併は認められるか？　以下に自験例を示す．

症例

　死亡時61歳女性．
　主訴：歩行障害．
　家族歴・既往歴：特記すべきことなし．
　現病歴：55歳時，歩行障害で初発．56歳時某大学病院で振戦，固縮，小刻み歩行を認め，典型的パーキンソン病として抗パーキンソン病薬治療に反応．この4年間は，日常生活動作（ADL）的に問題なく，コントロール良好であった．59歳頃から，抗パーキンソン病薬の効果が減弱し，筋強剛が目立つようになり，歩行障害進行し転医し初診となった．この時点でのCTでは特記すべき所見なし．抗パーキンソン病薬の調節で対応し，ある程度の抗パーキンソン病薬に対する反応は得られていた．死亡5か月前からADLが急激に低下．脱水のため第1回入院となった．嚥下障害による摂食不良に対し，食事指導で対応した．この時点のMRI T2 WIで，被殻の外側にスリット状の高輝度領域と中心前回のT2延長を認め（**1**），橋の十字サインと小脳皮質萎縮（**2**）より，多系統萎縮症（MSA）の合併と診断したが，当初の抗パーキンソン病薬の効果が著効と判断してよいものであったこと，急激な進行は明らかに最近のものであることより，両者の病態の進行のスピードに差があるとの判断で，PDにMSAが合併したと臨床診断した．1か月後

1 症例のT2強調画像

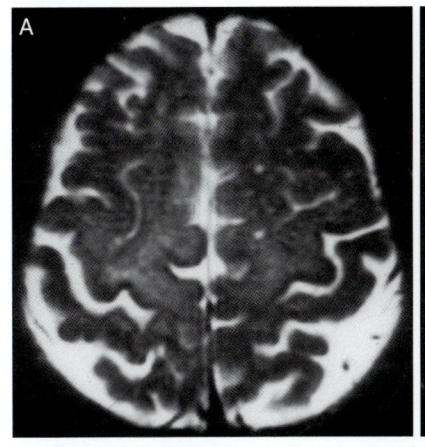

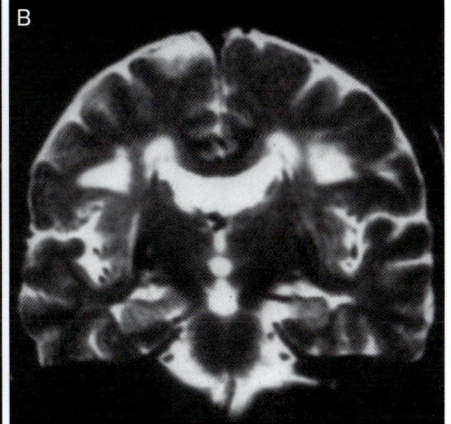

A：中心前回の低信号, B：被殻外側の高信号.

2 症例のMRI画像

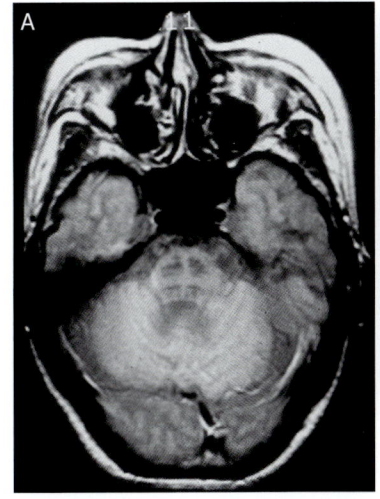

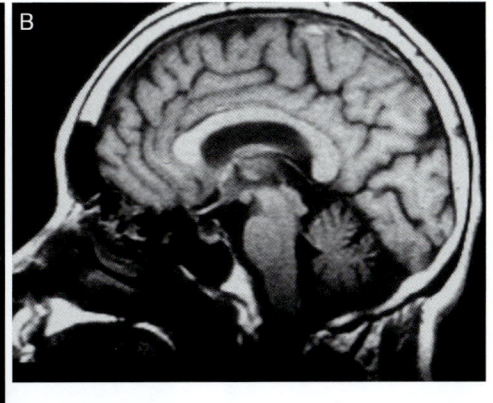

A：プロトン強調画像水平断. 橋底部十字サインを認める.
B：T1強調画像矢状断. 小脳の萎縮を認める.

　褥瘡で再入院し，2か月間入院加療し，褥瘡は治癒し，自宅退院となった．死亡当日，食物を誤嚥・窒息し，救急外来受診するも，状態改善せず死亡した．死後11時間40分で剖検となり，誤嚥性肺炎を認め，死因と考えた．

　神経病理所見：脳重は1,340gであった．外表所見では，小脳・脳幹の萎縮は目立たなかった．しかし，脳幹の水平断連続割面による観察では，下オリーブ核の構造が不明瞭であった．橋では，中小脳脚の萎縮と褐色調を認めたが，上小脳脚はよく保たれていた．青斑核は萎縮した点状構造として観察されるのみであった．中脳黒質の脱色素は高度で，外側優位であった．小脳白質にはび漫性の褐色調と萎縮を認め，歯状核も褐色調を呈していた（3）．以上の所見は，MSAの所見のみでは説明できず，PDの特徴があると判断せざるをえない所見であった．一方，大脳冠状断割面では，後腹外側に強調される被殻の萎縮と変色が明らかであり，被殻外節にもそれが及ぶ．MSAに典型的な所見と判断された（4）．以上より，肉眼的にも，PD＋MSAと診

154 | IV. 小脳障害の病態

3 黒質・青斑核の高度の退色,橋底部・中小脳脚・小脳皮質の萎縮

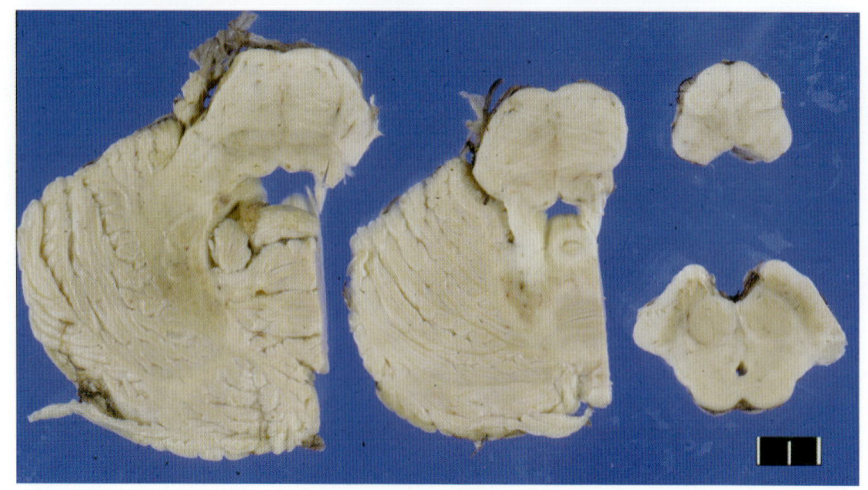

下オリーブ核の変性を認め,肉眼的にパーキンソン病と多系統萎縮症の合併と判断した.

4 乳頭体を通る冠状断割面

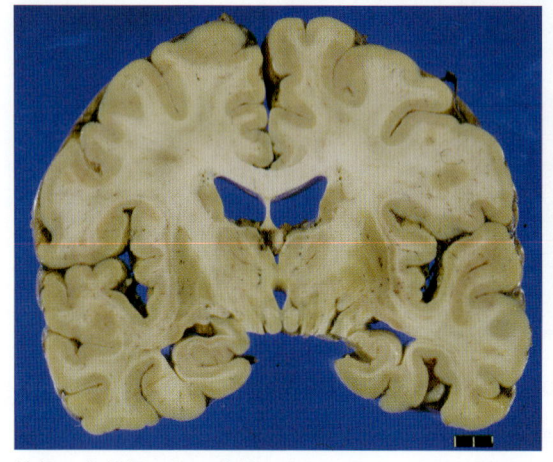

被殻の背外側に強い萎縮と変色を認め,多系統萎縮症(MSA)に合致する所見である.

5 青斑核（LC）メラニン含有細胞に認められたレヴィ小体

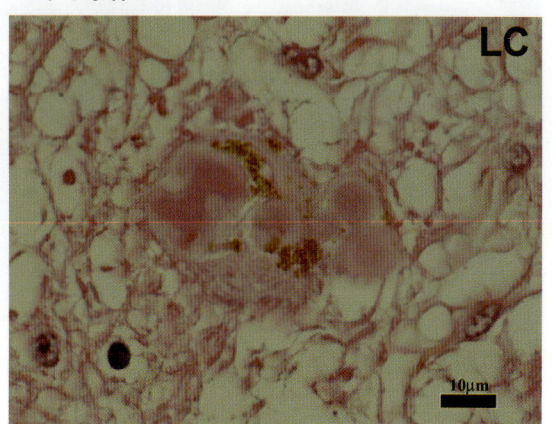

断した.

　組織学的には,レヴィ小体（Lewy body：LB）を迷走神経背側核,延髄網様体,縫線核,青斑核,黒質・マイネルト基底核,扁桃核,島回に認め,黒質,青斑核にはレヴィ小体の出現を伴う高度のメラニン含有細胞の脱落を認めた（**5**).これらは,PDの診断を支持する所見と考えられた.

　一方,脊髄ではオヌフ核の変性と,中間外側核の細胞脱落,胸髄前根のB線維の減少を認めた.延髄では下オリーブ核の変性,橋では明らかな橋核の変性の所見を認めた.抗αシヌクレイン抗体（LB509）陽性（**6**),ガリアス・ブラーク（Gallyas-Braak：GB）染色陽性（**6**拡大図)のグリア細胞内封入体（glial cytoplasmic inclusion：GCI）を多数認めた.この封入体は超微形態的にはgranulofilamentous profileの錯綜構造をとり（**7**),MSAに認められるGCIに典型的な所見で,レヴィ小体（**8**)とは明らかに異なっていた.被殻

6 橋核に認められたグリア細胞内封入体（LB509免疫染色）

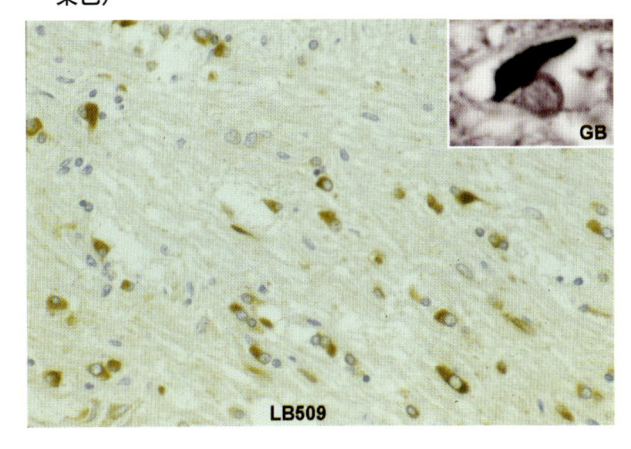

右上拡大図はガリアス・ブラーク（GB）染色．

7 グリア細胞内封入体の電子顕微鏡像

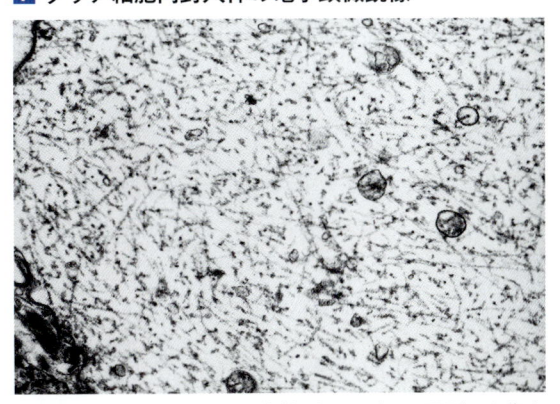

顆粒を伴うフィラメントの集簇がランダムに配列した像を認める．

8 レヴィ小体の電子顕微鏡像

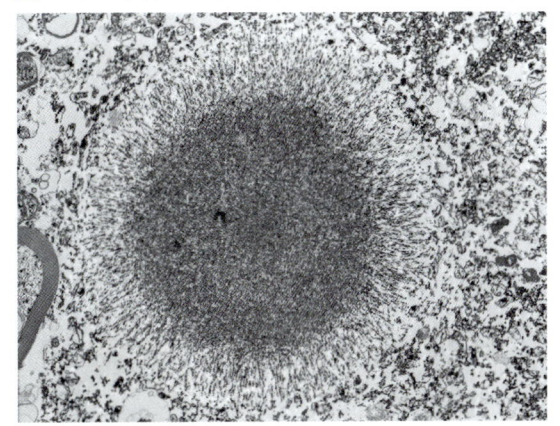

コアの周辺に放射状に突き出す線維構造より成る．

においては，肉眼所見通り，後腹外側に強い変性を認めた．

考察：本例の場合，MSAでは比較的保たれる青斑核病変が高度でレヴィ小体の出現を伴うこと，レヴィ小体の分布が広範であることからPD＋MSAと診断した．

同様の症例は筆者らの知る限り数例の報告がある．これらの症例の存在は，PDとMSAの関連を示すものなのか，単なる偶然の合併なのかは，さらに検討が必要である．しかし，αシヌクレイノパチーとして考えたとき，両病因のトリガーポイントを併せ持っている可能性があり，このような症例の解析は重要と考えられる．なおこのような例の場合，免疫組織化学的性格として，レヴィ小体とGCIとはほとんど一致するため，光顕形態と鍍銀染色を利用しないと，厳密な鑑別は不可能である．

αシヌクレイノパチーとしてのMSA

孤発性PDは，レヴィ小体の出現，黒質の変性を基本としており，レヴィ

PDとMSAの中核症状

Column

パーキンソン病（PD）と，多系統萎縮症（MSA）は，いずれも病変の分布により，中核となる症状が3つに大きく分類される．

PDは，パーキンソン症状，認知障害，自律神経症状であり，MSAはパーキンソン症状，小脳症状，自律神経症状である．

当初シャイ・ドレーガー症候群と記載されたものは，MSAとレヴィ小体を伴う純粋自律神経不全症（pure autonomic failure：PAF）を含んでおり（本文参照），現在シャイ・ドレーガー症候群の名は歴史的なものとなっている．

MSAで自律神経症状を伴う場合は，随伴する小脳症状，パーキンソン症状により，MSA-P，MSA-Cに分類され（本文参照），大部分はMSA-Cに属することになる．

いずれの場合も，αシヌクレインの出現が広範囲であり，病変分布により前景に出る症状が異なる点が，共通点といえる．

9 パーキンソン病とレヴィ小体病

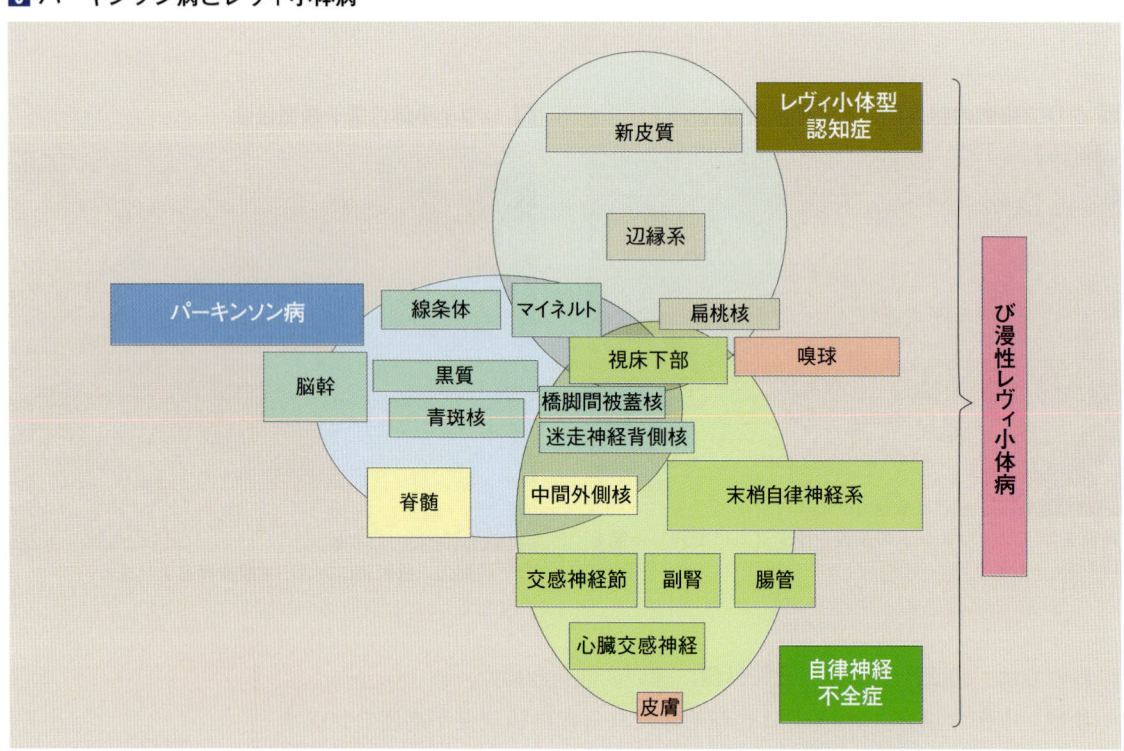

パーキンソン病は，レヴィ小体病の一型である．

小体病の一型である（9）．一方MSAは，オリーブ橋小脳萎縮症（olivopontocerebellar atrophy：OPCA），線条体黒質変性症（striatonigral degeneration：SND），いわゆるシャイ・ドレーガー症候群（Shy-Drager syndrome：SDS）と呼ばれていた病態が，オーバーラップ，移行型の多さより，MSAと統合された[1]．次いでSDSの用語の歴史的混乱と，レヴィ小体を伴う純粋自律神経不全症（pure autonomic failure：PAF）との定義上の弁別より，OPCAをMSA-C（MSA-cerebellar type），SNDをMSA-P（MSA-parkinsonean type）と分類する国際分類が採用されている[2]．

GCIの発見[3]以前は，MSAの病理は細胞脱落の病理であり，PDとの合

ディベート

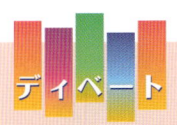

αシヌクレインは MSA の真の原因蛋白か？

　翻訳後修飾による異常蛋白蓄積に伴う疾患として，蓄積蛋白の遺伝子変異が同じ病理型を呈することが，必要条件とされてきた．アルツハイマー病における，アミロイド前駆蛋白（amyloid precursor protein：APP），タウオパチーにおけるタウ遺伝子異常（FTDP-17），*TDP43* 遺伝子異常による筋萎縮性側索硬化症などである．パーキンソン病（PD）は，αシヌクレイン遺伝子の3つの点変異，遺伝子二重複，三重複ともに，その範疇に属するのに対し，MSA は今のところ，遺伝子異常により同じ病型をとる症例は存在しない．

　MSA に関して，分子遺伝学的にαシヌクレイン遺伝子との関連を示す研究はきわめて少なく，よりコアになる蛋白が存在する可能性は，依然存在する．

　最近，変性疾患で蓄積する異常蛋白が，プリオン病におけるプリオンのように凝集・不溶化を起こし，それが神経回路網を伝搬することで，病変が広がっていくというプリオノパチー仮説が有名となっている．PD においては，Braak らの，PD は外因，おそらくウイルスにより，鼻腔から嗅上皮を通じ嗅球に，口腔・消化管から舌咽・迷走神経を通って延髄に到達し，中枢神経系内を広がるという仮説が大きい影響力をもっている．しかし MSA においては，頻度が低く発症前の症例の検出が困難であること，主たる蓄積部位がグリアである点で，この仮説が当てはまるかどうかの検証自体が困難である．また，数から考えて，グリア内の蓄積がプライマリーと考えるのが素直であるが，それが神経細胞にどう伝わるかは，伝搬仮説を当てはめる場合の重要な課題である．

　αシヌクレイノパチーに関しては，もう一つ問題がある．正常ヒトαシヌクレイン，あるいはヒト病原点変異αシヌクレインを過剰発現させたトランスジェニックマウスは，細胞内封入体に加え核内封入体を必ず伴う点で，細胞病理学的には PD より MSA にむしろ近くなる．αシヌクレインは名前から，本来，核にも存在する．PD の場合，点変異であろうが重複であろうが，なぜ核内に封入体が出現せず，マウスと異なるのかは不明である．

併例はきわめてまれで，両者が関連をもつことは予想されていなかった．αシヌクレインは，常染色体優性遺伝性 PD（*PARK1*）の原因遺伝子として同定され[4]，これがレヴィ小体の主成分であることが証明されたことで，PD の原因蛋白としてのαシヌクレインの意義は定着した．しかし，MSA については，抗αシヌクレイン抗体免疫染色で GCI が染色されたことにより，αシヌクレイノパチーに分類されたにすぎない[5]．

　孤発性タウオパチーである，神経原線維変化優位型老年期認知症（neurofibrillary tangle-predominant dementia：NFTD），嗜銀顆粒性認知症（argyrophilic grain disease：AGD），ピック病，進行性核上性麻痺（progressive supranuclear palsy：PSP），大脳皮質基底核変性症（corticobasal degeneration：CBD）についても，アルツハイマー神経原線維変化の構成成分として微小管結合蛋白であるタウが同定され，抗タウ抗体免疫染色で陽性と判定された点は類似する．しかしその後，タウの分子遺伝学的，蛋白化学的研究が進み，タウ遺伝子異常が原因と判明した．FTDP-17（frontotemporal dementia with parkinsonism linked to chromosome 17）で点変異の位置により，類似病理をとりうることが明らかとなった．それと相前後し，タウは同じ遺伝子から選択的スプライシング（alternative splicing）により，微小管結合能を3か所もつ3リピート（3R）と，4か所もつ4R に分類されることが明らかになった．NFTD では3＋4R タウが，ピック病では3R タウが，AGD，CBD，PSP では

10 レヴィ小体病理

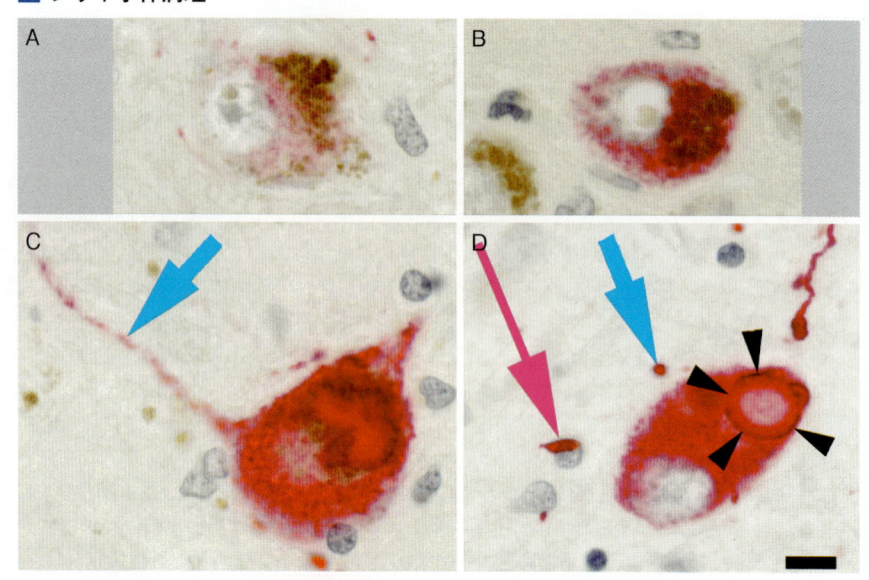

抗リン酸化αシヌクレイン抗体を用いると，Aの初期顆粒状沈着が凝集し（B），封入体，突起内陽性所見を形成し（C，→），レヴィ小体が形成される（D，▶）．Dにレヴィドット（→），グリア内陽性所見（→）も認める．

(Saito Y, et al. *J Neuropathol Exp Neurol* 2003[8] より一部改変)

4Rタウが蓄積することが明らかとなった．さらに，CBDとPSPでは，蓄積するタウの立体構造が異なることも明らかになった．

一方，現在までのところ，PDとMSAで蓄積するαシヌクレインの蛋白化学的相違については，同一であるという報告が多く[6]，異なるというデータは少数にとどまっており[7]，さらなる検討が必要である．

MSAとPDのαシヌクレイン関連細胞病理は異なる

PDの場合，抗リン酸化αシヌクレイン抗体（psyn）免疫染色により，レヴィ小体形成過程に至る神経細胞病理と，突起の病理の検出が可能となった（10）[8]．さらに，αシヌクレインの中間領域に対する抗体により，グリア内蓄積も報告された．しかし，核内蓄積は決して認められない．

一方MSAの場合，抗psyn抗体免疫染色で，GCI以外に，グリア核内封入体（glial intranuclear inclusion：GNI），神経細胞質内封入体（neuronal cytoplasmic inclusion：NCI），神経細胞核内封入体（neuronal intranuclear inclusion：NNI）を認める[9]．また，PDにみられるような，前駆形態の観察はきわめて困難である．

超微形態所見では，GCIとNCIの鑑別は困難だが，PD（10）とは明らかに区別される．

実際の病理検索において，光顕観察で鑑別上重要とされるのは，ガリアス・ブラーク（GB）染色で，MSAの封入体は陽性で，レヴィ小体関連病理は陰性になることである（11）．しかしながら，αシヌクレイン抗体免疫染色は，固定の影響を受けやすいことが知られており，固定期間の長い標本ではGB

11 多系統萎縮症（MSA）における，神経細胞細胞質内封入体（淡い）と核内封入体（A），グリア細胞内封入体と核内封入体（B）

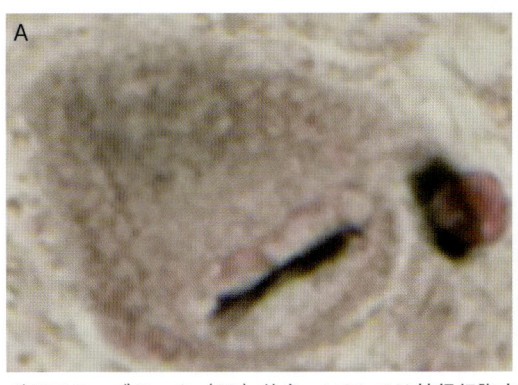

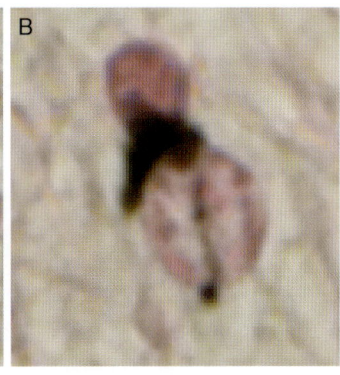

ガリアス・ブラーク（GB）染色．MSAでは神経細胞内にび漫性に陽性所見を認め，凝集していく過程は観察できず，凝集部位の染色性が強くなっていく傾向を示す点が，異なっている．

染色のほうが検出率が高い．より問題なのは，GB染色の陽性率は，技術者に依存することである．実際αシヌクレイン染色陽性GB染色陰性封入体は，一定の数MSA症例でも認められ，それが封入体形成の前段階なのか，テクニカルな問題なのか，特にNCI単独の場合に問題となる．

最大の問題は，MSAの症例数の少なさと，特化したブレインバンクが存在しないことである．この点では，本邦の貢献が今後期待される[10]．

（村山繁雄，齊藤祐子）

文献

1) Spokes EG, et al. Multiple system atrophy with autonomic failure: Clinical, histological and neurochemical observations on four cases. *J Neurol Sci* 1979; 43: 59-82.
2) Schulz JB, et al. Multiple system atrophy: Natural history, MRI morphology, and dopamine receptor imaging with 123IBZM-SPECT. *J Neurol Neurosurg Psychiatry* 1994; 57: 1047-1056.
3) Papp MI, et al. Glial cytoplasmic inclusions in the CNS of patients with multiple system atrophy (striatonigral degeneration, olivopontocerebellar atrophy and Shy-Drager syndrome). *J Neurol Sci* 1989; 94: 79-100.
4) Polymeropoulos MH, et al. Mutation in the alpha-synuclein gene identified in families with Parkinson's disease. *Science* 1997; 276: 2045-2047.
5) Wakabayashi K, et al. Alpha-synuclein immunoreactivity in glial cytoplasmic inclusions in multiple system atrophy. *Neurosci Lett* 1998; 249: 180-182.
6) Spillantini MG, et al. Filamentous alpha-synuclein inclusions link multiple system atrophy with Parkinsons disease and dementia with Lewy bodies. *Neurosci Lett* 1998; 251: 205-208.
7) Duda JE, et al. Immunohistochemical and biochemical studies demonstrate a distinct profile of alpha-synuclein permutations in multiple system atrophy. *J Neuropathol Exp Neurol* 2000; 59: 830-841.
8) Saito Y, et al. Accumulation of phosphorylated alpha-synuclein in aging human brain. *J Neuropathol Exp Neurol* 2003; 62: 644-654.
9) Nishie M, et al. A quantitative investigation of neuronal cytoplasmic and intranuclear inclusions in the pontine and inferior olivary nuclei in multiple system atrophy. *Neuropathol Appl Neurobiol* 2004; 30: 546-554.
10) Watanabe H, et al. Progression and prognosis in multiple system atrophy: An analysis of 230 Japanese patients. *Brain* 2002; 125: 1070-1083.

IV. 小脳障害の病態
多系統萎縮症（MSA）
JAMSAC 研究

> **Point**
> - JAMSAC（Japan Multiple System Atrophy Consortium）は，多系統萎縮症（MSA）について，その原因の解明と治療法の確立を目的に，厚生労働省の難治性疾患克服研究事業「運動失調症に関する調査及び病態機序に関する研究班」を母体に構築されたコンソーシアムである．
> - JAMSAC では，多施設共同研究体制にて MSA 症例の臨床情報およびゲノム DNA の収集と管理を行い，将来の治験に向けての自然史研究，ゲノム解析研究を進めている．
> - MSA のサブタイプにおいては欧米からの報告とは異なり，MSA-C が約 7 割を占め，MSA-P に比べて多かった．
> - 疾患の前向き自然史研究は，治験の基盤となる．効果的な治験を行うには，適切な対象の設定，治療効果を反映する評価項目の設定，症例数の設定，治療効果を検出できる治療期間の設定が重要である．

　本邦においては脊髄小脳変性症の約 2／3 が孤発性の脊髄小脳変性症である[1]．多系統萎縮症（multiple system atrophy：MSA）の小脳性運動失調を主徴とする MSA-C タイプは，その孤発性脊髄小脳変性症の中で最も頻度が高く，約 65％ を占めている[1]．MSA は，脊髄小脳変性症の中では頻度が高い疾患であり，その病因解明が強く求められていた．厚生労働省の難治性疾患克服研究事業「運動失調症に関する調査及び病態機序に関する研究班」（現在「運動失調症の病態解明と治療法開発に関する研究班」，以下「運動失調研究班」）の活動として，MSA の原因の解明と治療法の確立を目的として，2003 年 JAMSAC（Japan Multiple System Atrophy Consortium）が構築された（事務局：東京大学医学部附属病院神経内科[*1]）．現在までに 20 数施設の全国の医療機関が参加している．JAMSAC では，2005 年から多施設共同研究体制のもと，MSA 症例の臨床情報およびゲノム DNA の収集を行い，①前向き自然史研究，②疾患関連遺伝子探索研究を行っている．JAMSAC では，MSA の発症に関与する遺伝因子を見出して治療法を開発し，自然史研究から得られた知見をもとに適切な治験を行い，臨床応用に結びつけることを目標としている．

[*1] http://jamsac.umin.ne.jp/

自然史研究

　自然史研究を整備することは，診療において役立つばかりでなく，将来的な治験の基盤となる．疾患本来の自然経過を知らずに，治療効果は見極めら

Column: MSA の診断基準

1998年，Gilmanらによって MSA の診断基準が発表された[4]．提唱された診断基準 "Consensus statement" では，MSA を 2 つのサブタイプに分け，誤って認識されやすいシャイ・ドレーガー症候群（Shy-Drager syndrome）という病名については使用しないことを提唱した．自律神経障害に加えて小脳症状を主徴とするタイプを MSA-C，パーキンソン症状を含めた錐体外路症状を主徴とするものを MSA-P と分類している．さらに possible MSA, probable MSA, definite MSA の 3 つのカテゴリー分類を定めた．診断基準として自律神経障害，パーキンソニズム，小脳症状，錐体路障害の 4 つの臨床徴候ごとに基準（criterion）と特徴（feature）を定め，criterion と feature の組み合わせから possible MSA, probable MSA を診断することとなった．

しかし，複雑で診断しにくく，2008 年に新基準 second consensus statement が発表された[9]．改訂された新基準では水準ごとに具体的な基準が記載され，特に possible MSA については大幅に改訂された．旧基準では possible MSA においては，1 つの徴候における基準（criterion）を満たすことに加えて，別の徴候から 2 つの特徴（feature）所見を満たすことが要求された．そのため，早期症例の診断へのハードルが高かった．特に起立性低血圧の特徴所見のハードルは高く，起立後 3 分以内の収縮期血圧が 20 mmHg 以上あるいは拡張期血圧 10 mmHg 以上の低下と明記されていた．改訂基準では，パーキンソニズムもしくは小脳症状に加え，少なくとも 1 つの自律神経障害の特徴所見かつ少なくとも 1 つの補足的特徴所見（MRI 画像所見など）を呈する場合は possible MSA の基準を満たすこととなった．新基準における自律神経障害の特徴所見は，他に説明がつかない尿意切迫，頻尿，残尿，勃起障害（男性），もしくは著しい起立性低血圧を呈する（具体的な血圧低下値の記載なし）が，probable MSA に必要とされるレベルには達しないものと定義され，旧基準に比べて緩やかなものとなった．

大崎らが，初回および最終評価時において旧基準，新基準における感度および陽性的中度（positive predictive value：PPV）を検証したところ，旧基準による possible MSA は初回評価時の陽性的中度（PPV）は 93% であったが，感度は 28% と低く，基準を用いずに臨床診断された症例の感度 22% と大差がなかった[10]．そして改訂基準では，初回評価時の possible MSA の診断感度は 41% に上昇したと報告している．

れないからである．欧米でも多施設共同体制による MSA の前向き自然史研究が行われている．ヨーロッパにおける EMSA SG（European multiple system atrophy study group）[2] と北米の NAMSA SG（North American multiple system atrophy study group）[3] である．EMSA SG と NAMSA SG は，1998 年に Gilman らが報告した MSA の診断基準（Gilman 分類）[4] を登録基準として前向き縦断的自然史研究を行っている．

本邦の MSA 自然史研究については，名古屋大学の渡辺らが東海地方を中心とした 230 例の患者を対象とした後ろ向き研究を行っている[5]．渡辺らは，発症後約 5 年で車椅子状態となり，約 8 年で臥床状態になると報告している．将来的な治験は，運動障害の進行が目立つ時期に行い（車椅子状態になる前），治療効果を判定することが重要と考えられ，発症早期の患者についての自然史が必要となってくる．2005 年からスタートした JAMSAC の前向き横断的自然史研究では，早期患者も対象となるよう，Gilman 分類に加えて，MRI 画像所見に基づく独自の補助基準を登録基準の中に設けた点が特徴である．JAMSAC の MRI 補助基準では，小脳症状もしくはパーキンソニズムの Gilman 基準を満たしたうえに MRI 画像における MSA の特徴的な所見である「橋の十字サイン」あるいは「被殻外側の異常信号」があれば JAMSAC の前向き自然史研究に登録可能とした．その結果，JAMSAC の登録患者の登録時の平均罹病期間は 4.1±2.8 年と EMSA SG の 5.3±3.3 年，NAMSA SG

1 治療実現化に向けた JAMSAC のストラテジー

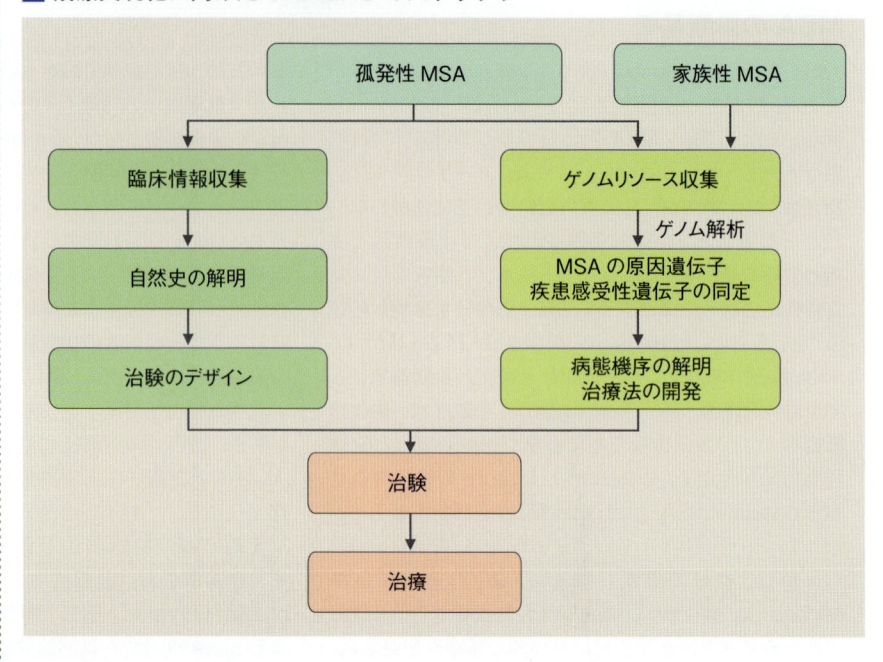

```
孤発性 MSA          家族性 MSA
   ↓    ↘         ↙
臨床情報収集      ゲノムリソース収集
   ↓              ↓ ゲノム解析
自然史の解明      MSA の原因遺伝子
   ↓              疾患感受性遺伝子の同定
治験のデザイン      ↓
   ↓              病態機序の解明
   ↓              治療法の開発
   ↓    ↘     ↙
         治験
          ↓
         治療
```

の 4.6±3.3 年より短くなっている.

　JAMSAC では，多施設共同体制で研究を進めるために web ベースでの登録を可能としている．JAMSAC では現在，MSA に特異的な機能評価スケールである UMSARS（Unified multiple system atrophy rating scale）[6]，特定疾患の臨床調査個人票の神経学的所見，生活状況の評価スケールであるバーセル指数（Barthel index）を用いて臨床的評価を行っている．罹病期間が長いほど機能レベルは低下する傾向がみられている．

MSA の疾患関連遺伝子の探索

　JAMSAC では，発症機序の解明に向けて，多施設共同体制にて検体を収集し，MSA の疾患関連遺伝子の検索を行っている（**1**）．これまで，①孤発性 MSA を対象にした全ゲノム関連解析（genome-wide association study：GWAS），②家族性 MSA を対象にした連鎖解析の双方から解析を進めている．GWAS に関しては，現在382例の孤発性MSA患者を対象に約50万SNP（single nucleotide polymorphism：一塩基多型）を用いて解析を行っている．欧米からは，パーキンソン病を対象に行った GWAS 解析において有意差のあった384 個の SNP について，413 例の MSA 患者を対象に検討したところ，αシヌクレイン（*SNCA*）領域に有意差をみとめたという報告がなされている[7]．αシヌクレイノパチーとして位置づけられている MSA とパーキンソン病に共通の遺伝因子が関与している可能性が示唆され興味深いが，家族性 MSA においては *SNCA* の変異はみられていない．αシヌクレインの遺伝子変異はパーキンソン病の表現型をとり，MSA にはならない．

　近年の次世代シークエンサーを用いた解析技術の飛躍的な進歩により，高

Keywords

UMSARS
UMSARS は，EMSA SG の Wenning らが，2004 年に発表した多系統萎縮症（MSA）に特異的な機能評価スケールである[6]．UMSARS は Part I (historical review), Part II (motor examination), Part III (autonomic examination), Part IV (global disability) の 4 つの part から成る．点が高いほど高度の障害であることを示す．「運動失調症の病態解明と治療法開発に関する研究班」のホームページ（http://ataxia.umin.jp/）で，UMSARS の日本語版をダウンロードすることが可能である．

本邦と欧米のコンソーシアム研究におけるMSAのサブタイプ

Column

　本邦では，GilmanらのMSAの病型分類において，MSA-CがMSA-Pより多いと報告されている（詳細は前項「MSA-CとMSA-Pをめぐって」（p.146-151）参照）．JAMSACで行った全国規模の前向き研究においても，対象225例のMSA患者において，MSA-Cが159例（71%），MSA-Pが62例（27%），判定困難4例（2%）とMSA-Cが7割を占めていた（②）．

　本邦からの報告とは対照的に，欧米からの報告では，MSA-Pが占める割合が多い．多施設共同研究体制における前向き研究においても，欧米ではMSA-Pの割合が高い．ヨーロッパのEMSA SGによる前向き研究では，対象50例のうちMSA-Pが29例（58%）を占め，MSA-Cは21例（42%）であった[2]．北米のNAMSA SGが行った前向き研究では，対象67例のうちMSA-P（40例）が6割を占め，MSA-C（9例）が13%であった[3]．

　MSAの病型において，MSA-Pが優位であるという欧米からの報告とは反対に，本邦においてはMSA-Cが多数を占めることは興味深い点である．

　民族的背景に基づく遺伝因子が発症機序に関与している可能性もあり，分子遺伝学的手法を用いてMSAの発症機序が解明されることが期待される．

② MSAのサブタイプ——本邦と欧米のコンソーシアム研究の比較

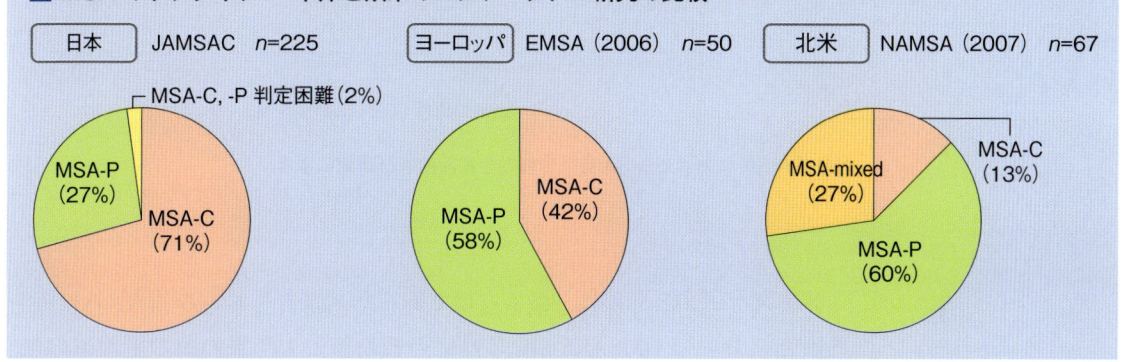

日本　JAMSAC　n=225
- MSA-C, -P 判定困難（2%）
- MSA-P（27%）
- MSA-C（71%）

ヨーロッパ　EMSA（2006）　n=50
- MSA-P（58%）
- MSA-C（42%）

北米　NAMSA（2007）　n=67
- MSA-mixed（27%）
- MSA-C（13%）
- MSA-P（60%）

速に全ゲノム配列解析を行えるようになり，実用化されている．JAMSACでもMSAの分子病態解明に向けて次世代シークエンサーを用いた大規模ゲノム配列解析を取り入れ，全ゲノム配列解析，エクソン領域にフォーカスして効率的に解析するexome解析を行っている．大規模ゲノム解析研究により，神経変性疾患の病態機序の解明が今後飛躍的に進むことが期待されている．

将来の治験設計について

　今後，解明された病態機序に基づく病態抑止型の治療が実現するものと期待されるが，治験において，疾患の進行をどれだけ抑制できるかというところが治験のend pointとして重要である．有効な治験をデザインするには，治療効果を反映するend pointの設定，治療効果の有意差を検出できる症例数（sample size）の設定，治療効果を検出できる治療期間の設定が必要である．MSAのように罹病期間が10年にわたる疾患の場合は，治療の反応性が期待できる早期の患者を対象に治験を行うことが重要である．

　NAMSA SGのMayらは北米のMSA患者67例を対象にUMSARSを用いて自然史の前向き縦断的研究を1年間行い，治験のデザインに関する検討を行った[3]．検討した評価スケールの中では，UMSARSの運動機能に関する評価スコア（UMSARS part II：motor examination〈ME〉）が，進行をとらえ

3 UMSARS-ME スコアから推定された治療効果の検討に必要な症例数

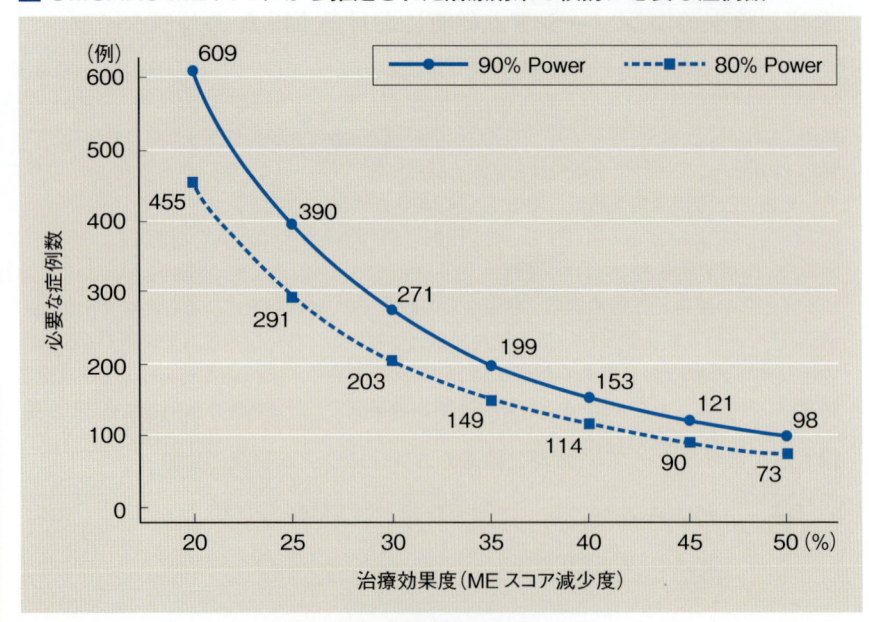

NAMSA SG における MSA 自然史前向き縦断的解析研究による.
(May S, et al. *Mov Disord* 2007[3] より)

る評価スケールとしては，最も有用であったと報告している[3]．さらに縦断的研究において UMSARS-ME スコアの初期値と 1 年後の値の平均値の差，個体間のばらつきの大きさを基に，共分散分析を行い，治験に必要な症例数を検討した[3,8]．80％ power（2 群間の違いを見逃さない確率 80％），90％ power（2 群間の違いを見逃さない確率 90％）を求めた場合に必要な症例数が検討されている（**3**）[3]．**3** に示す通り，たとえば 1 年間の治験期間で UMSARS-ME スコアが 20％減少するという改善効果を検出するには，90％ power では 609 例の，80％ power でも 455 例の症例を募ることが必要となる[3]．これだけの人数の MSA 患者を集めることは難しく，UMSARS のような臨床評価スケールだけでは感度が不十分で，その他にも，病態をとらえる感度の高い評価項目を見出す必要性が示唆される．

おわりに

MSA は原因不明の神経変性疾患であったが，解析技術の進歩とともに，今後，発症機序に基づく，進行を抑えるような治療法が開発される可能性がでてきている．

治験を行うにあたっては，適切な対象の設定，治療効果を反映する適切な評価項目の設定，症例数の設定，治療効果を検出できる治療期間の設定が重要であり，そのためには今から，自然史の前向き縦断的研究を行い治験の基盤を整えていく必要がある．

JAMSAC では，将来的な治験に向けて，本邦における MSA 自然史の前向き研究を行っている．疾患関連遺伝子の同定，有効な治験を進めていくのに

必要な症例数を確保していくには，オールジャパン体制での連携が必要であり，JAMSACでは全国の医療機関からの協力を常時募っている．

(市川弥生子)

文献

1) Tsuji S, et al. Sporadic ataxias in Japan--a population-based epidemiological study. *Cerebellum* 2008；7：189-197.
2) Geser F, et al. Progression of multiple system atrophy (MSA)：A prospective natural history study by the European MSA Study Group (EMSA SG). *Mov Disord* 2006；21：179-186.
3) May S, et al. Potential outcome measures and trial design issues for multiple system atrophy. *Mov Disord* 2007；22：2371-2377.
4) Gilman S, et al. Consensus statement on the diagnosis of multiple system atrophy. *J Neurol Sci* 1999；163：94-98.
5) Watanabe H, et al. Progression and prognosis in multiple system atrophy：An analysis of 230 Japanese patients. *Brain* 2002；125：1070-1083.
6) Wenning GK, et al. Development and validation of the Unified Multiple System Atrophy Rating Scale (UMSARS). *Mov Disord* 2004；19：1391-1402.
7) Scholz SW, et al. SNCA variants are associated with increased risk for multiple system atrophy. *Ann Neurol* 2009；65：610-614.
8) Frison L, Pocock SL. Repeated measures in clinical trials：Analysis using mean summary statistics and its implications for design. *Stat Med* 1992；11：1685-1704.
9) Gilman S, et al. Second consensus statement on the diagnosis of multiple system atrophy. *Neurology* 2008；71：670-676.
10) Osaki Y, et al. A validation exercise on the new consensus criteria for multiple system atrophy. *Mov Disor* 2009；24：2272-2276.

IV. 小脳障害の病態

皮質性小脳萎縮症

Point
- 皮質性小脳萎縮症（CCA）は成人発症・孤発性脊髄小脳変性症の一病型である．
- 単一疾患単位としては未確立で，純粋小脳失調症を呈する"症候群"といえる．
- CCA は除外診断が原則で，特に症候性（獲得性）小脳失調症との鑑別が重要である．
- CCA の対極に多系統萎縮症（MSA）があり，とりわけ小脳症状優位の MSA（MSA-C）は初期に CCA と鑑別困難なことから，注意深く経過を観察する必要がある．
- CCA は孤発性であるが非遺伝性とは限らず，CCA 症例に SCA6 や SCA31 といった遺伝性脊髄小脳失調症の遺伝子変異が見出されることがある．
- 今後，CCA の中から新たな遺伝子変異が見出されてくる可能性もある．

皮質性小脳萎縮症（CCA）とは

　皮質性小脳萎縮症（cortical cerebellar atrophy：CCA）は，孤発性の脊髄小脳変性症（spinocerebellar degeneration：SCD）のうち，主として中年以降に発症し，ほぼ純粋な小脳性運動失調を示す純粋小脳型の一群を指す（**1**）．かつては晩発性小脳皮質萎縮症（late cortical cerebellar atrophy：LCCA）ともいわれた．

CCA の概念をめぐる変遷

　1922 年 Marie らによる報告が CCA の始まりである[1)]．その病理像は，ほぼ小脳皮質に限局する萎縮，全般性のプルキンエ細胞変性脱落とグリオーシスを主徴とする．これに，下オリーブ核の変性や分子層・顆粒層の変性が加わることもある．すなわち，当初 CCA は臨床病理学的な疾患概念であった．CCA の対極にあるオリーブ橋小脳萎縮症（olivopontocerebellar atrophy：OPCA）は文字通り多系統変性を示し，そのほとんどは現在 SCD ではなく α シヌクレイノパチー（α-synucleinopathy）という疾患スペクトラムで病態理解が進んでいる多系統萎縮症（multiple system atrophy：MSA）である（**1**）．

　1993 年，家族性 SCD から脊髄小脳失調症 1 型（spinocerebellar ataxia type 1：SCA1）の原因遺伝子 *ATXN1*（ataxin-1）が同定されたことを皮切りに次々と原因遺伝子が同定され，SCD においては分子遺伝学的な立場に基づく名称・疾患分類が確立されつつある．その一方で，病因・病態が未解明な孤発性 SCD の一群は現在もなお確かに存在する．そうした中で CCA は以下に示す臨床的共通項をもつものの単一疾患とまではいえず，病因論的には heterogeneous な症候群ととらえられる．

皮質性小脳萎縮症

1 皮質性小脳萎縮症（CCA）の位置づけ

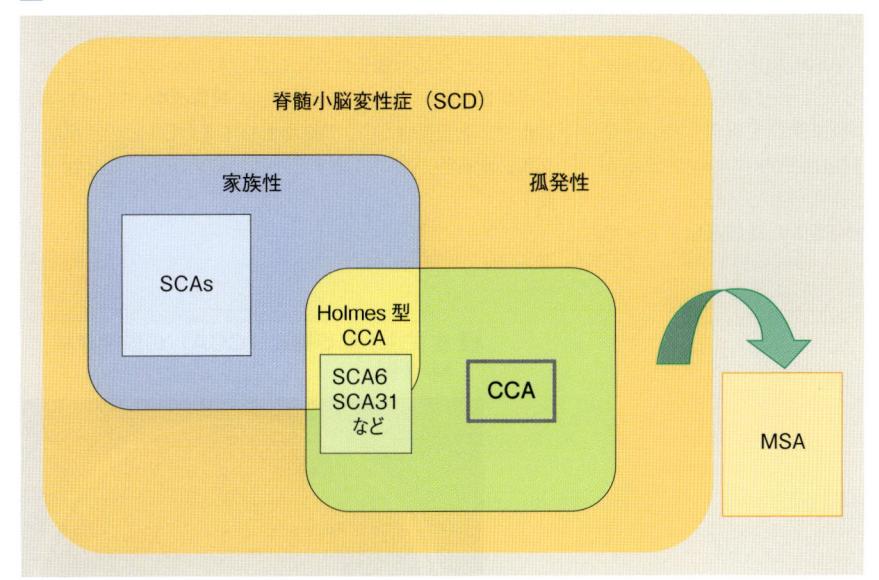

皮質性小脳萎縮症（CCA）は成人発症の孤発性脊髄小脳変性症（SCD）のうち，小脳性運動失調を主症状とし，画像上，小脳萎縮のみを呈する純粋小脳型の一群である．CCAの対極には多系統変性を示すオリーブ橋小脳萎縮症（OPCA）があり，そのほとんどは多系統萎縮症（MSA）である．家族性（遺伝性）CCAはかつてHolmes型と呼ばれていた．この中から見出されたSCA6やSCA31などの病因遺伝子変異は，一見すると孤発性とみえるCCA例にも認められることがある（本文および 5 参照）．SCAs：脊髄小脳失調症（SCA / SCAR）．

CCAの臨床像＝純粋小脳型

CCAは50歳代以降に発症し男性にやや多い．ほとんどが歩行障害を初発症状とし，以後は緩徐進行性の小脳性運動失調を呈する．すなわち，眼振，運動失調性構音障害（ataxic dysarthria），体幹・四肢の運動失調，筋緊張低下，運動失調性歩行（ataxic wide-based gait），企図時振戦といった神経学的異常所見を認める．その一方で，認知機能障害やパーキンソニズム，姿勢異常，自律神経症候といった小脳外症候が目立たないことから，純粋小脳型と呼ばれる．実際には，経過とともに軽度の小脳外症候を呈することがある．

CCAの検査所見は非特異的

一般血液・脳脊髄液所見に特異的な異常はみられない．頭部形態画像（CTやMRI）検査では，小脳虫部を中心としたほぼ対称性の小脳萎縮と小脳裂の開大を認める．MSAと異なる点は，進行期に至っても脳幹萎縮が目立たないこと，第四脳室拡大が軽度にとどまることである（ 2 ）．脳血流シンチグラムなどの脳機能画像では小脳虫部，半球における脳循環代謝の低下を認めることが多いが，CCAを含めた多数例で病型間の比較検討がなされた報告は乏しい[2,3]．以上のように，CCAのバイオマーカーは確立されておらず，得られる検査所見も非特異的な現状といえる．

Harding の "ILOCA"

1981年，Harding は idiopathic late-onset cerebellar ataxia（ILOCA）という広義の呼称を用い，36症例の特発性・晩発性小脳失調症を報告した．そこで提唱された3亜型のうち Marie-Foix-Alajouanine 型が本稿の CCA に該当すると考えられる．しかし，当時は画像診断も限られ，遺伝性 SCD の責任遺伝子も未解明であったため，報告症例には異種の疾患が混在していた可能性が高い．以後も欧州からの報告を中心に，MSAと相対する孤発性 SCD の総称として ILOCA という用語を用いたものがなお存在するため，その解釈には注意を要する[14]．

2 皮質性小脳萎縮症（CCA）の頭部単純 MRI 例

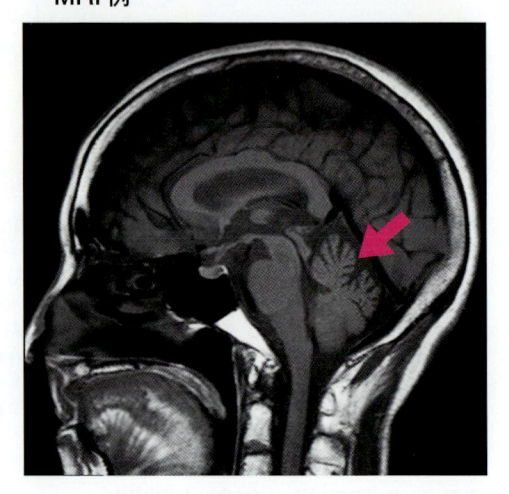

皮質性小脳萎縮症（CCA）と診断した自験例（73歳女性，発症から約2年）の頭部単純 MRI 矢状断 T1 強調画像を示す．小脳虫部，特に上部を中心に萎縮を認める（→）が，脳幹は保たれている．

CCA の診断プロセスは除外診断

診断においては他疾患の除外，特に症候性（獲得性）小脳失調症の除外が重要である（**3**, **4**）[4,5]．まず，成人発症・緩徐進行性の小脳性運動失調を呈する孤発例で，認知機能障害やパーキンソニズム，不随意運動，自律神経症候といった小脳外症候の目立たない場合，CCA も含めた種々の小脳失調症が鑑別にあげられ，次の順で除外診断を行う（**3**, **4**）．

1. 詳細な病歴・生活歴・家族歴を確認
2. 画像診断：腫瘍性疾患に加え，先天性奇形などの構造的疾患を除外
3. 中毒性・代謝性疾患を除外
4. 傍腫瘍性神経症候群，および抗グルタミン酸脱炭酸酵素（glutamic acid decarboxylase：GAD）自己抗体などの免疫介在性小脳症候群を除外
5. MSA を除外[6]

以上のいずれも除外できる場合，前項の補助検査所見を参考に CCA を疑う．ステップ「5」は発症初期には難しいことがあり，特に小脳症状優位型の MSA（cerebellar dominant MSA：MSA-C）と CCA の鑑別には慎重な経過観察を要する．発症から4年の間に小脳外症候（パーキンソニズムや自律神経症候など）を呈さない場合は，MSA の可能性が低いとの報告もある[7,8]．

3 成人発症・緩徐進行性の孤発性 SCD をみた場合，鑑別を要する代表的病態

	鑑別すべき病態	鑑別のポイント，方法
・腫瘍性	腫瘍性疾患	画像診断（MRI など）
・中毒性	アルコール性 薬剤性 　抗てんかん薬 　催眠・鎮静薬 　抗うつ薬 　リチウム 　抗悪性腫瘍薬 重金属（水銀，鉛など） 化学薬品（農薬，溶剤など）	詳細な病歴・生活歴，血中濃度など
・代謝性（内分泌異常）	ビタミン欠乏 甲状腺機能低下	血中ビタミン E（B_1，B_6，B_{12}） 甲状腺機能
・免疫介在性	抗 GAD 抗体関連 Celiac 病（gluten ataxia）[*1]	抗 GAD 抗体，てんかん，糖尿病の合併 下痢，体重減少，皮膚炎の合併，抗グリアジン抗体[*2]
・傍腫瘍性（paraneoplastic）	傍腫瘍性神経症候群	全身の腫瘍検索（画像，腫瘍マーカーなど） 抗神経抗体[*2]（抗 Yo, Hu, Ri, Tr, CV2, Ma, PCA2 など）

[*1] 本邦ではきわめてまれ．
[*2] これらの抗体については，小脳性運動失調症における病因的意義がまだ十分に確立していない．

4 皮質性小脳萎縮症（CCA）の診断フローチャート

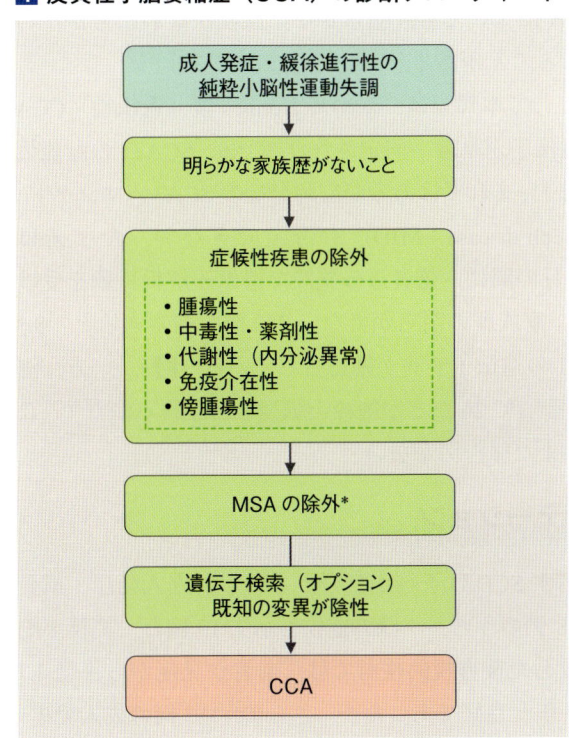

成人発症・緩徐進行性の純粋小脳性運動失調
↓
明らかな家族歴がないこと
↓
症候性疾患の除外
- 腫瘍性
- 中毒性・薬剤性
- 代謝性（内分泌異常）
- 免疫介在性
- 傍腫瘍性

↓
MSA の除外*
↓
遺伝子検索（オプション）
既知の変異が陰性
↓
CCA

CCA の診断プロセスは除外診断である．本文参照．
* 多系統萎縮症（MSA）については暫定的な診断基準が発表されている[4]．

遺伝子検索の意義

　孤発性，すなわち家族歴の明らかでない例が"非遺伝性"とは限らない[7,9]．一見すると孤発例とみられるものの遺伝性疾患である場合は複数の可能性が

5 東北大学神経内科における家族歴の明らかでない252例の検索結果

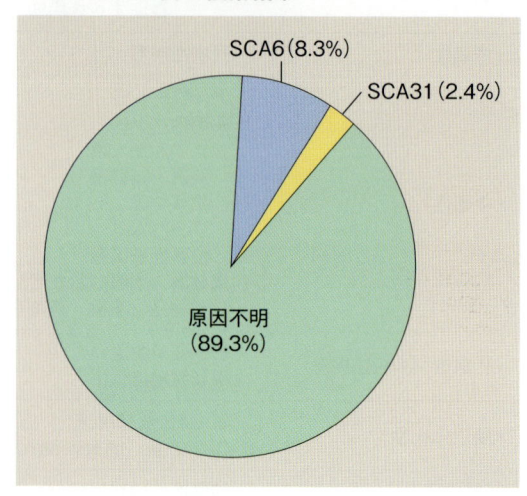

SCA6（8.3%）
SCA31（2.4%）
原因不明（89.3%）

孤発例が"非遺伝性"とは限らない．実際，1991年6月から2012年3月の間に筆者らの施設で遺伝子解析依頼を受けたSCD診断670例のうち，家族歴の明らかでない252例を検索すると，8.3%にSCA6，2.4%にSCA31の遺伝子変異が確認された．

ある．劣性遺伝性の場合や浸透度のきわめて低い優性遺伝性の場合，*de novo* の遺伝子変異，あるいは親世代に早期死亡があって発症確認できない場合などである．実際CCAについても，明らかな家族歴がないにもかかわらず遺伝子変異が見出されることがある．

このような遺伝子変異として本邦では，かつてHolmes型（遺伝性）CCAと呼ばれる一群から責任遺伝子が単離・同定されたSCA6，SCA31の可能性がまずあげられる（**1**）．また，まれではあるが高齢発症のSCA3/マシャド・ジョセフ病（Machado-Joseph disease：MJD）も否定できない．たとえば1991年6月から2012年3月の間に，筆者らの施設で遺伝子解析依頼を受けたSCD診断670例のうち，家族歴の明らかでない252例を検索すると，8.3%にSCA6，2.4%にSCA31の遺伝子変異が確認されている（**5**）．一方，海外では他にもSCA5，8，11，そして26などが純粋小脳型をとり得るが[5,7,9]，これらはSCA8を除き本邦でまだ報告例がない．

予後と治療・リハビリテーション

一般的に純粋小脳型を示すSCDは予後が良好とされる．成人発症・孤発性の小脳性運動失調患者28例のうち，小脳外症候も示す13例と，純粋小脳型9例との生存期間を比較した後方視的検討では，前者が発症から平均7.7年に対し，後者が平均20.7年と良好であった[8]．さらに，112例の成人発症・孤発性の小脳性運動失調患者を同様に検討した結果では，MSA 32例が平均4.7年で介助歩行となるのに対し，CCAを含む特発性症例（unexplained ataxia）では平均11.1年と予後良好であった[7]．

薬物療法は，運動失調全般に対する対症療法として甲状腺刺激ホルモン放出ホルモン誘導体（TRHアナログ），現状ではタルチレリン水和物（セレジスト®）[10]の投与が推奨される．タルチレリン水和物は *in vitro* でアセチルコ

リン，ドパミンの遊離促進および代謝回転促進作用，神経突起伸展作用があるとされ，3-アセチルピリジンによる運動失調ラット，および遺伝性運動失調マウスである rolling mouse nagoya に対する有効性が報告されている[11,12]．また，CCA の運動失調に対する集中的なリハビリテーションの有効性が示唆されている[13]．運動機能維持のために早期からの薬物療法と積極的なリハビリテーションの導入・継続が望ましい．

今後の展望

　神経変性疾患の大半は孤発性であるが，ある一定の割合で家族性が認められる点で共通している．このような貴重な家系を集積し，分子遺伝学的手法によって原因遺伝子を同定する試みが精力的に行われてきた結果，多くの SCD 関連遺伝子が明らかとなってきた．CCA についても，かつて Holmes 型と呼ばれた家族性（遺伝性）CCA の中から SCA6 や SCA31 が疾患単位として確立し，疾患モデルの確立，治療法開発へと SCD 研究を前進させている．近年のゲノム解析手法の発展により，今後は CCA などの孤発例においても遺伝的背景と病因の理解が進み，新たな治療法開発へとつながることを期待したい．

（割田　仁，青木正志）

文献

1) Marie P, et al. De l'atrophie cérébelleuse tardive à prédominance corticale. *Rev Neurol (Paris)* 1922；29：849-885, 1082-1111.
2) Waragai M, et al. Evaluation of brain perfusion SPECT using an easy Z-score imaging system (eZIS) as an adjunct to early-diagnosis of neurodegenerative diseases. *J Neurol Sci* 2007；260 (1-2)：57-64.
3) 濱口浩敏ほか．オリーブ橋小脳萎縮症および皮質小脳萎縮症における MRI と 3D-SSP の比較．臨床神経学 2004；44 (4-5)：263-267.
4) Brusse E, et al. Diagnosis and management of early- and late-onset cerebellar ataxia. *Clin Genet* 2007；71 (1)：12-24.
5) Manto M, Marmolino D. Cerebellar ataxias. *Curr Opin Neurol* 2009；22 (4)：419-429.
6) Gilman S, et al. Second consensus statement on the diagnosis of multiple system atrophy. *Neurology* 2008；71 (9)：670-676.
7) Abele M, et al. The aetiology of sporadic adult-onset ataxia. *Brain* 2002；125：961-968.
8) Klockgether T, et al. Idiopathic cerebellar ataxia of late onset：Natural history and MRI morphology. *J Neurol Neurosurg Psychiatry* 1990；53 (4)：297-305.
9) Schöls L, et al. Genetic background of apparently idiopathic sporadic cerebellar ataxia. *Hum Genet* 2000；107 (2)：132-137.
10) 金澤一郎ほか．Taltirelin hydrate (TA-0910) の脊髄小脳変性症に対する臨床評価—プラセボを対照とした臨床第 III 相二重盲検比較試験．臨床医薬 1997；13 (16)：4169-4224.
11) Kinoshita K, et al. Metabolic abnormalities caused by 3-acetylpyridine in the cerebral motor regions of rats：Partial recovery by thyrotropin-releasing hormone. *Jpn J Pharmacol* 2000；82 (4)：295-300.
12) Nakamura T, et al. Taltirelin improves motor ataxia independently of monoamine levels in rolling mouse nagoya, a model of spinocerebellar atrophy. *Biol Pharm Bull* 2005；28 (12)：2244-2247.
13) 宮井一郎ほか．小脳失調症に対する短期集中リハビリテーションの効果に関する無作為比較研究．平成 22 年度 運動失調症の病態解明と治療法開発に関する研究班（研究代表者 西澤正豊）報告書 2009：70-73.
14) Berciano JS, et al. Olivopontocerebellar atrophy：Toward a better nosological definition. *Mov Disord* 2006；21 (10)：1607-1613.

IV. 小脳障害の病態
優性遺伝性脊髄小脳失調症（SCA）

ポリグルタミン鎖の伸長によるSCA

> **Point**
> - わが国の優性遺伝性SCAのうち，SCA1, 2, 3, 6, 7, 17, DRPLAの7疾患はポリグルタミン病に属し，これらで患者数全体の約2/3を占める．
> - ポリグルタミン病は，さまざまな原因遺伝子内のグルタミンをコードするCAGリピート配列の異常伸長という共通の遺伝子変異により発症する．
> - ポリグルタミン病では，異常伸長ポリグルタミン鎖をもつ変異蛋白質がミスフォールディング・凝集を生じ，神経細胞内に封入体として蓄積して，蛋白質分解の破綻，転写調節障害，軸索輸送障害，ミトコンドリア機能障害などさまざまな神経機能障害を引き起こして，最終的に神経変性に至ると考えられている．
> - 最近では，ポリグルタミン病の分子病態に基づいた分子標的治療法の開発研究が進んでいる．

ポリグルタミン病の概念

わが国の遺伝性脊髄小脳変性症（spinocerebellar degeneration：SCD）のうち，約9割が優性遺伝性，約1割が劣性遺伝性である．優性遺伝性脊髄小脳失調症（spinocerebellar ataxia：SCA）のうち，これまでに約7〜8割の原因遺伝子が同定されているが，わが国の研究者が多大な貢献を果たしている．驚くべきことに，このうち多くの遺伝子異常がさまざまな原因遺伝子内のグルタミンをコードするCAGリピート配列の異常伸長という共通の遺伝子変異であることが明らかになった．このような共通の遺伝子変異をもつ脊髄小脳失調症（SCA1, 2, 3, 6, 7, 17），歯状核赤核淡蒼球ルイ体萎縮症（dentato-rubro-pallido-luysian atrophy：DRPLA）に加えて，同様の遺伝子変異をもつハンチントン病（Huntington disease：HD），球脊髄性筋萎縮症（bulbospinal muscular atrophy：BSMA）の9つの疾患では，変異遺伝子から翻訳される異常伸長したポリグルタミン鎖をもつ変異蛋白質により発症することから，ポリグルタミン病（polyglutamine disease；polyQ病）と総称されている（**1**）[1]．わが国の優性遺伝性SCAのうち，ポリグルタミン病に属する7疾患で患者数全体の約2/3を占める[2]．

ポリグルタミン病では，臨床遺伝学的に重要ないくつかの共通点がある．まず，CAGリピート数は健常者でも多型を認めるが，疾患が発症する閾値はだいたい35から40以上と共通している．また，CAGリピート数と疾患の発症年齢・重症度とが相関し，CAGリピート数が多いほど発症年齢が早く，

1 ポリグルタミン病

疾患	原因遺伝子			病変部位	臨床症状
		正常	異常		
脊髄小脳失調症1型（SCA1）	ataxin-1	6-39	39-91	小脳皮質，歯状核，脳幹	小脳失調，錐体路徴候，錐体外路徴候
脊髄小脳失調症2型（SCA2）	ataxin-2	14-31	32-200	小脳皮質，大脳基底核，脳幹，脊髄	小脳失調，緩徐眼球運動，末梢神経障害，錐体外路徴候（パーキンソニズム）
脊髄小脳失調症3型（SCA3）	ataxin-3	10-44	53-87	小脳歯状核，大脳基底核，脳幹，脊髄	小脳失調，錐体路徴候，錐体外路徴候，末梢神経障害，パーキンソニズム，びっくり眼
脊髄小脳失調症6型（SCA6）	α1A calcium channel	4-19	20-33	小脳皮質	小脳失調，めまい感
脊髄小脳失調症7型（SCA7）	ataxin-7	4-35	34-306	小脳，脳幹，網膜	小脳失調，視力低下，錐体路徴候，錐体外路徴候
脊髄小脳失調症17型（SCA17）	TATA box-binding protein	25-44	45-63	小脳，大脳皮質，基底核	小脳失調，認知機能障害，錐体外路徴候，錐体路徴候
歯状核赤核淡蒼球ルイ体萎縮症（DRPLA）	atrophin-1	6-36	48-93	小脳歯状核，赤核，淡蒼球，脳幹，大脳皮質	小脳失調，ミオクローヌス，てんかん，精神発達遅滞／認知機能障害，不随意運動
ハンチントン病（HD）	huntingtin	6-35	36-180	尾状核，被殻，大脳皮質	舞踏様不随意運動，認知機能障害，人格変化などの精神障害
球脊髄性筋萎縮症（BSMA）	androgen receptor	9-36	38-65	脊髄・延髄運動ニューロン	筋力低下・筋萎縮，女性化乳房，精巣萎縮

重症である．そして，親から子どもへと世代を経て遺伝する過程でCAGリピートがさらに伸長し疾患が重症化するという表現促進現象が知られている．一方，これらの疾患原因蛋白質はポリグルタミン鎖以外には相同性を認めず，また1つの対立遺伝子に変異をもつだけで発症する優性遺伝性（BSMAを除く）を示す．以上のことから，ポリグルタミン病は異常伸長ポリグルタミン鎖自身が原因蛋白質の機能とは無関係に神経毒性を発揮するという共通のgain of toxic functionのメカニズムにより発症すると考えられている[3]．

ポリグルタミン病に属するSCAの病型

SCA1（脊髄小脳失調症1型）

SCA1（spinocerebellar ataxia type 1）は，第6染色体にある*ataxin-1*遺伝子内のCAGリピート配列の異常伸長（≧39）が原因である[4]．優性遺伝性SCAの分子遺伝学の先駆けとして，1974年にわが国の矢倉らによりSCA1遺伝子座が第6染色体上のHLA（human leukocyte antigen：ヒト白血球抗原）に連鎖することが発見された[5]．発病年齢は若年〜中年期と比較的幅が広いが，30〜40歳代の発症が多い．歩行障害などの小脳性運動失調で発症し，構音障害，嚥下障害などに加え，眼球運動障害，腱反射亢進などの錐体路徴

候，錐体外路徴候，認知機能低下などが出現する．病理学的には，小脳皮質，歯状核，脳幹などの変性を認める．異常伸長ポリグルタミン鎖を認識する抗体（1C2）を用いた免疫染色にて，神経細胞核内に変異 ataxin-1 蛋白質の封入体を認める．頭部 MRI で小脳萎縮，脳幹萎縮を認める．わが国では頻度が少ないが，東北地方に比較的多い．

　ataxin-1 は，N 末端側にポリグルタミン鎖，C 末端側に蛋白質間相互作用に関わる AHX ドメイン，核移行シグナル（nuclear localization signal：NLS）をもつ 816 アミノ酸から成る蛋白質である[6]．中枢神経系を含む広範囲の組織に発現しており，神経細胞では核内に局在する．ataxin-1 を発現するトランスジェニックマウスを用いた解析から，ataxin-1 の核への局在，Akt による NLS 内 Ser776 のリン酸化，14-3-3 との結合による ataxin-1 の安定化が神経変性に重要であることが示された．一方，ataxin-1 内のポリグルタミン鎖の伸長により，RBM17 との複合体形成促進による gain of function と，転写抑制因子 Capicua と複合体形成抑制による loss of function の両メカニズムが病態に関わることが示された．これまでに，小脳プルキンエ細胞にて変異 ataxin-1 を発現するトランスジェニックマウスや薬剤で遺伝子発現をコントロールできるコンディショナルマウス，さらに内在性のマウス *ataxin-1* 遺伝子内の CAG リピート配列を異常伸長させたノックインマウスが樹立されており，さまざまな病態解析・治療開発研究が進行中である．

SCA2（脊髄小脳失調症 2 型）

　SCA2 は，第 12 染色体にある *ataxin-2* 遺伝子内の CAG リピート配列の異常伸長（≧32）が原因である．SCA2 の原因遺伝子は，わが国の辻らと海外の研究者らにより同定された[7-9]．発病年齢は若年〜中年期と比較的幅が広いが，30〜40 歳代の発症が多い．小脳性運動失調で発症し，早期から緩徐眼球運動，末梢神経障害に伴う腱反射の低下が認められることが特徴である．構音障害，筋萎縮，認知機能低下，パーキンソニズムやミオクローヌス，ジストニアなどの錐体外路徴候も認め，特にわが国や中国などアジア人では小脳症状よりもパーキンソニズムを主徴とする例が報告されている[10]．さらに最近 *ataxin-2* 遺伝子内の 27-33 リピートの中間型 CAG リピート配列が ALS（amyotrophic lateral sclerosis：筋萎縮性側索硬化症）発症と関連することが見出され[11]，病態スペクトラムを考えるうえで大変興味深い．病理学的には，小脳皮質，大脳基底核，脳幹，脊髄の変性を認める．抗ポリグルタミン抗体 1C2 陽性の核内封入体を認める．頭部 MRI で小脳萎縮，脳幹萎縮を認める．わが国での頻度は少ない．

　ataxin-2 は，N 末端側にポリグルタミン鎖，RNA プロセシングに関わる Lsm ドメイン，ゴルジ局在配列，小胞体輸出配列，C 末端側に RNA 結合蛋白質との結合に関わる PAM2 ドメイン，A2D ドメインをもつ 1312 アミノ酸から成る蛋白質である[12]．中枢神経系を含む広範囲の組織に発現しており，ゴルジ／小胞体を含む細胞質内に局在する．ataxin-2 は poly(A)-binding protein（PABP）などの RNA 結合蛋白質と結合し，RNA スプライシングやストレス顆粒における翻訳制御に関わる．一方で，エンドサイトーシスに関わることも示されている．これまでに，プルキンエ細胞などに変異 ataxin-2 を発現するトランスジェニックマウスが樹立されている．

SCA3（脊髄小脳失調症3型）／マシャド・ジョセフ病（MJD）

SCA3／MJD（Machado-Joseph disease）は，第14染色体にある *ataxin-3* 遺伝子内の CAG リピート配列の異常伸長（≧53）が原因である．わが国の滝山，西澤らにより SCA3 遺伝子座が決定され[13]，原因遺伝子は垣塚らにより同定された[14]．本疾患は，CAG リピート数により発病年齢が若年～中年期，時に老年期と幅広く，発病年齢によって臨床症状が異なり，以下の臨床病型に分類される．

1. I 型：若年発症（10～30歳代），痙性，腱反射亢進などの錐体路徴候＋ジストニアなどの錐体外路徴候が主症状．
2. II 型：中年発症（20～50歳代），歩行時ふらつき，構音障害などの小脳失調＋錐体路徴候が主症状．錐体外路徴候も呈することがある．
3. III 型：高年発症（40～70歳代），小脳失調＋筋萎縮，感覚障害などの末梢神経障害が主症状．
4. IV 型：発症年齢はさまざまで，パーキンソニズム＋末梢神経障害が主症状．

その他の臨床症状として，びっくり眼，眼球運動障害，自律神経障害など多岐にわたる．認知機能障害はあっても軽度にとどまる．表現促進現象により同一家系内でも多様な臨床像を呈する．病理学的には，小脳歯状核，大脳基底核，脳幹，脊髄の変性を認めるが，小脳皮質は比較的保たれる．抗ポリグルタミン抗体 1C2 陽性の核内封入体を認める．頭部 MRI で小脳萎縮，脳幹（特に被蓋部）萎縮を認める．優性遺伝性 SCA の中で世界的にも最も頻度が高く，わが国の優性遺伝性 SCA の約3割を占める．

ataxin-3 は，N 末端側に脱ユビキチン化活性を有する Josephin ドメイン，C 末端側にポリグルタミン鎖，その前後に2～3個のユビキチン結合ドメイン（ubiquitin-interacting motif：UIM）をもつ分子量約 42 kDa の蛋白質で，いくつかのスプライシング変異体が存在する[15]．中枢神経系を含む広範囲の組織に発現しており，核内・細胞質内に局在する．ataxin-3 は，DNA 修復関連蛋白質の HHR23A／B や AAA ATPase の VCP／p97，ユビキチンリガーゼの CHIP と結合することが報告され，ユビキチン・プロテアソーム系蛋白質分解，特に小胞体関連分解（endoplasmic reticulum-associated degradation：ERAD）に関わることが示唆されている．これまでに，さまざまな神経特異的プロモーター制御下に変異 ataxin-3 を発現するトランスジェニックマウスや，ヒト ataxin-3 プロモーターを含む YAC トランスジェニックマウスなどが樹立されている．

SCA6（脊髄小脳失調症6型）

　SCA6は，第19染色体にある電位依存性P／Q型カルシウムチャネルのα1AサブユニットCACNA1A遺伝子内のCAGリピート配列の異常伸長（≧20）が原因である[16]．SCA6遺伝子座はわが国の石川，水澤らにより決定された[17]．本疾患は，ポリグルタミン病の中で疾患原因遺伝子のCAGリピート数が特に少なく（20-33），CAGリピート配列の世代間での不安定性による表現促進現象は認められない．発症年齢は中年〜老年期と比較的高齢で，50歳前後の発症が多い．歩行時ふらつき，構音障害，頭位変換時のめまい感など小脳性運動失調で発症し，ほぼ純粋な小脳失調症を呈する．腱反射異常，痙性，深部感覚障害，ジストニアなどの不随意運動などを伴うことがある．経過は緩徐進行性であり，生命予後は比較的良好である．病理学的には，小脳皮質，特にプルキンエ細胞の脱落・変性を認める．本疾患では他のポリグルタミン病と異なり神経細胞核内の1C2抗体陽性封入体は認められず，プルキンエ細胞の細胞質内にユビキチン陰性の封入体を認める．頭部MRIで小脳に限局した萎縮を認めるが，脳幹や大脳は保たれる．わが国の優性遺伝性SCAの約2割を占め，SCA3／MJDに次いで頻度が高い．

　カルシウムチャネルα1Aサブユニットは，6回の膜貫通領域から成るドメイン構造を4つもつ膜蛋白質であり，β，α2δ，γの各サブユニットとともに電位依存性カルシウムチャネルを構成する[18]．α1Aサブユニットは小脳プルキンエ細胞，顆粒細胞にて高発現を認め，その他の中枢神経・末梢組織を含め広範囲に発現している．注目すべきことに，同じCACNA1A遺伝子の変異が家族性片麻痺性片頭痛（familial hemiplegic migraine：FHM），反復発作性失調症2型（episodic ataxia type 2：EA2）という2つの神経疾患の原因となり，これらの疾患では進行性の神経変性も認められる．また，培養細胞を用いた実験にてポリグルタミン鎖の異常伸長によるカルシウムチャネル機能の異常が報告され，SCA6もカルシウムチャネル病である可能性が示唆された．しかしながら最近，マウスCACNA1A遺伝子内CAGリピートの異常伸長をもつノックインマウスが樹立され，そのプルキンエ細胞ではカルシウムチャネルの機能異常を認めないことから，他のポリグルタミン病と同様に異常伸長ポリグルタミン鎖による発症メカニズムが考えられた．

SCA7（脊髄小脳失調症7型）

　SCA7は，第3染色体にあるataxin-7遺伝子内のCAGリピート配列の異常伸長（≧34）が原因である[19]．発病年齢は若年〜中年期と幅広く，CAGリピート数によっては乳幼児期に発症する場合もある．小脳性運動失調，網膜黄斑変性症に伴う視力低下で発症し，眼球運動障害，腱反射亢進，痙性などの錐体路徴候，小児期発症例ではジストニアなどの錐体外路徴候が出現する．病理学的には，小脳，脳幹の変性，網膜の黄斑変性を認める．抗ポリグルタミン抗体1C2陽性の核内封入体を変性部位のみならず，広範な部位に

認める．頭部 MRI で小脳萎縮，脳幹萎縮を認め，眼底検査で網膜黄斑部変性を認める．わが国では，数家系の報告があるのみである．

ataxin-7 は，N 末端側にポリグルタミン鎖，続いて SH3 結合ドメイン，核移行シグナル（NLS）をもつ 892 アミノ酸から成る蛋白質である[20]．中枢神経系を含む広範囲の組織に発現しており，主に核内に局在するが，神経細胞では細胞質にも局在する．ataxin-7 は，転写コアクチベーターである STAGA（SPT3／TAF9／ADA／GCN5 acetyltransferase）複合体の構成分子であり，網膜光受容細胞における転写因子 CRX の機能障害を引き起こすことが報告された．これまでに，変異 ataxin-7 を発現するさまざまなトランスジェニックマウスや，マウス ataxin-7 遺伝子内 CAG リピートの異常伸長をもつノックインマウスが樹立されている．

SCA17（脊髄小脳失調症 17 型）

SCA17 は，第 6 染色体にある TATA box-binding protein（TBP）遺伝子内の CAG／CAA リピート配列の異常伸長（≧45）が原因である．わが国の辻らにより TBP 遺伝子内の CAG／CAA リピート配列の異常伸長が発見され[21]，中村らにより SCA17 と名づけられた[22]．発病年齢は若年～中年期と幅広いが，30 歳前後の発症が多い．臨床症状は小脳性運動失調，構音障害の他，認知機能障害，精神症状，パーキンソニズム，舞踏病様運動，ジストニアなどの不随意運動，腱反射亢進，痙性などの錐体路徴候など多岐にわたる．病理学的には，小脳，大脳皮質，基底核などの変性を認める．抗ポリグルタミン抗体 1C2 や抗 TBP 抗体陽性の核内封入体を変性部位のみならず，広範な部位に認める．頭部 MRI で小脳のみにとどまらず，大脳，脳幹に萎縮を認める．わが国では，数家系の報告があるのみである．

TBP は，TFIID（RNA polymerase II transcription factor D）複合体の構成分子であり，N 末端側にポリグルタミン鎖，C 末端側に TATA box と結合する DNA 結合ドメインをもつ 326 アミノ酸から成る基本転写因子である[23]．中枢神経系を含む広範囲の組織に発現しており，核内に局在する．これまでに，異常ポリグルタミン鎖をもつ変異 TBP を発現するトランスジェニックマウスが樹立されており，NGF 受容体 TrkA 遺伝子の転写障害が生じることが報告されている．また最近，マウス TBP 遺伝子内 CAG リピート配列を異常伸長させたノックインマウスが樹立された．

DRPLA（歯状核赤核淡蒼球ルイ体萎縮症）

DRPLA は，第 12 染色体にある atrophin-1 遺伝子内の CAG リピート配列の異常伸長（≧48）が原因である．DRPLA の原因遺伝子は，わが国の辻ら，金澤，山田らにより発見された[24,25]．本疾患は，CAG リピート数により発病年齢が小児～中年期までと幅広く，発病年齢によって臨床症状が異なり，以下の臨床病型に分類される．

1. 若年型（20 歳未満発病）：ミオクローヌス，てんかん，精神発達遅滞

または認知機能障害，小脳性運動失調が主症状．
2. 遅発成人型（40歳以上発病）：小脳性運動失調，舞踏様アテトーゼ，認知機能障害，性格変化などが主症状．
3. 早発成人型（20〜40歳発症）：遅発成人型の主症状に加え，ミオクローヌスやてんかんも出現する移行型．

　顕著な表現促進現象により同一家系内でも多様な臨床像を呈する．病理学的には，小脳歯状核赤核系と淡蒼球ルイ体系の変性に加えて，脳幹，大脳皮質の変性を認める．抗ポリグルタミン抗体1C2を用いた免疫染色にて変異atrophin-1蛋白質の神経細胞核内封入体や核内へのび漫性蓄積を認める．頭部MRIで小脳萎縮，脳幹（特に被蓋部）萎縮，大脳萎縮を認める．また，遅発成人型ではT2強調画像で大脳白質にび漫性の高信号域を認める．わが国の優性遺伝性SCAの約1割を占め，SCA3／MJD，SCA6，SCA31に次いで頻度が高い．

　atrophin-1は，中間付近のポリグルタミン鎖以外にC末端側にREリピート配列をもつ1191アミノ酸から成る蛋白質であり，核内受容体のコリプレッサーとして機能することが知られている[26]．中枢神経系を含む広範囲の組織に発現しており，核内・細胞質内に局在するが，神経細胞では主に細胞質に局在する．ポリグルタミン鎖の異常伸長により，転写因子$TAF_{II}130$と結合し，CREB依存性転写活性化が阻害されることが示されている．これまでに，変異atrophin-1を発現するトランスジェニックマウスが樹立されている．

ポリグルタミン病の発症分子メカニズムと分子標的治療への展望

　上述のように，ポリグルタミン病では異常伸長ポリグルタミン鎖自身が神経毒性を発揮して，gain of toxic functionのメカニズムにより発症すると考えられている．実際に培養細胞やマウス，ショウジョウバエ，線虫などの動物モデルを使った実験で，異常伸長ポリグルタミン鎖単独の発現あるいは疾患に無関係な蛋白質への異常伸長ポリグルタミン鎖の挿入により細胞毒性，神経変性が引き起こされることが証明されている．一方，ポリグルタミン鎖の異常伸長による原因蛋白質の機能障害や，異常伸長CAGリピートを含むRNAにも毒性があることが最近報告されており，これらも病態に寄与する可能性が考えられている．

　ポリグルタミン鎖の異常伸長が惹き起こす共通の発症分子メカニズムとして，原因蛋白質のミスフォールディング（構造異常）を誘発し，その結果難溶性の凝集体を形成し，神経細胞内に封入体として蓄積することが明らかにされ，このような過程を経て最終的に神経変性に至る，と想定されている（2）[3]．しかし最近は，ポリグルタミン病に限らずアルツハイマー病，パーキンソン病などの神経変性疾患でも，不溶性のアミロイド様凝集体や封入体よりもミスフォールディングしたモノマー蛋白質やオリゴマーと呼ばれる可溶性の微細な中間体が神経毒性を発揮すると考えられている[27]．ポリグル

2 ポリグルタミン病の発症分子メカニズムと治療標的

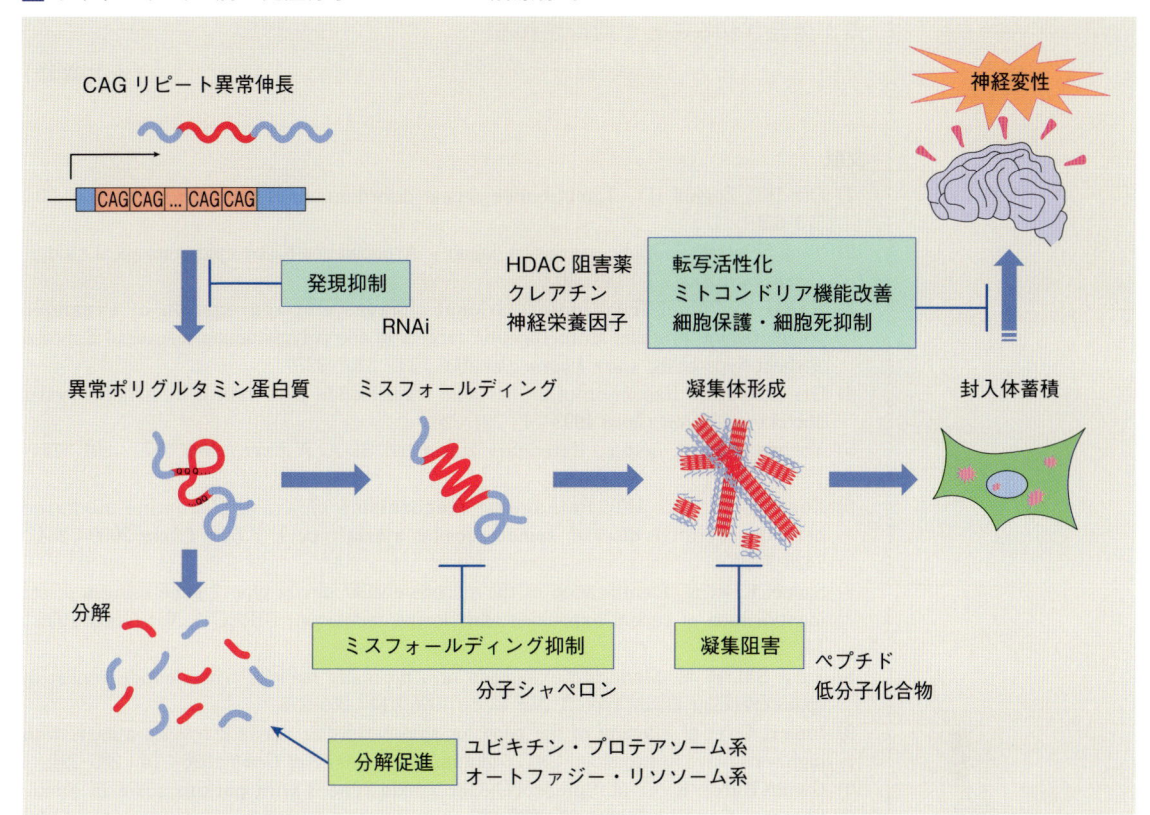

ポリグルタミン病の発症分子メカニズムとして，原因遺伝子内のCAGリピート配列の異常伸長により異常伸長ポリグルタミン鎖をもつ変異蛋白質が翻訳され，それがミスフォールディング・凝集を生じて，神経細胞内に封入体として蓄積し，転写調節障害，ミトコンドリア機能障害などさまざまな神経機能障害を引き起こし，最終的に神経変性に至ると考えられている．このような治療標的に対して，変異遺伝子の発現抑制，変異蛋白質の分解促進，ミスフォールディング抑制，凝集阻害，転写活性化，ミトコンドリア機能障害改善，神経細胞保護・細胞死抑制など，さまざまな分子標的治療法の研究が進んでいる．
HDAC：ヒストン脱アセチル化酵素．

タミン蛋白質の神経細胞内封入体には，これまでにユビキチン・プロテアソーム関連蛋白質，分子シャペロン，転写因子，細胞骨格蛋白質などさまざまな細胞内蛋白質が蓄積していることが明らかにされており，ユビキチン・プロテアソーム系蛋白質分解の破綻，転写調節障害，軸索輸送障害，ミトコンドリア機能障害などさまざまな神経機能障害が引き起こされ，最終的に細胞死に至ると考えられている．

近年，このようなポリグルタミン病の病態機序に基づいて，RNAiによる変異遺伝子発現抑制，分子シャペロンによる変異蛋白質のミスフォールディング抑制，ペプチドや低分子化合物による変異蛋白質の凝集阻害，ユビキチン・プロテアソーム系やオートファジー・リソソーム系分解の活性化による変異蛋白質の分解促進，ヒストン脱アセチル化酵素阻害薬などによる転写活性化，クレアチンなどによるミトコンドリア機能障害の改善，神経栄養因子などによる神経細胞保護・細胞死抑制など，さまざまな治療標的に対する分子標的治療法の研究が進んでいる（**2**）．これらの研究の進展とともに，治療薬候補の臨床試験に備えて，短期間での薬効判定に適した鋭敏な病態バイ

オマーカーの開発が望まれており，近い将来これらの神経難病に対する治療薬が開発されることが期待される．

（永井義隆）

文献

1) Orr HT, Zoghbi HY. Trinucleotide repeat disorders. *Annu Rev Neurosci* 2007 ; 30 : 575-621.
2) Tsuji S, et al. Sporadic ataxias in Japan -- A population-based epidemiological study. *Cerebellum* 2008 ; 7 : 189-197.
3) Nagai Y, Popiel HA. Conformational changes and aggregation of expanded polyglutamine proteins as therapeutic targets of the polyglutamine diseases : Exposed β-sheet hypothesis. *Curr Pharm Des* 2008 ; 14 : 3267-3279.
4) Orr HT, et al. Expansion of an unstable trinucleotide CAG repeat in spinocerebellar ataxia type 1. *Nat Genet* 1993 ; 4 : 221-226.
5) Yakura H, et al. Letter : Hereditary ataxia and HL-A. *N Engl J Med* 1974 ; 291 : 154-155.
6) Zoghbi HY, Orr HT. Pathogenic mechanisms of a polyglutamine-mediated neurodegenerative disease, spinocerebellar ataxia type 1. *J Biol Chem* 2009 ; 284 : 7425-7429.
7) Sanpei K, et al. Identification of the spinocerebellar ataxia type 2 gene using a direct identification of repeat expansion and cloning technique, DIRECT. *Nat Genet* 1996 ; 14 : 277-284.
8) Pulst SM, et al. Moderate expansion of a normally biallelic trinucleotide repeat in spinocerebellar ataxia type 2. *Nat Genet* 1996 ; 14 : 269-276.
9) Imbert G, et al. Cloning of the gene for spinocerebellar ataxia 2 reveals a locus with high sensitivity to expanded CAG / glutamine repeats. *Nat Genet* 1996 ; 14 : 285-291.
10) Gwinn-Hardy K, et al. Spinocerebellar ataxia type 2 with parkinsonism in ethnic Chinese. *Neurology* 2000 ; 55 : 800-805.
11) Elden AC, et al. Ataxin-2 intermediate-length polyglutamine expansions are associated with increased risk for ALS. *Nature* 2010 ; 466 : 1069-1075.
12) Magaña JJ, et al. Spinocerebellar ataxia type 2 : Clinical presentation, molecular mechanisms, and therapeutic perspectives. *Mol Neurobiol* 2013 ; 47 : 90-104.
13) Takiyama Y, et al. The gene for Machado-Joseph disease maps to human chromosome 14q. *Nat Genet* 1993 ; 4 : 300-304.
14) Kawaguchi Y, et al. CAG expansions in a novel gene for Machado-Joseph disease at chromosome 14q32.1. *Nat Genet* 1994 ; 8 : 221-228.
15) Costa Mdo C, Paulson HL. Toward understanding Machado-Joseph disease. *Prog Neurobiol* 2012 ; 97 : 239-257.
16) Zhuchenko O, et al. Autosomal dominant cerebellar ataxia (SCA6) associated with small polyglutamine expansions in the α1A-voltage-dependent calcium channel. *Nat Genet* 1997 ; 15 : 62-69.
17) Ishikawa K, et al. Japanese families with autosomal dominant pure cerebellar ataxia map to chromosome 19p13.1-p13.2 and are strongly associated with mild CAG expansions in the spinocerebellar ataxia type 6 gene in chromosome 19p13.1. *Am J Hum Genet* 1997 ; 61 : 336-346.
18) Kordasiewicz HB, Gomez CM. Molecular pathogenesis of spinocerebellar ataxia type 6. *Neurotherapeutics* 2007 ; 4 : 285-294.
19) David G, et al. Cloning of the SCA7 gene reveals a highly unstable CAG repeat expansion. *Nat Genet* 1997 ; 17 : 65-70.
20) Garden GA, La Spada AR. Molecular pathogenesis and cellular pathology of spinocerebellar ataxia type 7 neurodegeneration. *Cerebellum* 2008 ; 7 : 138-149.
21) Koide R, et al. A neurological disease caused by an expanded CAG trinucleotide repeat in the TATA-binding protein gene : A new polyglutamine disease? *Hum Mol Genet* 1999 ; 8 : 2047-2053.
22) Nakamura K, et al. SCA17, a novel autosomal dominant cerebellar ataxia caused by an expanded polyglutamine in TATA-binding protein. *Hum Mol Genet* 2001 ; 10 : 1441-1448.
23) Stevanin G, Brice A. Spinocerebellar ataxia 17 (SCA17) and Huntington's disease-like

4（HDL4）. *Cerebellum* 2008；7：170-178.
24) Koide R, et al. Unstable expansion of CAG repeat in hereditary dentatorubral-pallidoluysian atrophy（DRPLA）. *Nat Genet* 1994；6：9-13.
25) Nagafuchi S, et al. Dentatorubral and pallidoluysian atrophy expansion of an unstable CAG trinucleotide on chromosome 12p. *Nat Genet* 1994；6：14-18.
26) Tsuji S. Dentatorubral-pallidoluysian atrophy. *Handb Clin Neurol* 2012；103：587-594.
27) Nagai Y, et al. A toxic monomeric conformer of the polyglutamine protein. *Nat Struct Mol Biol* 2007；14：332-340.

Further reading

- 脊髄小脳変性症— What's new? *Clinical Neuroscience* 2009；27（1）.
  脊髄小脳変性症の最新の知見に関する特集

- Durr A. Autosomal dominant cerebellar ataxias：Polyglutamine expansions and beyond. *Lancet Neurol* 2010；9：885-894.
  優性遺伝性 SCA に関する総説論文

IV. 小脳障害の病態
優性遺伝性脊髄小脳失調症（SCA）
非翻訳領域におけるリピートによるSCA

> **Point**
> - 常染色体優性遺伝性の脊髄小脳失調症（SCA）8, 10, 12, 31, 36型は，非翻訳領域リピート伸長を責任遺伝子変異とする．
> - SCA31は頻度の高いSCAであるが，SCA8, SCA36はまれであり，SCA10, SCA12はわが国でいまだ報告例がない．
> - SCA8, SCA31は臨床的に純粋小脳失調型だが，SCA10, SCA12, SCA36は特有の付随症状を伴うことが多い．
> - 遺伝子診断は，リピート数を解析することが基本であるが，SCA8は伸長していても未発症のことがあり，このリピート伸長を認めても他の原因疾患の検索を怠ってはいけない．SCA31の診断には伸長リピートシーケンスの確認を要することがある．
> - SCA12を除いて，共通病態メカニズムとして伸長RNAリピートが，それぞれのRNA結合蛋白と核内RNA凝集体（RNA foci）を形成し，核内蛋白制御異常をもたらすことが主な病態であると考えられている．

Keywords

RNA凝集体
正常ではみられない異常伸長RNAが，それぞれの非翻訳領域リピート病の細胞核内に主に蛍光 in situ ハイブリダイゼーション法で見出されており，疾患遺伝子だけでなく，そのRNA結合蛋白やRNA凝集体構成蛋白の解明が発症メカニズムとの関連で注目されている[1]．

　本稿では，常染色体優性遺伝性脊髄小脳失調症（spinocerebellar ataxia：SCA）の中で，非翻訳リピート異常伸長を原因遺伝子変異とする脊髄小脳失調症8型（SCA8），10型（SCA10），12型（SCA12），31型（SCA31），36型（SCA36）を概説する．

　筋強直性ジストロフィー1型（myotonic dystrophy type 1：DM1）の原因遺伝子変異発見以降，異常蛋白生成によらずRNAレベル（RNA gain-of-function mechanism）で病態に寄与する非翻訳領域リピート伸長遺伝性神経疾患が相次いで同定されてきた（**1**）．SCA12を除き，共通機序として伸長RNAリピートが，その結合蛋白と核内RNA凝集体（RNA foci）を形成し，核内蛋白制御異常をもたらすことが主な病態であると考えられている[1]．一般的に，翻訳領域のポリグルタミン病と比べて，不安定性が強いこと，リピート数と表現型の相関が弱いことが特徴である．最近では，家族性FTD／ALS（frontotemporal dementia／amyotrophic lateral sclerosis：前頭側頭型認知症／筋萎縮性側索硬化症）において *C9ORF72* の第1イントロンGGGGCCリピートの伸長が原因遺伝子変異として同定され，注目を集めている[2,3]．

非翻訳領域におけるリピートによるSCAの疫学と診断

　最新の厚生労働省運動失調調査研究班の統計によると[4]，日本においては脊髄小脳変性症（spinocerebellar degeneration：SCD）の67.2％は孤発性で，

1 RNA 非翻訳領域リピート病

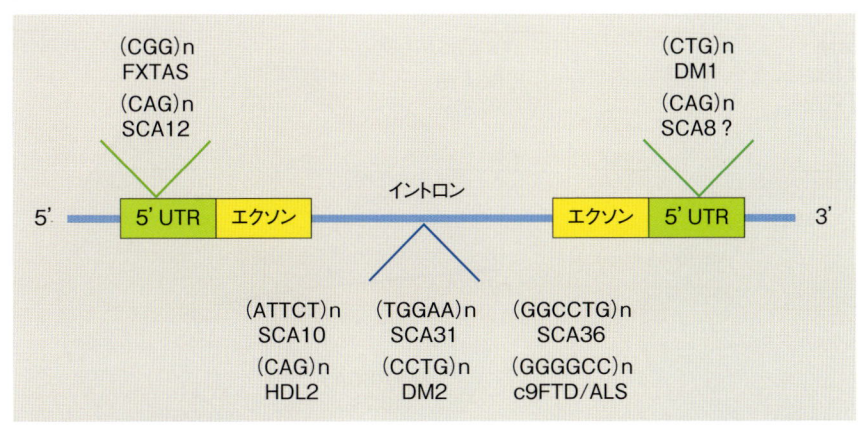

(CGG)n FXTAS
(CAG)n SCA12

(CTG)n DM1
(CAG)n SCA8？

5'UTR　エクソン　イントロン　エクソン　5'UTR

(ATTCT)n SCA10
(CAG)n HDL2
(TGGAA)n SCA31
(CCTG)n DM2
(GGCCTG)n SCA36
(GGGGCC)n c9FTD/ALS

DM1 and 2：筋強直性ジストロフィー1型および2型，SCA8, 10, 12, 31, 36：脊髄小脳失調症8型，10型，12型，31型，36型，HDL2：Huntington's disease-like 2, c9FTD/ALS：*C9ORF72* 前頭側頭型認知症および筋萎縮性側索硬化症，UTR：非翻訳領域エクソン．

2 本邦の脊髄小脳変性症の疫学

遺伝形式不明（0.6%）
家族性痙性対麻痺（3.4%）
常染色体劣性遺伝（1.8%）
常染色体優性遺伝（27%）
孤発性（67.2%）

(Tsuji S, et al. *Cerebellum* 2008[4] より)

3 本邦の SCA の疾患構成

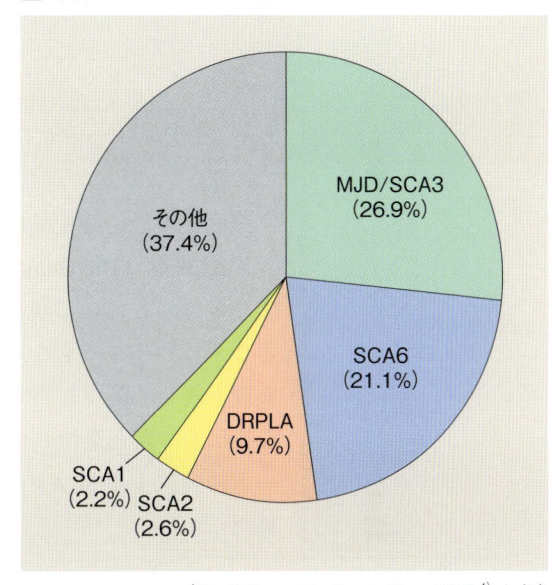

その他（37.4%）
MJD/SCA3（26.9%）
SCA6（21.1%）
DRPLA（9.7%）
SCA2（2.6%）
SCA1（2.2%）

(Tsuji S, et al. *Cerebellum* 2008[4] より)

遺伝性疾患は32.2%と推定され，後者の大部分は常染色体優性疾患である（ 2 ）．さらに常染色体優性であるSCAの疾患構成は 3 のようになっているが，この時点では，非翻訳領域におけるリピートによるSCAの中で頻度が高いと考えられていたSCA31[5]が含まれておらず，現時点では，新潟大学（ 4 ）[6]と東京医科歯科大学（ 5 ）[7]のグループがそれぞれ公表しているデータが，本邦のSCA31の頻度をよく反映するものでないかと考えられる．その頻度は，それぞれ8.8%，27.4%とかなり異なるが，SCA31が本邦で頻度の高いSCAであり，MJD/SCA3, SCA6, DRPLAとともに4大病型を構成していることは疑いようがない．SCA8はきわめてまれで，SCA10, SCA12については本邦からの報告はない．SCA36[8]は2011年に本邦で同定されてお

4 新潟大学におけるSCAの疾患構成

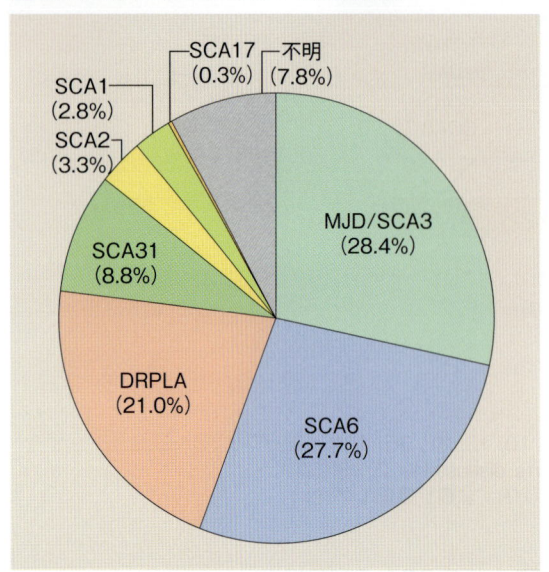

- SCA17 (0.3%)
- 不明 (7.8%)
- SCA1 (2.8%)
- SCA2 (3.3%)
- SCA31 (8.8%)
- DRPLA (21.0%)
- SCA6 (27.7%)
- MJD/SCA3 (28.4%)

(Nozaki H, et al. *Mov Disord* 2007[6] より)

5 東京医科歯科大学におけるSCAの疾患構成

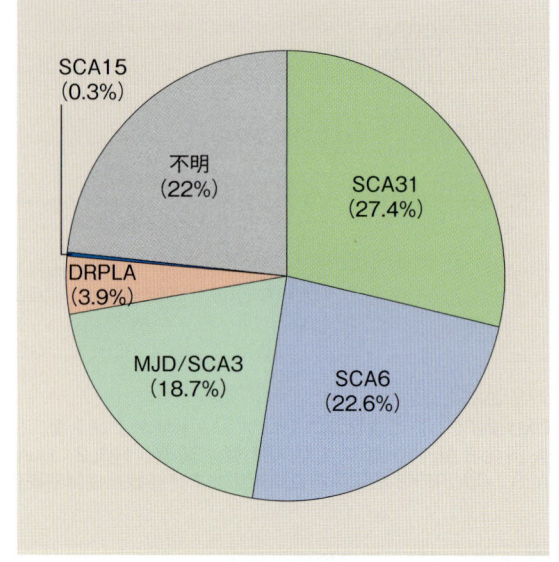

- SCA15 (0.3%)
- 不明 (22%)
- DRPLA (3.9%)
- MJD/SCA3 (18.7%)
- SCA6 (22.6%)
- SCA31 (27.4%)

(Obayashi M, et al. *J Hum Genet* 2012[7] より)

り，これらのデータには入っていないが頻度の高いものではないと推定されている．

遺伝性疾患の確定診断はもちろん遺伝子診断であるが，SCAのヒトゲノム国際機構（The Human Genome Organization：HUGO）に現時点でSCA37まで登録されている現在（2012年12月），SCA患者の臨床情報が重要であることはいうまでもなく，また，各民族・地域においてSCAサブタイプの頻度も著しく異なるので，それぞれの正確な疫学情報を得ることも，効率的な遺伝子診断と遺伝カウンセリングにきわめて有用である．非翻訳領域リピート伸長によるSCAの鑑別ポイントを **6** に，遺伝子診断の実際を **7** にまとめた．

SCA8

SCA8は緩徐進行性の純粋小脳失調性SCAであり，同CAG・CTGリピート領域の高度の不安定性と疾患の低浸透率が特徴的に認められる．それゆえ，孤発例にも十分注意が必要である[8,9]．正常リピート数は15-50で，疾患リピート数は71-250である．本邦での頻度は低いものと考えられている．発症年齢は0～70歳代まで幅広いが，30歳前後の中年発症例が多い．頭部MRIでは，萎縮は小脳にほぼ限局する．病理所見としては，小脳に限局した萎縮とプルキンエ細胞・下オリーブ核の神経細胞脱落等が報告されている．

原因遺伝子変異である伸長SCA8リピートはCTGリピート方向およびCAGリピート方向のいずれにも転写され，CAGリピート方向に転写される遺伝子はataxin-8（*ATXN8*）と呼ばれ，CUGリピート方向に転写される遺伝子はataxin-8 opposite strand（*ATXN8OS*）と呼ばれる．また，CAGリピート

6 非翻訳領域リピート伸長によるSCAの鑑別ポイント

病型	原因遺伝子	遺伝子座	日本の頻度	鑑別に有用な所見
SCA8	ATXN8 / ATXN8OS	13q21	まれ	中年発症,純粋型
SCA10	ATXN10	22q13	報告なし	中南米に多い,てんかん
SCA12	PPP2R2B	5q31-q33	報告なし	インドに多い,振戦
SCA31	BEAN / TK2	16q21	多い	高齢発症,純粋型
SCA36	NOP56	20p13	まれ	運動ニューロン徴候合併

7 非翻訳領域リピート伸長によるSCAの遺伝子診断

	リピート	リピート数 (正常/疾患)	PCR	サザンブロット解析	シーケンス解析
SCA8	CAG / CTG	15-50 / 71-250	○	○	−
SCA10	ATTCT	10-29 / 280-4,500	○	○	−
SCA12	CAG	4-32 / 51-78	○	−	−
SCA31	TGGAA	2.5-3.8 kb 挿入	○	○	○
SCA36	GGCCTG	3-14 / 650-2,500	○	○	−

(Sato N, et al. *Am J Hum Genet* 2009 [5]; Kobayashi H, et al. *Am J Hum Genet* 2011 [8]; Koob MD, et al. *Nat Genet* 1999 [9]; Ikeda Y, et al. *Am J Hum Genet* 2004 [10]; 松浦徹. 臨床神経学 2008 [13]; Holmes SE, et al. *Nat Genet* 1999 [16]; O'Hearn E, et al. *Handb Clin Neurol* 2012 [17]; Gracia-Murias M, et al. *Brain* 2012 [21] より)

方向の転写産物はさらに,ほぼ純粋なポリグルタミン蛋白として翻訳される.SCA8はその分子病態として他のいくつかのタイプのSCAのように伸長ポリグルタミン蛋白(toxic protein mechanism)や,DM1で明らかになった伸長CUG転写産物(RNA gain-of-function mechanism)の両者の関与が想定されることが明らかになった最初の疾患である[11].また,伸長SCA8転写産物がKelch-like 1(*KLH1*)遺伝子の発現を抑制し小脳機能不全を発症するという,アンチセンス説もある[12](**8**).

SCA10

SCA10 [13,14] は,家系によりてんかんや種々の小脳外神経徴候,表現促進現象を伴い,その臨床症状は多彩である.発症年齢は10〜40歳代で,不安定歩行やバランス障害で初発し,その後メキシコ人家系ではてんかんを認めることが多い.てんかん発作は全般性強直性間代性発作をとることが多く,複雑部分発作も認める.部分発作から二次性全般化したと考えられるケースもある.興味深いことに,ブラジル人SCA10の多くは純粋小脳失調型であり臨床型に民族差を認める.画像上,全般性小脳萎縮を認めるが,大脳や脳幹は保たれる.その遺伝子変異は,22q13.3上のataxin-10遺伝子(*ATXN10*)イントロン9に存在するATTCTという5塩基リピートの不安定異常伸長である.正常リピート数は10-29で疾患リピート数は280-4,500である.

8 SCA8発症の分子メカニズム

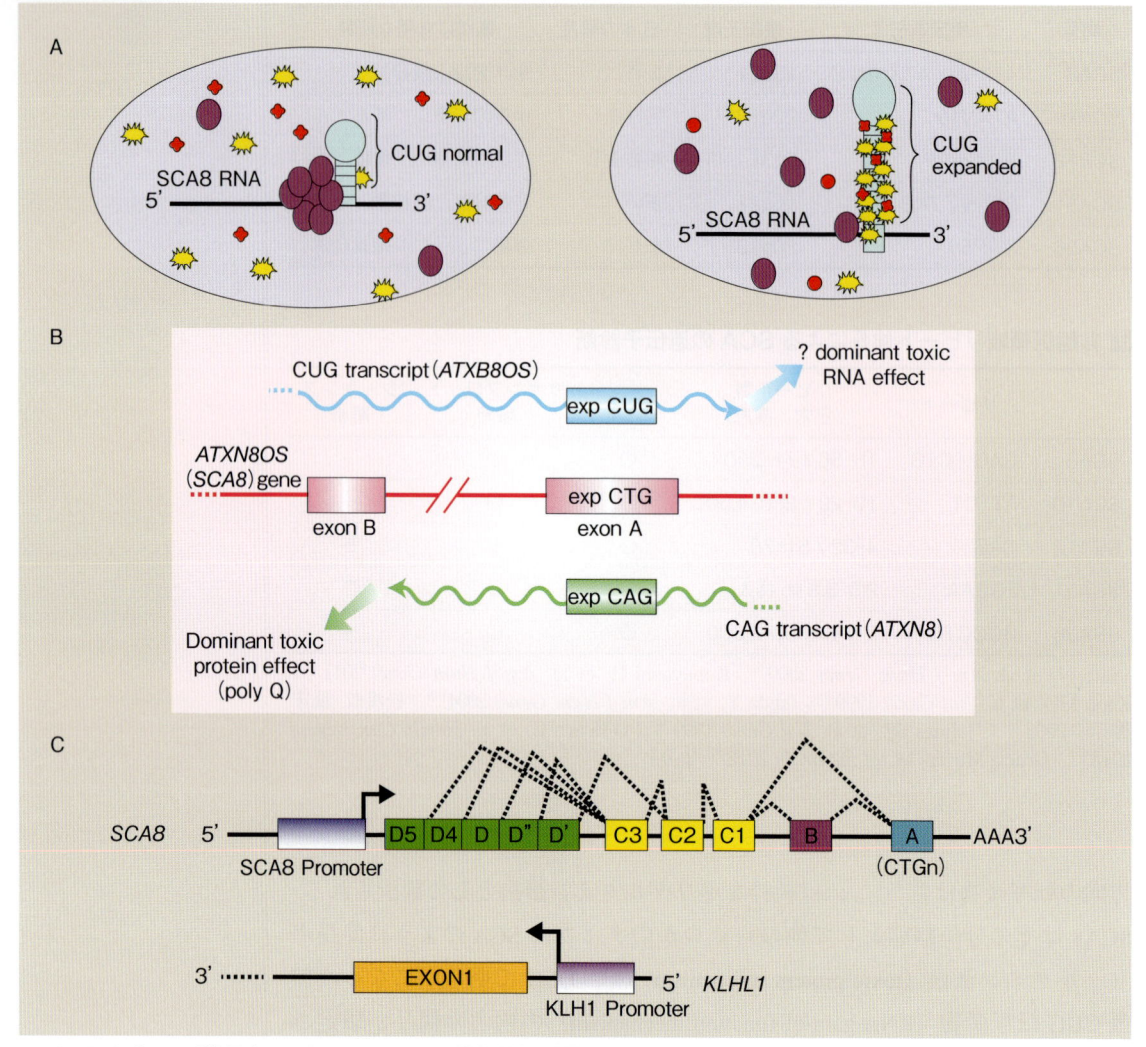

A: CUGリピートが伸長することにより，CUG結合蛋白の調節不全が起きる．
B: 伸長CTG/CAGリピートが両方向に転写され，順方向に転写されたCUGが上図（A）の機序でRNAレベルで細胞を障害するだけでなく，逆方向に転写されてポリグルタミンとなり蛋白レベルで障害する．
C: SCA8転写産物はKLH1転写産物の内在性アンチセンスRNAであり，伸長リピートによりKLH1遺伝子を正常に制御できない可能性がある．

（B：Moseley ML, et al. *Nat Genet* 2006 [11]；C：Nemes JP, et al. *Hum Mol Genet* 2000 [12] より）

SCA10の報告は，南北アメリカ大陸からに限られており，本邦からの報告はない．メキシコ，ブラジルでは，それぞれSCA2，SCA3に次いで2番目に頻度の高いSCAである．ハプロタイプ解析の結果，SCA10変異の起源は同一であり，アメリカ先住民由来と考えられている．SCA10細胞核内に伸長AUUCU凝集体を認め，核内蛋白hnRNPKがAUUCU結合蛋白として同定され，この機能不全によりアポトーシスを誘発するメカニズムを提唱されている[15]．

SCA12

　SCA12原因遺伝子変異は，5q31-33に位置する*PPP2R2B*（serine / threonine phosphatase 2A 55kDa regulatory subunit B, B isoform）の5'UTR領域にあるCAGリピート伸長であり[16]，CAGリピート伸長により*PPP2R2B*遺伝子産物の発現が亢進するのではないかと考えられていた．しかしながら，最近の総説によると実際の同遺伝子はさらに5'方向に延長していることが確認されており，CAGリピート伸長は第7エクソン内，またはその上流にあるという[17]．エクソン1-8は複雑かつ多彩にスプライシングされているようで，いまだ明瞭な病態メカニズムは判明していない．正常アリルのリピート数は4-32であり，SCA12アリルでは51-78とされる．リピート数と表現型の相関はなく，家系内の促進現象を認めない．

　Holmesらにより報告されたドイツ系アメリカ人1家系が発端家系であったが，その後北米からは報告がなく，インド人家系が相次いで報告されるようになった[18]．インドではSCA2，SCA1に次いで頻度の高いSCAであるという．インド人SCA12は共通祖先をもち，アメリカ人家系とは関係がないようである．その後，シンガポール，中国，イタリアでも報告がされているが，インドを除いてきわめてまれなSCAとしてよいようである．ドイツから報告された孤発性小脳失調患者2例とクロイツフェルト・ヤコブ病1例にそれぞれ40, 41と49リピートが合併していたが，症状に関連しているかどうか不明である．

　臨床症状としては，上肢や頭部の動作時振戦が主症状であることが多く，本態性振戦と類似している．さらに，歩行障害やパーキンソニズムの存在，認知機能障害や精神症状などもしばしば合併する．脳画像所見としては，小脳よりも大脳皮質の萎縮が目立つ．小脳の萎縮は半球よりも虫部優位である．

SCA31

　脊髄小脳失調症31型（SCA31）はわが国特有のSCAである．日本のSCA31には強い創始者効果があり共通祖先の存在が示唆されること，SCA31が本邦で高頻度に存在し，同じアジア人でも近隣諸国にはほとんど求められず，欧米のSCAには現在のところ1例も認めないこと等による．石川らの報告によると[6]，その本邦での頻度は孤発例を含む脊髄小脳変性症全体の中で18.8%，家族性脊髄小脳変性症全体の中では27.4%に及び，本邦で最も重要なSCAの一つである．

　SCA31患者の臨床所見としては[19]，平均発症年齢は57.7～61.8歳と報告され，50代後半以降発症の高齢発症といえる．臨床的には70%の患者は体幹失調による歩行障害で発症し，他は構音障害で発症する．その他，特徴的な神経所見はなく，純粋小脳失調の範疇に終始する．神経病理学的には小脳皮質プルキンエ細胞優位の変性脱落であるが，他の疾患と明瞭に異なる特徴は，通常のHE染色でもはっきりわかるプルキンエ細胞細胞体周囲のエオジ

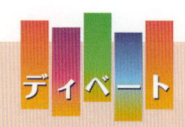

> ### ディベート
>
> ### SCA36はどこから？
>
> SCAにおいて，国境・大陸を超えた共通ハプロタイプをしばしば認めることが知られている．SCA3/マシャド・ジョセフ病やSCA6，歯状核赤核淡蒼球ルイ体萎縮症（DRPLA）が例としてあげられる．筆者らは，当初SCA36が中国地方の特定地域に集中しており，変異遺伝子に共通するハプロタイプを認めたことから，SCA31と同様にわが国特有の創始者効果の強い疾患であると考えていた．この原稿を準備中に，スペインのグループから，Galicia地方の"Costa da Morte"村に由来する2大家系がSCA36であることが示された[21]．また，Galicia地方のSCAの中ではSCA36が最頻度のSCAであるという（160家系中，前述2家系を加えて10家系）．これらのスペイン人SCA36も共通ハプロタイプをもっており，日本人SCA36ハプロタイプとの比較解析はもちろん，植民地支配の歴史からアメリカ大陸各国におけるSCA36解析が待たれるところである．

*1
本巻 IV.「小脳変性症の病理」(p.134) 参照

ン好性構造物の存在である*1．

2000年に連鎖解析で第16染色体長腕に遺伝子座が同定され[20]，2009年に遺伝子変異が同定された[5]．*BEAN*（brain expressed associated with NEDD4）と*TK2*（thymidine kinase 2）がイントロンとして共有する位置に挿入された5塩基繰り返し配列であった．SCA10に次ぐ5塩基病であるが，大部分の健常者には"リピートそのもの"が存在すらしないので，何らかの理由で伸長した繰り返し配列が挿入されている可能性があり，他のリピート病と伸長メカニズムが異なる可能性がある．リピート構造は（TAGAA）n（TGGAA）n（TAGAATAAAA）nのいわゆる"complex repeat"であり，（TGGAA）nの存在が診断に必須である．正常者にも少数だが，同様の挿入配列を認めることがあり（1％未満），挿入サイズでは識別できず内部配列をシーケンスする必要がある．

SCA8，SCA10と同様に，SCA31プルキンエ細胞核内にリピートRNA凝集体を認めるので，同様のRNA病態が推測されている．

SCA36

岡山大学神経内科では，中国地方にしばしば認める小脳失調症と運動ニューロン徴候を併発した原因遺伝子未同定の常染色体優性遺伝性疾患13家系を集積していた．発端者の現在の居住地を図で示すが，これらの家系の先祖は皆，岡山県・広島県 県境に近い芦田川流域の出身であることが判明しており，阿部らは本遺伝性疾患を芦田川にちなんで，"Asidan"と呼んできた（9）．岡山大学神経内科のSCA 154家系の遺伝子診断では9.1％を占め，SCA6，DRPLA（dentato-rubro-pallido-luysian atrophy：歯状核赤核淡蒼球ルイ体萎縮症）に次いで3番目に頻度の高いSCAである．

京都大学医学部環境衛生学教室との共同研究で，"Asidan"家系のうち連鎖解析が可能なサンプルサイズの3家系を用いて，ゲノムワイド連鎖解析を行い，多点連鎖解析の結果，第20染色体短腕20p13領域に4.6のロッド値

9 "Asidan" 13家系の居住地

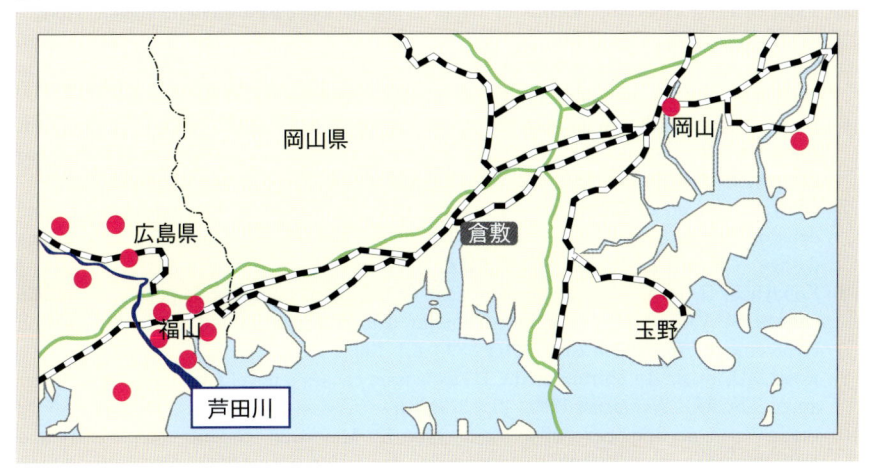

赤丸（●）が現在の居住地を表す．これらの家系の先祖は皆，岡山県・広島県 県境に近い芦田川流域の出身であることが判明している．そこで，岡山大学の阿部らは本遺伝性疾患を芦田川にちなんで"Asidan"と命名した．

を認め，さらに fine mapping と共通ハプロタイプを認めたことで候補領域を 1.8 Mb に絞り込んだ．この領域に存在する 33 遺伝子の DNA シークエンシングを進めていったところ，NOP56 遺伝子（NOP56 ribonucleoprotein homolog〈yeast〉）の第 1 イントロン内の GGCCTG リピート数が正常コントロールでは 3-8 に対して，"Asidan"全患者において，1,500-2,500 に異常伸長していた．リピート長と，発症年齢・疾病重篤度については明らかな相関を認めていない．明らかな促進現象を認めない．HUGO（Human Genome Gene Organization）Gene Nomenclature Committee（HGNC）は，この疾患に spinocerebellar ataxia type 36（SCA36）という gene symbol を与えたので，以後 SCA36 と表記されることが多い[8]．

SCA36 患者の臨床所見としては[8]，平均発症年齢は 52.8 歳（43～58 歳，n=17）で，ほとんどの患者は体幹失調で発症し，構音障害，四肢失調などの小脳失調症を主症状とするが，罹病期間 10 年を超える頃から運動ニューロン障害の徴候が明らかになり，舌萎縮・fasciculation（線維束性収縮）を約 70％，四肢の筋萎縮・fasciculation を約 60％，また四肢の腱反射亢進を約 80％に認める．脳 MRI においては比較的小脳に限局した萎縮を特徴とする．

他の非翻訳領域リピート病と同じように GGCCUG RNA foci を核内に認め，今後の詳細な分子病態メカニズムの解明とモデル動物開発が望まれる．

（松浦　徹）

文献

1) Todd PK, Paulson HL. RNA-mediated neurodegeneration in repeat expansion disorders. *Ann Neurol* 2010 ; 67 : 291-300.
2) DeJesus-Hernandez M, et al. Expanded GGGGCC hexanucleotide repeat in noncoding region of C9ORF72 causes chromosome 9p-linked FTD and ALS. *Neuron* 2011 ; 72 : 245-256.
3) Renton AE, et al. A hexanucleotide repeat expansion in C9ORF72 is the cause of

chromosome 9p21-linked ALS-FTD. *Neuron* 2011；72：257-268.
4) Tsuji S, et al. Sporadic ataxias in Japan--a population based epidemiological study. *Cerebellum* 2008；7：189-197.
5) Sato N, et al. Spinocerebellar ataxia type 31 is associated with "inserted" pentanucleotide repeats containing (TGGAA) n. *Am J Hum Genet* 2009；85：544-557.
6) Nozaki H, et al. Clinical and genetic characterizations of 16q-linked autosomal dominant spinocerebellar ataxia (AD-SCA) and frequency analysis of AD-SCA in the Japanese population. *Mov Disord* 2007；22 (6)：857-862.
7) Obayashi M, et al. Prevalence of inositol 1, 4, 5-triphosphate receptor type 1 gene deletion, the mutation for spinocerebellar ataxia type 15, in Japan screened by gene dosage. *J Hum Genet* 2012；57：202-206.
8) Kobayashi H, et al. Expansion of intronic GGCCTG hexanucleotide repeat in NOP56 causes SCA36, a type of spinocerebellar ataxia accompanied by motor neuron involvement. *Am J Hum Genet* 2011；89：121-130.
9) Koob MD, et al. An untranslated CTG expansion causes a novel form of spinocerebellar ataxia (SCA8). *Nat Genet* 1999；21：379-384.
10) Ikeda Y, et al. Spinocerebellar ataxia type 8：Molecular genetic comparisons and haplotype analysis of 37 families with ataxia. *Am J Hum Genet* 2004；75：3-16.
11) Moseley ML, et al. Bidirectional expression of CUG and CAG expansion transcripts and intranuclear polyglutamine inclusions in spinocerebellar ataxia type 8. *Nat Genet* 2006；38：758-769.
12) Nemes JP, et al. The SCA8 transcript is an antisense RNA to a brain-specific transcript encoding a novel actin-binding protein (KLHL1). *Hum Mol Genet* 2000；9：1543-1551.
13) 松浦徹. 脊髄小脳失調症10型の分子遺伝学的解析. 臨床神経学 2008；48：1-10.
14) 松浦徹, 阿部康二. Spinocerebellar ataxia type 10. 神経内科 2010；72：159-164.
15) White MC, et al. Inactivation of hnRNP K by expanded intronic AUUCU repeat induces apoptosis via translocation of PKCdelta to mitochondria in spinocerebellar ataxia 10. *PLoS Genet* 2010；6：e1000984.
16) Holmes SE, et al. Expansion of a novel CAG trinucleotide repeat in the 5' region of PPP2R2B is associated with SCA12. *Nat Genet* 1999；23：391-392.
17) O'Hearn E, et al. Spinocerebellar ataxia type 12. *Handb Clin Neurol* 2012；103：535-547.
18) Srivastava AK, et al. Molecular and clinical correlation in five Indian families with spinocerebellar ataxia 12. *Ann Neurol* 2001；50：796-800.
19) 石川欽也ほか. 脊髄小脳失調症31型 (SCA31). 最新医学 2012；43：1089-1095.
20) Nagaoka U, et al. A gene on SCA4 locus causes dominantly inherited pure cerebellar ataxia. *Neurology* 2000；54：1971-1975.
21) García-Murias M, et al. 'Costa da Morte' ataxia is spinocerebellar ataxia 36：Clinical and genetic characterization. *Brain* 2012；135 (Pt 5)：1423-1435.

Further reading

- Ranum LP, Cooper TA. RNA-mediated neuromuscular disorders. *Annu Rev Neurosci* 2006；29：259-277.
  非翻訳領域リピート伸長変異によるRNA病態の総説

- Matsuura T, et al. Large expansion of the ATTCT pentanucleotide repeat in spinocerebellar ataxia type 10. *Nat Genet* 2000；26：191-194.
  SCA10遺伝子異常の発見論文

- Matsuura T, et al. Interruptions in the expanded ATTCT repeat of spinocerebellar ataxia type 10：Repeat purity as a disease modifier? *Am J Hum Genet* 2006；78：125-129.
  非翻訳領域リピート伸長変異は，純粋リピート伸長とは限らず，挿入配列も存在することを示す論文

- Bahl S, et al. Evidence of a common founder for SCA12 in the Indian population. *Ann Hum Genet* 2005；69：528-534.
  SCA12の起源について詳細に知りたい臨床家にお勧め

- Hellenbroich Y, et al. Coincidence of a large SCA12 repeat allele with a case of Creutzfeld-Jacob disease. *J Neurol Neurosurg Psychiatry* 2004；75：937-938.
  孤発性小脳失調症とクロイツフェルト・ヤコブ病症例に合併したSCA12リピート伸長の

報告論文

- Owada K, et al. A clinical, genetic, and neuropathologic study in a family with 16q-linked ADCA type III. *Neurology* 2005 ; 65 : 629-632.
  SCA31の詳細な臨床像を示す論文

- Ishikawa K, et al. An autosomal dominant cerebellar ataxia linked to chromosome 16q22.1 is associated with a single-nucleotide substitution in the 5' untranslated region of the gene encoding a protein with spectrin repeat and Rho guanine-nucleotide exchange-factor domains. *Am J Hum Genet* 2005 ; 77 : 280-296.
  SCA31と連鎖不平衡にある *puratrophin-1* 遺伝子 C<T-1 を報告した論文

IV. 小脳障害の病態
優性遺伝性脊髄小脳失調症（SCA）

点変異・欠失変異によるSCA

Point
- 常染色体優性遺伝形式を呈する脊髄小脳失調症（SCA）には塩基対の置換，挿入，欠失などの古典的変異による例が報告されている．
- 古典的変異によるSCAとして，SCA5, SCA11, SCA13, SCA14, SCA15, SCA27, SCA28, SCA35があげられる．
- 臨床症状からの病型診断は困難なことが多く，遺伝子診断が必須である．

　脊髄小脳変性症（spinocerebellar degeneration：SCD）は，運動失調症を主な症候とし，小脳および脊髄に病変の主座をもつ遺伝性変性疾患の総称であるが，症候学的，病理学的および遺伝学的にも多様な疾患から成る一群である．近年，その疾患遺伝子座ならびに疾患遺伝子が分子生物学的手法を用いて次々と同定されている．疾患遺伝子ならびにその遺伝子異常が特定されているものの多くは，翻訳領域あるいは非翻訳領域にもともと存在するCAGなどに代表される三塩基繰り返し配列の異常伸長を認めるものが多いが（SCA1, SCA2, SCA3, SCA6, SCA7, SCA8, SCA12, SCA17および歯状核赤核淡蒼球ルイ体萎縮症〈dentato-rubro-pallido-luysian atrophy：DRPLA〉など），一方で塩基対の置換，挿入，欠失などの古典的変異による例も報告されている．本稿では，古典的変異によることが明らかとなった，SCA5, SCA11, SCA13, SCA14, SCA15, SCA27, SCA28およびSCA35について，それぞれの疾患遺伝子およびその病態，臨床的特徴などにつきまとめた（**1**）[1]．

SCA5（MIM #600224）

　1994年，Ranumらは10世代にわたるアメリカの常染色体優性遺伝形式をとる小脳失調症（autosomal dominant cerebellar ataxia：ADCA）の1家系を対象に連鎖解析を行い，その疾患遺伝子座を第11染色体セントロメア領域（11q13.2）にマッピングし，SCA5として報告した[2]．その後，フランスおよびドイツからそれぞれ独立した家系がSCA5として報告された[3,4]．2006年になり，Ikedaらは，beta-III spectrinをコードする*SPTBN2*遺伝子の変異を上記3家系において同定した[5]．すなわち，アメリカの家系ではspectrin repeatの3番目をコードするエクソン12上の39塩基対の欠失（E532-M544del），フランスの家系ではエクソン14における15塩基対の欠失（L629-

1 古典的変異によるSCA

	遺伝子	変異	特徴的臨床所見
SCA5	SPTBN2	ミスセンス，欠失	
SCA11	TTBK2	フレームシフト	
SCA13	KCNC3	ミスセンス	精神発達遅滞
SCA14	PRKCG	ミスセンス	ミオクローヌス
SCA15	ITPR1	ミスセンス，欠失	
SCA27	FGF14	ミスセンス，フレームシフト	
SCA28	AFG3L2	ミスセンス	眼瞼下垂
SCA35	TGM6	ミスセンス	

(Durr A. *Lancet Neurol* 2010[1] より抜粋)

R634delinsW），そしてドイツの家系ではactin/ARP1結合部位を含むcalponin homology domainをコードするエクソン7におけるミスセンス変異（758T＞C，L253P）が確認された．

フランスの家系の報告[3]では，発症年齢は14～40歳（平均27±10歳），平均罹病期間は19±13年と緩徐進行性の経過をたどり，軽度から中等度の小脳性運動失調に加え，腱反射亢進（5/6例），顔面ミオキミア（4/6例），振動覚低下（4/6例），注視眼振（3/6例），書痙（1/6例）などを認める．錐体外路障害や嚥下障害は認められない．脳MRIでは小脳の全般性萎縮を認めるが，脳幹は保たれる．ドイツの家系では下向き眼振の存在が特徴的である[4]．

beta-III spectrinはプルキンエ細胞に高度に発現し，膜輸送と膜蛋白の安定化に関与している．患者剖検脳でのシナプトソーム分画では，特にプルキンエ細胞特異的なグルタミン酸トランスポーター蛋白であるEAAT4やグルタミン酸受容体サブユニットであるGluRdelta2の減少が認められることなどから，グルタミン酸によるシグナル伝達にかかわる蛋白の障害が発症に関与していることが推測される[5]．

SCA11（MIM #604432）

15q14-21.3への連鎖が確認されたイギリスのADCA家系はSCA11として登録されたが，Houldenらにより同領域内に含まれる候補遺伝子が検討され，tau tubulin kinase-2（*TTBK2*）がSCA11の疾患遺伝子として同定された[6]．上記家系では，*TTBK2*のエクソン13上のc.1329，444番目のコドンにアデニンの1塩基挿入があり，結果としてフレームシフトにより450番目に終止コドンを形成することが明らかとなった．また，同様にパキスタンに由来する1家系においても，エクソン13上のc.1284と1285（コドンはそれぞれ428，429）のGとAの2塩基欠失を認め，フレームシフトにより449番目のコドンにて終止コドンを形成することが同時に報告された[6]．

> **Column**
>
> ### Lincoln 大統領は SCA5 であったのか？
>
> 　SCA5 の解析対象となったアメリカの大家系は，第 16 代アメリカ合衆国大統領である Abraham Lincoln（1809～1865）の父方の祖父母に始まる家系であることが知られている[1]．大統領の父方の祖父母および伯父伯母の発症は確認されていないが，彼の伯父（Josiah）と伯母（Mary）から 3 世代下ったところ（第 5 世代）に SCA5 の発症者が確認されている．
>
> 　Ranum らは，大統領が SCA5 を発症していたと推測しており，その根拠として，その祖父母から疾患遺伝子を受け継ぐ確率が 25% であること，彼が凶弾に倒れたときすでに 56 歳であり，発症年齢に十分達していたこと，彼のひきずるような（shambling）歩行についての証言記事をあげている[2]．また，残された署名の経時的変化から，Lincoln の父方の祖母（Bathsheba）が SCA5 であった可能性が高いと推測した．
>
> 　しかし Sotos[26] は，Bathsheba および大統領自身の筆跡を詳細に検討したうえで反論し，また，大統領が SCA5 であったとすると，父親から変異 SPTBN2 遺伝子を受け継いだことになるが，父は 73 歳で亡くなるまで特に健康上の問題（失調の存在を疑う症状）を指摘されていなかったことを当時の手紙などから裏づけている．また，大統領の歩容を "shambling" と表現した記者の独自の表現の「くせ」を詳細に検討したうえで，実際の状況を的確に表現したものではない可能性を指摘し，大統領の失調性歩行を否定する同時代の他の証言も引用し，その根拠としている．さらに，有名な 1863 年のゲティスバーグ演説時の肉声を，"clear, ringing, earnest tones" と表現した記事を引き，小脳失調による構音障害はなかったとしている．そして，Lincoln の家系における SCA5 は，その発症が推測されている第 5 世代（夫婦のうちの一方は Josiah と Mary の子孫）の配偶者に起因する可能性，すなわち第 5 世代の配偶者が SCA5 家系につながる共通の祖先をもつ可能性があるとし，その根拠として当時のコミュニティの小ささをあげている．
>
> 　その他，喧々諤々の議論があるが，大統領が SCA5 であったか否かについての結論はいまだ出ていない．唯一決着をつける方法は大統領自身の遺伝子検査ということになるが，公人かつ有名人であることの宿命か，結果についてのプライバシーは保たれそうにない．

発症年齢は 15～43 歳，平均 24.7±8.3 歳と 10 代での発症もまれではない．緩徐進行性の体幹失調に加え，構音障害は必発であり，四肢の運動失調も上下肢ともほぼ均等に障害される（上肢 88%，下肢 94%）．追従眼球運動障害と水平性眼振は全症例に，垂直性眼振はほぼ半数に認められる．下肢腱反射亢進も高頻度に認められる（94%）．生命予後には大きな影響はないとされる（55～88 歳，平均 70.6±13.7 歳）[6]．

　TTBK2 は 1,244 のアミノ酸から成る蛋白であり，その N 末端に serine-threonine-tyrosine kinase domain をもち，特にプルキンエ細胞，顆粒細胞層，海馬，中脳，黒質での高い発現が確認されている[6]．tau 蛋白のリン酸化に影響する蛋白の変異がどのような機序にて神経変性疾患の一つである SCA11 発症にかかわるかは，アルツハイマー病との関連も含め非常に興味深い問題である．truncation mutation ないしは nonsense-mediated decay（NMD）の機序により mRNA の生成がなされないことによる正常蛋白の減少が発症要因と考えられているが，その詳細な分子メカニズムについては明らかにはなっていない．

SCA13（MIM #605259）

　2000 年に Hermann-Bert らは，小児期発症の緩徐進行性の小脳性運動失調と精神発達遅滞を特徴とし，常染色体優性遺伝するフランスの 1 家系について，疾患遺伝子座を 19q13.3-q13.4 にマッピングし，SCA13 として登録され

た[7]．その後，フィリピンの1家系の連鎖解析を行い，フランスの家系と共通する領域への連鎖が報告されたが，最終的に Watersらは，上記2家系における病因が voltage-gated potassium channel, Shaw-related subfamily, member-3（*KCNC3*）遺伝子におけるミスセンス変異によるものであることを突き止めた[8]．すなわち，フランスの家系では膜貫通セグメント S5 をコードするエクソン 2 におけるミスセンス変異（c.1639C＞A, F448L）を，また，フィリピンの家系では同じく S4 セグメントにおけるミスセンス変異（c.1554G＞A, R420H）を報告した．その後，2011年に Figueroa らにより新たなミスセンス変異（c.1268G＞A, R423H）が報告された[9]．

家系により，小児期発症の非進行性小脳性運動失調，精神発達遅滞や痙攣発作を伴うものや，成人発症の進行性小脳運動失調を呈するものなどの表現型の違いがみられ，表現型・遺伝子型の相関も疑われるが少数例の検討であるため，いまだ明確とはいえない．MRIでは小脳虫部の萎縮が目立つが，脳幹部や大脳の萎縮は認めない[7]．

KCNC3 は電位依存性カリウムチャネルをコードする．*in vitro* における機能的発現解析にて，R420H をもつ変異蛋白の存在は，チャネルの非活性化を遅延させ，結果として過分極の方向へシフトさせることがわかっている．同様に F448L をもつ変異蛋白は，それのみではチャネル機能をもたず，さらに野生型蛋白と共発現した際にドミナントネガティブ効果をもたらすことが報告されており，SCA27 発症機序の一端と考えられる[8]．

SCA14（MIM #605361）

2000年に Yamashita らにより北海道の ADCA の 1 家系が 19q13.4-qter に連鎖することが報告され，SCA14 として登録された[10]．2003年になり，同領域に連鎖する 2 家系および孤発例 1 例において，protein kinase C gamma（*PRKCG*）のミスセンス変異が報告され[11]，北海道の家系においても同遺伝子のミスセンス変異が確認されたことから，*PRKCG* が SCA14 の疾患遺伝子であることが明らかとなった．これまで 28 家系（本邦からは 5 家系），24 の変異（22 のミスセンス変異と 2 つの欠失）が確認されている．変異の約 70％はエクソン 4 に集中して存在するミスセンス変異であり，hot spot を呈している．

初発年齢は 3〜70 歳までにわたるが，80％以上は 10〜40 代での発症で，ごく緩徐な進行性の経過をとる．多くは歩行障害にて発症するが，ミオクローヌスのような不随意運動にて発症する例もみられる．四肢体幹部の小脳性運動失調がほぼ必発であり（98％），その他，構音障害，眼球運動障害（70％），注視眼振（50％）を認める頻度が高いが，錐体路および錐体外路症状もまれならず認められる（40％）．脳 MRI では小脳萎縮のみを呈する[12]．

PRKCG のコードする蛋白は，主として調節領域と触媒領域から構成されるリン酸化酵素であり，調節領域への Ca イオンや diacylglycerol の結合を通じて活性化され，細胞内シグナル伝達に関する重要な役割を担っている．特

にプルキンエ細胞が樹状突起を成長させる時期の小脳皮質において強く発現しており，樹状突起の成長や分枝にかかわっている[13]．*PRKCG* の調節領域を構成する C1 ドメイン（エクソン 4 がその一部をコードしている）に SCA14 にてみられる遺伝子変異が集中して存在しており，その変異が酵素活性に与える影響が何らかの機序を介して小脳失調発生にかかわることが推測される．

SCA15（MIM #606658）

オーストラリアの ADCA の大家系は，2003 年に Knight らにより 3p24.2-pter に連鎖することが報告され，SCA15 として登録された[14]．本邦からも秋田の 2 家系が報告された[15]．その後，上記家系における type 1 inositol 1,4,5-triphosphate receptor（*ITPR1*）遺伝子の 200 kb を超える巨大欠失の存在が明らかとなった[16]．当初，SCA16 として登録されていた疾患も最終的に同じ領域への連鎖と *ITPR1* の巨大欠失の存在が明らかとなり，SCA15 と SCA16 は同一疾患（以後 SCA16 は欠番となった）であることが確認された．

10～66 歳での発症と幅があるが，平均 30 代後半に歩行障害，構音障害にて発症する場合が多い．小脳性運動失調は必発であるが，その他家系間でのばらつきがあるものの，頭部振戦（29～83％），錐体路徴候（軽度の腱反射亢進のみで，病的反射や痙縮は認めない）（0～67％）を認める頻度が高い．画像所見としては小脳虫部の萎縮を認める．発症 30 年を経ても独歩可能であるなど，きわめて緩徐な経過を取ることが多い[17]．

ITPR1 は小胞体膜に存在し，イノシトールリン脂質シグナル伝達系を介して細胞内 Ca イオン濃度の調整を担っており，細胞内でのさまざまな生理作用の発現，ホメオスターシスの維持に関与している．*ITPR1* は特にプルキンエ細胞で強く発現しており，*ITPR1* ノックアウトマウスでは小脳失調が出現することが知られている[18]．巨大欠失による *ITPR1* のハプロ不全がプルキンエ細胞の機能障害や細胞死を引き起こし，SCA15 発症に至ることが推測される．

SCA27（MIM #609307）

2003 年に van Swieten らは，14 名の発症者を含む 4 世代にわたるオランダの ADCA 家系を報告し（SCA27），同時にその原因として，Fibroblast Growth Factor 14（*FGF14*）遺伝子エクソン 4 におけるミスセンス変異（c.434T＞C, F145S）を報告した[19]．その後，2005 年に Dalski らにより，同じく *FGF14* エクソン 4 における 1 塩基対の欠失により，フレームシフトが生じ，truncation mutation となる症例が報告された[20]．

SCA27 は，小児期から出現する両上肢の振戦と緩徐進行性の小脳性運動失調を特徴とし，上肢の振戦は情動性ストレスや身体運動などにて増悪がみられる．発症時期を正確には特定できないものの，軽度の不安定歩行や上肢の運動失調は 15～20 歳頃から出現すると考えられている．診察所見として，

衝動性眼球運動における測定障害，追従眼球運動障害，注視眼振，構音障害などが認められる．また，体幹の揺動やジスキネジアを伴う症例もある．さらに，精神症状として突発的発作（aggressive outbursts）やうつ病を合併する症例や精神発達遅滞を伴う症例も認められる．画像検査では小脳萎縮を呈する例があるが，萎縮も含め明らかな異常を認めない症例も多い[19]．

FGF14 は小脳の顆粒細胞や海馬，扁桃体，大脳皮質，さらには線条体淡蒼球あるいは線条体黒質経路における非ドパミン作動性ニューロンに強く発現しており，SCA27 家系でみられる臨床症状との関連が示唆されるが[21]，SCA27 の発症機序についてはいまだ不明である．

SCA28（MIM #610246）

Cagnoli らは 2006 年に 4 世代，14 名の発症者を含むイタリアの ADCA 家系の疾患遺伝子座を 18p11.22-q11.2 にマッピングのうえ，SCA28 として報告し，さらにその後，フランスの 8 家系を加え 9 家系についての臨床像を報告している[22]．2010 年に Di Bella らは，独立した SCA28 の 5 家系から ATPase family gene 3-like 2（*AFG3L2*）遺伝子上の 5 つの異なる変異を報告した[23]．その後，現在までに C-terminal proteolytic peptidase-M41 domain を構成するエクソン 15 やエクソン 16 を中心に 12 のミスセンス変異や欠失／挿入が報告されている[22,23]．

発症年齢は比較的若く 3〜60 歳（平均 24.4 歳）で，下記症状が緩徐進行性の経過で出現進行する．すなわち，構音障害を含めた小脳性運動失調とともに，下肢腱反射亢進（76％），バビンスキー徴候（27％）などの錐体路徴候，眼球運動制限（50％）や眼瞼下垂（48％）などの外眼筋障害や注視眼振（49％）を認める．振動覚低下（45％）は認められるが，表在覚低下は認められない．パーキンソニズムやジストニアなどの錐体外路症状を認める例もある（24％）．認知機能低下や行動異常も時にみられることがある（19％）[22]．

AFG3L2 はミトコンドリア内膜に存在する ATP 依存性蛋白分解酵素である m-AAA protease をコードする遺伝子であり，AFG3L2 はミスフォールド蛋白の分解や基質の活性化などにかかわっている[24]．SCA28 の発症機序として，Di Bella らは AFG3L2 あるいは AFG3L2 の特異的な基質がミトコンドリア蛋白の品質管理を介して小脳における神経変性を抑制している可能性を示唆している[23]．

SCA35（OMIM #613908）

2010 年に Wang らは，緩徐進行性に四肢体幹部の小脳性運動失調と痙性斜頸を呈する中国人家系を対象として，genome-wide SNP genotyping による連鎖解析に加え，exon capture array と次世代シークエンサーを用いた DNA シークエンシングを行い，第 20 染色体短腕上に存在する transglutaminase 6（*TGM6*）のエクソン 10 におけるミスセンス変異（c.1550T＞G, L517W），エクソン 7 におけるミスセンス変異（c.980A＞G, D327G）を同定した[25]．

エクソン10に変異をもつ家系の臨床的特徴としては，43.7±2.9歳（40〜48歳）に歩行障害，構音障害にて発症し，緩徐進行性の経過をたどるが，上肢の運動失調は比較的遅れて現れる．罹病期間が20年を超える頃から，位置覚の障害やバビンスキー徴候が認められるようになる．前述の通り，痙性斜頸を認める例があるが必発ではない（9例中4例）．認知症，追従眼球運動障害，てんかん，眼振，視覚異常，眼筋麻痺，末梢神経障害は認められない．脳MRIでは，小脳萎縮に加え，軽度の脳幹萎縮を指摘される例もある[25]．エクソン7に変異をもつ家系でも臨床所見はおおむね同様とされ，変異部位による表現型の違いについては明確ではない．

TGM6はtransglutaminase familyに属する706のアミノ酸から成る蛋白をコードし，13のエクソンをもつ遺伝子である．TGM6は4つのドメイン（N末端から順に，transglutaminase N-terminal domain，catalase core domainおよび2つのtransglutaminase C-terminal domain）から構成され，L517W変異ははじめのtransglutaminase C-terminal domain上に，D327G変異はcatalase core domain上に存在する[25]．transglutaminaseはCaイオン依存性にグルタミニル残基とアミン含有化合物との共有結合を触媒する酵素であり，さまざまな可溶性，不溶性ポリマー形成に関与するとされる．TGM6はプルキンエ細胞を含む中枢神経での発現がみられるが，TGM6と小脳機能との関連やSCA35発症機序についてはいまだ明らかにはなっていない．

おわりに

緩徐に発症，進行する小脳性運動失調を中心とした臨床像と常染色体優性遺伝が疑われる家族歴があればSCAの存在を疑うことは容易であるが，前述のような臨床像のみからSCAのタイプを推測することは困難なことが多く，確定診断には疾患遺伝子変異の有無を確認する遺伝子検査が必要となる．ただし，SCA15にみられるような巨大欠失は通常のDNAシークエンシングでは検出困難であり，他の検出法が必要となる．既知の遺伝子変異が確認されなくても，その原因遺伝子の変異の可能性を完全には否定できないため，遺伝子診断（特に対象疾患の除外において）には慎重さが必要であろう．

本稿にて取り上げたSCAは，SCA14，SCA15を除き本邦での報告例はない．治療については本書の別項[*1]に譲るが，今後の病態解明の進展により，治療への新たなアプローチが可能となることが期待される．

（佐藤和則，佐々木秀直）

*1
本巻V．「小脳障害の治療」
（p.224-267）参照

文献

1) Durr A. Autosomal dominant cerebellar ataxias：Polyglutamine expansions and beyond. *Lancet Neurol* 2010；9：885-894.
2) Ranum LP, et al. Spinocerebellar ataxia type 5 in a family descended from the grandparents of President Lincoln maps to chromosome 11. *Nature Genet* 1994；8：280-284.
3) Stevanin G, et al. Clinical and MRI findings in spinocerebellar ataxia type 5. *Neurology* 1999；53：1355-1357.

4) Bürk K, et al. Spinocerebellar ataxia type 5 : Clinical and molecular genetic features of a German kindred. *Neurology* 2004 ; 62 : 327-329.
5) Ikeda Y, et al. Spectrin mutations cause spinocerebellar ataxia type 5. *Nature Genet* 2006 ; 38 : 184-190.
6) Houlden H, et al. Mutations in TTBK2, encoding a kinase implicated in tau phosphorylation, segregate with spinocerebellar ataxia type 11. *Nature Genet* 2007 ; 39 : 1434-1436.
7) Herman-Bert A, et al. Mapping of spinocerebellar ataxia 13 to chromosome 19q13.3-q13.4 in a family with autosomal dominant cerebellar ataxia and mental retardation. *Am J Hum Genet* 2000 ; 67 : 229-235.
8) Waters MF, et al. Mutations in voltage-gated potassium channel KCNC3 cause degenerative and developmental central nervous system phenotypes. *Nature Genet* 2006 ; 38 : 447-451.
9) Figueroa KP, et al. Frequency of KCNC3 DNA variants as causes of spinocerebellar ataxia 13 (SCA13). *PLoS One* 2011 ; 6 : e17811.
10) Yamashita I, et al. A novel locus for dominant cerebellar ataxia (SCA14) maps to a 10.2-cM interval flanked by D19S206 and D19S605 on chromosome 19q13.4-qter. *Ann Neurol* 2000 ; 48 : 156-163.
11) Chen DH, et al. Missense mutations in the regulatory domain of PKC gamma : A new mechanism for dominant nonepisodic cerebellar ataxia. *Am J Hum Genet* 2003 ; 72 : 839-849.
12) 矢部一郎, 佐々木秀直. Spinocerebellar ataxia type 14. 神経内科 2010 ; 72 : 179-184.
13) Schrenk K, et al. Altered dendritic development of cerebellar Purkinje cells in slice cultures from protein kinase Cgamma-deficient mice. *Neuroscience* 2002 ; 110 : 675-689.
14) Knight MA, et al. Spinocerebellar ataxia type 15 (SCA15) maps to 3p24.2-3pter : Exclusion of the ITPR1 gene, the human orthologue of an ataxic mouse mutant. *Neurobiol Dis* 2003 ; 13 : 147-157.
15) Hara K, et al. Japanese SCA families with an unusual phenotype linked to a locus overlapping with SCA15 locus. *Neurology* 2004 ; 62 : 648-651.
16) van de Leemput J, et al. Deletion at ITPR1 underlies ataxia in mice and spinocerebellar ataxia 15 in humans. *PLoS Genet* 2007 ; 3 : e108.
17) 原賢寿ほか. Spinocerebellar ataxia type 15. 神経内科 2010 ; 72 : 185-189.
18) Matsumoto M, et al. Ataxia and epileptic seizures in mice lacking type 1 inositol 1,4,5-triphosphate receptor. *Nature* 1996 ; 379 : 168-171.
19) van Swieten JC, et al. A mutation in the fibroblast growth factor 14 gene is associated with autosomal dominant cerebellar ataxia. *Am J Hum Genet* 2003 ; 72 : 191-199.
20) Dalski A, et al. Mutation analysis in the fibroblast growth factor 14 gene : Frameshift mutation and polymorphisms in patients with inherited ataxias. *Eur J Hum Genet* 2005 ; 13 : 118-120.
21) Brusse E, et al. Spinocerebellar ataxia associated with a mutation in the fibroblast growth factor 14 gene (SCA27) : A new phenotype. *Mov Disord* 2006 ; 21 : 396-401.
22) Cagnoli C, et al. Missense mutations in the AFG3L2 proteolytic domain account for ～1.5% of European autosomal dominant cerebellar ataxias. *Hum Mutat* 2010 ; 31 : 1117-1124.
23) Di Bella D, et al. Mutations in the mitochondrial protease gene AFG3L2 cause dominant hereditary ataxia SCA28. *Nature Genet* 2010 ; 42 : 313-321.
24) Nolden M, et al. The m-AAA protease defective in hereditary spastic paraplegia controls ribosome assembly in mitochondria. *Cell* 2005 ; 123 : 277-289.
25) Wang JL, et al. TGM6 identified as a novel causative gene of spinocerebellar ataxias using exome sequencing. *Brain* 2010 ; 133 : 3510-3518.
26) Sotos JG. Abraham Lincoln did not have type 5 spinocerebellar ataxia. *Neurology* 2009 ; 73 : 1328-1332.

IV. 小脳障害の病態
劣性遺伝性小脳失調症

Point

- 常染色体劣性遺伝性小脳失調症（ARCA）は AR 遺伝形式をとり，進行性の運動失調を中核症状とする神経変性疾患を包括する臨床的概念である．臨床・遺伝学的スペクトラムはきわめて多彩である．
- 本邦における脊髄小脳変性症（SCD）の中で ARCA の占める割合は約 1.8％と推定される．有病率は人種により大きく異なり，欧米ではフリードライヒ失調症が大多数を占めるのに対し，本邦では眼球運動と低アルブミン血症を伴う早発型失調症（EAOH／AOA1）が最多と推定されている．
- 症候学的には，後根神経節・脊髄後索の変性を伴う脊髄型と，小脳失調を主体とし感覚運動性ニューロパチーを含む種々の神経症候を伴う小脳型，および小脳失調以外の神経症候を伴わない純粋小脳型に大別される．
- DNA 修復の破綻が複数の ARCA の病態に関与していることから注目を集めている．DNA 二本鎖切断修復の破綻は癌や免疫不全など神経系以外の臨床症候を伴うのに対し，DNA 単鎖切断修復の破綻は神経系にほぼ限局した障害を及ぼす．

ARCA の基本概念

　常染色体劣性遺伝性小脳失調症（autosomal recessive cerebellar ataxia：ARCA）は，AR（常染色体劣性）遺伝形式をとり，進行性の小脳性運動失調を中核症状とする神経変性疾患を包括する臨床的概念である．原因・分子病態の異なる多種の疾患が含まれ，発症年齢，疾患重症度と経過，運動失調以外の神経症候や他の臓器症状の組み合わせはきわめて多様である．いまだ多くの原因遺伝子未同定の ARCA が存在すると考えられる．次世代シークエンサーの実用化により，単一遺伝性疾患であれば小家系であっても原因遺伝子の同定が可能となり，近年次々と原因が明らかにされている．今後さらに ARCA の臨床・遺伝学的スペクトラムの多様性が広がると推測される．**1** に ARCA を呈する主な疾患名と略語をまとめて記載する．

ARCA の病型分類

　原因遺伝子または遺伝子座により分類される（**2**）．ARCA は原因蛋白の機能喪失により生じることから，蛋白機能と分子病態からみた分類も試みられる（**2**）．ARCA も常染色体優性（autosomal dominant：AD）遺伝形式の脊髄小脳失調症（spinocerebellar ataxia：SCA）と同様に，SCAR（spinocerebellar ataxia, autosomal recessive）として登録されるようになっている．ただし，一

1 常染色体劣性遺伝性小脳失調症（ARCA）の主な疾患

略語	英語表記	疾患名
脊髄型		
FRDA	Friedreich ataxia	フリードライヒ運動失調症
AVED	ataxia with vitamin E deficiency	ビタミンE単独欠乏を伴う失調症
RD	Refsum disease	レフスム病
ABL	abetalipoproteinemia	無ベータリポ蛋白血症
PCARP / AXPC1	posterior column ataxia with retinitis pigmentosa / AXPC1	
純粋小脳型		
CAHG	cerebellar ataxia with hypogonadism	性腺機能低下を伴う小脳性運動失調症
SCAR8 / ARCA1	spinocerebellar ataxia, autosomal recessive 8 / autosomal recessive cerebellar ataxia 1	
小脳型		
AT	ataxia-telangiectasia	毛細血管拡張運動失調症
ATLD	ataxia-telangiectasia-like disorder	
EAOH / AOA1	early-onset ataxia with ocular motor apraxia and hypoalbuminemia / Ataxia with oculomotor apraxia 1	眼球運動失行と低アルブミン血症を伴う早発型失調症1型
AOA2	ataxia with oculomotor apraxia 2	眼球運動失行を伴う失調症2型
SCAN1	spinocerebellar ataxia with axonal neuropathy 1	軸索型ニューロパチーを伴う脊髄小脳失調症1型
ARSACS	autosomal recessive spastic ataxia of Charlevoix-Saguenay	シャルルヴォア・サグネ型劣性遺伝性痙性失調症
EOCA-RR	early-onset cerebellar ataxia with retained tendon reflexes	腱反射の保たれた早発型失調症
ACQD	ataxia with coenzyme Q10 deficiency	コエンザイムQ10欠乏性運動失調症
CDG1A	congenital disorder of glycosylation type 1A	先天性グリコシル化異常症1A型
CTX	cerebrotendinous xanthomatosis	脳腱黄色腫症
IOSCA	infantile-onset spinocerebellar ataxia	
MSS	Marinesco-Sjögren syndrome	マリネスコ・シェーグレン症候群
NPC	Niemann-Pick type C	ニーマン・ピック病C型
PHARC	polyneuropathy, hearing loss, ataxia, retinitis pigmentosa, and cataract	
SANDO	sensory ataxic neuropathy, dysarthria, and ophthalmoparesis	

部の疾患はARCAの頭文字でも呼称されている．

　症候学的には，①後根神経節および脊髄後索の変性を伴う脊髄型，②小脳失調以外に多彩な神経症候を伴う小脳型，および③小脳失調以外の神経症候を伴わない純粋小脳型，に大別される．脊髄型はフリードライヒ失調症（Friedreich ataxia：FRDA）やビタミンE単独欠乏を伴う失調症（ataxia with vitamin E deficiency：AVED）に代表され，下肢に限局しない感覚性運動失調を呈することが特徴である．小脳型は毛細血管拡張運動失調症（ataxia telangiectasia：AT）やataxia-telangiectasia-like disorder（ATLD），眼球運動失

2 ARCAの分子遺伝学

疾患名*	OMIM	遺伝子（遺伝子座）	遺伝子産物	遺伝子産物の主な機能
ミトコンドリア機能障害				
FRDA	229300	FXN（9q13）	Frataxin	ミトコンドリアの鉄代謝
小脳失調を伴うCoQ10欠乏症	607426	PDSS1（10p12.1）	Prenyldiphosphate synthase subunit 1	CoQ10生合成
		PDSS2（6q21）	Prenyldiphosphate synthase subunit 1	CoQ10生合成
		COQ2（4q21）	OH-benzoate polyprenyl transferase	CoQ10生合成
SCAR9 / ARCA2	612016	CABC1（1q42）	CABC1/ADCK3	CoQ10生合成
SANDO	607459	POLG1（15q25）	DNA polymerase subunit γ-1	ミトコンドリアDNA修復・複製
IOSCA	271245	C10orf2（10q24）	Twinkles, Twinky	ミトコンドリアDNA修復・維持
代謝障害				
AVED	277460	TTPA（8q13）	α-tocopherol transfer protein	ビタミンEの恒常性維持
ABL	200100	MTP（4q22-24）	Microsomal triglyceride transfer protein	リポプロテイン代謝
RD	266500	PHYH（10pter-11.2）	Phytanoyl-CoA hydroxylase	脂肪酸酸化
		PEX7（6q21-22.2）	Peroxisomal biogenesis factor-7	ペルオキシソーム機能
CTX	213700	CYP27（2q33-ter）	Sterol 27-hydroxylase	胆汁酸合成
核酸品質管理機構の障害				
AT	208900	ATM（11q22.3）	Ataxia telangiectasia mutated（ATM）	DNA二本鎖切断修復
ATLD	604391	MRE11A（11q21）	Meiotic recombination 11（Mre11）	DNA二本鎖切断修復
AOA1 / EAOH	208920	APTX（9q13.3）	Aprataxin（APTX）	DNA単鎖切断修復
AOA2 / SCAR1	606002	SETX（9q34）	Senataxin（SETX）	DNA単鎖切断修復, RNA修復
SCAN1	607250	TDP1（14q32.11）	Tyrosyl DNA phosphodiesterase 1	DNA単鎖切断修復
蛋白品質管理機構の障害				
ARSACS	270550	SCAS（13q12）	Sacsin	蛋白フォールディング
MSS	248800	SIL1（5q31）	BiP associated protein / Sil-1	蛋白フォールディング
その他				
SCAR5	606937	ZNF592（15q25.3）	Zinc-finger（ZnF）protein	不明
SCAR8 / ARCA1	610743	SYNE1（6q25）	Syne-1	核膜・ゴルジ膜制御
SCAR10 / ARCA3	613728	ANO10（3p22.1）	Anoctamin-10	Ca介在性Clチャネル制御
SCAR11	614229	SYT14（1q32.2）	Synaptotagmin 14	不明
PHARC	612674	ABHD12（20p11.21）	ABHD12	不明
PCARP	609033	FLVCR1（1q31-q32）	FLVCR1 protein	ヘム輸送
Salih失調症	—	KIAA0226（3q28-qter）	Rundataxin	小胞輸送

*疾患名の略語は1を参照．表に示す疾患の他，先天性疾患としてJoubert症候群やCayman失調症が知られている．

> **Column**
> ### DNA 損傷修復機構の破綻による小脳失調症
>
> DNA 修復の破綻が複数の小脳型 ARCA の病態に関与していることが明らかになってきている．DNA は高頻度に傷害され，絶え間なく修復し続けられている．DNA 二本鎖のうち片側だけの切断損傷を単鎖切断損傷，両側の損傷を二本鎖切断損傷と称する．いずれに対する修復に問題があっても神経障害を来すが，単鎖切断修復（single-strand break repair：SSBR）の障害は神経系にほぼ限局した障害をもたらす．一方，二本鎖切断修復（double-strand break repair：DSBR）の障害は，癌や免疫不全，早老症といった神経系以外の症候を伴う．SSBR の破綻に対して神経細胞が脆弱である理由として，高レベルの酸化ストレスの発生や高い転写要求など神経細胞固有の特性に加え，神経細胞が最終分化した非分裂細胞であるため，細胞分裂に連動して行われる相同組み換え修復による代償機構が働かないことが背景にあると考えられる．

行と低アルブミン血症を伴う早発型失調症（EAOH / AOA1），ataxia with oculomotor apraxia 2（AOA2），軸索型ニューロパチーを伴う脊髄小脳失調症1型（spinocerebellar ataxia with axonal neuropathy 1：SCAN1）など多数の疾患を含み，その多くが軸索障害型の感覚運動性ニューロパチーを伴う．純粋小脳型は少数であり，SCAR8 / ARCA1 や性腺機能低下を伴う失調症（cerebellar ataxia with hypogonadism：CAHG）などが含まれる．

ARCA の疾患頻度

本邦において脊髄小脳変性症（SCD）の約 70％は孤発性，27％は AD 遺伝性，1.8％は AR 遺伝性と推定され，ARCA の発症頻度は少ない[1]．しかし，単発例がありうるため ARCA と診断されていない患者も少なからず存在すると推測される．欧米白色人種では，強い創始者効果により FRDA が5万人に1人と遺伝性失調症の約半数を占める[2,3]．一方，本邦では EAOH / AOA1 が最多と推定される[4]．

ARCA の診断

1. 神経学的診察により運動失調の存在を確認する．運動失調は小脳およびその連絡路，脊髄後索・後根神経節，末梢神経のいずれかの障害，またはその複合により生じる．失調性歩行や上下肢の協調運動障害（測定，変換運動），構音障害，眼振，眼球運動障害，筋緊張低下などの臨床所見を確認する．
2. AR 遺伝形式であることを確認する．①両親がいとこ婚または同胞に同症発症者があり，かつ②累代発症を認めない（他の世代に発症者がない）場合は AR 遺伝が示唆される．ただし，単発例がありうるため注意を要する．30 歳未満で発症する患者では，ARCA を疑う．
3. 失調症を呈する非遺伝性の疾患を除外する．急性発症の場合には，ARCA の可能性は低い．除外すべき疾患は，孤発性 SCA の他，アルコールや薬剤の中毒，脳血管障害，腫瘍，傍腫瘍性症候群，代謝・内分泌異常症，感染症，炎症性疾患，脱髄性疾患，奇形，外傷など多岐にわたる．

眼球運動失行

 本態は衝動性眼球運動の開始障害である．衝動性眼球運動の開始は，通常，脳幹の omnipause neuron の持続的発火により抑制されている．そのため衝動性眼球運動の誘発のためには，この omnipause neuron の持続的発火を抑制する必要がある．これは瞬目や頭部の回旋などで抑制される．また本徴候をもつ患者では，前庭動眼反射による眼球運動は残存している．そのため，患者は，側方を見るときに，一瞬閉眼したり，頭を回旋し残存する前庭動眼反射を用いて眼球運動を誘発し対象を見る．したがって，他覚的には首を横に振る動作（head thrust）や瞬目の多さとして気づかれる．

 本徴候の診察は，小児例では，回転椅子などで回旋させ，残存する前庭動眼反射のため眼球が回旋方向と逆方向に偏移することに注目して行う．成人例では急速な頭部回旋時の眼球の反対方向への偏移や，瞬目を制限させ眼球運動をみると観察しやすい．一般に小児期に目立ち，成長するに従って目立たなくなる．眼球運動失行は，先天性の小児の小脳形成不全や，後天性の大脳障害でも認められる．先天性の小脳形成不全例では一般に失調症状は軽く，非進行性である．

4. 診断プロセスには，詳細な家族歴を含む病歴聴取，一般身体的・神経学的な診察，血液検査，内分泌・ビタミン値・自己抗体などを含む特殊血液検査，髄液検査，電気生理学的検査，神経画像診断，そして分子遺伝学的解析が含まれる（**3**）．特徴的な臨床・検査所見は ARCA の診断に有用な支持所見となる（**4**）．原因遺伝子が同定されている疾患では，診断は遺伝子解析により確定される．いくつかの疾患は早期治療が有効である点で早期診断が重要である（**5**）．

ARCA の代表的疾患

EAOH / AOA1

> **Memo**
> EAOH / AOA1 の原因遺伝子 *APTX* は 9 個のエクソンで構成され，342 アミノ酸から成る核蛋白 aprataxin（APTX）をコードする[4,5]．*APTX* 遺伝子変異により蛋白量の減少と活性低下を生じる．aprataxin は DNA 単鎖切断修復における損傷断端の修復に関わっていることが示されており，この機能喪失により DNA 単鎖切断損傷（single-strand break：SSB）が蓄積することが，本症の病態に関与していると考えられている[4]．

 本邦では，従来 FRDA の亜型として報告されてきた一群が存在した．この群は，小児期に眼球運動失行，成人期に低アルブミン血症，知能低下などを伴い，FRDA と臨床症状が異なることが指摘されていた．2001 年に原因遺伝子 *APTX* が同定され，本疾患が独立した疾患であることが見出された[5]．同時期に，欧米で小児を中心に AOA1 と称されていた疾患の遺伝子変異も *APTX* にあることが判明し，両者が同一の疾患であることが見出された．小児の ARCAs はさまざまな疾患群が混在するため正確な統計は困難であるが，成人例では EAOH / AOA1 が本邦における ARCAs の半数以上を占め最多である[4]．本邦には GAA リピートの異常伸長を伴う欧米型の FRDA は現在まで報告されておらず，従来 FRDA 亜型として報告されてきた症例の多くは EAOH / AOA1 と推定される．

 発症年齢は 1 歳〜20 歳代（平均 7 歳）で，多くは幼少期に発症する．最軽症例は 40 歳発症例がある．初発症状は歩行障害や易転倒性などの運動障害が多い．しかし，振戦や舞踏運動などの不随意運動，知能障害が初発症状のこともある（13％以下）[6]．病初期に認める眼球運動失行は本症を疑う重要な症候であるが，10 歳代後半には目立たなくなり，徐々に眼球運動制限が進行する．構音障害は必発で，四肢体幹の失調，運動失調性歩行などの小

3 ARCA の診断アルゴリズム

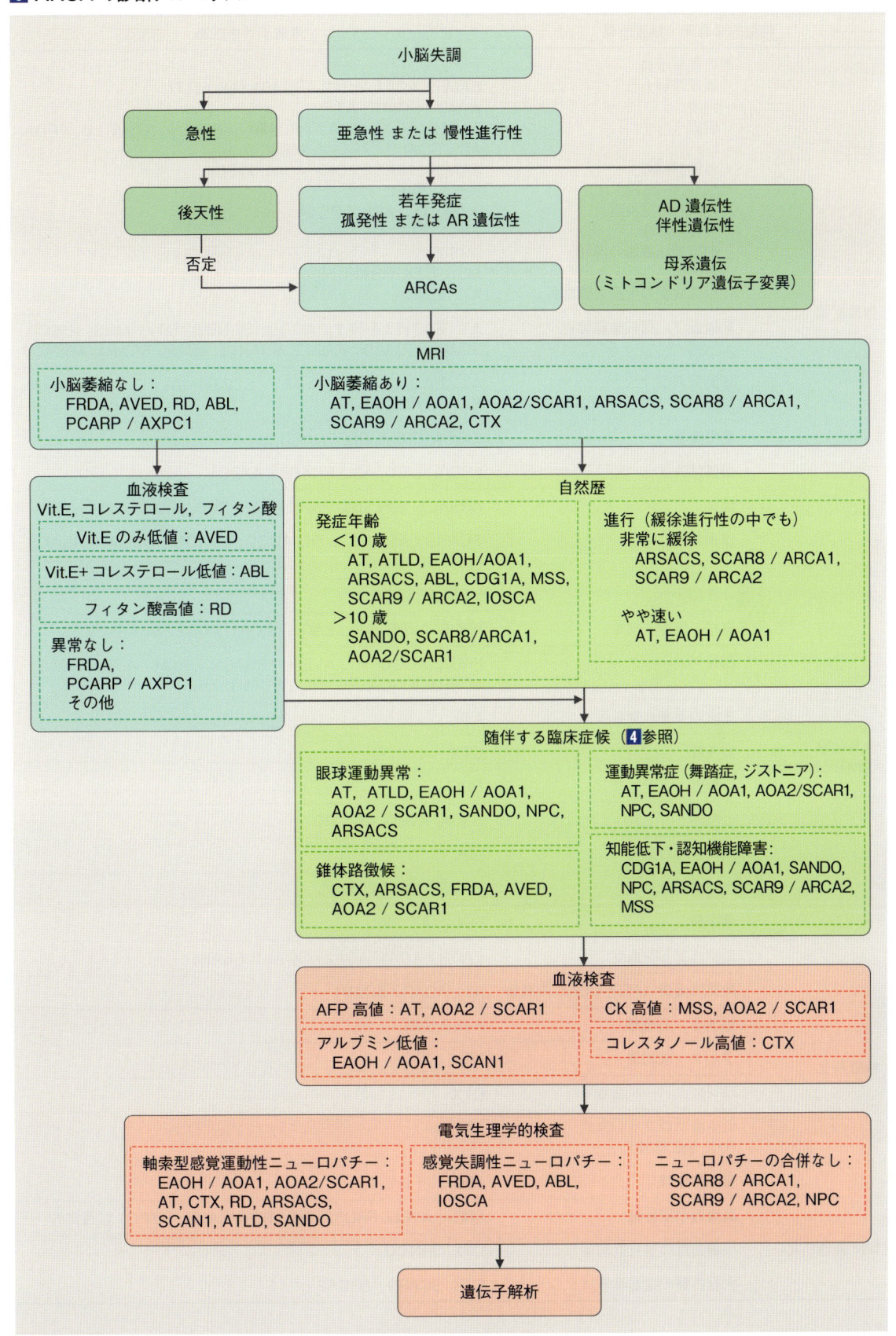

```
                              小脳失調
                    ┌────────────┴────────────┐
                  急性              亜急性 または 慢性進行性
                    │          ┌──────────────┼──────────────┐
                  後天性      若年発症                      AD 遺伝性
                    │     孤発性 または AR 遺伝性            伴性遺伝性
                   否定       │                              母系遺伝
                    └────────→ ARCAs                  （ミトコンドリア遺伝子変異）
                                │
                               MRI
```

MRI

- 小脳萎縮なし：
  FRDA, AVED, RD, ABL, PCARP / AXPC1
- 小脳萎縮あり：
  AT, EAOH / AOA1, AOA2 / SCAR1, ARSACS, SCAR8 / ARCA1, SCAR9 / ARCA2, CTX

血液検査
Vit.E, コレステロール, フィタン酸

- Vit.E のみ低値：AVED
- Vit.E + コレステロール低値：ABL
- フィタン酸高値：RD
- 異常なし：
  FRDA, PCARP / AXPC1 その他

自然歴

発症年齢
- ＜10 歳
  AT, ATLD, EAOH/AOA1, ARSACS, ABL, CDG1A, MSS, SCAR9 / ARCA2, IOSCA
- ＞10 歳
  SANDO, SCAR8/ARCA1, AOA2/SCAR1

進行（緩徐進行性の中でも）
- 非常に緩徐
  ARSACS, SCAR8 / ARCA1, SCAR9 / ARCA2
- やや速い
  AT, EAOH / AOA1

随伴する臨床症候（4 参照）

- 眼球運動異常：
  AT, ATLD, EAOH / AOA1, AOA2 / SCAR1, SANDO, NPC, ARSACS
- 錐体路徴候：
  CTX, ARSACS, FRDA, AVED, AOA2 / SCAR1
- 運動異常症（舞踏症, ジストニア）：
  AT, EAOH / AOA1, AOA2/SCAR1, NPC, SANDO
- 知能低下・認知機能障害：
  CDG1A, EAOH / AOA1, SANDO, NPC, ARSACS, SCAR9 / ARCA2, MSS

血液検査

- AFP 高値：AT, AOA2 / SCAR1
- アルブミン低値：
  EAOH / AOA1, SCAN1
- CK 高値：MSS, AOA2 / SCAR1
- コレスタノール高値：CTX

電気生理学的検査

- 軸索型感覚運動性ニューロパチー：
  EAOH / AOA1, AOA2/SCAR1, AT, CTX, RD, ARSACS, SCAN1, ATLD, SANDO
- 感覚失調性ニューロパチー：
  FRDA, AVED, ABL, IOSCA
- ニューロパチーの合併なし：
  SCAR8 / ARCA1, SCAR9 / ARCA2, NPC

遺伝子解析

4 ARCA にみられる特徴的な臨床・検査所見

特徴的な臨床・検査所見		考慮すべき疾患
神経症候	眼の異常所見	
	眼球運動失行	EAOH / AOA1, AOA2 / SCAR1, AT, ATLD
	斜視	AOA2 / SCAR1, AT
	眼振	EAOH / AOA1, AOA2 / SCAR1, ARSACS, AT, ATLD, FRDA, ABL, SCAR8 / ARCA1, MSS
	外眼筋麻痺	SANDO, NPC, EAOH / AOA1, IOSCA
	Square-waves	FRDA, AVED
	網膜色素変性症	AVED, RD, ABL, CDG1A
	視神経萎縮	FRDA, IOSCA
	網膜有髄線維の増加	ARSACS
	白内障	MSS, CTX, PHARC
	眼球結膜の毛細血管拡張	AT, IOSCA
	知能低下，認知機能障害	AT, EAOH / AOA1, ACQD, SANDO, CTX, MSS, IOSCA, SCAR5, SCAR9 / ARCA2, SCAR11, AOA2 / SCAR1, ARSACS
	運動異常症（舞踏病，ジストニア，振戦）	AT, EAOH / AOA1, AOA2 / SCAR1, AVED, CTX, ATLD, SANDO, IOSCA
	聴力障害	IOSCA, FRDA, RD, PHARC, SANDO
	感覚性失調	FRDA, AVED, ABL, PCARP / AXPC1
	痙性	ARSACS, very late-onset FRDA, ACQD, CTX
	痙攣発作	SCAR9 / ARCA2, CTX, ACQD, SANDO, IOSCA, ARSACS, MSS, SCAN1
全身徴候（神経以外の症候）	ミオパチー	MSS, ARSACS
	脊柱の側彎・後彎	FRDA, AVED, ABL, EAOH / AOA1, AOA2 / SCAR1, MSS
	凹足	FRDA, ACQD, AT, AVED, ARSACS, EAOH / AOA1, AOA2 / SCAR1, IOSCA, RD, CTX, SCAN1, ABL
	皮膚の毛細血管拡張	AT
	黄色腫	CTX
	肝脾腫	NPC
	心筋症	FRDA, AVED, ABL, RD
	消化管吸収障害	ABL
	性腺機能低下症	CAHG, IOSCA, MSS
	糖尿病	FRDA, AT
検査所見	低アルブミン血症	EAOH / AOA1, AOA2 / SCAR1, SCAN1
	胎児性蛋白（AFP, CEA）の高値	AT, AOA2 / SCAR1
	ビタミン E 低値	AVED, ABL
	フィタン酸高値	RD
	コレスタノール高値	CTX
	低免疫グロブリン血症（IgA, IgG 低値）	AT
	有棘赤血球	ABL
MRI 画像所見	高度の小脳萎縮	FRDA, AVED, FRDA2, ABL, RD, PCARP / AXPC1 は否定的
	小脳白質の信号異常	CTX, SANDO
	大脳白質の信号異常	CTX, SCAR9 / ARCA2

5 治療可能な ARCA

疾患	考慮すべき治療
AVED	α-トコフェロール内服
RD	フィタン酸の摂取制限，プラスマフェレシス
CTX	Chenodeoxycholic acid
NPC	Miglustat, 2-hydroxypropyl-β-cyclodextrin（HPBCD）
ABL	α-トコフェロール内服
CoQ10 欠乏症	CoQ10（ユビデカレノン）内服
SCAR9 / ARCA2	CoQ10（ユビデカレノン）内服

6 EAOH / AOA1 患者にみられる手足の変形と頭部 MRI 所見

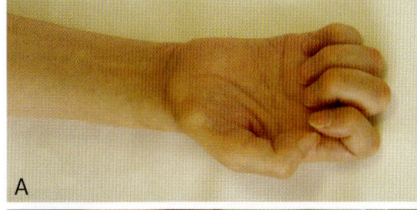

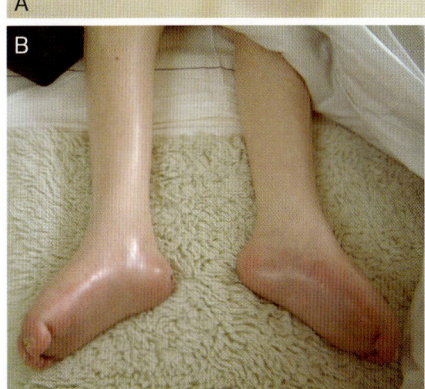

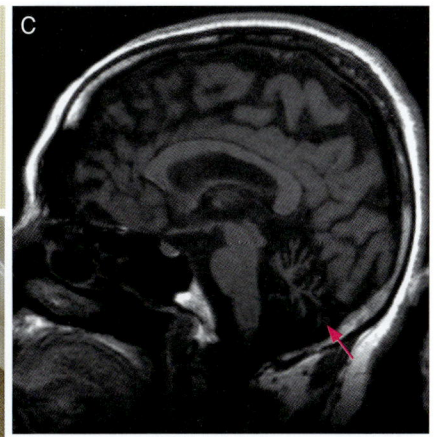

運動神経障害による上下肢の筋萎縮と手足の変形，低アルブミン血症による下腿浮腫がみられる（A，B）．頭部 MRI 矢状断で小脳虫部前葉の高度の萎縮を認める（C，→）．小脳以外の異常所見，信号変化は認めない．

脳症状が緩徐に進行し，深部感覚障害，四肢の筋萎縮を主とした感覚，運動神経障害が徐々に高度となる（6）．20 歳代では下肢腱反射は消失する．不随意運動は経過を通じて比較的高頻度で，振戦や舞踏運動が多く（40％以上），アテトーゼ，ジストニア，ミオクローヌスも合併しうる．知能は，まったく問題ない症例から自立した社会生活ができない症例まで広がりがある[4-6]．

検査所見では，30 歳代を過ぎると低アルブミン血症（ナンセンス変異例は 20 歳以降で 1.0〜3.0 g / dL と全例で低下し，年齢と負の相関を示す．ミスセンス変異ホモ接合例では 3.0 g / dL 以下となることはまれである）と二次性の高コレステロール血症を示す．高コレステロール血症は低アルブミン血症の補正やスタチンで補正可能である．頭部画像では病初期から全例で著明な小脳萎縮を認める（6）．末梢神経伝導検査では下肢より異常が進み，脛骨神経の複合筋活動電位および腓腹神経の SNAP（sensory nerve action potential：感覚神経活動電位）は 20 歳以降でほぼ消失する[6]．病理学的には，

小脳プルキンエ細胞の高度の脱落，脊髄後索・脊髄小脳路の変性，および末梢神経における有髄・無髄線維の著明な脱落を認める[4]．診断は APTX 遺伝子の遺伝子変異により確定される．ミスセンス変異例に比べてナンセンス変異例は重症で，知能障害を伴い，20歳代までにほぼ歩行不能となる[6]．

AOA2 / SCAR1

　本症は若年発症の緩徐進行性の小脳失調症を中核とし，末梢神経障害，眼球運動失行，血清 AFP 高値を特徴とする[7]．発症年齢は 10～22歳（平均 15.6歳）で，EAOH / AOA1 よりもやや遅い．初発症状は歩行障害が多く，徐々に末梢神経障害が進行し，遠位優位の筋萎縮・筋力低下，感覚障害，深部腱反射消失，手指・足の変形などがみられる．眼球運動失行の陽性率は約 50％と低い．特に，本邦 7 家系 13 例では眼球運動失行を認めていない．ジストニア，振戦，舞踏病などの錐体外路症候が約 20％に出現する．認知機能障害はないかあっても軽度である．20歳代で歩行不能となるが，生命予後は良好である．原則として神経系以外の症状はみられないが，早期の閉経が報告されている．

　検査所見として血清 AFP（α-fetoprotein）が高値を示すのが特徴で，陽性率も高い（98％が正常上限を越え，多くが 20 ng / mL 以上）．ただし，AT（36～340 ng / mL 以上）に比して AOA2 / SCAR1 における AFP の上昇は軽度である（5.0～185 ng / mL，平均 41.8 ng / mL）．頭部 MRI では小脳萎縮はしばしば高度であるが，脳幹の萎縮は認めない．末梢神経伝導検査および腓腹神経生検では軸索障害型ニューロパチーの所見を認める．診断は SETX 遺伝子変異の同定により確定される[8]．

ARSACS *1

　本症はカナダ・ケベック州のシャルルヴォア・サグネ地方に多発し，300例以上の症例が報告されている．強い創始者効果があり，同地域の 22 人に 1 人が 2 種類の変異のいずれかの保因者である．現在では本邦を含む世界各地に存在することが知られている[9]．発症年齢は 1.5～20歳後半で，10歳未満の発症が 8 割を占める．

　臨床像，検査所見，SACS 遺伝子変異について，詳しくは次項を参照されたい*1．

毛細血管拡張運動失調症（AT）

　本症は乳幼児期（1～5歳）に発症する緩徐進行性の小脳失調を中核症状とし，毛細血管拡張，眼球運動失行，免疫不全・頻回の感染症併発，内分泌異常（性腺機能障害，耐糖能異常），白血病やリンパ腫などの悪性腫瘍の高頻度罹患（患者の約 15～30％にみられ，発生頻度は 100～250 倍高い）など多彩な症状を呈する[10]．進行に伴い舞踏病アテトーゼやジストニアなどの錐体外路徴候を高率に認める．血清 AFP の高値も特徴の一つで，2歳以降

Memo

SETX 遺伝子は 24 個のエクソンから成り，2,677 アミノ酸から成る senataxin をコードする[8]．Senataxin は tRNA スプライシングエンドヌクレアーゼ，DNA ヘリカーゼおよび RNA ヘリカーゼ機能を有し，DNA 複製，修復，mRNA 転写，RNA 代謝，翻訳調節などの核酸品質管理機構に関係すると考えられる．SETX は AD 遺伝性の若年性運動ニューロン疾患 ALS4（筋萎縮性側索硬化症 4 型）の原因遺伝子でもあることから，その生理機能と病態機序が注目されている．

*1
本巻 IV.「小脳障害を伴う遺伝性痙性対麻痺」(p.216-221) 参照

本邦における主要 ARCA の診断の要点 Column

　本邦での疾患頻度を考慮すると，乳幼児期〜20 歳代発症の緩徐進行性の小脳失調症で，小脳萎縮が明らかな場合には EAOH / AOA1，AOA2 / SCAR1，AT，ARSACS をまず考慮する．これらの疾患では病初期から小脳萎縮が明らかなため，小脳萎縮がない場合には他の疾患を考慮すべきである．AFP が高値で 5 歳以下発症では AT，10 歳以降の発症では AOA2 / SCAR1 の可能性が高い．

両疾患では病初期からほぼ全例で AFP 高値となるので，AFP が明らかに基準範囲内であれば他の疾患を考慮する．EAOH / AOA1 ナンセンス変異例では 30 歳以上のほぼ全例で低アルブミン血症（3.0 g / dL 以下）と末梢神経障害がみられ，AFP 高値を伴わないことが参考となる．幼小児期発症の痙性失調症で，小脳萎縮を伴い，網膜有髄線維の増生を認めた場合には ARSACS を強く疑う．

のほぼ全例にみられる（36〜340 ng / mL 以上，10 歳以降は 150 以上）．免疫グロブリン IgA，IgE，IgG2 の低下，リンパ球幼若化試験での T 細胞マイトジェンに対する T 細胞の反応性の低下，末梢血リンパ球での核型分析にて 7;14 染色体の転座の同定は，診断に有用な検査所見である．眼球結膜の毛細血管拡張は特徴的所見であるが，半数では 6 歳以降に出現する（1〜13 歳）．したがって，2 歳以降の小脳失調で AFP が高値であれば，毛細血管拡張が陰性でも AT を積極的に疑う必要がある．時に 10 歳代で神経症状が出現することがあり，なかには 35 歳で発症し免疫不全や放射線感受性を示さない軽症例も存在するが，その場合も毛細血管拡張や AFP 高値が診断の参考となる．病理学的には小脳プルキンエ細胞・顆粒細胞の細胞脱落・小脳皮質変性を認める．本症は *ATM*（ataxia-telangiectasia mutated）遺伝子の遺伝子変異が原因で生じる．本邦での発生頻度は人口 10 万〜15 万人に 1 人で，保因者は人口の 0.5〜1％と推定されている．保因者は症状を示さないが，癌の発症リスクや心筋梗塞による死亡率が高くなることが示されている．平均寿命は 19〜26 年であり，多くは神経症状の進行に伴う誤嚥性肺炎，悪性腫瘍に対する化学療法中に死亡する．小児例でベタメタゾンによる治療の有効性が複数示されている [11]．

AVED

　脂肪吸収不全を伴わないビタミン E 単独欠乏による FRDA 型の SCA として，1980 年代に Harding らにより最初に報告され，1995 年に原因遺伝子として *αTTP* 遺伝子が同定された [12]．学童期から 10 歳代に構音障害や運動失調性歩行で発症し，進行性の運動失調と深部覚障害，腱反射消失，ロンベルク徴候陽性を特徴とする．初期からのビタミン E 補充は有効な治療法であるため，早期診断が重要である*2．

フリードライヒ運動失調症（FRDA）

　FRDA は遺伝性運動失調症の中で最初に臨床病理学的概念が確立した疾患で，1860 年代の Nikolaus Friedreich の報告に始まる．AR 遺伝形式で，25 歳までに発症する下肢の腱反射消失を伴う緩徐進行性の失調を中核症状とす

Memo

ATM 遺伝子は約 150 kb にわたり 66 個のエクソンから構成される巨大遺伝子で，AT ではほぼすべてのエクソンに変異が報告され，かつイントロンにも変異を認めることが多い．したがって，AT が疑われる場合にはまずウェスタンブロット法により ATM 蛋白を確認するのがよい．ATM 蛋白は 3,056 アミノ酸残基から成り，PI-3 キナーゼ・ファミリーに属するセリン・スレオニンキナーゼである．Mre11 / Rad50 / NBS1（MRN 複合体），Chk2，SMC1，p53 などの ATM の基質の多くが細胞周期チェックポイントと DNA 二本鎖切断修復に関与している．*ATM* 遺伝子変異により ATM 蛋白の機能喪失が生じ，細胞周期の制御異常や DNA 修復不全を引き起こすと考えられる．

*2
本症の詳細は本巻 Case Study 6（p.318-321）を参照

る．典型的には，下肢腱反射消失，脊髄後索変性による深部覚障害，構音障害，筋力低下，バビンスキー徴候陽性，左室肥大を伴い，凹足，脊柱変形（側彎），糖尿病の合併がみられる[3]．神経伝導検査で，運動神経伝導速度が保たれるのに感覚神経活動電位（sensory nerve action potential：SNAP）の振幅低下・消失を認める．約25％の患者では25歳以降の高齢発症，腱反射が保たれる，きわめて進行が遅い，認知機能障害や小脳萎縮を伴う，など非定型的な臨床像を呈する[3]．

FRDAは，frataxin（FXN）をコードする*FXN*遺伝子の第1イントロンにあるGAAトリプレット・リピート（正常6-34リピート）の異常伸長（異常66-1,700リピート）が原因で生じる．大部分（94％）の患者はGAAリピートの異常伸長のホモ接合体であり，数％に点変異と異常伸長の複合ヘテロ接合体がみられる[3]．本症のGAAリピート鎖長は発症年齢および重症度と逆相関する．しかし，世代間でのリピート鎖長は安定で表現促進現象は認めない．GAAリピートの異常伸長は長さ依存性に*FXN*遺伝子の転写を低下させ，その結果，frataxinの発現量が低下して機能不全を来す．

frataxinはミトコンドリアでの鉄代謝に関与する蛋白で，その欠乏は鉄硫黄クラスターの産生を低下させ，ミトコンドリア内の複数の呼吸鎖酵素に障害を及ぼし，酸化ストレスの増加を引き起こす[13]．したがって，酸化ストレスの軽減やミトコンドリア機能回復を狙って，idebenone，コエンザイムQ10（CoQ10），ビタミンEを用いた臨床治験が行われている．CoQ10同位体でフリーラジカル除去作用のあるidebenoneはこの十数年FRDAの神経症状や心筋症に対する有効性が報告され注目されてきたが，第Ⅲ相試験では神経症状，心機能とも大量投与群で改善するもののプラセボ対照群と比較し統計的有意差は認められなかった[13,14]．また，エリスロポエチン製剤（recombinant human erythropoietin：rHuEPO）が有効であるとの報告が複数みられる[14]．

その他のARCA

マリネスコ・シェーグレン症候群（MSS）

本症は，乳幼児期に発症する小脳失調に精神運動発達遅滞，白内障，骨格異常（低身長，小頭症，脊柱後側彎，短趾症），筋緊張低下を特徴とする疾患で，複数の疾患が混在している可能性がある．白内障は1～7歳（平均3.5歳）で両側性にみられる．ほぼ全例にミオパチーを認め，成人期以降は中核症状となる．原発性性腺機能不全を伴い，女性は無月経，男性は精巣萎縮や女性化乳房を呈する．頭部画像では小脳萎縮を認め，筋生検での縁取り空胞（rimmed vacuole）の存在は特徴的である．*SIL1*遺伝子の変異が多数報告されている[15]．

Memo
FRDAは，強い創始者効果のために欧米の白色人種では5万人に1人と発症頻度が高い．これに対し，本邦では*FXN*遺伝子異常が確認されたFRDA症例の報告はない．GAAリピートの異常伸長は，正常範囲の中でもリピート数が多い，いわゆる中間長リピートから生じると考えられており，日本人にはこの中間長リピートをもつ者が存在しないためである．

コエンザイムQ10（CoQ10）欠乏性運動失調症（ACQD）

　CoQ10欠乏症の臨床症候はきわめて多彩で，小脳失調，不妊，視力障害，難聴，痙攣発作，ミオパチー，腎疾患などを含む．多数の原因遺伝子が同定されているが，小脳失調を主徴とするものとして CABC1, COQ2, PDSS2, PDSS1 遺伝子変異が知られている．CoQ10（ユビデカレノン〈ノイキノン®〉）の補充療法が有効である．まれながら CoQ10 補充療法が有効な小脳失調症の中に APTX 遺伝子変異を認める症例がある．

PCARP

　本症は，幼少期発症の網膜色素変性症と緩徐進行性の感覚性失調を特徴とする AR 遺伝性疾患で，最近，米国と本邦で FLVCR1 遺伝子の変異が同定された．本邦例では知能低下を伴い，脊髄MRIで頸髄後索にT2WI高信号病変を認める[16]．

ATLD

　欧州やサウジアラビア家系の報告がある．ATと類似の症状や放射線感受性を示すが，ATに比し進行は緩徐で軽症である．二本鎖切断修復（DSBR）に関与する MRN 複合体（Mre11／Rad50／NBS1）の構成蛋白 Mre11（Meiotic recombination 11）の遺伝子変異が同定されている．

IOSCA

　本症はフィンランドから報告されたまれな病型で，幼児期発症の小脳，脊髄，脳幹の変性と軸索型の感覚ニューロパチーを特徴とする．視神経萎縮，難聴，外眼筋麻痺，アテトーゼを伴う．ミトコンドリアDNAヘリカーゼである Twinkle および Twinky をコードする C10orf2 遺伝子の変異が報告されている[17]．

SCAN1

　本症は10歳代発症の小脳失調，軸索型ニューロパチーによる運動感覚障害を中核症状とし，顕著な小脳萎縮，高度の末梢神経障害，血清アルブミン値低下傾向，高コレステロール血症を特徴とし，AOA2／SCAR1やEAOH／AOA1と共通する症候が多い，TDP1 遺伝子のミスセンス変異によるとされるが，現在までサウジアラビア人1家系の報告のみである[18]．単鎖切断修復（SSBR）の破綻による神経変性の病態を解析するうえで貴重な疾患である．

SCAR5

　血族婚のあるレバノン人1家系の報告があり，重度の精神運動発達障害，低身長，痙性小脳性運動失調，視神経萎縮，皮膚血管の異常を特徴とする．Zinc finger protein 592 をコードする ZNF592 遺伝子のミスセンス変異が同定

Memo

Topoisomerase I（TOP1）は転写やDNA複製の際にDNAの歪みを解消するためにDNAを一時的に切断し，切断部のDNA 3'-末端に共有結合する酵素である．tyrosyl-DNA phosphodiesterase 1（TDP1）は，TOP1の生理機能によって生じたTOP1介在性単鎖切断損傷（SSB）を修復する際に，3'-末端に残ったTOP1ペプチド残基を取り除く酵素である．SCAN1患者のミスセンス変異（His493Arg）はTDP1の活性中心に位置し，酵素活性の低下を来す．TDP1はTOP1介在性SSBの修復の他に，酸化ストレスにより生じたSSBの修復やDSBRにも関与している可能性がある．

されている.

SCAR8 / ARCA1

フランス系カナダ人家系で報告された疾患で,*SYNE1* 遺伝子変異が同定されている[19]. 本症は ARCA の中で成人発症である点が重要である. 17～50 歳（平均 30 歳前後）までに,小脳失調,構音障害で発症する. 小脳症状が主体であるが,約 30％以下に腱反射亢進,緩徐な衝動性眼球運動,追従眼球運動の異常,まれに眼振,クローヌス（間代）,バビンスキー徴候を認める. 進行はきわめて緩徐で,40 年以上経過しても独歩または杖歩行可能である. 頭部画像では小脳全体の萎縮を認める. 本邦での報告はない.

SCAR9 / ARCA2

アルジェリア家系で報告された疾患で,小児期発症の進行性小脳失調に軽度の精神運動発達障害を伴う. 腱反射亢進と上肢病的反射陽性,軽度の軸索障害型の感覚性ニューロパチーを伴うこともある. *ADCK3*（*CABC1*）の遺伝子変異が同定され,CoQ10 の生合成に障害が生じると想定されている.

SCAR10

オランダ人,ルーマニア人,フランス人など欧州での同胞発症例の報告があり,10 歳代～30 歳代に歩行障害で発症し,四肢運動失調,構音障害,眼振,腱反射亢進を認める. 下肢に筋線維束性収縮を伴う筋萎縮と針筋電図で神経原性変化を認める例もある. 頭部画像では著明な小脳萎縮がみられる. Ca^{2+}-activated Cl^- channels ファミリーに属する anoctamin 10 をコードする *ANO10* 遺伝子の変異が同定されている.

SCAR11

小児期に精神運動発達障害で発症し,成人後（50 歳代）に歩行障害,構音障害,四肢運動失調,滑動性眼球運動障害などの小脳失調が顕在化する. 頭部画像では軽度の小脳萎縮がみられる. synaptotagmin-14 をコードする *SYT14* 遺伝子の変異であることが本邦から報告された[20].

遺伝子未同定の疾患

early-onset cerebellar ataxia with retained tendon reflexes (EOCA-RR)

1981 年に Harding により,FRDA 類似疾患の中で腱反射が正常または亢進し,比較的進行が緩徐な一群として EOCA-RR が提唱された. FRDA と比較して腱反射が保たれる以外に,筋萎縮や感覚障害の合併が少なく,小脳萎縮を伴う例が多いという特徴を有するが,疾患特異的な臨床検査所見に乏しく種々の疾患が混在している. EOCA-RR 全体の約 3 割に *FXN* 遺伝子 GAA リ

ピートの異常伸長を認め，臨床所見のみから FXN 遺伝子異常を有する FRDA と区別することは必ずしも容易ではない．約 6 割を占める小脳萎縮が明らかな一群では FXN 遺伝子異常は認めない．網膜有髄線維の増生を欠く ARSACS の一部も EOCA-RR と臨床診断されている可能性がある．疾患単位の確立には，正確な臨床診断に基づく均一な家系の集積が重要である．

SCAR2, SCAR3, SCAR4, SCAR6, SCAR7

中東や欧州の血族婚のある 1～少数家系の報告であり，本邦からの報告はない．原因遺伝子は未同定である．

性腺機能低下を伴う小脳性運動失調症（CAHG）

1907 年に Gordon Holmes が小脳失調と性腺機能低下症との関連を 4 例の同胞例で初めて報告した．AR 遺伝形式で，低ゴナドトロピン性の性腺機能低下症を伴う小脳失調症を Gordon Holmes syndrome（GHS）とも呼ぶ．CAHG における性腺機能低下症は，内性器に一次的障害がある高ゴナドトロピン性（原発性）と，視床下部-下垂体系に一次的障害がある低ゴナドトロピン性（二次性）に分類される．CAHG では低ゴナドトロピン性でかつ下垂体機能に一次的障害が疑われる例が多い．大脳白質病変，末梢神経障害，運動異常症（舞踏病やアテトーゼなど），知能低下，難聴，網膜色素変性症を伴うことがある．AR 遺伝形式のことが多いが，AD 遺伝形式，孤発例もあり，種々の疾患が混在していると考えられる．

ARCA の治療

特殊治療については各疾患の項で述べた．大多数の疾患において有効な病態抑止療法がないのが現状で，対症療法が中心となる．診断にかかわらず，理学療法，作業療法，言語療法などのリハビリテーションは運動失調によるバランス障害や巧緻運動障害，言語障害に対し有効である．杖，歩行器，車椅子などの歩行補助具や，書字，ボタン押し，食器の使用の際に用いる特殊補助器具，重度の言語障害に対するコンピュータなどを用いたコミュニケーション・デバイスの使用も考慮すべきである．手足や脊柱の変形に対し整形外科的手術が有用な場合がある．精神的ケアは患者のみならず介護者や家族にとっても大切である．社会福祉サービスを利用した介護支援やレスパイト入院も介護者の負担軽減のために考慮する．また，血縁者の発症リスクの理解や両親の将来の妊娠計画のために専門家による遺伝カウンセリングが必要なことがある．

（他田正義，小野寺理）

文献

1) Tsuji S, et al. Sporadic ataxias in Japan--a population-based epidemiological study. *Cerebellum* 2008；7：189-197.

2) Anheim M, et al. The autosomal recessive cerebellar ataxias. *N Engl J Med* 2012；366：636-646.
3) Fogel BL, Perlman S. Clinical features and molecular genetics of autosomal recessive cerebellar ataxias. *Lancet Neurol* 2007；6：245-257.
4) Tada M, et al. Early-onset ataxia with ocular motor apraxia and hypoalbuminemia / ataxia with oculomotor apraxia 1. *Adv Exp Med Biol* 2010；685：21-33.
5) Date H, et al. Early-onset ataxia with ocular motor apraxia and hypoalbuminemia is caused by mutations in a new HIT superfamily gene. *Nat Genet* 2001；29：184-188.
6) Yokoseki A, et al. Genotype-phenotype correlations in early onset ataxia with ocular motor apraxia and hypoalbuminaemia. *Brain* 2011；134：1387-1399.
7) Anheim M, et al. Ataxia with oculomotor apraxia type 2：Clinical, biological and genotype / phenotype correlation study of a cohort of 90 patients. *Brain* 2009；132：2688-2698.
8) Moreira MC, et al. Senataxin, the ortholog of a yeast RNA helicase, is mutant in ataxia-ocular apraxia 2. *Nat Genet* 2004；36：225-227.
9) Bouhlal Y, et al. Autosomal recessive spastic ataxia of Charlevoix-Saguenay：An overview. *Parkinsonism Relat Disord* 2011；17：418-422.
10) Chun HH, Gatti RA. Ataxia-telangiectasia, an evolving phenotype. *DNA Repair (Amst)* 2004；3：1187-1196.
11) Broccoletti T, et al. Efficacy of very-low-dose betamethasone on neurological symptoms in ataxia-telangiectasia. *Eur J Neurol* 2011；18：564-570.
12) Gotoda T, et al. Adult-onset spinocerebellar dysfunction caused by a mutation in the gene for the alpha-tocopherol-transfer protein. *N Engl J Med* 1995；333：1313-1318.
13) Pandolfo M. Drug Insight：Antioxidant therapy in inherited ataxias. *Nat Clin Pract Neurol* 2008；4：86-96.
14) Kearney M, et al. Antioxidants and other pharmacological treatments for Friedreich ataxia. *Cochrane Database Syst Rev* 2012；4：CD007791.
15) Anttonen AK, et al. The gene disrupted in Marinesco-Sjögren syndrome encodes SIL1, an HSPA5 cochaperone. *Nat Genet* 2005；37：1309-1311.
16) Ishiura H, et al. Posterior column ataxia with retinitis pigmentosa in a Japanese family with a novel mutation in FLVCR1. *Neurogenetics* 2011；12：117-121.
17) Nikali K, et al. Infantile onset spinocerebellar ataxia is caused by recessive mutations in mitochondrial proteins Twinkle and Twinky. *Hum Mol Genet* 2005；14：2981-2990.
18) Gros-Louis F, et al. Mutations in SYNE1 lead to a newly discovered form of autosomal recessive cerebellar ataxia. *Nat Genet* 2007；39：80-85.
19) Doi H, et al. Exome sequencing reveals a homozygous SYT14 mutation in adult-onset, autosomal-recessive spinocerebellar ataxia with psychomotor retardation. *Am J Hum Genet* 2011；89：320-327.
20) Takashima H, et al. Mutation of TDP1, encoding a topoisomerase I-dependent DNA damage repair enzyme, in spinocerebellar ataxia with axonal neuropathy. *Nat Genet* 2002；32：267-272.

Future Reading

- Caldecott KW. Single-strand break repair and genetic disease. *Nat Rev Genet* 2008；9：619-631.

- 他田正義ら．DNA 一本鎖切断損傷修復の破綻による神経変性疾患．細胞工学 2009；29：60-66.
  両者とも，DNA 単鎖切断修復の分子機構とその破綻により生じる神経変性疾患，特に常染色体劣性遺伝性小脳失調症について理解するのに役立つ総説である

IV. 小脳障害の病態
小脳障害を伴う遺伝性痙性対麻痺

Point
- 遺伝性痙性対麻痺（HSP）は緩徐進行性の下肢痙縮と筋力低下を主徴とする神経変性疾患群である．
- HSPは分子遺伝学的にSPG1～56およびARSACSなどに分類されている．
- 小脳失調を伴うHSPではシャルルヴォア・サグネ型痙性失調症（ARSACS）の頻度が高い．
- 血族婚のある幼小児期発症の痙性失調症で，頭部MRI（T2強調/FLAIR画像）で橋の線状低信号と両側中小脳脚の低信号があれば，ARSACSを強く疑う．
- SACS遺伝子変異は巨大エクソン10が大多数であるが，上流エクソンの変異の場合もある．

HSP

概念

　遺伝性痙性対麻痺（hereditary spastic paraplegia：HSP）は臨床的には緩徐進行性の下肢痙縮と筋力低下を主徴とし，病理学的には脊髄の錐体路，後索，脊髄小脳路の系統変性を主病変とする神経変性疾患群である．臨床的には通常，痙性対麻痺のみを呈する純粋型と痙性対麻痺に小脳症状，ニューロパチー，脳梁の菲薄化，精神発達遅滞，痙攣，難聴，網膜色素変性症，魚鱗癬などの随伴症状を認める複合型に分けられる．遺伝形式からは常染色体優性遺伝性（autosomal dominant HSP：ADHSP），常染色体劣性遺伝性（autosomal recessive HSP：ARHSP），X連鎖性劣性遺伝性（X-linked recessive HSP：XRHSP）に分類される．頻度はADHSPが多く，ARHSPは少なく，XRHSPはまれである．どの遺伝形式のHSPも純粋型，複合型の両者を呈しうるが，純粋型はADHSPで一般的であり，複合型は主にARHSPやXRHSPでみられる[1,2]．

分子遺伝学的分類

　現在までにSPG1～56のHSP遺伝子座が判明しており，そのうち30を超える原因遺伝子が同定されている（**1**）．HSP患者は同じ病型でも家系内・家系間で多彩な臨床像を呈することや，逆に異なる病型でもよく似た臨床像を呈するので，HSPの病型診断には遺伝子診断が必須である（Japan Spastic Paraplegia Research Consortium〈JASPAC〉では遺伝子診断サービスを行っている[3]）（**Column**「Japan Spastic Paraplegia Research Consortium（JASPAC）」〈p.217〉参照）．

　小脳症状を伴うことがあるHSPについては，ADHSPではSPG3A，SPG4，

Keywords
遺伝子座
ある遺伝子が染色体上に占める位置（locus）のこと．HSPでは遺伝形式によらず，遺伝子座が同定された順に番号が振られている（SPG1～56）．

1 HSP の原因遺伝子

遺伝形式	病型	遺伝子	遺伝子座	病型	遺伝子	遺伝子座
常染色体優性	SPG3A*	Atlastin	14q22	SPG29	?	1p31
	SPG4*	Spastin	2p22	SPG31*	REEP1	2p11
	SPG6	NIPA1	15q11	SPG33	ZFYVE27	10q24
	SPG8	KIAA0196	8q24	SPG36	?	12q23
	SPG9	?	10q23	SPG37	?	8p21
	SPG10*	KIF5A	12q13	SPG38	?	4p16
	SPG12*	RTN2	19q13	SPG41	?	11p14
	SPG13	HSPD1	2q33	SPG42	SLC33A1	3q25
	SPG17	BSCL2	11q12	SPG + Dystonia	?	2q24
	SPG19	?	9q33	SPG + Paget	VCP	9p13
常染色体劣性	SPG5	CYP7B1	8q12	SPG44*	GJA12	1q41
	SPG7*	Paraplegin	16q24	SPG45	?	10q24.3
	SPG11*	Spatacsin	15q13	SPG46*	?	9p21
	SPG14	?	3q27-q28	SPG47	AP4B1	1p13
	SPG15*	Spastizin	14q24	SPG48	KIAA0415	7p22
	SPG18	ERLIN2	8p12	SPG49	TECPR2	14q32
	SPG20*	Spartin	13q13	SPG50	AP4M1	7q22
	SPG21*	Maspardin	15q22	SPG51	AP4E1	15q21
	SPG23	?	1q24	SPG52	AP4S1	14q12
	SPG24	?	13q14	SPG53	VPS37A	8p22
	SPG25	?	6q23	SPG54	DDHD2	8p11
	SPG26	?	12p11	SPG55	C12orf65	12q24
	SPG27	?	10q22	SPG56	CYP2U1	4q25
	SPG28	DDHD1	14q21	Infantile onset	Alsin	2q33
	SPG30*	ATSV (KIF1A)	2q37	SPOAN	?	11q13
	SPG32	?	14q12	Cerebral palsy	?	2q31
	SPG35	FA2H	16q23	Leukodystrophy*	FA2H	16q23
	SPG39	PNPLA6	19q13	ARSACS*	Sacsin	13q11
	SPG43	?	19p13			
X連鎖性劣性	SPG1*	L1CAM	Xq28	SPG22*	SLC16A2	Xq13
	SPG2*	PLP	Xq22	SPG34	?	Xq25
	SPG16	?	Xq11	Deafness	?	X

*小脳症状を伴うことがある病型.

(http://neuromuscular.wustl.edu/spinal/fsp.html より作表)

SPG10, SPG12, SPG31 が, ARHSP では SPG7, SPG11, SPG15, SPG20, SPG21, SPG30, SPG44, SPG46, 白質ジストロフィーを伴う HSP, ARSACS が, XRHSP では SPG1, SPG2, SPG22 が報告されている.

　小脳症状と痙縮を呈する症例を診たときに, 痙縮を伴う遺伝性脊髄小脳失調症か小脳症状を伴う HSP かは判断に迷うことが多いが, その症例と家系内の他の発症者を含めた神経学的所見, 発症年齢, 遺伝形式, 神経生理・画像所見などにより, ある程度鑑別診断を絞り込み, 最終診断として遺伝子診断へと繋げる必要がある. ARSACS は小脳症状を伴う HSP の代表であり, 以下に概説する.

ARSACS

概念

シャルルヴォア・サグネ型（劣性遺伝性）痙性失調症（autosomal recessive

Japan Spastic Paraplegia Research Consortium (JASPAC)

厚生労働科学研究費補助金難治性疾患克服研究事業「運動失調に関する調査研究班」(前班長：西澤正豊)では，本邦のHSPに関する全国調査とゲノム解析をリンクさせた多施設共同研究体制を2006年に立ち上げた．現在，筆者らが事務局を担当している (email：jaspac-med@yamanashi.ac.jp)．

JASPACの目的は，全国的なゲノムリソースの収集を行い，大規模ゲノム解析により遺伝子診断サービスを提供するとともに，本邦HSPの分子疫学と自然歴を明らかにすること，将来的に多くの研究者に幅広く活用されるシステムとしてHSPの病態機序の解明と治療法の開発を目指すことである．

2012年11月1日現在，全国44都道府県，175施設からHSP 476家系が登録され，index patient 334検体が集められている．これらの検体について，東京大学神経内科で網羅的遺伝子解析が，自治医科大学神経内科でSACS遺伝子解析が行われている．

これまでの結果では，ADHSP 148家系中，SPG4 (47%)，SPG31 (4%)，SPG3A (3%)，SPG8 (1%)，SPG10 (1%) であり，欧米と同様に本邦でもSPG4が半数近くを占めていた (**2**)．一方，44%では遺伝子型が同定できなかった．ARHSP 20家系中，SPG11 (10%)，ARSACS (5%) であった (**2**)．わずか15%しか遺伝子型が同定できず，85%では既知の遺伝子変異を認めなかった（以上のデータはJASPAC検体に加えて，東京大学神経内科が独自に集めた検体による）．既知の遺伝子変異を認めなかった家系では，新規原因遺伝子の解明が進められている．

2 ADHSPおよびARHSP検体による調査結果

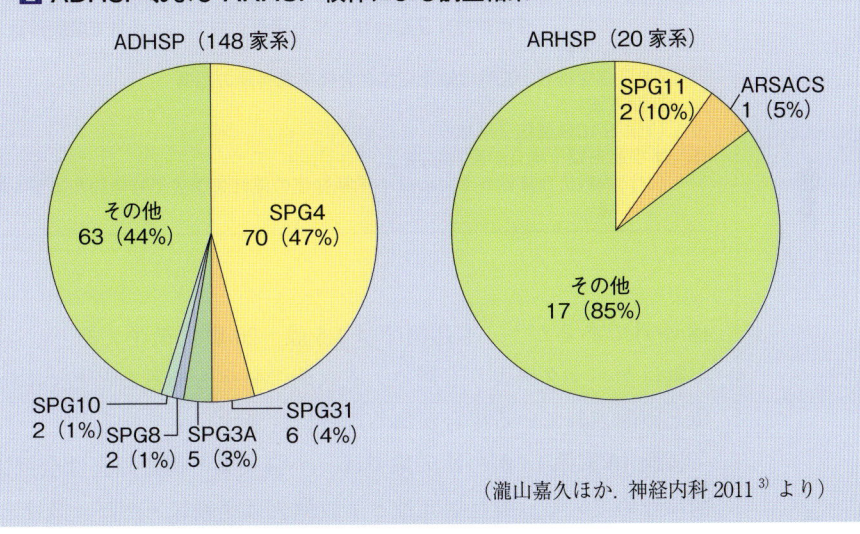

ADHSP（148家系）
- その他 63 (44%)
- SPG4 70 (47%)
- SPG10 2 (1%)
- SPG8 2 (1%)
- SPG3A 5 (3%)
- SPG31 6 (4%)

ARHSP（20家系）
- SPG11 2 (10%)
- ARSACS 1 (5%)
- その他 17 (85%)

（瀧山嘉久ほか．神経内科 2011[3]より）

spastic ataxia of Charlevoix-Saguenay：ARSACS）は1978年，カナダ，ケベック州のシャルルヴォア・サグネ地方に伝わる常染色体劣性遺伝性の神経変性疾患として報告された[4,5]．その臨床像は，早発性痙性失調症，構音障害，眼振，四肢末梢の筋萎縮，手足の変形，網膜有髄線維の増生を特徴とし[4,5]，ケベック例の臨床像はほぼ均一である[6]．

2000年，原因遺伝子 *SACS* が見出されたが[7]，その後，ケベック州以外にも本邦をはじめ，チュニジア，イタリア，トルコ，スペイン，フランス，ベルギー，オランダ，ドイツ，オーストリア，モロッコ，セルビア，カナダ沿岸州，ブラジルなど，世界中から *SACS* 遺伝子変異をもつ患者の報告がある．

臨床像

3にARSACSの診断指針（私案）を示す．ケベック例の発症年齢は12～

3 ARSACS の診断指針（私案）

1. 発症年齢
   - （ア）1.5 歳〜20 歳代後半
     - 注）10 歳未満の発症が 8 割を占める
     - 注）ケベック例では 12〜18 か月に処女歩行以来の歩行障害がある
2. 臨床症状
   - （ア）小脳失調，構音障害，眼振
   - （イ）下肢痙縮，腱反射亢進，バビンスキー徴候陽性
   - （ウ）遠位筋萎縮（下肢＞上肢）
   - （エ）下肢深部覚障害
   - （オ）網膜有髄線維の増生
   - （カ）手指変形（スワンネック様），足変形（凹足，槌状趾）
     - 注）下肢痙縮，腱反射亢進を欠く例あり
     - 注）本邦例の網膜有髄線維の増生はケベック例に比し程度が軽く，欠く例あり
     - 注）手指変形，足変形を欠く例あり
     - 注）アキレス腱反射は徐々に低下，通常 25 歳以上では消失
     - 注）ケベック例では知能は正常であるが，本邦例では知能低下を認める例あり
3. 検査所見
   - （ア）頭部 MRI：小脳虫部上葉の萎縮，T2 / FLAIR 像で橋の線状低信号と中小脳脚の低信号
   - （イ）頸髄 MRI：頸髄の萎縮
   - （ウ）末梢神経伝導速度：運動神経は下肢で遠位潜時の増加と中等度〜高度の伝導速度の低下，感覚神経は運動神経よりも障害が強く，大多数で腓腹神経の SNAP が誘発不能
   - （エ）腓腹神経：著明な軸索変性と大径有髄神経の脱落
4. 診断方法
   - （ア）SACS 遺伝子解析
5. 本疾患を疑う場合の重要な点
   - （ア）両親に血族婚があり，幼小児期発症の痙性失調症で特徴的な頭部 MRI 所見がある場合

18 か月であるが[5]，本邦例では 1.5 歳〜20 歳代後半であり，本邦例の発症年齢はケベック例よりも遅い．成人期の発症もあることと，本疾患は脳性麻痺と誤診されている場合があることに注意すべきである[5]．

自験 10 家系 14 例の臨床像では，小脳失調と構音障害は全例に，眼振は 8 割に認めている．腱反射亢進と下肢痙縮は 8 割に，バビンスキー徴候は 9 割に認めている．末梢神経障害の進行によりアキレス腱反射は消失ないし低下する．さらに，本疾患の特徴である腱反射亢進と下肢痙縮を欠く非典型例が存在するので注意が必要である[8]．遠位筋萎縮は 8 割弱に認めるが，病気の進行に伴って出現すると思われる[5]．網膜有髄線維の増生はケベック例では診断に欠かせない所見であると考えられてきたが，自験例では約半数で認めていない．さらに，網膜有髄線維の増生を認める場合でも，本邦例ではケベック例に比しその程度は軽い[9]（**4**）．手指変形（スワンネック様）と足変形（凹足や槌状趾）はケベック例と同様に高頻度に認める[9]（**5**）．知能はケベック例では正常範囲であるが[5]，自験例では 3 割に知能低下を認めている．本邦以外の非ケベック例でも知能低下を認める例がある[8]．

検査所見

頭部 MRI では特徴的な小脳虫部上葉の萎縮を認める．加えて，巨大大槽と頸髄萎縮を認める例がある．T2 強調 / FLAIR 画像で橋の線状低信号と両

Key words

網膜有髄線維
何らかの先天的な変化により，神経線維の髄鞘化が視神経乳頭から網膜にまで続き，網膜上に刷毛で線を引いたように白く見える．健常者でもみられることがある．

4 網膜有髄線維の増生

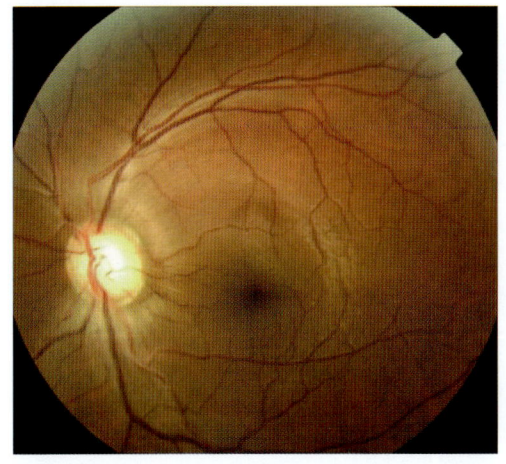

視神経乳頭から放射状に伸びる網膜有髄線維の増生を認める．
（瀧山嘉久．神経研究の進歩 2006[9]）より）

5 手足の変形

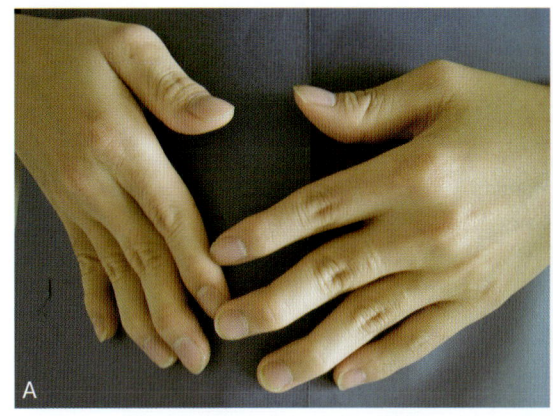

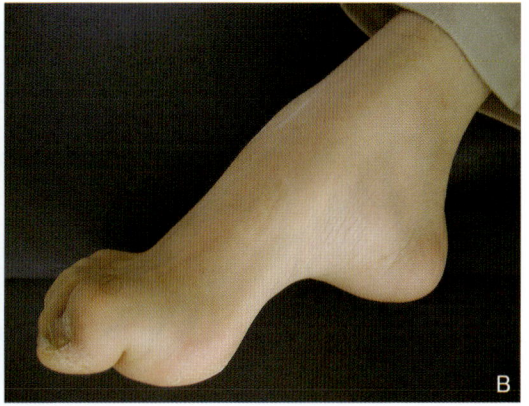

スワンネック様の手指変形（A），凹足や槌状趾（B）を認める．
（瀧山嘉久．神経研究の進歩 2006[9]）より）

側中小脳脚の低信号は最も特徴的である（**6**）[10,11]．

　末梢神経伝導検査では，運動神経は下肢で遠位潜時の延長と中等度～高度の伝導速度の低下がある．感覚神経は運動神経よりも強く障害され，ほとんどの症例で腓腹神経の SNAP（sensory nerve action potential：感覚神経活動電位）が誘発されない．腓腹神経生検では，著明な軸索変性と大径有髄線維の脱落がある．

SACS 遺伝子変異

　確定診断には *SACS* 遺伝子解析が必要である．ケベック例では大多数が P2948fsX2952 のホモ接合体変異，ごく少数が P2948fsX2952 と R2502X の複合ヘテロ接合体変異であり，強い創始者効果を認める[7]．いずれも巨大エクソン 10 の変異である．

　一方，自験例を含む本邦 17 家系の変異は大多数が巨大エクソン 10 にあるが，エクソン 6，7，8 の変異も数家系でみられる[14]．ミスセンス変異，ナン

6 ARSACS の頭部 MRI 所見

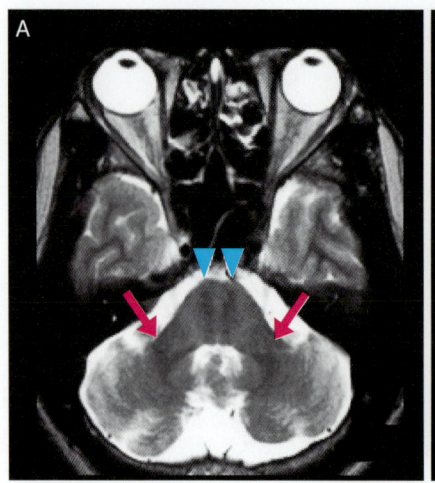

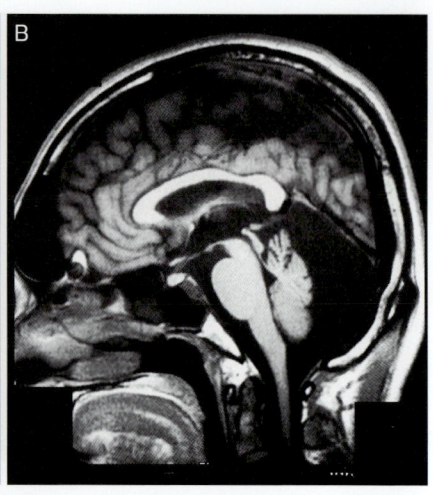

A：T2 強調水平断像．特徴的な橋の線状低信号（▶）と中小脳脚の低信号域（→）を認める．
B：T1 強調矢状断像．特徴的な小脳虫部上葉の萎縮を認める．さらに，巨大大槽と頸髄の萎縮を認める．

（瀧山嘉久．最新医学 2012 [11] より）

7 本邦例の SACS 遺伝子変異

アミノ酸の変化	エクソン	家系数
W3248R / W3248R	10 / 10	3
G1734fsX1736 / S2058fsX2076	10 / 10	1
R4325X / R4325X	10 / 10	1
C395fsX407 / D687fsX713	8 / 8	1
D1996fsX1999 / D1996fsX1999	10 / 10	1
G1257X / R3788fsX1775	10 / 10	1
R3636X / R3636X	10 / 10	1
Y138X / K1755fsX1775	6 / 10	1
K2931fsX2952 / K2931fsX2952	10 / 10	1
V1231del / P3559L	10 / 10	1
Q1345X / Q1345X	10 / 10	1
R2119X / R2119X	10 / 10	1
L308F / L308F	8 / 8	1
N161fsX175 / L802P	7 / 10	1
S4007F / S4007F	10 / 10	1

（Shimazaki H, et al. IN-TECH 2012 [14] より作表）

Memo

SACS 遺伝子は当初，12,794 bp に及ぶ巨大単一エクソンから成るとされていたが [7]．現在では，上流に非翻訳エクソンも含めて 9 個のエクソンが存在することが判明している．すなわち，SACS 遺伝子は合計 10 個のエクソンから成り，cDNA のコード領域は 13,737 塩基，4,579 アミノ酸から成る遺伝子産物 sacsin をコードしている（GenBank＿NG012342）．SACS 遺伝子はプルキンエ細胞，皮質脊髄路の運動ニューロンなど，中枢神経系に強く発現している [7,12]．さらに，線維芽細胞や骨格筋にも発現している．また，軸索は sacsin の免疫活動性をもっていることが判明している [12]．

センス変異，挿入変異，欠失変異とさまざまな変異を認め，11 家系がホモ接合体変異，6 家系が複合ヘテロ接合体変異である．3 家系では同じミスセンス変異があり，これらの家系では創始者効果の関与が疑われるが，他の家系では家系独自の変異である（**7**）．

本邦以外の非ケベック例の変異も，ほとんどが巨大エクソン 10 にあり，

家系独自の変異である．エクソン3〜5の欠失，片側のSACS遺伝子全体を含む欠失，近傍の他の遺伝子を含む欠失も知られている．

SACS遺伝子変異のホットスポットは認めず，遺伝子型と表現型の関連は明らかではない．

（瀧山嘉久）

Memo

sacsinは既知の蛋白との明らかな相同性はないが，C末にDNAJ motifとHEPN domain，N末にubiquitin-like domain，3つのSRR supra-domain（Hsp90-like ATPase），そしてXPCB domainがあると予測されている[7,12]．sacsinの機能としては，ユビキチン・プロテアーゼ系との関連やシャペロン蛋白としての機能などが考えられている．最近，sacsinは異常伸長したポリグルタミンをもつataxin-1の毒性に防御的に作用することが報告されている[12]．本疾患が劣性遺伝形式をとること，そして不完全なsacsinができることから，sacsinの機能喪失が病気の本体であると考えられるが，これにより，神経細胞のミトコンドリア機能障害を生じることが示されている[13]．

文献

1) McDermott CJ, Shaw PJ. Hereditary spastic paraplegia. In：Eisen AA, Shaw PJ (editors). Handbook of Clinical Neurology. Vol 82. Motor Neuron Disorders and Related Diseases. Amsterdam：Elsevier Sciences；2007, pp.327-352.
2) 瀧山嘉久．遺伝性痙性対麻痺．柳澤信夫ほか（編）．Annual Review 神経．東京：中外医学社；2008, pp.198-211.
3) 瀧山嘉久ほか．遺伝性痙性対麻痺の疫学―JASPAC．神経内科 2011；74：141-145.
4) Bouchard JP, et al. Autosomal recessive spastic ataxia of Charlevoix-Saguenay. Can J Neurol Sci 1978；5：61-69.
5) Bouchard JP. Recessive spastic ataxia of Charlevoix-Saguenay. In：de Jong JMBV (editor). Handbook of Clinical Neurology. Vol 16. Hereditary Neuropathies and Spinocerebellar Degenerations. Amsterdam：Elsevier Science；1991, pp.451-459.
6) Richter A, et al. Location score and haplotype analyses of the locus for autosomal recessive spastic ataxia of Charlevoix-Saguenay, in chromosome region 13q11. Am J Hum Genet 1999；64：768-775.
7) Engert JC, et al. ARSACS, a spastic ataxia common in northeastern Québec, is caused by mutations in a new gene encoding an 11.5-kb ORF. Nat Genet 2000；24：120-125.
8) Takiyama Y. Sacsinopathies：Sacsin-related ataxia. Cerebellum 2007；6：353-359.
9) 瀧山嘉久．シャルルヴォア・サグネ型痙性失調症（ARSACS）．神経研究の進歩 2006；50：387-395.
10) Shimazaki H, et al. Middle Cerebellar Peduncles and Pontine T2 Hypointensities in ARSACS. J Neuroimaging 2012 Jan 23 [Epub ahead of print].
11) 瀧山嘉久．シャルルヴォア・サグネ型痙性失調症（ARSACS）．最新医学 2012；67：1144-1149.
12) Parfitt DA, et al. The ataxia protein sacsin is a functional co-chaperone that protects against polyglutamine-expanded ataxin-1. Hum Mol Genet 2009；18：1556-1565.
13) Girard M, et al. Mitochondrial dysfunction and Purkinje cell loss in autosomal recessive spastic ataxia of Charlevoix-Saguenay（ARSACS）. Proc Natl Acad Sci U S A 2012；109：1661-1666.
14) Shimazaki H, Takiyama Y. Autosomal recessive spastic ataxia of Charlevoix-Saguenay（ARSACS）：Clinical, radiological and epidemiological aspects. In：Gazulla J（editor）. Spinocerebellar Ataxia. IN-TECH, Rijeka, Croatia. 2012；pp.155-172.

Further reading

- Salinas S, et al. Hereditary spastic paraplegia：Clinical features and pathogenetic mechanisms. Lancet Neurol 2008；7：1127-1138.
  HSPの臨床像と病態機序を学びたい人にお勧め

- Bouhlal Y, et al. Autosomal recessive spastic ataxia of Charlevoix-Saguenay：An overview. Parkinsonism Relat Disord 2011；17：418-422.
  ARSACSの臨床像と分子遺伝学を詳しく学びたい人にお勧め

- de Bot ST, et al. Reviewing the genetic causes of spastic-ataxias. Neurology 2012；79：1507-1514.
  spastic ataxiaの総説としてお勧め

V. 小脳障害の治療

V. 小脳障害の治療

脊髄小脳変性症の治療
薬物治療を中心に

Point

- 狭義の脊髄小脳変性症（SCD）は，遺伝性と非遺伝性に分けられ，さらに前者には常染色体優性遺伝型，常染色体劣性遺伝型，X染色体連鎖型などが存在する．治療法は個々の疾患によって差異を生じる．
- 脊髄小脳変性症の運動失調症状には，プロチレリン酒石酸塩（ヒルトニン®）とタルチレリン水和物（セレジスト®）が認可されている．
- プロチレリンでは過度の連用を避け，プロチレリンおよびタルチレリンでは甲状腺ホルモン値などの内分泌検査を行う．
- 保険適用は得られていないが，国内外での臨床試験から効果が期待される薬剤として，プレガバリン，ガバペンチン，3,4-diaminopyridine，アセタゾラミド，buspirone，タンドスピロン，SKA-31，リルゾール，バレニクリン，ピラセタム，ラモトリギンなどは，今後の臨床試験により有効性を検索・確認していく必要がある．
- 抗痙縮薬としては，内服薬（ **1** ），バクロフェンなどがある．
- MSAの治療としては，パーキンソニズムに対するL-dopa，dopaアゴニスト，自律神経障害に対しては，起立性低血圧にはミドドリン，ドロキシドパ，アメジニウム，ノルエピネフリン，フルドロコルチゾン，エフェドリン，オクトレオチドが，神経因性膀胱にはトルテロジン，ソリフェナシン，オキシブチニン，プロピベリン，タムスロシン，ナフトピジル，ジスチグミン，ベタネコール，ウラピジル，プラオシンなどがある．また睡眠時呼吸障害には気道の検索による病態把握をして突然死を予防する．

脊髄小脳変性症の解釈と治療

　脊髄小脳変性症（spinocerebellar degeneration：SCD）を広義に解釈すると，狭義の脊髄小脳変性症と痙性対麻痺，それに進行性小脳失調の症状を呈する多系統萎縮症（multiple system atrophy：MSA）を含む疾患概念ととらえることができる．また，まれな病態であるが発作性失調症も含めることが多い．すでに他項で記載されている通り，狭義の脊髄小脳変性症は，遺伝性と非遺伝性（孤発性）に分けられ，前者は常染色体優性遺伝型，常染色体劣性遺伝型，まれであるがX染色体連鎖型が存在し，これらがそれぞれ多くの疾患に分類される．最近の分子遺伝学的研究手法の目覚ましい進歩によって，多数の原因が解明されており，現在もその数は増えていることから，個々の疾患によって治療法の差異が生じるはずである．

　一方，分子病態の解明が進んだ現在でも，脊髄小脳変性症のほとんどの疾患では根本的治療法が確立されていない．このため，脊髄小脳変性症，痙性対麻痺，多系統萎縮症は厚生労働省が定める特定疾患である．本稿では，こ

れらの疾患が呈する重要な神経徴候に対する薬物治療法などについて記載する．理学療法については他の項に詳述される*1．

小脳性運動失調に対する薬物治療法

わが国では運動失調にはTRH（thyrotropin-releasing hormone）製剤プロチレリン酒石酸塩水和物（protirelin tartrate；ヒルトニン®注射液）と，TRH誘導体であるタルチレリン水和物（経口薬セレジスト®）が，脊髄小脳変性症の運動失調症状に認可されている．このため，遺伝性，非遺伝性（孤発性）を問わず脊髄小脳変性症および多系統萎縮症，痙性対麻痺患者での運動失調症状に用いることができる．これらの薬剤ではいずれもプラセボを対照とした二重盲検比較試験が行われ，運動失調症に対する有用性が確認されている[1-3]．プロチレリン酒石酸塩の有効性発揮の正確な分子病態解明は，今後の研究を待つところであるが，α_{1A}カルシウムチャネル遺伝子異常によって生じた小脳失調マウス（Rolling Nagoyaマウス）での研究から，小脳内ノルアドレナリンの代謝回転促進作用や間脳，脳幹，小脳での低下したグルコース代謝の正常化作用が関与していると報告されている[4,5]．

ヒルトニン®，セレジスト®の投与法

ヒルトニン®注射液は1アンプル0.5 mg・1 mg・2 mgの3規格あり，いずれも1アンプル1 mLである．ヒルトニン®0.5～2 mgを筋肉注射か，生理食塩水などで5～10 mLに希釈して静脈注射する．これを1日1回，14日間投与し，14日間休薬することを1クールとし，これを繰り返すこととされている．10日以上継続して初めて効果が出現する．筆者らの経験では，多くの小脳失調症の改善に有効で，自覚的な改善効果が少ない場合でも，SARA（Scale for the Assessment and Rating of Ataxia）スコアや歩行速度測定などで客観的に効果が示されることが少なくない．特に純粋小脳失調型のSCA（spinocerebellar ataxia）6*2やSCA31*3，あるいは初期のマシャド・ジョセフ病患者の歩行障害軽減に有効であった．

しかし，実際には本投与方法の場合，毎日通院するか入院する必要があるため，多くの患者では実用的でないという欠点を感じる．このため，1週間に3日投与することを6か月続けることでも有効であったと報告されているため[6]，この方法が採用されていることが多い．ヒルトニン®注射液の長所は，中等症までの脊髄小脳変性症，多系統萎縮症の運動失調症状の改善に有効な点である．今後は，1クールの治療でどの程度効果が持続するか，頻度の高い病型ごとに確認する必要がある．

内服薬の利点は，注射のために特別に病院に通院する必要がないことである．経口脊髄小脳変性症治療薬セレジスト®5 mg錠は，1日量2錠を朝食後と夕食後に分けて1錠ずつ服用する．効果が得られない場合は1日量3錠で毎食後1錠ずつまで増量が可能である．筆者らの経験では，特に純粋小脳失調型のSCA6やSCA31，あるいは初期のマシャド・ジョセフ病患者の歩行

*1
本巻 V.「リハビリテーションの進歩」（p.239-248）参照

*2
本巻 IV.「ポリグルタミン鎖の伸長によるSCA」（p.176）参照

*3
本巻 IV.「小脳変性症の病理」（p.134），「非翻訳領域におけるリピートによるSCA」（p.187）参照

障害軽減に有効で，生活の質の改善が得られた症例が多い．

副作用

重大な副作用として，ヒルトニン®ではショック症状(0.1％未満)，痙攣(0.1％未満)，下垂体卒中（0.1％未満），血小板減少（0.1％未満）が，またセレジスト®では痙攣（1％未満），悪性症候群（1％未満），肝機能障害・黄疸（1％未満）があげられており，注意を要する．頻度の多い症状としては，悪心，食欲低下，腹痛などの消化器症状（5％以下）がある．また，いずれも内因性TRHに対する甲状腺刺激ホルモン（thyroid stimulation hormone：TSH）分泌反応が低下する恐れがあるので，特にTRH製剤の場合は過度な連用は避け，TRH製剤，TRHアナログ製剤のいずれでも甲状腺ホルモン値など内分泌検査を行うことが望ましい．

内科的治療法の探索

保険適用は得られていないが，国内や海外での臨床試験から今後効果があることが期待される薬剤のいくつかを記載する．小脳皮質萎縮症では，プレガバリンを投与してSARAスコアが改善したという報告がなされている[7]．しかし，この報告は症例数が少なく，観察期間もきわめて短いため一般的に効果が得られるかは慎重に検討する必要がある．また，同じくガンマアミノ酪酸（γ-aminobutyric acid：GABA）類似薬剤であるガバペンチンはわが国でNakamuraらがSCA6患者11人で試験投与し，一部の患者でICARS（International Cooperative Ataxia Rating Scale）指標での効果を認めている[8]．したがって，多数症例での検討による有効性の確認が必要である．なお，GABA作動薬プレガバリンやガバペンチンは，めまいやふらつきの副作用を来すことがあるため，注意を要する．

筆者らは，K^+電流をブロックして結果的に活動電位の持続を継続させる効果がある3,4-diaminopyridineは，特にSCA6の特徴である下眼瞼向き眼振や動揺視の軽減に効果があることを報告した[9]．また，類似薬である4-aminopyridine投与で，アセタゾラミドが有効な反復発作性運動失調症2型（episodic ataxia type2：EA2）では眼振が軽減し，日常生活が改善したと報告されている[10]．SCA6とEA2はともにα_{1A}カルシウムチャネル遺伝子の異常で起きる優性遺伝性失調症であり，プルキンエ細胞の障害が起きやすい．これらの薬剤は結果的にプルキンエ細胞からの出力電位の維持に役立っていると考えられるが，筆者らの検討では小脳失調症状の改善効果は軽微にとどまった[9]．

セロトニン$_{1A}$受容体作動薬であるbuspironeやtandospironeが運動失調症状の改善に有効であるとする報告がこれまでにいくつかなされている[11]．わが国からはタンドスピロンクエン酸塩（セディール®錠）の1日量15 mgが特にマシャド・ジョセフ病とSCA6患者において，その小脳失調症状の改善に有効であったとの報告がある[12]．二重盲検比較試験などによる，精度

の高い臨床試験での有効性判定が待たれるところである.

　一般的に小脳変性症ではプルキンエ細胞の変性と脱落により，小脳歯状核などの小脳深部核への抑制性入力が低下し，深部核が逆に興奮性を示すと考えられている．また，プルキンエ細胞の変性過程で，プルキンエ細胞自体にも電気生理学的な変化が生じる．Shakkottai らはマシャド・ジョセフ病患者の変異遺伝子を包含する YAC（yeast artificial chromosome）トランスジェニックマウスモデルを用いて，プルキンエ細胞が明らかな変性を起こす前段階での電気生理学的変化を研究した．その結果，変性の初期段階で電位依存性 K チャネルの不活性化増大により，結果的にプルキンエ細胞の内在性発火頻度が増すことを見出した[13]．さらに，カルシウム依存性 K チャネルを活性化する薬物 SKA-31 は，この内因性発火を修正させ，マウスでの失調症状を改善させた．この SKA-31 は，興奮性アミノ酸であるグルタミン酸の拮抗薬として筋萎縮性側索硬化症に対して適応承認されているリルゾール（リルテック®）と類似し，リルゾールより選択的にカルシウム依存性 K チャネルを活性化し，結果的に小脳深部核の興奮性増大を緩和する作用がある．一方，Ristori らイタリアのグループはこのリルゾールを 40 人のさまざまな小脳失調症患者に，プラセボとの比較で二重盲検試験を行ったところ，ICARS での評価で有意な改善効果がプラセボに対して得られたと報告している[14]．リルゾールは電位依存性 Na チャネルにも影響するため，将来的には SKA-31 のような選択的な薬剤を用いた臨床応用が期待される．またこの他にも，早期・進行期を含めての電気生理学的変化を修飾する薬剤の発見が望まれる．

　一方最近，禁煙薬であるバレニクリン酒石酸塩（チャンピックス®）が 20 人のマシャド・ジョセフ病患者に投与され，SARA スコアなどで有効性が試された[15]．その結果，歩行や起立などの体幹失調，手の変換運動障害などで改善傾向が認められた．バレニクリンは，中枢神経系に存在する $\alpha_4\beta_2$ ニコチン性アセチルコリン受容体の部分的アゴニストである．しかし，脳での本薬剤の薬理効果は，α_7 受容体に強いアゴニスト作用と，$\alpha_3\beta_2$，α_6 などの受容体には部分的なアゴニスト作用を示すといわれており，小脳失調症状に効果がある機序に関しては今後の研究による解明が待たれる．

　この他にもピラセタム[16]，ラモトリギン[17] などさまざまな薬剤で効果の試験がなされ，ある程度の効果が認められたと報告されている．しかし，追跡試験でも同様な効果が確認された薬剤は少ない．今後，動物モデルなどを用いた正確な薬剤探索・解明は勿論のこと，病型ごとに共通の指標を用いての臨床試験を行い，普遍的な一定水準以上の有効性を検索・確認していく必要がある．

抗痙縮薬

　痙性対麻痺患者の主要病態であるだけでなく，SCA1 やマシャド・ジョセフ病などの病型でも小脳失調症状に加えてかなり強い痙縮などの錐体路徴候がみられる．内服薬（**1**）をさまざまに組み合わせて対処することが多く，

1 使用頻度の高い抗痙縮薬

	一般名	代表的商品名	用量
中枢性筋弛緩薬	エペリゾン塩酸塩	ミオナール®	1回50mg, 1日3回
	チザニジン塩酸塩	テルネリン®	最大1日9mgを3回に分けて. 適応症により用量が異なるので注意
	アフロクアロン	アロフト®	1回20mg, 1日3回
	バクロフェン	リオレサール®, ギャバロン®	髄腔内注射（ITB；本文参照）
	ジアゼパム	セルシン®	
末梢性筋弛緩薬	ダントロレンナトリウム水和物	ダントリウム®	内服：1日1回25mgから開始 最大量1日150mg, 3回分服 注射：（痙縮では適応外）

Memo

Ashworth scale
1964年にAshworth Bが発表した痙縮の評価法（*J Neurol Neurosurg Psychiatry* 1964；27：542-546）で, 現在はBohannon RWらによるmodified Ashworth scale（MAS）が使われることが多い（*Phys Ther* 1987；67：206-207）.（参考：グラクソ・スミスクライン株式会社「ボツリヌス療法に関する情報サイト」http://botox.jp/experts/spa/botox_ope/botox_ope_004.html など）

*4
使用には企業主催の講習会に参加し, 認可を受ける必要があり, 適応の有無と副作用について慎重に判断する.

*5
本巻 IV.「多系統萎縮症（MSA）―診断ガイドライン」（p.141 **3** ）参照

評価尺度にはAshworth scaleを用いることが多い. 抗痙縮薬の効果が勝ると, しばしば眠気や倦怠感, さらには筋力低下による転倒が生じうるので留意する. また, 内服薬だけでなくマッサージなどの理学療法, 内反足などに対する保装具などによる矯正療法も考慮する場合がある.

内服薬でも効果が得られない症例ではバクロフェン（リオレサール®髄液注射）（intrathecal baclofen：ITB）が有効なことがある. この薬剤は, GABA誘導体であるためGABA作用により脊髄の単シナプスおよび多シナプス反射両方に抑制性に働くことからγ運動ニューロンの活性を低下させ, 痙縮を和らげる. 条件を満たし投与の承認を得た医師*4が, 患者にITBの有効性をあらかじめ確認するための試験的投与を行う. その後, 専用ポンプシステム（日本メドトロニック社製, 2006年4月保険適用）を手術により植え込み, 適正量を設定する.

多系統萎縮症（MSA）に対する治療

多系統萎縮症では, 小脳失調症状以外に, パーキンソニズムとさまざまな自律神経障害, 錐体路徴候が出現する. Gilmanの診断基準2008年版*5では, 臨床的に"probable"MSAとするには, 30歳以上での発症で, 孤発性, 進行性の経過をとり, 自律神経障害が存在し, パーキンソニズムか小脳症状がみられることとされている[18]. 自律神経障害に加えて小脳症状がみられるMSA-C（MSA-cerebellar type）, パーキンソニズムを呈するMSA-P（MSA-parkinsonian type）に分類することが多い. 従来このMSAはオリーブ橋小脳萎縮症（olivopontocerebellar atrophy：OPCA）, 線条体黒質変性症（striatonigral degeneration：SND）, シャイ・ドレーガー症候群（Shy-Drager syndrome：SDS）として分類されていた. 小脳症状に対しての薬物治療は前述したので, ここではパーキンソニズムと自律神経障害の治療方針について記載する.

パーキンソニズムの治療方針

　パーキンソニズムでは寡動（運動が遅く，少ないなど），筋強剛（固縮）がみられやすく，歩行時などに前傾・前屈姿勢が出現する．進行例では安静時の粗大な振戦，ジストニアやミオクローヌス，camptocormia（体感屈曲〈脊柱の著しい前屈状態〉）がみられることもある．

　これらパーキンソニズムにはL-dopaやdopaアゴニストを中心に処方する．効果はパーキンソン病ほどではないものの，増量することにより寡動や筋強剛効果などの症状が軽減するため，副作用に注意しながら患者ごとに適量を探すことが大切である．

自律神経障害の治療方針

　さまざまな自律神経障害が出現し，患者の生活の質を直接損ねるため，その対応は非常に重要である．頻度は内容によって異なる[19]．排尿障害（頻尿，尿失禁，排尿困難，残尿），男性での陰萎，起立性低血圧，便秘・排便障害（便失禁を含む），夜間頻尿，睡眠時呼吸障害（閉塞性睡眠時無呼吸症候群，声帯外転麻痺〈気道狭窄，いびき，吸気時喘鳴などが突然死の原因になる〉，sleep-induced laryngomalaciaなど），REM（rapid eye movement：急速眼球運動）睡眠関連異常行動，などが代表である．

　MSAでは，自律神経系の中枢性あるいは節前性の障害がみられる（純粋自律神経不全症の節後性障害と区別される）．このため，MSAでは血漿ノルアドレナリン値は100 pg/mLより高い．ただし，いわゆるシャイ・ドレーガー型では100 pg/mL以下のこともあるので注意を要する．head-up tilt試験で収縮期血圧30 mmHg以上または拡張期血圧15 mmHg以上の低下を認めた場合，起立性低血圧と診断する．他にMSAでは起立負荷による血漿ノルアドレナリンの上昇反応が乏しい，代償性脈拍数増加（10拍/分以下）の欠如がみられることもある．残尿の検査には排尿後に行う簡易残尿測定が有用で，MSAでは100 mL以上の残尿を認めることがある．詳細な神経因性膀胱の検索にはウロダイナミックスタディー（尿流動態検査）を行う．心電図R-R間隔変動（CV_{R-R}）は低下する．

　MIBGはグアニジンの類似物質で，交感神経節終末の機能を反映するため，^{123}I-MIBG心筋シンチグラフィーは交感神経節終末の障害が起きるパーキンソン病とMSAの鑑別に有用である．パーキンソン病では心筋での取り込み低下がみられるのに対して，MSAや他のパーキンソン症候群では通常低下しない．MSAの自律神経障害は，内容によって出現頻度が異なり，出現時期も一定しない．したがって，当然ながら患者の症状に合わせた治療が必要である．

■起立性低血圧

　起立性低血圧には弾性ストッキング着用のほか，食塩摂取励行，夜間睡眠時にはベッドを30°挙上することなども効果があるとされている．薬剤では

選択的交感神経α_1受容体直接刺激作用のあるミドドリン塩酸塩（メトリジン®；適応症 本態性低血圧，起立性低血圧；用量1日4 mg 分2，重症症例では1日量8 mg まで）[20]，ノルエピネフリンの前駆物質である L-threo-3,4-dihydroxyphenylserine（ドロキシドパ〈ドプス®〉；1日200〜300 mg 分2〜3で開始し，標準維持量 300〜600 mg，1日量最大 900 mg を超えない）[21]の効果が期待できる．その他の昇圧薬としてアメジニウムメチル硫酸塩（リズミック®；適応症 本態性低血圧，起立性低血圧；用量1日20 mg 分2）は，ノルアドレナリンと競合してノルアドレナリンのシナプス内再取り込みを阻害し，交感神経機能を亢進させる働きがある．ドロキシドパやノルエピネフリンなど他の薬剤を併用する場合は，急激な血圧上昇や重篤な心臓障害などに十分注意する必要がある．

塩分を体内に保持する意味でフルドロコルチゾン酢酸（フロリネフ®）が 0.02〜0.1 mg 分2〜3 で適応外使用されることもあり，海外では有用性が報告されている[22]．使用の際には，浮腫など本剤の副作用に注意する．エフェドリン塩酸塩（1日 15〜45 mg）は$\alpha > \beta$刺激薬でフロリネフ®同様，国内では承認はないが海外では有用性が報告されている[22]．

以上の昇圧薬の使用は，薬剤の相互作用はもちろん心臓の副作用や，下記の神経因性膀胱への作用に留意しながら用いる．また，臥位高血圧は欧米では収縮期血圧 200 mmHg 以上と設定されているが，実際にはそれ以下でも頭痛などの副作用が生じうるので，自宅での血圧を確認しながら，臥位高血圧に注意する．

起立性低血圧とは別に食事性低血圧が起きることもある．食前30分頃に前記昇圧薬の服用やカフェイン投与が有効なこともある．最重症例では，ソマトスタチンのアナログである酢酸オクトレオチド（サンドスタチン®）25〜50 mg を食前30分に皮下注射することの効果が海外から報告されている（国内では未承認）．

■神経因性膀胱

膀胱症状は頻尿・尿意切迫・尿失禁などの無抑制性膀胱（過活動性膀胱）と，排尿筋括約筋協働不全や無緊張性膀胱（膀胱排出不全）による排尿障害・蓄尿症状とに分けられ，MSA では両者が合併していることが多い．なお，特に多系統障害型のマシャド・ジョセフ病や SCA1 などの脊髄小脳失調症でも神経因性膀胱が生じるので注意する．

残尿量が 100 mL 以下で頻尿や切迫がある場合などの無抑制性膀胱には抗コリン作用のある酒石酸トルテロジン（デトルシトール®），コハク酸ソリフェナシン（ベシケア®），塩酸オキシブチニン（ポラキス®）やプロピベリン塩酸塩（バップフォー®）などを用いる．排尿筋括約筋協働不全には，タムスロシン塩酸塩（ハルナール®），ナフトピジル（フリバス®）などを用いる．無緊張性膀胱にはコリン作動薬であるジスチグミン臭化物（ウブレチド®），ベタネコール塩化物（ベサコリン®）や，シナプス後α_1受容体遮断作用のあるハルナール®，ウラピジル（エブランチル®）やプラゾシン塩酸

塩（ミニプレス®）を試みる．

　外来などで排尿後に残尿を測定する．排尿後残尿量が 100 mL 以上に増加している場合は，尿閉に進展する可能性を考慮し，間欠的自己導尿や膀胱カテーテル留置を検討する．残尿量が 100 mL ずつ増えるごとに，1日導尿回数を1回ずつ増やす報告もある[23]．この他，夜間多尿には抗利尿ホルモン（antidiuretic hormone：ADH）を測定し，低下例では ADH ホルモンの点鼻が有効である．

■睡眠時呼吸障害

　気道の検索による病態把握を行い，CPAP（continuous positive airway pressure：持続的陽圧呼吸）や NPPV（non-invasive positive pressure ventilation：非侵襲的陽圧換気）の導入や気管切開をおくことで，突然死などの予防を行うことが重要である．

　以上の治療法は，症状に対する治療法であり実際重要である．一方では根本的治療法が，病態の解明とともに開発されることが期待されている．αシヌクレイン蛋白が凝集することが，パーキンソン病とは異なった機序で生じると考えられており，その阻止を目指した研究も進んでいる[24]．筆者らは抗結核薬リファンピシンのシヌクレイン凝集阻止・可溶化作用を示した動物モデルでの試験を受け，臨床試験を行った（学会発表）．また，培養細胞などでいくつかの薬剤の効果が得られており，今後臨床試験を経て有効な薬剤が発見されると期待される．さらに，患者個人から得た骨髄間葉系細胞の自家血液内移植療法が二重盲検比較試験の結果，病状の進行を遅らせることが報告された[25]．この効果の機序は不明であり，研究の発展が待たれる．

その他の治療法

　磁気刺激療法が SCA6 などの小脳型脊髄小脳変性症の小脳失調症状の改善に有用であるという報告がある[26]．

社会的資源の活用

　社会的資源の活用に関しては，「脊髄小脳変性症（痙性対麻痺を含む）」と「多系統萎縮症」に分かれて厚生労働省の定める特定疾患であることの認定を申請することができる．これにより当該疾患にかかった医療費の控除を申請することができる．

（石川欽也，水澤英洋）

文献

1) 祖父江逸郎ほか．脊髄小脳変性症に対する Thyrotropin releasing hormone tartrate の治療研究—二重盲検比較対照臨床試験による検討．神経研究の進歩 1982；26：1190-1214．
2) Sobue I, et al. Controlled trial of thyrotropin releasing hormone tartrate in ataxia of spinocerebellar degenerations. *J Neurol Sci* 1983；61：235-248．
3) 金澤一郎ほか．Tartirelin hydrate（TA-0910）の脊髄小脳変性症に対する臨床評価—プラセボを対照とした臨床第 III 相二重盲検比較試験．臨床医薬 1997；13：4169-4224．

4) 小長谷正明ほか．Rolling mouse Nagoya の脳内ノルアドレナリン代謝と thyrotropin releasing hormone の影響．臨床神経学 1980；20（3）：181-188．
5) Nakayama T, et al. Alterations in local cerebral glucose metabolism and endogenous thyrotropin-releasing hormone levels in rolling mouse Nagoya and effect of thyrotropin-releasing hormone tartrate. *Jpn J Pharmacol* 1996；72：241-246.
6) 小川紀雄ほか．脊髄小脳変性症の TRH 酒石酸塩による長期療法に関する臨床的研究．臨牀と研究 1983；60：3073-3082．
7) Gazulla J, Benavente I. Single-blind, placebo-controlled pilot study of pregabalin for ataxia in cortical cerebellar atrophy. *Acta Neurol Scand* 2007；116：235-238.
8) Nakamura K, et al. Spinocerebellar ataxia type 6（SCA6）：Clinical pilot trial with gabapentin. *J Neurol Sci* 2009；278：107-111.
9) Tsunemi T, et al. The effect of 3,4-diaminopyridine on the patients with hereditary pure cerebellar ataxia. *J Neurol Sci* 2010；292：81-84.
10) Strupp M, et al. A randomized trial of 4-aminopyridine in EA2 and related familial episodic ataxias. *Neurology* 2011；77：269-275.
11) Ogawa M. Pharmacological treatments of cerebellar ataxia. *Cerebellum* 2004；3：107-111.
12) Takei A, et al. Difference in the effects of tandospirone on ataxia in various type of spinocerebellar degeneration：An open-label study. *Cerebellum* 2010；9：567-570.
13) Shakkottai VG, et al. Early changes in cerebellar physiology accompany motor dysfunction in the polyglutamine disease spinocerebellar ataxia type 3. *J Neurosci* 2011；31：13002-13014.
14) Ristori G, et al. Riluzole in cerebellar ataxia：A randomized, double-blind, placebo-controlled pilot trial. *Neurology* 2010；74：839-845.
15) Zesiewicz TA, et al. A randomized trial of varenicline（Chantix）for the treatment of spinocerebellar ataxia type 3. *Neurology* 2012；78：545-550.
16) Ince Gunal D, et al. The effect of piracetam on ataxia：Clinical observations in a group of autosomal dominant cerebellar ataxia patients. *J Clin Pharm Ther* 2008；33：175-178.
17) Liu CS, et al. Clinical and molecular events in patients with Machado-Joseph disease under lamotrigine therapy. *Acta Neurol Scand* 2005；111：385-390.
18) Gilman S, et al. Second consensus statement on the diagnosis of multiple system atrophy. *Neurology* 2008；71：670-676.
19) Iodice V, et al. Autopsy confirmed multiple system atrophy cases：Mayo experience and role of autonomic function tests. *J Neurol Neurosurg Psychiatry* 2012；83：453-459.
20) Low PA, et al. Efficacy of midodrine vs placebo in neurogenic orthostatic hypotension. *JAMA* 1997；277：1046-1051.
21) 祖父江逸郎ほか．Shy-Drager 症候群および関連疾患に対する L-threo-3,4-dihydroxyphenylserine（L-threo-DOPS）の薬効評価—プラセボを対照とした多施設二重盲検法による比較検討．医学のあゆみ 1987；141：353-378．
22) Metzler M, et al. Neurogenic orthostatic hypotension：Pathophysiology, evaluation, and management. *J Neurol* 2012. Epub.
23) Ito T, et al. Incomplete emptying and urinary retention in multiple system atrophy：When does it occur and how do we manage it? *Mov Dis* 2006；21：816-823.
24) Ubhi K, et al. Rifampicin reduces α-synuclein in a transgenic mouse model of multiple system atrophy. *Neuroreport* 2008；19：1271-1276.
25) Lee PH, et al. A randomized trial of mesenchymal stem cells in multiple system atrophy. *Annals of Neurol* 2012；72：32-40.
26) Shiga Y, et al. Transcranial magnetic stimulation alleviates truncal ataxia in spinocerebellar degenerations. *J Neurol Neurosurg Psychiatry* 2002；72：124-126.

分子標的と進行抑制治療

V. 小脳障害の治療

Point
- 小脳変性症の分子病態に基づく病態解明とそれに基づく進行抑制治療法（disease-modifying therapy）の開発が進んでいる．
- ポリグルタミン鎖伸長による小脳変性症に対し，RNA干渉を用いた異常蛋白質の発現抑制が開発されている．
- 分子シャペロン，ユビキチン-プロテアソーム系，オートファジーなどの活性化による異常蛋白質の凝集抑制が小脳変性症のdisease-modifying therapyとなる可能性がある．
- 運動や細胞移植など非薬物療法についても開発が進んでおり，今後の検証が待たれる．

小脳変性症に対する治療法開発

　近年，原因遺伝子の同定や疾患動物モデルの作製，遺伝学的・生化学的・病理学的解析方法の進歩などを背景として，多くの神経変性疾患の分子病態が明らかとなりつつあり，病態に基づく治療法の開発が進められている．他の神経変性疾患と同様，神経変性を原因とする小脳障害に対しても，分子生物学的手法を用いた病態・治療研究が行われている．なかでも遺伝性小脳変性症については，病因蛋白質の異常蓄積や機能低下が神経機能障害を惹起することが明らかとされており，動物モデルを用いた病態解明が進んでいる．本稿では，小脳変性症のうち最も研究が進んでいるポリグルタミン病を中心に，分子標的と治療法の開発について概説する．

ポリグルタミン鎖伸長による小脳変性症の治療標的分子とdisease-modifying therapy

ポリグルタミン病に対する治療戦略

　ポリグルタミン病は遺伝子の翻訳領域におけるCAG繰り返し塩基配列（CAGリピート）の異常伸長を原因とする遺伝性神経変性疾患であり，これまでに球脊髄性筋萎縮症，ハンチントン病，脊髄小脳失調症1型（spinocerebellar ataxia type 1：SCA1），SCA2，SCA3（マシャド・ジョセフ病），SCA6，SCA7，SCA17，歯状核赤核淡蒼球ルイ体萎縮症（dentate-rubro-pallido-luysian atrophy：DRPLA）の9疾患が見出されている．このうち，SCA1，SCA2，SCA3，SCA6，SCA7，SCA17，DRPLAでは小脳変性による進行性の小脳失調を呈する[1]．原因遺伝子は疾患によって異なるものの，ポリグルタミン病には変異遺伝子産物である伸長ポリグルタミン鎖を含有する異常蛋白質がニューロ

1 ポリグルタミン病における異常蛋白質の蓄積

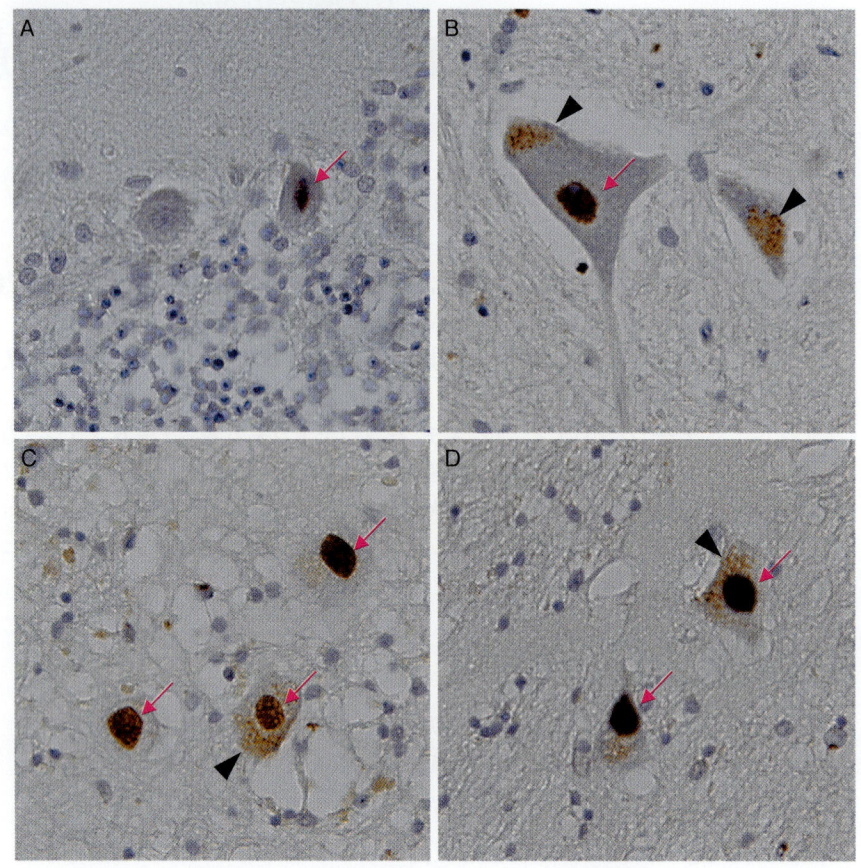

A, B：SCA3患者小脳プルキンエ細胞の核内（A，→）および脊髄運動ニューロンにおける変異アタキシン3の核内（B，→）および細胞質（B，▶）での集積．
C, D：DRPLA患者小脳歯状核（C）および淡蒼球（D）における変異アトロフィンの核内（→）および細胞質（▶）での集積．

*1
本巻 IV．「ポリグルタミン鎖の伸長による SCA」
（p.172-181）参照

Keywords

RNA干渉
二本鎖RNAが相補的塩基配列をもつメッセンジャーRNA（mRNA）を分解することによって遺伝子発現を抑制する現象．標的とする遺伝子と塩基配列が同じ二本鎖RNAを細胞内に導入すると，ダイサーと呼ばれる酵素によって分解され，低分子二本鎖RNA（siRNA）となり，標的遺伝子のmRNAに結合して分解する．

ン内に蓄積するという病理学的特徴があり（**1**），こうした蛋白質蓄積がニューロンの機能障害を惹起し，さらには細胞死を誘導すると考えられている*1．こうした仮説に基づき，異常ポリグルタミン蛋白質を標的とした disease-modifying therapy が開発されており，大きく分けて異常蛋白質の産生抑制，異常蛋白質の凝集抑制，異常蛋白質によって惹起される分子異常の是正，の3種類の治療戦略が考えられている（**2**）．

異常ポリグルタミン蛋白質の産生抑制

SCA1のマウスモデルをはじめ，いくつかのポリグルタミン病モデルにおいては，症状の発症後に異常蛋白質の発現を抑制することで病理学的所見や表現型を改善できることが示されており，少なくとも病初期には病態が可逆性であることが想定されている[2]．こうしたことから，RNA干渉などの手法を用いて伸長ポリグルタミン鎖を含有する異常蛋白質の発現そのものを抑制しようとする試みが広く行われている．SCA1の原因遺伝子であるアタキシン1（ataxin-1）のCAGリピート近傍の配列をターゲットとしたshRNA

2 ポリグルタミン病に対する治療戦略

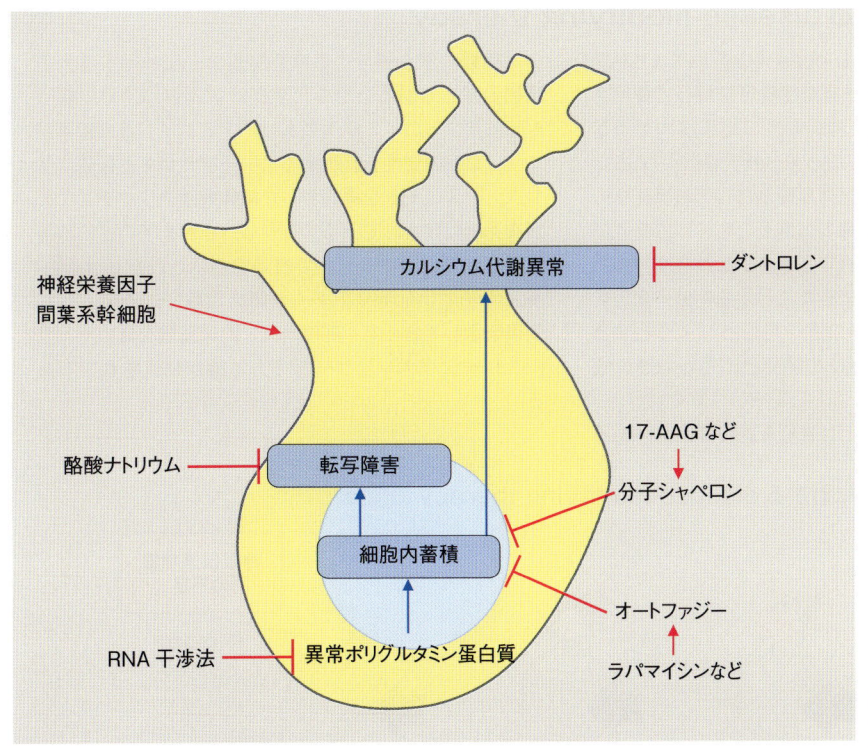

異常ポリグルタミン蛋白質はニューロン内に蓄積し，転写障害やカルシウム代謝異常などを引き起こすことで細胞死を誘導すると考えられている．ポリグルタミン病の病態に基づく治療法として，①RNA干渉などによる異常蛋白質の産生抑制，②異常蛋白質の凝集抑制，③異常蛋白質によって惹起される分子異常の是正，の3種類の治療戦略が考えられている．

をアデノ随伴ウイルスに搭載してSCA1モデルマウスの小脳に投与すると，プルキンエ細胞核内への変異アタキシン1の集積が抑えられ，小脳萎縮の軽減と運動機能の改善が認められることが報告されている[3]．

この結果は原因蛋白質の除去が小脳変性症の治療戦略として有望であることを示唆するが，このようなアレル非選択的RNA干渉を用いると，異常アタキシン1のみならず正常アタキシン1も発現が抑制されるという欠点がある．アタキシン1をはじめポリグルタミン病の原因蛋白質は転写や蛋白質品質管理などにおいて何らかの生理的機能を有していることから，正常蛋白質を保持しつつ変異蛋白質のみ除去するアレル選択的遺伝子発現抑制が望ましいと考えられており，変異アレルに特異的な一遺伝子多型を用いたRNA干渉が開発されている[4]．臨床応用のためにはヒトへの投与方法や毒性に関するさらなる検討が必要である．

異常ポリグルタミン蛋白質の凝集抑制

異常ポリグルタミン蛋白質の凝集を抑える方法として，低分子化合物などを用いて凝集を直接阻害する方法と，蛋白質分解系の活性化を介して間接的に凝集を抑制する方法とがあるが，小脳変性症に対しては主として後者の開発が進められている．生体内に存在する異常蛋白質の分解系として治療法開

Keywords

アレル（対立遺伝子）
ヒトをはじめとする動物の多くは，両親から配偶子を通してそれぞれ1セットのゲノムを受け取り，計2セットのゲノムをもつ．このため，それぞれの遺伝子座について父母それぞれから由来した2つの対立遺伝子（アレル）をもつ．

神経変性疾患に対する disease-modifying therapy　Column

　パーキンソン病に対するL-dopa（レボドパ〈ドパストン®など〉）など，従来神経変性疾患に対して使用されてきた治療薬の多くは，神経変性の結果脳内で不足した神経伝達物質を補充するもの（補充療法）であった．こうした治療法はいわば対症療法として神経症状の緩和には役立つものの，疾患の本質そのものには介入できないという欠点がある．近年さまざまな神経変性疾患の分子病態が明らかとなってきたことから，分子病態を改善することによって疾患の進行を阻止しようとするdisease-modifying therapyの開発と応用が急速に進められている（3）．

　これらの治療法のほとんどは神経変性の原因分子あるいは病態に深く寄与する病態関連分子に作用する分子標的治療でもある．その代表例はアルツハイマー病に対する抗アミロイド療法であり，アミロイドβの蓄積がニューロンの変性を惹起するというアミロイド仮説に基づき，アミロイドを標的とした抗体療法やワクチンなどが次々と開発されている．しかし，これまでのところ神経変性疾患の動物モデルで有効性が示されたdisease-modifying therapyの多くが臨床試験では期待された効果を示しておらず，基礎研究・臨床試験を含めたトランスレーショナルリサーチの方法論が見直されつつある．

3　神経変性疾患に対するdisease-modifying therapyの開発

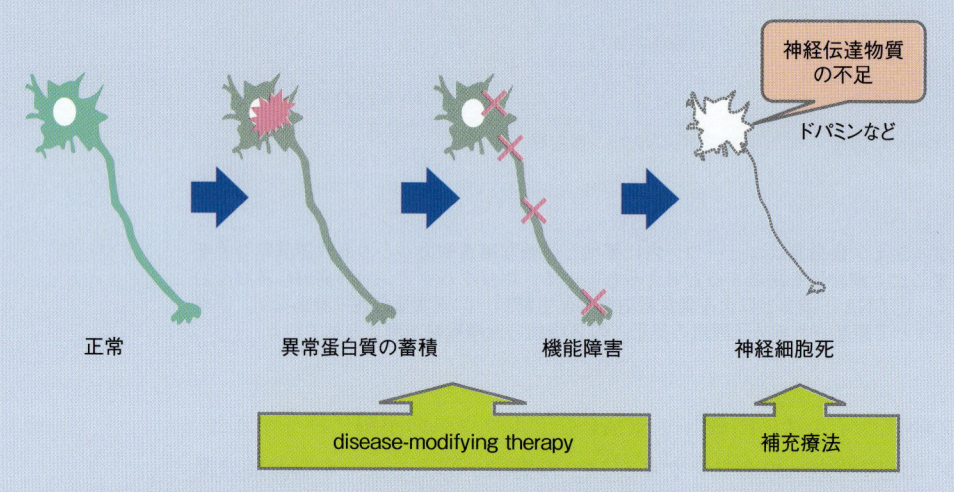

正常 → 異常蛋白質の蓄積 → 機能障害 → 神経細胞死

神経伝達物質の不足（ドパミンなど）

disease-modifying therapy ／ 補充療法

パーキンソン病に対するL-dopaなど従来の治療法は，神経変性の結果脳内で不足した神経伝達物質を補充するもの（補充療法）であったが，分子レベルでの病態解明に伴い，異常蛋白質の蓄積やそれによって生じる分子異常を阻止することによって疾患の進行を抑制しようとするdisease-modifying therapyの開発が進んでいる．

Keywords

分子シャペロン
他の蛋白質の折りたたみ（フォールディング）を介助することにより，その蛋白質の立体構造を正常に保とうとする蛋白質．蛋白質の正常機能の発揮を補助する一方，異常蛋白質のプロテアソームでの分解を促進する作用をもつ．

発のターゲットとされるのは分子シャペロン，ユビキチン-プロテアソーム系（ubiquitin-proteasome system：UPS），オートファジーなどである．

　分子シャペロンである熱ショック蛋白質（heat shock protein：Hsp）は，立体構造異常を有する蛋白質の折りたたみを是正し，その凝集を抑制するとともにUPSなどでの分解を促進することが知られている．特にHsp70は神経変性との関連が深く，SCA1の動物モデルにおいてHsp70を過剰に発現させると変異アタキシン1の集積が抑えられ，小脳萎縮の軽減と運動機能の改善が認められることが報告されている[5]．逆に，Hsp70依存性にUPSでの蛋白質分解を誘導するCHIP（C-terminus of Hsp70-interacting protein）の発現を抑制するとSCA3マウスモデルの病理所見や運動機能が悪化することも報告されており，分子シャペロン・UPSを介した蛋白質品質管理機構がポリグル

タミン病の治療標的として重要であることが示唆される[6]．薬物により分子シャペロンを活性化する方法も試みられており，17-allylamino-17-demethoxygeldanamycin（17-AAG）がHsp70などの発現誘導を介して異常ポリグルタミン蛋白質の集積を抑制し，ニューロンの変性を抑止することがSCA3などのショウジョウバエモデルにおいて示されている[7]．

一方，オートファジーは飢餓などによって誘導される蛋白質分解機構であり，ニューロン内における異常蛋白質のクリアランスにも深く関与していることが知られている．ラパマイシン誘導体であるtemsirolimusをSCA3モデルマウスに腹腔内投与すると，オートファジーの活性化によって変異アタキシン3の凝集が抑制され，マウスの運動機能が改善することが報告されている[8]．

異常ポリグルタミン蛋白質によって惹起される分子異常の是正

ニューロン内に集積した異常ポリグルタミン蛋白質はヒストンのアセチル化障害を介して転写障害を惹起することが知られており，ヒストンアセチル化の是正がポリグルタミン病の治療として注目されている[9]．小脳変性症についても，ヒストン脱アセチル化酵素の阻害薬である酪酸ナトリウムによる神経変性抑止効果がSCA3やDRPLAのマウスモデルで明らかにされている[10,11]．一方，変異アタキシン3がイノシトール三リン酸受容体に結合することによって細胞内カルシウムシグナルが障害されることが明らかとなっており，カルシウムシグナル安定剤であるダントロレン（ダントリウム®）がSCA3モデルマウスにおける神経変性を抑制することが報告されている[12]．

その他の治療法開発

SCA1モデルマウスの小脳プルキンエ細胞では血管内皮増殖因子（vascular endothelial growth factor：VEGF）の発現が低下しており，VEGFを過剰発現させることによって小脳変性が抑制されることが報告されている[13]．また，他の神経変性疾患と同様，運動による治療効果や神経前駆細胞の移植による神経変性の抑止効果がSCA1モデルマウスにおいて明らかにされている[14,15]．

その他の小脳変性症に対するdisease-modifying therapy

脊髄小脳失調症14型（SCA14）はプロテインキナーゼCγ（PKCγ）の遺伝子異常を原因とする優性遺伝性小脳失調症の一つであり，変異PKCγのニューロン蓄積が病態に関与していると考えられている．SCA14のマウスモデルにおいて，変異ハンチンチンの凝集を抑制する作用が知られているトレハロースが変異PKCγの蓄積を阻害し，神経変性を抑制することが報告されている[16]．また，多系統萎縮症に対しては，間葉系幹細胞移植がプラセボ対照比較臨床試験において症状の進行を抑制するとの結果が示されており，今後の検証が待たれる[17]．

（勝野雅央，田中章景，祖父江元）

Keywords

オートファジー（自食作用）

細胞が正常に有する蛋白質分解システムの一つで，飢餓などのストレスに反応し，細胞質の蛋白質や細胞小器官などを液胞やリソソームで分解する機構を指す．リン脂質二重膜で細胞小器官などを取り囲むマクロオートファジーと，異常蛋白質を直接液胞やリソソームに取り込むミクロオートファジーなどがある．

Keywords

間葉系幹細胞

受精卵から作られる「ES細胞（胚性幹細胞）」や皮膚などの細胞をリプログラミングすることにより作られる「iPS細胞（新型万能細胞）」に対し，生体内に存在する幹細胞を「体性幹細胞」と呼ぶ．このうち，間葉に由来する体性幹細胞が間葉系幹細胞であり，骨や血管，骨格筋，心筋，神経などへ分化することが知られており，再生医療への応用が期待されている．

文献

1) Orr HT. Cell biology of spinocerebellar ataxia. *J Cell Biol* 2012 ; 197 : 167-177.
2) Zu T, et al. Recovery from polyglutamine-induced neurodegeneration in conditional SCA1 transgenic mice. *J Neurosci* 2004 ; 24 : 8853-8861.
3) Xia H, et al. RNAi suppresses polyglutamine-induced neurodegeneration in a model of spinocerebellar ataxia. *Nat Med* 2004 ; 10 : 816-820.
4) Alves S, et al. Silencing ataxin-3 mitigates degeneration in a rat model of Machado-Joseph disease : No role for wild-type ataxin-3? *Hum Mol Genet* 2010 ; 19 : 2380-2394.
5) Cummings CJ, et al. Over-expression of inducible HSP70 chaperone suppresses neuropathology and improves motor function in SCA1 mice. *Hum Mol Genet* 2001 ; 10 : 1511-1518.
6) Williams AJ, et al. In vivo suppression of polyglutamine neurotoxicity by C-terminus of Hsp70-interacting protein (CHIP) supports an aggregation model of pathogenesis. *Neurobiol Dis* 2009 ; 33 : 342-353.
7) Fujikake N, et al. Heat shock transcription factor 1-activating compounds suppress polyglutamine-induced neurodegeneration through induction of multiple molecular chaperones. *J Biol Chem* 2008 ; 283 : 26188-26197.
8) Menzies FM, et al. Autophagy induction reduces mutant ataxin-3 levels and toxicity in a mouse model of spinocerebellar ataxia type 3. *Brain* 2010 ; 133 : 93-104.
9) Butler R, Bates GP. Histone deacetylase inhibitors as therapeutics for polyglutamine disorders. *Nat Rev Neurosci* 2006 ; 7 : 784-796.
10) Ying M, et al. Sodium butyrate ameliorates histone hypoacetylation and neurodegenerative phenotypes in a mouse model for DRPLA. *J Biol Chem* 2006 ; 281 : 12580-12586.
11) Chou AH, et al. HDAC inhibitor sodium butyrate reverses transcriptional downregulation and ameliorates ataxic symptoms in a transgenic mouse model of SCA3. *Neurobiol Dis* 2011 ; 41 : 481-488.
12) Chen X, et al. Deranged calcium signaling and neurodegeneration in spinocerebellar ataxia type 3. *J Neurosci* 2008 ; 28 : 12713-12724.
13) Cvetanovic M, et al. Vascular endothelial growth factor ameliorates the ataxic phenotype in a mouse model of spinocerebellar ataxia type 1. *Nat Med* 2011 ; 17 : 1445-1447.
14) Chintawar S, et al. Grafting neural precursor cells promotes functional recovery in an SCA1 mouse model. *J Neurosci* 2009 ; 29 : 13126-13135.
15) Fryer JD, et al. Exercise and genetic rescue of SCA1 via the transcriptional repressor Capicua. *Science* 2012 ; 334 : 690-693.
16) Seki T, et al. Effect of trehalose on the properties of mutant {gamma} PKC, which causes spinocerebellar ataxia type 14, in neuronal cell lines and cultured Purkinje cells. *J Biol Chem* 2010 ; 285 : 33252-33264.
17) Lee PH, et al. A randomized trial of mesenchymal stem cells in multiple system atrophy. *Ann Neurol* 2012 ; 72 : 32-40.

Further reading

● Watson LM, Wood MJ. RNA therapy for polyglutamine neurodegenerative diseases. *Expert Rev Mol Med* 2012 ; 14 : e3.
　ポリグルタミン病に対する RNA 干渉による治療法開発の詳細な総説

● Katsuno M, et al. Perspectives on molecular targeted therapies and clinical trials for neurodegenerative diseases. *J Neurol Neurosurg Psychiatry* 2012 ; 83 : 329-335.
　神経変性疾患に対する disease-modifying therapy の現状と展望

V. 小脳障害の治療
リハビリテーションの進歩

> **Point**
> - 小脳性運動失調の評価として SARA, 日常生活動作の評価として FIM がよく用いられる.
> - 小脳性運動失調に対するリハビリテーションは, ①機能障害(運動失調そのもの)に対する介入, ②機能障害に起因する日常生活動作(ADL)の障害に対する包括的介入, ③環境設定, に大別される.
> - 小脳性運動失調を主徴とする脊髄小脳変性症(SCD)に対する集中リハビリテーションは運動失調や歩行障害を改善し, その効果は約半年持続する.
> - 脊髄小脳変性症においては, 病期に応じたリハビリテーション介入の工夫が必要である.

小脳性運動失調の臨床的評価

　リハビリテーション(以下, リハ)の効果を検証するためには, 運動失調の程度やそれに起因する日常生活動作(activities of daily living:ADL)の障害を評価する必要がある. 信頼性・妥当性が検証された評価として, 脊髄小脳変性症(spinocerebellar degeneration:SCD)に対しては ICARS(International Cooperative Ataxia Rating Scale)[1], 多系統萎縮症には UMSARS(Unified Multiple System Atrophy Rating Scale)[2] がある. いずれも点数が高いほど小脳失調の重症度が高い. UMSARS では小脳性運動失調に加えて, 筋強剛などの錐体外路徴候, 起立性低血圧などの自律神経障害も評価する. SARA(Scale for the Assessment and Rating of Ataxia)[3] は小脳性運動失調に特化した8項目から成り(**1**), 評価に要する時間は ICARS の約1/3(4分)と短く, ICARS や ADL の評価である Barthel index(BI)とよく相関する. SARA や UMSARS の評価表は「厚生労働科学研究費補助金　難治性疾患克服研究事業　運動失調症の病態解明と治療法開発に関する研究班」ホームページで公開されている*1.

　一般的に ADL 障害の評価には, BI や FIM(Functional Independence Measure:機能的自立度評価)[4] が国際的にもよく使用される. BI は重み付けの異なる10項目から成り100点満点と簡便だが, 運動能力のみの評価であり, 小さな変化は反映しにくい. FIM は13の運動項目と5つの認知項目の18項目(各1〜7点)で評価し, 満点は126で点数が高いほど自立度が高い(**2**).

*1 http://ataxia.umin.jp/

小脳損傷の機能予後

　脳卒中などによる単相性の小脳損傷後の機能予後は, 比較的良好である.

1 Scale for the Assessment and Rating of Ataxia (SARA) 日本語版

	点数		
1) 歩行		以下の2種類で判断する．①壁から安全な距離をとって壁と平行に歩き，方向転換し，②帰りは介助なしでつぎ足歩行（つま先に踵を継いで歩く）を行う．	__点
	0	正常．歩行，方向転換，つぎ足歩行が困難なく10歩より多くできる．（1回までの足の踏み外しは可）	
	1	やや困難．つぎ足歩行は10歩より多くできるが，正常歩行ではない．	
	2	明らかに異常．つぎ足歩行はできるが10歩を超えることができない．	
	3	普通の歩行で無視できないふらつきがある．方向転換がしにくいが，支えは要らない．	
	4	著しいふらつきがある．時々壁を伝う．	
	5	激しいふらつきがある．常に，1本杖か，片方の腕に軽い介助が必要．	
	6	しっかりとした介助があれば10mより長く歩ける．2本杖か歩行器か介助者が必要．	
	7	しっかりとした介助があっても10mには届かない．2本杖か歩行器か介助が必要．	
	8	介助があっても歩けない．	
2) 立位	点数	被検者に靴を脱いでいただき，開眼で，順に①自然な姿勢，②足を揃えて（親趾同士をつける），③つぎ足（両足を一直線に，踵とつま先に間を空けないようにする）で立っていただく．各肢位で3回まで再施行可能，最高点を記載する．	__点
	0	正常．つぎ足で10秒より長く立てる．	
	1	足を揃えて，動揺せずに立てるが，つぎ足で10秒より長く立てない．	
	2	足を揃えて，10秒より長く立てるが動揺する．	
	3	足を揃えて立つことはできないが，介助なしに，自然な肢位で10秒より長く立てる．	
	4	軽い介助（間欠的）があれば，自然な肢位で10秒より長く立てる．	
	5	常に片方の腕を支えれば，自然な肢位で10秒より長く立てる．	
	6	常に片方の腕を支えても，10秒より長く立つことができない．	
3) 坐位	点数	開眼し，両上肢を前方に伸ばした姿勢で，足を浮かせてベッドに座る．	__点
	0	正常．困難なく10秒より長く座っていることができる．	
	1	軽度困難，間欠的に動揺する．	
	2	常に動揺しているが，介助なしに10秒より長く座っていられる．	
	3	時々介助するだけで10秒より長く座っていられる．	
	4	ずっと支えなければ10秒より長く座っていることができない．	
4) 言語障害	点数	通常の会話で評価する．	__点
	0	正常．	
	1	わずかな言語障害が疑われる．	
	2	言語障害があるが，容易に理解できる．	
	3	時々，理解困難な言葉がある．	
	4	多くの言葉が理解困難である．	
	5	かろうじて単語が理解できる．	
	6	単語を理解できない．言葉が出ない．	

（次頁に続く）

1 (続き)

	点数		
5) 指追い試験		被検者は楽な姿勢で座ってもらい，必要があれば足や体幹を支えてよい．検者は被検者の前に座る．検者は，被検者の指が届く距離の中間の位置に，自分の人差し指を示す．被検者に，自分の人差し指で，検者の人差し指の動きに，できるだけ早く正確についていくように命ずる．検者は被検者の予測できない方向に，2秒かけて，約30 cm，人差し指を動かす．これを5回繰り返す．被検者の人差し指が，正確に検者の人差し指を示すかを判定する．5回のうち最後の3回の平均を評価する．	右 __ 左 __ 平均 __点
	0	測定障害なし．	
	1	測定障害がある．5 cm 未満．	
	2	測定障害がある．15 cm 未満．	
	3	測定障害がある．15 cm より大きい．	
	4	5回行えない．	
	(注)	原疾患以外の理由により検査自体ができない場合は5とし，平均値，総得点に反映させない．	
6) 鼻-指試験	点数	被検者は楽な姿勢で座ってもらい，必要があれば足や体幹を支えてよい．検者はその前に座る．検者は，被検者の指が届く距離の90%の位置に，自分の人差し指を示す．被検者に，人差し指で被検者の鼻と検者の指を普通のスピードで繰り返し往復するように命じる．運動時の指先の振戦の振幅の平均を評価する．	右 __ 左 __ 平均 __点
	0	振戦なし．	
	1	振戦がある．振幅は 2 cm 未満．	
	2	振戦がある．振幅は 5 cm 未満．	
	3	振戦がある．振幅は 5 cm より大きい．	
	4	5回行えない．	
	(注)	原疾患以外の理由により検査自体ができない場合は5とし，平均値，総得点に反映させない．	
7) 手の回内・回外運動	点数	被検者は楽な姿勢で座ってもらい，必要があれば足や体幹を支えてよい．被検者に，被検者の大腿部の上で，手の回内・回外運動を，できるだけ速く正確に10回繰り返すよう命ずる．検者は同じことを7秒で行い手本とする．運動に要した正確な時間を測定する．	右 __ 左 __ 平均 __点
	0	正常．規則正しく行える．10秒未満でできる．	
	1	わずかに不規則．10秒未満でできる．	
	2	明らかに不規則．1回の回内・回外運動が区別できない，もしくは中断する．しかし10秒未満でできる．	
	3	きわめて不規則．10秒より長くかかるが10回行える．	
	4	10回行えない．	
	(注)	原疾患以外の理由により検査自体ができない場合は5とし，平均値，総得点に反映させない．	
8) 踵-すね試験	点数	被検者をベッド上で横にして下肢が見えないようにする．被検者に，片方の足をあげ，踵を反対の膝に移動させ，1秒以内ですねに沿って踵まで滑らせるように命じる．その後，足を元の位置に戻す．片方ずつ3回連続で行う．	右 __ 左 __ 平均 __点
	0	正常．	
	1	わずかに異常．踵はすねから離れない．	
	2	明らかに異常．すねから離れる（3回まで）．	
	3	きわめて異常．すねから離れる（4回以上）．	
	4	行えない．（3回ともすねにそって踵をすべらすことができない）	
	(注)	原疾患以外の理由により検査自体ができない場合は5とし，平均値，総得点に反映させない．	
合計			__点 (最大42点)

(http://ataxia.umin.jp/pdf/sara.pdf より)

2 FIM（機能的自立度評価）

運動項目 13〜91	セルフケア 6〜42	食事	1〜7
		整容	1〜7
		清拭	1〜7
		更衣（上半身）	1〜7
		更衣（下半身）	1〜7
		トイレ	1〜7
	排泄 2〜14	排尿	1〜7
		排便	1〜7
	移乗 3〜21	ベッド/椅子/車椅子	1〜7
		トイレ	1〜7
		浴槽/シャワー	1〜7
	移動 2〜14	歩行・車椅子	1〜7
		階段	1〜7
認知項目 5〜35	コミュニケーション 2〜14	理解	1〜7
		表出	1〜7
	社会認識 3〜21	社会的交流	1〜7
		問題解決	1〜7
		記憶	1〜7
FIM 合計 18〜126			

7：完全自立，6：修正自立，5：監視，4：最小介助，3：中等度介助，2：最大介助，1：全介助，でそれぞれ評価する．

（千野直一〈編著〉．脳卒中患者の機能評価—SIAS と FIM の実際，1997[4] より）

ADL 面から見ると，発症後 3 か月で約 70％が自立する．機能改善ははじめの 2 週間で最も大きいが，発症後 2 週から約 4 週間のリハ後には，FIM で平均 65（中等度介助要）から 90（監視レベル）まで改善した[5]．それでも損傷部位が機能回復に影響し，歯状核や上小脳脚など小脳出力系の障害による小脳失調は比較的，改善が得られにくいことが示唆される．

一方，脊髄小脳変性症（SCD）はプルキンエ細胞脱落などの病理過程が進行性であることから，小脳性運動失調の程度も次第に悪化する．自然史を調べた研究では，本邦に多い脊髄小脳失調症 3 型（spinocerebellar ataxia type 3：SCA3）では SARA が年 1.61 ポイント線形に悪化，SCA6 の場合，SARA は初年 0.35 ポイント，次年 1.44 ポイント非線形に悪化した[6]．本邦の自然史研究でも SCA6 では，SARA で年 1.3 ポイントの悪化を認めた[7]．

小脳性運動失調に対するリハビリテーション効果の神経基盤

中枢神経系の損傷後に生じる運動麻痺に対するリハは，麻痺肢を使用する課題を用いた練習量の確保を基本に論じられるようになった（神経リハ）．基礎研究や臨床研究から，運動技能の獲得と罹患肢使用に依存して生じる神

Use-dependent plasticity

Nudoらは皮質内微小刺激という手法を使って，リスザルの運動野のマッピングを訓練（小さなパレットからエサをとる）前後で行った．スキルの向上とともに，使用した手の反対側の一次運動野の手の領域の拡大が観察された（use-dependent plasticity）．同様に一次運動野の部分的な実験的脳虚血の5日後から麻痺手でエサをとる訓練を行うと，麻痺手機能の改善とともに一次運動野の手の領域が拡大することが示された[8]．

Nudoらの実験の臨床的な焼き直しがconstraint-induced movement（CI）療法であると考えられる．CI療法は非麻痺側手の使用を日中の90％の時間，三角巾やミットで制限して（restraint），麻痺手の段階的使用を促し，患者が成功の報酬を得られるように課題の難易度を設定する（shaping）ことが介入の2大要素である[10]．CI療法により麻痺側上肢機能の改善した患者でも，経頭蓋磁気刺激（transcranial magnetic stimulation：TMS）を用いて行った運動野のマッピングの変化が観察されている．

経の可塑性（use-dependent plasticity）（**Column**参照）の関連が明らかになったからである[8]．その前提として小脳や大脳基底核などが担う運動学習の機構が保たれている必要がある．小脳梗塞患者で運動学習を回転板課題で調べると，健常者に比して学習能力が低下していたが，運動学習能力とリハ後に得られるADLの利得には正の相関がみられた[9]．したがって小脳性運動失調に対するリハにおいて検証すべき問題は少なくも2点ある．第一に運動学習の主座である小脳の機能低下による運動学習の障害や遅延が，十分な介入量によって代償されるか，次に変性疾患において，リハ効果が病気の進行による機能低下とのトレードの中でどの程度維持されるかという点である．上述の自然史との比較も必要になる．

回転板課題
一定速度で回転する円盤上の標的をスタイラスで追従する課題．課題の繰り返しによる追従可能な時間の増加から運動学習能力を評価する．

小脳性運動失調患者の運動時脳活動

小脳失調を主徴とする多系統萎縮症患者では，手指運動時の小脳活動が低下し，補足運動野や頭頂葉活動が増加していた[12]．一方，パーキンソン病患者では小脳活動の増加がみられた．小脳や黒質などの変性が緩徐に進行する場合，損傷の少ない運動関連領野が代償的に動員されることが示唆される．健常者が定常速度で歩行を継続すると，一次感覚運動野内側（下肢領域）や前頭前野の活動が次第に低下する．歩行制御が脊髄を含むより下位の中枢に移行するためと考えられる．一方，運動失調を呈する脳卒中患者では，小脳と密接な解剖学的結合がある前頭前野の活動が代償的に持続した[13]．回転板を用いた運動学習課題では，健常者では練習による技能獲得とともに，前頭前野活動が低下し補足運動野活動が増加するが，小脳梗塞患者では前頭前野活動が遷延していた[7]．患者ではフィードフォワードな運動制御（身体で覚える）への移行が遅延すると考えられる．外乱に対するバランス維持に関しても小脳に加えて前頭葉領域が重要な役割を果たすと考えられる[14]．小脳性運動失調においても，リハによりバランスが改善した患者では，外乱に対してバランスを維持する脳活動が補足運動野で増加していた．

Neuro-modulation による機能回復促進 — Column

　脳卒中による片麻痺などの運動機能障害の回復を促進するために，課題指向型の練習量を確保したうえで，それに関連して生じる脳の可塑性を修飾（neuro-modulation）することによって，より大きな機能改善を得ようという試みがなされている．方法論としては，大脳刺激，薬物，brain-machine interface（BMI）などがある．大脳刺激については反復経頭蓋磁気刺激（repetitive TMS：rTMS）や直流刺激（transcranial direct current stimulation：tDCS）が試みられており，病変半球運動野の興奮性を高める刺激の有効性が示唆されている．すなわち病変半球へは高頻度 rTMS や anodal（運動野側が陽極）tDCS で興奮性を高める手法，非病変半球へは低頻度 rTMS や cathodal（運動野側が陰極）tDCS で非病変半球から病変半球への半球間抑制を減少させる手法，およびそれらの組み合わせが検討されている．

　薬物に関しては amphetamine，メチルフェニデート，三環系抗うつ薬，セロトニン再取り込み阻害薬，レボドパなどのノルアドレナリン，ドパミン，セロトニン系神経伝達を増強させる薬物とリハの併用効果について知見が蓄積しつつある．大規模な RCT はまだなされていない．最近，脳から生体信号を侵襲的（埋め込み電極，硬膜下電極など），非侵襲的（脳波，fMRI，NIRS など）に取り出して，病巣をバイパスして脳外で情報処理（信号の解読）を行い，コンピュータや義手を動かすといった BMI 研究が展開されている．なお，人工内耳やパーキンソン病に対する深部脳刺激のような入力型の BMI はすでに実用化されている．小脳性運動失調に対しても，今後同様の試みがなされることが期待される[11]．

小脳性運動失調におけるリハビリテーションの方法論

　小脳性運動失調に対するリハ介入の基本は脳卒中の片麻痺に対するものと同様で，①機能障害（運動失調そのもの）に対する介入，②機能障害に起因する ADL の障害に対する包括的介入，および③前二者で不十分な部分を補うための環境設定，が考えられる．

小脳性運動失調に対する介入

　運動失調に対して，誤差学習系としての小脳への固有感覚や視覚などの感覚入力を強化するリハ介入が試みられてきた．具体的には錘負荷[15]，弾力帯装着，フレンケル体操[16]や固有受容性神経筋促通法などがあげられる．ただし，これらの介入に関してはいずれも即時効果に関する検証が主体で，ランダム化比較試験（randomized controlled trial：RCT）は行われておらず，有意な持続効果が得られるかどうかは不明である．

■錘負荷，弾力帯

　足関節や足底に数百グラム程度で疲労を感じにくい程度の錘を負荷すると起立時の動揺や歩行安定がみられることがある．腰部に錘付き帯や体幹・四肢近位に弾力帯の着用や，女性の場合は矯正下着着用を試みることもある．手関節の錘負荷では上肢の運動失調が軽減する場合もある．これらは求心性感覚入力の簡便な増加手段として考えられており，弾性帯は動揺による腰や膝関節への負荷軽減も期待できる．

■フレンケル体操

　脊髄癆など主に固有受容感覚の障害による運動失調に対して考案されたものであるが，小脳性運動失調にも適応されてきた．単純な運動から複雑な運

動へと反復練習を行う．姿勢は重力の影響を考えて，背臥位から坐位，立位へと進める．視覚による代償を用いた状態から，閉眼でも練習を行う．

■歩行速度

通常より速く歩くと歩容，重心移動，足圧の変化などが改善することが前庭機能障害や小脳梗塞患者で観察されてきた[17]．より自動的な速い速度では，歩行制御の中心が脊髄を含むより下位の中枢（central pattern generator）に移行することが関連している．

機能障害に起因するADLの障害に対する包括的介入の効果

■ドイツにおける研究の概要

2009年にIlgらが，脊髄小脳変性症に対するリハ介入に対する観察研究を初めて報告した[18]．1時間/回×週3回×4週間のリハ介入によりSARAは全体で平均5.4ポイント改善した．脊髄小脳変性症患者（10例）では介入後8週まで効果が保持されていたが，フリードライヒ運動失調症など求心性経路の変性症（6例）では保持されなかった．しかしリハ介入のない対照群は設定しておらず，介入のどの要素が寄与したか不明である．

■ドイツにおける研究の包括的介入

①静的バランス：四這い（片側上肢・片側下肢を挙上位で），立位（閉足，片足立ちなど），②動的バランス：ひざまずきや立位での重心移動やステップ，平地や凹凸地の歩行，階段昇降，③体幹と四肢の協調運動（四這いで片側上肢や対側下肢を挙上して屈伸運動），④転倒防止のためのステップ練習（さまざまな方向へのステップ，外乱に対するステップ），⑤安全な転倒方法の練習（立位から膝をつく，四這いになるなど），⑥肩と脊椎の拘縮予防など，があげられている．また，経過観察期間中の自主練習も指導・推奨している．

■本邦での研究の概要

厚生労働省の「難治性疾患克服研究事業運動失調症の病態解明と治療法開発に関する研究」の助成を受けてTrial for Cerebellar Ataxia Rehabilitation（CAR trial）が行われた[19]．対象は小脳失調を主徴とするSCD（SCA6，SCA31，CCA〈cortical cerebellar atrophy：皮質性小脳萎縮症〉）で1人以下での介助歩行可能な42例．理学療法1時間および作業療法1時間/日×毎日×4週間の入院集中リハを行った．リハ介入後はSARAが11.7ポイントから9.6ポイントに改善，リハ後12週まで保たれていた（**3**）．10m歩行速度は24週後でもベースラインに比べて改善がみられた．リハ前のSARAが低い，すなわち運動失調が軽い患者ほど効果の長期的保持が良好であった．今後は効果の保持のための間欠的介入や自主練習などの有効性に対する検証が必要である．

■本邦における研究の包括的介入

ドイツにおける研究と同様な静的・動的バランス練習，歩行や階段昇降のほか，整容・更衣などのADL練習や，立位や歩行活動中に上肢で物品を扱うような二重タスク課題などを行った．退院前には自主練習を個々の能力お

3 集中リハビリテーション後のSARA改善の長期経過

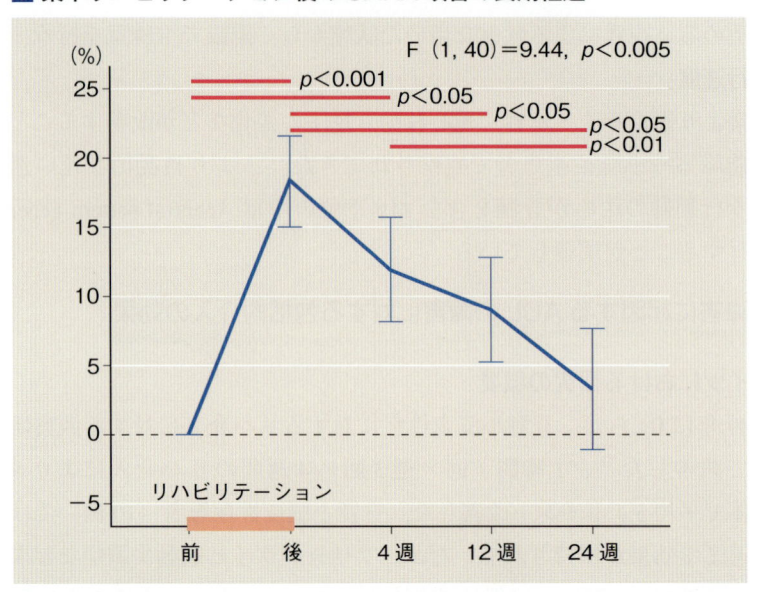

Repeated measures ANOVA & post-hoc Bonferroni test
改善率＝SARA利得／リハ前SARA×100（％）で算出した．バーは標準誤差．
4週間の集中入院リハビリテーションによるSARA改善率は19％，その後は緩やかに低下し，24週にはほぼベースラインまで戻る傾向がみられた．
（Miyai I, et al. *Neurorehabil Neural Repair* 2012 [19] より改変）

よび入院中のプログラムに基づき指導した．

環境設定

患者の居住環境を改善（機能障害に合わせた環境や運動を継続できる環境に）することは現実的には，最も即時効果が期待できる部分である．具体的には段差の解消，手すりの設置，廊下などの照度の確保，などがあげられる．たとえば，トイレまでの動線に従って機能に応じた改修をすることで，患者が日常生活の中でトイレまで手すり歩行しながら移動するという練習の機会を確保することができる．

病期に応じたリハビリテーションプログラム（4）

■自立歩行可能期

活動量を維持しながら，自立歩行可能な期間を少しでも長く継続させることを目標とする．効率よい動作の指導や生活環境設定の指導や，筋力増強，心肺活動維持のためのエルゴメータなどのフィットネス導入を考慮する．就労などの社会参加をしながらリハや自主練習を継続できるよう支援する．

■監視介助歩行期

歩行が不安定になり，移動に介助が必要な時期には，基本動作の反復練習を行う．しかし獲得動作が普段の日常生活動作に汎化されにくい面もみられる．環境整備や動線の工夫も必要になる．環境適応のための訪問リハや，歩行器などの補装具や自助具，手すり等の導入など，セラピストや看護師など

Memo

脊髄小脳変性症に対するリハビリテーション中の安全管理

リハに関連して，注意すべき合併症として起立性低血圧がある．自律神経障害には食後低血圧，排尿後低血圧などもあり，失神・転倒の原因となりうる．リハを行う時間帯の工夫や，急な立ち上がりを避けた起立指導，床上動作から椅子やベッドの生活への移行，立ちくらみ時の転倒回避，立位排尿を避け，排便時の怒責回避などがあげられる．脱水を予防し塩分・水分摂取の励行やカフェイン摂取も一つであるが，著効は認めない．一方，起立性低血圧と同時に高血圧を合併する症例も少なからずあるため，昇圧薬を使用する場合，その管理に注意が必要である．

小脳変性症モデルマウスにおける運動の効果 [Column]

SCA1 のモデルである Ataxin-1 ノックインマウス Atxn1^{154Q} に，生後 4〜8 週にかけて一定速度で回転するロータロッドで週 5 回運動をさせた．運動を負荷したマウスでは，負荷しないマウスより寿命が有意に延長（45 日）した．運動を行ったモデルマウスでは，脳幹において上皮成長因子（epidermal growth factor）が増加し，そのシグナル伝達の下流にある Capicua が減少していた．一方，Atxn1^{154Q} と Capicua の発現を約 50％に調整したマウス Cic-L$^{-/-\ mice}$ と交配させると，Atxn1^{154Q}；Cic-L+/- マウスは Atxn1^{154Q} マウスより運動機能が良好であった．Capicua レベルの減少は Atxn1^{154Q} マウスの運動機能を改善しただけでなく，40 週におけるプルキンエ細胞脱落も改善した[20]．これらの結果は臨床的にみられた包括的なリハ介入の効果を直接に説明するわけではないが，運動が変性過程を修飾する可能性が示唆される．

4 小脳性運動失調に対する病期に応じたリハビリテーション介入（移動能力を中心に）

時間経過 →

	移動能力から見た病期		
	歩行自立	歩行監視・介助	車椅子
目標	・身体能力の維持・向上 ・歩行能力の維持・向上 ・バランス能力の維持・向上（上肢動作を同時に行うなどの並行課題を含む）	・身体能力の維持・向上 ・歩行能力の維持・向上 ・バランス能力の維持・向上（上肢動作を同時に行うなどの並行課題を含む） ・上肢動作時のバランス向上 ・転倒予防 ・廃用予防	・身体能力の維持・向上 ・肺炎や尿路感染症などの合併症予防 ・バランス能力の維持・向上 ・褥瘡予防 ・拘縮予防 ・転倒予防 ・廃用予防
介入	・フィットネス運動（エルゴメータ，トレッドミル含む） ・バランス，筋力，関節可動域，運動耐性の維持・向上のための能動的運動	・能動的で機能的な課題練習 ・バランス，筋力，関節可動域，運動耐性の維持・向上のための能動的運動 ・安全な移乗動作の練習	・（介助下の）能動的で機能的な課題練習 ・バランス，筋力，関節可動域，運動耐性の維持・向上のための能動的運動 ・安全な移乗動作の練習 ・ずり這いなどの代替屋内移動手段
指導	・活発な生活スタイルを支援 ・身体能力向上のための情報提供・指導 ・家族や介護者の参加と指導	・廃用予防のための情報提供・指導 ・身体能力向上のための情報提供・指導 ・家族や介護者の参加と指導	・ベッドや車椅子のポジショニング ・廃用予防のための情報提供・指導 ・褥瘡や拘縮予防の情報提供・指導 ・家族や介護者の参加と指導
補装具・環境	・バリアフリーに向けた生活環境の準備	・歩行器など歩行補助具 ・手すり，段差解消など	・床上動作や坐位安定のための環境設定 ・介護保険などを利用したヘルパーサービスなどの社会資源の活用

説明は本文参照．

がチームとして介入することが望まれる．

■車椅子期

介助量軽減や全身合併症予防，寝たきり予防へと目標がシフトする．歩行練習は困難でも，介助下での立位もしくは坐位といった抗重力姿勢を保つ機会を増やすことは心肺機能維持にも望ましい．在宅生活の維持には介護者の

負担軽減を図るため，介護保険などの制度を利用することも必要である．

（宮井一郎）

文献

1) Trouillas P, et al. International Cooperative Ataxia Rating Scale for pharmacological assessment of the cerebellar syndrome. *J Neurol Sci* 1997；145：205-211.
2) Wenning GK, et al. Development and validation of the Unified Multiple System Atrophy Rating Scale（UMSARS）. *Mov Dis* 2004；19（12）：1391-1402.
3) Schmitz-Hübsch T, et al. Scale for the assessment and rating of ataxia：Development of a new clinical scale. *Neurology* 2006；66：1717-1720.
4) 千野直一（編著）．脳卒中患者の機能評価—SIASとFIMの実際．東京：シュプリンガー・フェアラーク東京；1997.
5) Kelly PJ, et al. Functional recovery after rehabilitation for cerebellar stroke. *Stroke* 2001；32：530-534.
6) Jacobi H, et al. The natural history of spinocerebellar ataxia type 1, 2, 3, and 6：A 2-year follow-up study. *Neurology* 2011；77：1035-1041.
7) 中島健二ほか．Machado-Joseph病，脊髄小脳失調症6型の自然史に関する多施設共同研究（まとめ）．厚生労働科学研究費補助金（難治性疾克服研究事業）運動失調症の病態解明と治療法開発に関する研究　平成23年度　総括・分担研究報告書. 2012, pp.92-96.
8) Nudo RJ, et al. Neural substrates for the effects of rehabilitative training on motor recovery after ischemic infarct. *Science* 1996；272：1791-1794.
9) Hatakenaka M, et al. Impaired motor learning by a pursuit rotor test reduces functional outcomes during rehabilitation of poststroke ataxia. *Neurorehabil Neural Repair* 2012；26：293-300.
10) Wolf SL, et al. Effect of constraint-induced movement therapy on upper extremity function 3 to 9 months after stroke：The EXCITE randomized clinical trial. *JAMA* 2006；296：2095-2104.
11) 宮井一郎．脳卒中後の運動障害に対する神経リハビリテーション．日本医事新報 2011；4525：53-59.
12) Payoux P, et al. Motor activation in multiple system atrophy and parkinson disease：A PET study. *Neurology* 2010；75：1174-1180.
13) Mihara M, et al. Sustained prefrontal activation during ataxic gait：A compensatory mechanism for ataxic stroke? *Neuroimage* 2007；37：1338-1345.
14) Mihara M, et al. Role of the prefrontal cortex in human balance control. *Neuroimage* 2008；43：329-336.
15) Fatar M, et al. Cerebellar stroke with speed-dependent gait ataxia. *Stroke* 2003；34：e178.
16) Hewer RL, et al. An investigation into the value of treating intention tremor by weighting the affected limb. *Brain* 1972；95：579-590.
17) Frenkel HS. Tabetic ataxia by means of systematic exercise. Medical superintendent of the sanatorium "freihof" in Heiden, London：Willliam Heinemann, first English edition, 1902；second revised and enlarged English edition 1917.
18) Ilg W, et al. Intensive coordinative training improves motor performance in degenerative cerebellar disease. *Neurology* 2009；73：1823-1830.
19) Miyai I, et al. Cerebellar Ataxia Rehabilitation randomized trial in degenerative cerebellar diseases. *Neurorehabil Neural Repair* 2012；26：515-522.
20) Fryer JD, et al. Exercise and genetic rescue of SCA1 via the transcriptional repressor Capicua. *Science* 2011；334：690-693.

Further reading

- 久保田競ほか（編）．学習と脳―器用さを獲得する脳．東京：サイエンス社；2007.
  運動学習の神経機構や理論について，基礎・臨床両方の立場から学ぶことができる
- 宮井一郎（編）．脳の可塑性とリハビリテーションへの応用．*Monthly Book Medical Rehabilitation* 2010；118.
  Use-dependent plasticityを促進する方法論の近年の進歩を分担執筆している

V. 小脳障害の治療

ロボット工学の臨床応用
ロボットスーツ HAL の医学応用

> **Point**
> - あらゆる運動障害はバイオメカニクスによる研究が可能であり，小脳機能障害はフィードフォワードコントロールの障害といえる．
> - 小脳機能研究とロボット工学研究により，装着型ロボットを使った運動失調症治療モデルを提案することができる．
> - 歩行不安定症はさまざまな原因で起きる．現在，神経・筋難病による歩行不安定症の治療として，Hybrid Assistive Limb（HAL）医療機器下肢モデルが有効かどうかの治験が行われている．
> - HAL の動作原理は，装着者の運動意図を皮膚表面の生体電位変化より推測して制御するサイバニック随意制御（CVC）と HAL のセンサーの情報から HAL に記憶された運動パターンを参照して制御するサイバニック自律制御（CAC）のハイブリッドメカニズムに基づいている．これは競合する他の装着型ロボットとは異なる特徴である．
> - 医薬品，医療機器治験のエンドポイントには客観評価だけでなく，患者の主観評価としての「患者の報告するアウトカム評価（PRO）」を入れる必要がある．
> - HAL 医療機器による治療技術はエンハンスメント技術を応用しているが，人の適応概念に基づく治療技術であり，超治療 (beyond therapy) ではない．

運動制御モデルと運動失調症──フィードフォワード制御と小脳症状

　運動失調症の治療技術，症状の緩和技術に関する研究はほとんど行われておらず，運動制御からも十分に研究されてこなかった．人の運動制御に関する代表的理論には反射・階層理論[1]と運動プログラム理論[2]がある．Bernsteinは後者を使って，人の運動をシステム工学的にとらえることに成功し，その後，バイオメカニクス（biomechanics）における運動学（kinematics），運動力学（kinetics）および筋の神経制御（neural control）の研究に発展し（**1**），あらゆる運動障害を科学的に分析することが可能となった[3]．

　人の小脳機能をバイオメカニクスで考えると，運動の実行中に運動意図（intention）と遂行をリアルタイムに比較・補正し，正しく運動意図を実現するためのフィードフォワード補正機能に小脳機能が対応していることがわかる．これは人が外乱に対抗して固視の安定性を確保したり，意図した運動を正確に行ったり，姿勢を保持したりする機能といえ，その機能が低下することで小脳症状が起きる[4]（**2**）．

1 バイオメカニクスの3要素──運動学に基づく上腕・前腕モデル

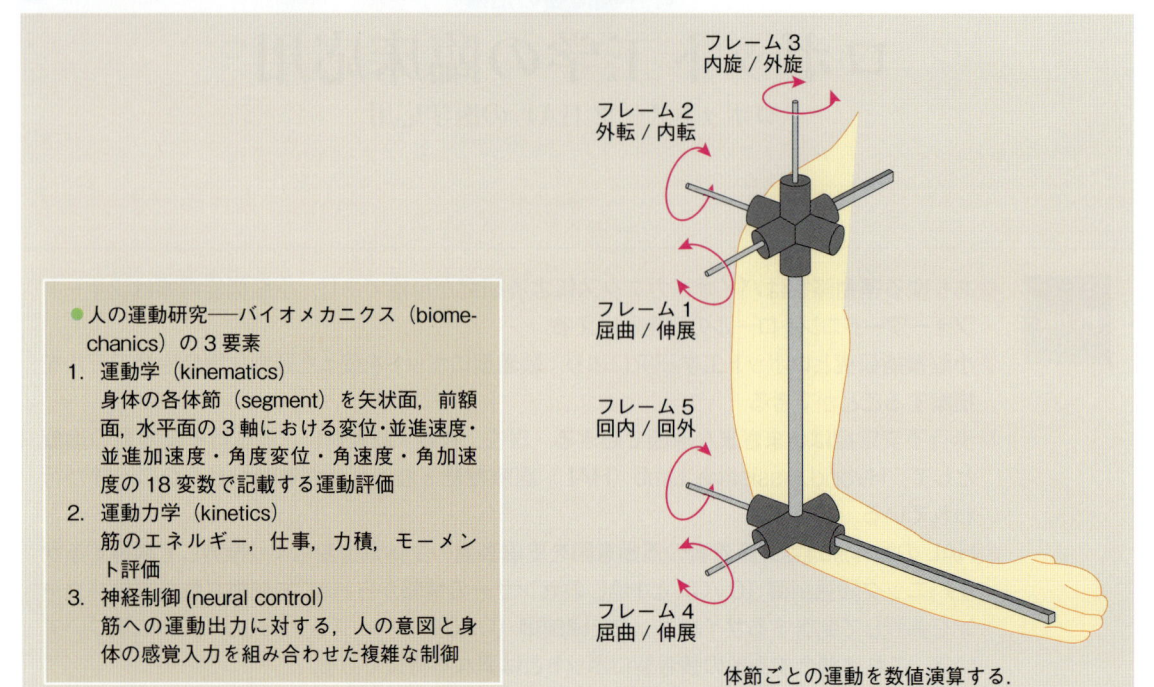

- 人の運動研究──バイオメカニクス（biomechanics）の3要素
1. 運動学（kinematics）
   身体の各体節（segment）を矢状面，前額面，水平面の3軸における変位・並進速度・並進加速度・角度変位・角速度・角加速度の18変数で記載する運動評価
2. 運動力学（kinetics）
   筋のエネルギー，仕事，力積，モーメント評価
3. 神経制御（neural control）
   筋への運動出力に対する，人の意図と身体の感覚入力を組み合わせた複雑な制御

フレーム3　内旋/外旋
フレーム2　外転/内転
フレーム1　屈曲/伸展
フレーム5　回内/回外
フレーム4　屈曲/伸展

体節ごとの運動を数値演算する．

（Abdullah HA, et al. *J Rehabil Res Dev* 2007[3] より）

ロボット工学における小脳機能研究

　ロボット工学（robotics）においては，産業用であれ，ヒト型の biped robot（二足歩行ロボット）であれ，人のバイオメカニクス（biomechanics）からの研究が応用され，ロボットが人から指示された動作や二足歩行を安定して行うために CPU がリアルタイムにロボット関節のアクチュエータトルクを制御する技術研究がなされている．しかし，外乱に対して，意図した運動を正確に行ったり，姿勢を保持したりする人工小脳機能の研究は十分ではない．

　今回，生体電位で駆動する装着型ロボットを用いて小脳症状の治療に応用できるか検討してみたが，装着型ロボットに対して人間の動作は常に外乱であり，ロボットは不安定になるが，人間の動作とロボットの動作を合成し，人間の意図する運動軌道をフィードフォワード補正しながら達成する装着型ロボットは，それ自体が小脳症状を代償している人工小脳機能と考えることができる[4]（**2**-B）．

生体電位で駆動する装着型ロボット HAL の独自性

　筑波大学のシステム工学者の山海は 1991 年から，Cybernetics, Mechatronics, Informatics を融合したサイバニクス（Cybernics）技術を用いて，人とリアルタイムに情報を交換し人を助ける装着型ロボットの開発を行ってきた．人の表面筋電位などの生体電位と装着ロボット内の内部センサーにより測定され

2 フィードバックコントロールとフィードフォーワードコントロール

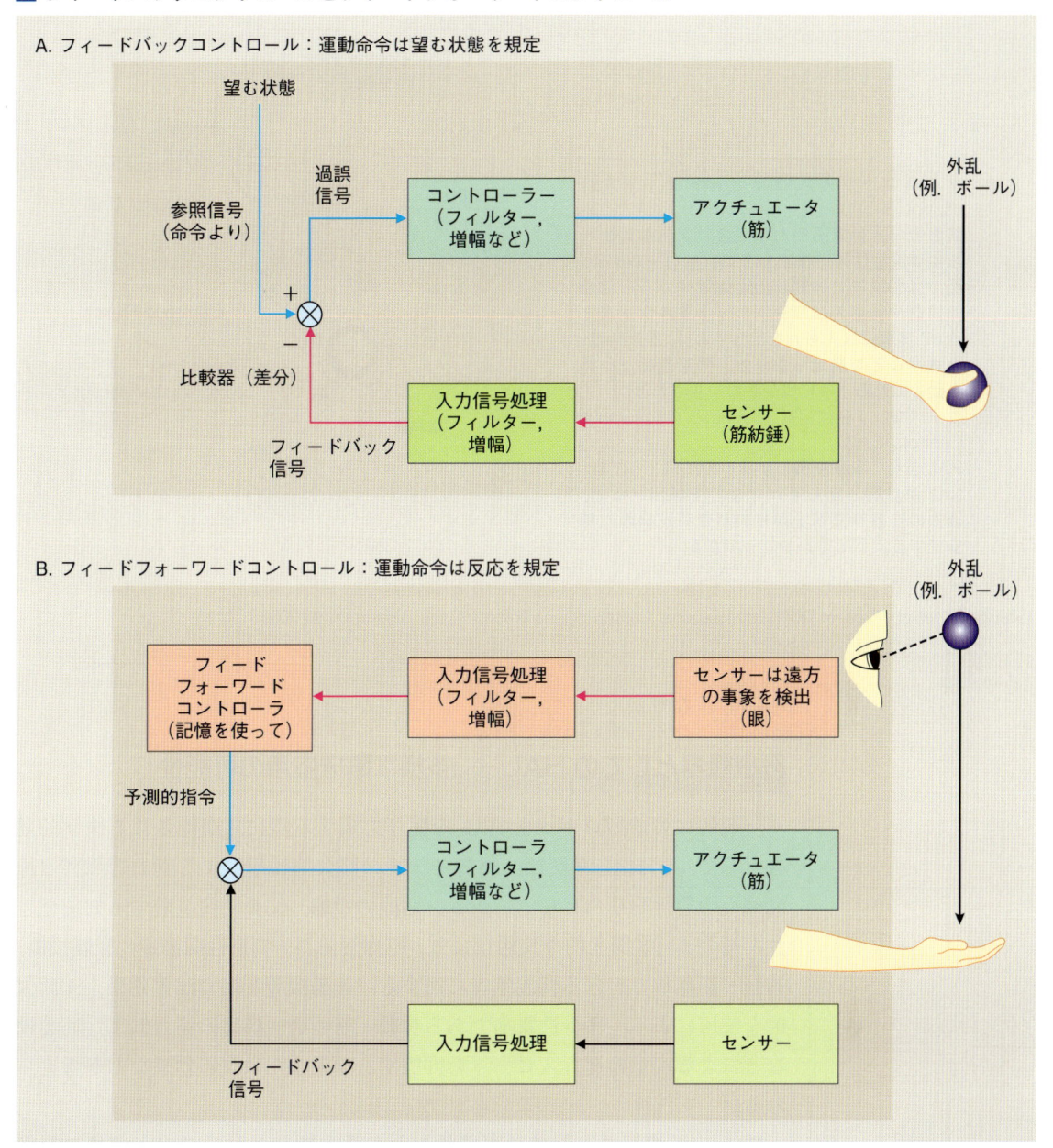

A. フィードバックコントロール：運動命令は望む状態を規定

B. フィードフォーワードコントロール：運動命令は反応を規定

A：フィードバックコントロールでは，望む運動を規定する参照信号に対して，センサーから入力値との差分を比較器が測定し，過誤信号として追加の運動を筋に命令する．動作の遅れが生ずるため，早い動作の場合は，予測した軌道にのらず，ぎくしゃくする．
B：フィードフォーワードコントロールは眼でボールの位置，方向，速度を検出し，ボール軌道に関する記憶を参照しながら，予測的指令を出しながらキャッチする手をコントロールする．フィードバック機構が働く前に以前の情報も使い予測的に動きを計算する．小脳機能障害とはフィードフォーワードコントロールができなくなった状態であり，フィードバックコントロールが中心となる．

(Ghez C, et al. Principles of Neural Science, 4th ed, 2000 [4] より)

る加速度，関節角度，床反力情報を情報処理しリアルタイムに必要なモータトルクを発生させ，必要な筋群をアシストし，随意運動を増強する装着型ロボットとして完成させ HAL（Hybrid Assistive Limb）と命名した．HAL の運動制御は 3 に示すような 2 つにより構成されるハイブリッドメカニズムに基

3 HALの動作原理

1. サイバニック随意制御（cybernic voluntary control：CVC）
   装着者の運動意図や力の大きさを生体電極から生体電位信号を検出してコントロールする．図では屈筋群と伸筋群の生体電極からの信号で屈曲や伸展のパワーユニットトルクが決まるが，実際には人も力を出しており，関節角度・角速度などを測定しながら，関節運動が自然な動きになるようにコントロールされる．
2. サイバニック自律制御（Cybernic Autonomous Control：CAC）
   HAL自身の自律制御によるもの．例としては，HALが歩行，立ち上がりなどを検出すると，過去の歩行や立ち上がりのパタンを参照して安定するようにコントロールする．

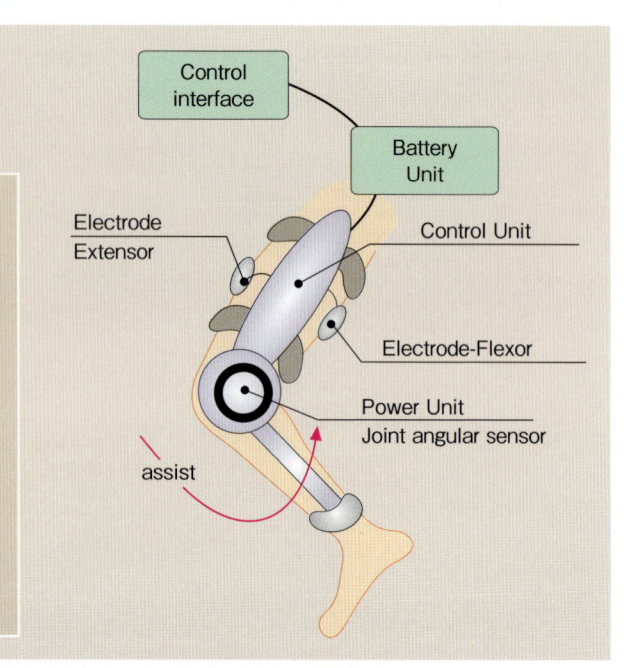

(Shingu M, et al. Proc. of IEEE International Conference on Robotics and Biomimetics. 2009[8] より)

づいている[5,6]．

医療機器としてのHAL──多様な臨床応用の可能性

　一般的に装着型ロボットHALを医学応用する際に，期待される医学的効果として，①HAL単関節，単脚モデルの間欠的使用による脳血管障害（片麻痺）の急性期リハビリテーション期間の短縮，②長時間装着する知能化された補装具，③間欠的な使用により，脳血管障害，変形性関節症，脊髄損傷，神経・筋難病で起きる機能障害に対する，運動機能と筋力改善効果，④間欠的な使用により，希少性難病である神経・筋難病性疾患の筋力低下，筋萎縮などによる疾患の進行スピードを抑制する効果または改善効果などが考えられる．

　HALの医療機器としての可能性として最も期待されるのは，疾患の転帰（outcome）を変えることである．生体側が変わることを証明できれば医学効果として必要十分といえ，単なる増強技術でも補装具でもない，医療機器としての機能が証明できる．そのためには後述の神経可塑性に基づく効果や筋（神経）の保護効果，悪化抑制を証明する必要がある．これらのHALの医学応用に対して，疾患や疾患群に合わせた開発研究と，医療機器としての承認のためには臨床試験（治験）が必要となる[6,7]．

HALと薬剤とのコンビネーション治療の可能性

　脳，脊髄，神経，筋の領域では，根治療法として開発された薬だけでは運動機能の回復は望めない．運動機能を改善するためには，大脳・小脳・脊髄・

神経・筋の連携した運動再学習が必要で，その際に HAL を使用することが重要と考えられる．つまり，薬剤，遺伝子治療，幹細胞，iPS 細胞などと HAL とのコンビネーション治療で有効性を高めることが最終的な目標といえる．例として，HAL をデュシェンヌ型筋ジストロフィーのエクソンスキップ治療とのコンビネーション治療として使ったり，ポンペ病治療における酵素補充療法（enzyme replacement therapy：ERT）とのコンビネーション治療として使ったりすると，さらに有効性が増加すると思われる．

HAL 神経・筋疾患対応モデル──最初の医療機器モデルの挑戦

　HAL の動作メカニズムの研究は生体電位の decode（暗号解読）により，装着者の運動意図を推測する研究と機械と人の力を連携して制御する研究に分けることができる．生体電位としては皮膚表面の電位だけでなく，脳波や脳の近赤外線スペクトロスコピィ（near-infrared spectroscopy：NIRS）シグナル変化などを利用する研究も進められている．

　HAL 医療モデルの対象疾患の応用限界点を明らかにする意味で，現在，希少性神経・筋疾患に対する，治験が準備されている．神経・筋疾患として，神経原性筋萎縮症と筋原性の筋萎縮症に対応させるため，生体電位が低電位で発火頻度の少ない運動単位電位（motor unit potential）によって構成されていても，そこから運動意図を読み取り HAL を制御する技術が新たに開発された．この先行研究は，ポリオ患者の皮膚表面から運動単位電位を検出し，運動意図に基づいて，運動軌道を制御する技術を生み出した．HAL を装着した動きによって発生するさまざまなノイズ，その他の電気製品などによるノイズの下で，神経・筋患者の運動単位電位を検出し意図した運動に変換することに成功した[8]（ **4** ）．

意思伝達装置としての HAL 技術の応用

　この微小でまばらな生体電位を検出する HAL 神経筋モデルの計測機能を使うと，神経・筋難病患者の随意運動を推測することができる．実際には筋萎縮が進んでいるため，運動現象がなくても，運動をイメージしただけで，コンピュータのマウスなどのスイッチ操作に変換することが可能である．脊髄損傷，筋ジストロフィー，脊髄性筋萎縮症，筋萎縮性側索硬化症（amyotrophic lateral sclerosis：ALS）などの疾患において，四肢麻痺が高度になると意思伝達装置が必要となるが，今までは実際の動きを検出するマイクロスイッチなどを使ってスイッチング操作を行ってきた．

　このような状態であっても，この HAL 技術を用いると，生体電位さえ検出できれば，複数のスイッチ操作が可能となる．この研究成果は，2012 年 12 月 2 日の厚生労働省難治性疾患克服研究事業の合同発表会（中島と橋本班合同）においてサイバーダイン株式会社が発表した．ALS 患者のボランティアが生体電位駆動型の意思伝達装置の実演を行い，商品化に向けて進捗していることが公表された．

4 ポリオ患者の運動意図のHALによる読み取り変換

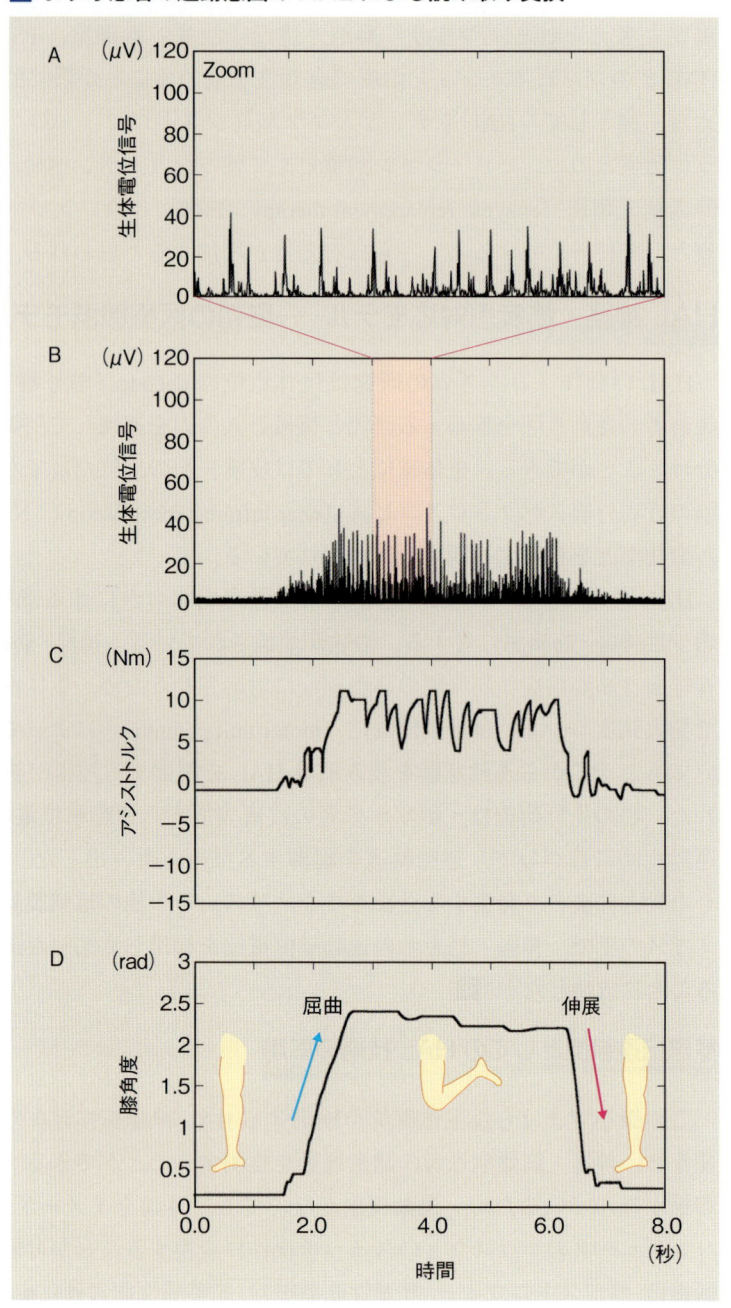

急性灰白髄膜炎（ポリオ）後の運動ニューロンの障害による下肢萎縮患者の皮膚表面から検出された生体電位をBに示す．Aはその拡大で，この生体電位はまばらで低電位の運動単位電位であることがわかる．被験者の運動意図に対応する下肢の運動軌道（D）を行うために，被験者はBの生体電位を出し，HALがそれをCのようにアシストトルクに変換することでHALの動きが装着者の意図通りとなる．
(Shingu M, et al. Proc. of IEEE International Conference on Robotics and Biomimetics. 2009[8] より)

HAL下肢医療機器モデルの対象とする病態——歩行不安定症

HALは福祉モデルとして高齢者の介護リハビリに応用され始めたが，HALの医療機器としての治療効果は疾患に基づいた歩行不安定症に対する改善効果や歩行機能の再獲得と考え現在治験を準備している．歩行不安定症（walking instability）とは，疾患，外傷，加齢にかかわらず，歩行が安定しない状態を指し，ほとんど歩行不能状態といえるものから，何とか歩けるもの

5 歩行不安定症の病変部位，病態，および疾患

解剖学的病変部位	脳，脊髄，末梢神経，筋および骨運動器
病態	下肢運動器における ROM（関節可動域）制限，関節変形，関連する筋群の筋力低下・筋萎縮，歩行パターンの変化，下肢筋トーヌス異常（痙性またはトーヌス低下），両下肢深部感覚障害，姿勢反射障害，小脳機能障害，両下肢運動神経障害，両下肢錐体外路障害，両下肢錐体路障害
疾患	脊髄性筋萎縮症，筋ジストロフィー，運動ニューロン病などの神経・筋疾患，ギラン・バレー症候群，CIDP，CMT などの末梢神経障害，多発性硬化症，脊髄損傷，脊髄血管障害，脳血管障害，頭部外傷，脳腫瘍，脊髄小脳変性症を含む神経変性疾患，脳の周産期障害，脳性麻痺，代謝異常症，中毒，HAM やポリオなどの脳・神経系の感染症

CIDP：慢性炎症性脱髄性多発ニューロパチー，CMT：シャルコー・マリー・トゥース病，HAM：ヒト T リンパ球向性ウイルス脊髄症．

も含まれるが，歩行スピード，歩行持久力の低下だけでなく，転倒リスクも伴う病態のことを示す．歩行不安定症が悪化すると，歩行不能状態となるため，歩行再獲得のための治療も重要となる．

このような病態では，10 m 移動する場合にも，つかまったり，介助を必要としたり，歩行器やホイストなどの補助具が必要となる．歩行不安定症の病変部位，病態，疾患を 5 に示した．HAL を一定時間，定期的，間欠的に装着し歩行訓練プログラムを行うことで，HAL 非装着時の歩行不安定症が改善することを証明することが，HAL の医療機器モデルの目標である．

対象疾患および病態について

歩行不安定症を引き起こす疾患は 5 のように多様であるが，それらすべてに対して，HAL は何らかの医学的改善効果が期待できる．今後，病態を合わせ，随時，臨床試験を行い証明するとよいと思われる．最もハードルが高い疾患群として希少性神経・筋難病性疾患に対する歩行不安定症の改善効果に関して，有効性と安全性を検証するための治験実施プロトコールが作成され，多施設共同治験準備が終了した（2012 年 12 月）．

今後，本稿のテーマである，小脳症状を呈する遺伝性脊髄小脳変性症（SCA3，SCA6 など），多系統萎縮症，フィッシャー症候群，小脳梗塞，脳性麻痺，脳腫瘍，頭部外傷，炎症，中毒や代謝異常症などに対しても，プロトコールを決めて，HAL 治療プログラムにより臨床的改善効果を示せるか，評価する必要があると思われる．

HAL 装着歩行練習プログラムにおける重要なポイント──改善効果を得るために

一般的に，疾患が何であれ，歩行不安定症に対する HAL 治療プログラムにおける重要なポイントは以下の 2 つであり，この 2 つが満たされていないと HAL による歩行改善効果は得られない．

1. 生体電位電極貼付位置は HAL の取り扱い説明書を参考にするが，各

6 ホイストを装着した歩行訓練

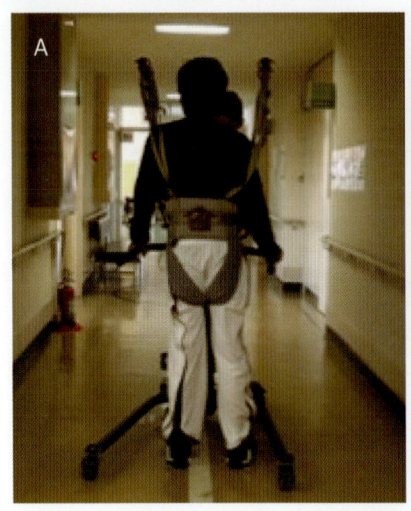

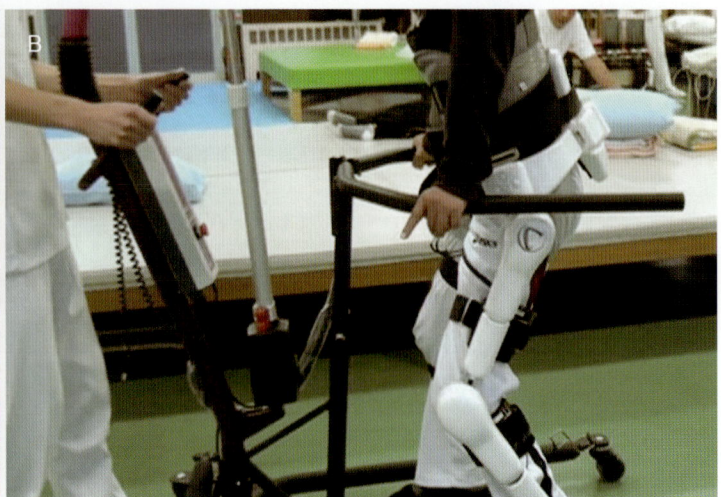

写真のような移動型ホイストは転倒を予防し，安全管理のために歩行訓練の際に装着するとよい（A）．天井走行型のホイスト，リフトシステムも利用可能である．HALと移動型ホイストを同時に装着した歩行訓練の例（B）．

関節運動において，拮抗筋の運動として，相反性と特異性があり，電位が最も高い部位を選ぶ．各関節運動を支援するトルクは，適時増やすが，振戦が起きない強さとする．

2. 患者の大腿，下腿の長さとHALの各フレームの長さを正確に合わせることである．

HALの安全教育講習を受けた理学療法士など医療従事者が，HALを用いた歩行訓練を行うが，1回の歩行訓練時間の目安は現在約40分間としている．安全管理のために，筆者らは，神経・筋患者の歩行訓練にはホイストを使用し（6），HALとホイスト装着後に，頸部の屈伸，側屈，回旋，上肢の軽い介助自動運動，体幹の回旋，側屈および深呼吸などの準備体操で開始する．その後，歩行練習を行い，疲労の訴えに応じて休息を入れ，最後に，クールダウンとして，四肢・体幹のストレッチを行い約40分間で終了する．HALの動作が安定するまで，電極貼付位置の変更やトルクの調整を随時行うと同時に，患者自身も徐々にHALによる歩行に慣れる必要がある．

HALの臨床効果の特徴

HALの治療効果は，福祉モデルの経験から，現時点で予想される効果をimmediate effect（即時効果）とgradual effect（漸次効果）に分類できる．即時効果はHAL装着歩行訓練3回以内で認め始めるようなものを指す．漸次効果はそれ以降に徐々に起き，9回程度で完全に明らかになるようなものを指す．運動学習や神経可塑性に基づく効果は即時効果として経験され徐々に増強し，持続性を獲得する．たとえば，脊髄損傷やHAMの患者に対して，HALを使って歩行訓練することで，痙縮が軽減するとともに足の運びが改善することが経験されており，この機序は何らかの神経可塑性と考えられる．

7 HALを短期間，間欠的に治療的装着することによる歩行改善効果（予想）

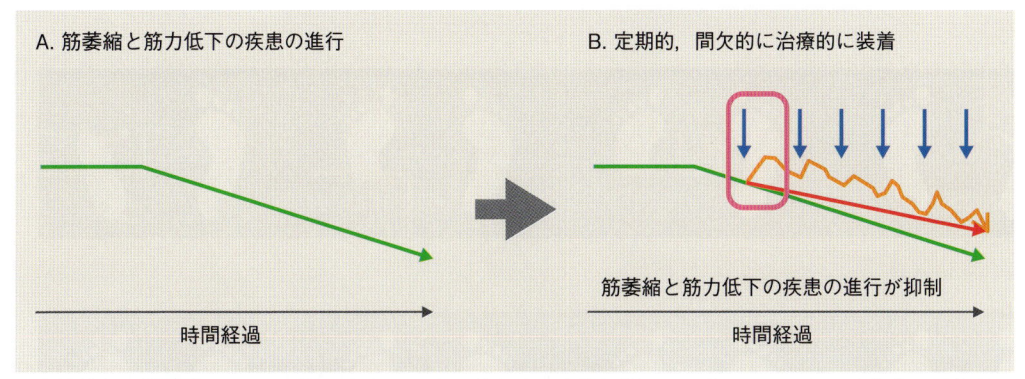

A. 筋萎縮と筋力低下の疾患の進行

B. 定期的，間欠的に治療的に装着

筋萎縮と筋力低下の疾患の進行が抑制

時間経過

希少性神経・筋難病のように時間の経過とともに進行する疾患に対して，青の↓のように定期的，間欠的にHALを用いて歩行訓練すると，オレンジの矢印のように改善効果が認められ，結果として病気の進行は赤の線に示されるように抑制されると予想している．治験では長期効果を評価することは困難であり，ピンク（◯）に囲まれた短期効果を評価する．

期待される筋の保護効果として起きる神経・筋疾患の悪化抑制効果はゆっくりした現象といえる．さらに，廃用症候群に陥った筋群の筋力増強効果も漸次効果として現れると考えられる．希少性神経・筋難病性疾患に対するHALの歩行不安定症の治験では「神経・筋疾患患者用に新規に開発された下肢装着型ロボット，HAL神経・筋難病下肢用モデル（以下，HAL-HN01）を被験者が定期的，間欠的に治療的に装着し，適切に筋収縮を助けられることで，疾患の進行が抑制されるという」仮説の下で，緩徐進行性の対象患者がHAL-HN01を短期間，間欠的に治療的装着することによる歩行改善効果を証明し，有効性と安全性を評価するとしたが，図のような戦略がとられている[6]（ 7 ）．

歩行不安定症の改善度の臨床評価法

歩行不安定症に対するHALによる治療効果の評価として，歩行スピードの改善効果として，10m歩行テストが使われる．筋の持久力を評価するために，2分間歩行テストを使い，2分間の歩行距離を測定する．これらは，HAL治療効果として歩行不安定症が改善したかどうかの客観的な指標となる．HALによる改善効果はこれらの変化率で評価する．歩行パターンがより適切かどうかを評価するためにRivermead Visual Gait Assessment formも有用と思われる[9]．さらに，多施設で三次元歩行分析が可能であれば，正常歩行データからnormalcy indexを作成し，そこから被験者の歩行パターンをマハラノビス距離を計算して正常からの差として，計測することも有用と思われる[10]．

患者の主観的な認識から医療内容を評価する方法，患者の報告するアウトカム（patient-reported outcome：PRO）の治験への導入が推奨されている．FDA（Food and Drug Administration）は2009年に「医療産業向けPRO評価法ガイダンス：医療製品開発における効能文書作成をサポートするための使

8 正常被験者（A）と脊髄小脳変性症の患者（B）の歩行中の重心移動表示

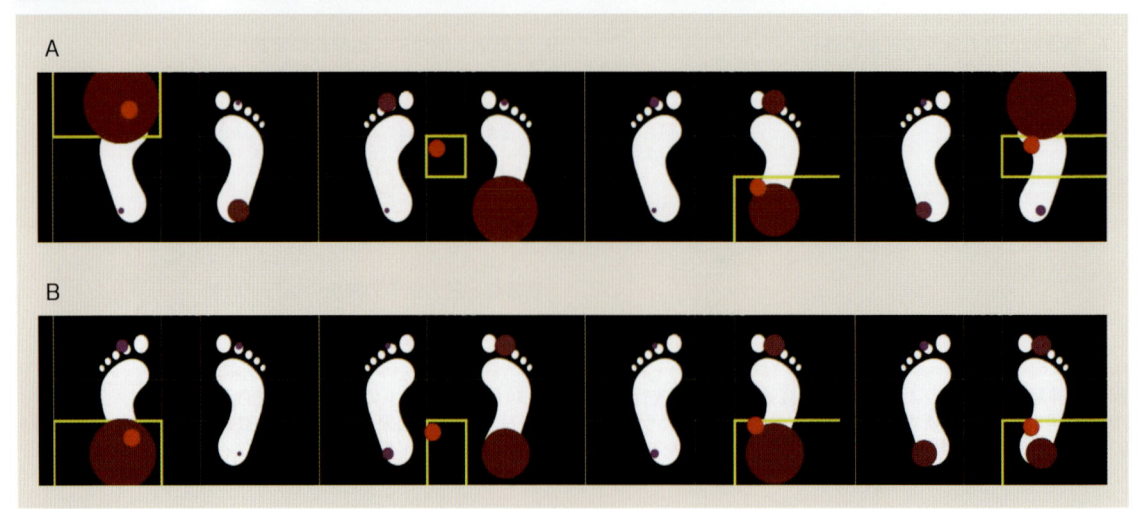

HALに内蔵された床反力センサーに基づく，歩行中の重心移動表示．
A：正常被験者の歩行時のデータ．小さな赤丸は床反力中心を示し，左前方から右後方，右前方へと重心移動が行われている．
B：皮質小脳型の脊髄小脳変性症の患者のパターンで，歩行中の左右方向の重心移動はあるが，前後方向の移動がほとんどないことが特徴である．

用」（Guidance for Industry, Patient-Reported Outcome Measures：Use in Medical Product Development to Support Labeling Claims）を公表し，治験の主要評価項目か副次的評価項目のいずれかにPROを入れることを推奨した[11]．HALの臨床評価においても，歩行の客観評価だけでなく，主観的評価は重要である．なぜなら，歩行の疲労感の改善，足の軽さ，歩行の安心感や楽しさなどは主観的にしか評価できないからである．

小脳失調症による歩行不安定症の改善効果を評価する際には，何らかの重心移動の評価が必要となるが，HALに組み込まれている重心移動の軌跡表示が利用できる可能性もある．8に正常被験者と脊髄小脳変性症の歩行時のデータを示す．

HAL使用による副作用など

HAL福祉モデルは医療機関，福祉施設，HAL-Fitなどで利用されているが，重大な副作用の報告はない．HAL医療モデルに対する治験においては厳密な有害事象の評価がなされるが，安全教育研修をすませ，使用経験のある指導者とともに医学的な判断で使用すれば安全な使用ができると考えられる．歩行不安定症が対象であるため，転倒によるけがの予防が最も重要で，両上肢の筋力が十分にあり平行棒内で使う場合を除き，原則的にホイスト（6）やリフトシステムを併用し転倒予防するとよい．

予想される一過性の副作用として今まで，歩行量が著しく少なかった者が急にHAL歩行プログラムを行うと，一過性の骨運動器の痛みが起きうる．もともと，変形性膝関節症，変形性股関節症，先天性股関節脱臼，変形性腰椎症や側弯症などの脊椎の変形がある場合はプログラムを工夫したり，疼痛

ディベート

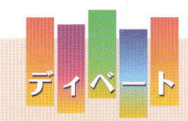

HALを使う治療概念と倫理・社会面をめぐる研究

　WHO憲章前文（1948）において，健康とは単に疾患がないとか虚弱でないとかではなく，身体的，心理的，社会的に完全に良い状態（well-being）と定義され，あらゆる疾患の治療はこの健康概念に基づいて行われている．2003年のアメリカ大統領生命倫理審議会報告，生命技術と幸福の追求で，Beyond therapy がテーマとなった[12]．Therapy（治療）とは正常に戻すこと，健康にすることであり，Beyond therapy（超治療）とは正常以上にすることで，増強（エンハンスメント）技術，願望実現医療，Euphenics（人体改造学）[13,14] などがそこに含まれるとされた（⑨）．

　HALによる治療はこの枠組みで分類すると，治療とすべきか，超治療とすべきなのかの問題が起きる．もし仮に，「超治療，人体改造は規制すべき」という立場から，「装着者の筋力を超える力をアシストする」ことを規制対象とすると，神経・筋疾患者にその人の筋力を超えるアシストを行うことが規制対象とされ，HALを用いた治療が困難になる問題がある．健康概念を再定義することで，この問題は解決できる．

　2011年に BMJ で「われわれはどのように健康を定義すべきか？」という論文が発表され[15]，健康の定義が再度議論された．WHOの完全な well-being 概念はもはや科学概念としての健康定義として使用不能であり，高齢化社会での慢性疾患の増加に対応できないとされた．BMJ の新たな健康概念は，「社会的，身体的，感情的問題に直面したときに適応し自ら管理する能力」という方向で考えられた．この定義に基づけば，治療とは，正常に戻せるかどうかではなく，疾患や障害に適応するための支援そのものを意味することになる．HALによる治療が，本人にとって必要な治療なら，その人にとってのエンハンスメントは超治療と分類する必要がないと思われる．この意味で，HALの医療機器研究は人体改造学をめざす研究ではないといえる．

⑨ トランスヒューマニズムと超治療

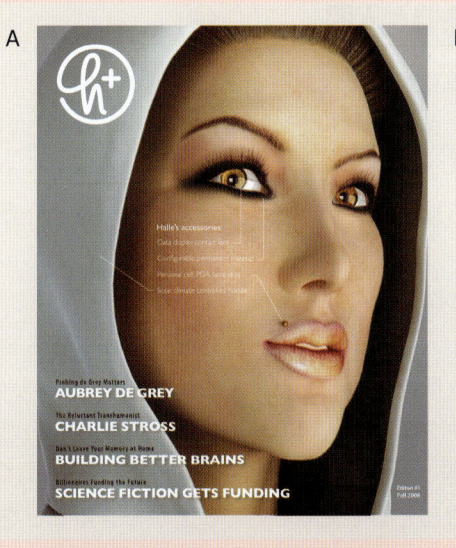

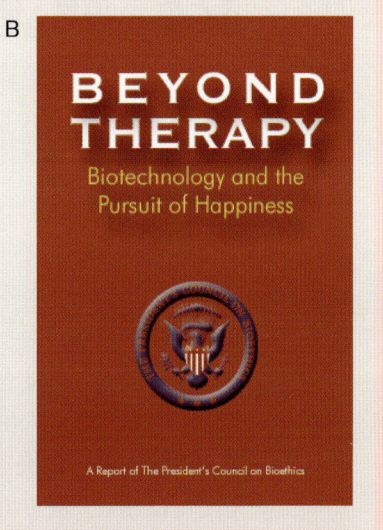

A：Transhumanism magazine 創刊号（2008年秋）の表紙．医学やテクノロジーを利用し，人間改造，超人類を目指す学問分野．医療用HALの目標はトランスヒューマニズムではない．
B：2003年のアメリカ大統領生命倫理審議会報告，生命技術と幸福の追求による．Beyond therapy（超治療）と Therapy（治療）が述べられた[12]．医療用HALの治療概念はこの二分法からではなく，新しい BMJ の健康概念から導かれる．

> **Column**
>
> ## HALの医療機器承認のために──医師主導治験について
>
> 治験を多施設共同で実施するためには，治験調整医師，各実施施設の治験責任医師，企業とがGCP（good clinical practice）に基づいて共同する必要がある．日本のGCPは薬事法とGCP省令によって構成されておりこの理解が必要である．日本のGCPは国際的なICH-GCPに基づいており，あらゆる臨床試験はこのGCPに基づいて行われるべきだが，GCPをクリアするための必要条件は厚生労働省の「臨床研究の倫理指針」をはるかに超えており，標準手順書の作成と遵守，モニタリング，監査などが必要となる．GCPに基づく臨床試験，すなわち治験を行えば，科学性，倫理性，社会性が保証され，国際的に通用するデータとなる．
>
> 医師主導治験においてはPMDA（Pharmaceuticals and Medical Devices Agency：独立行政法人医薬品医療機器総合機構）との助言相談，院内治験事務局および，開発業務受託機関（contract research organization：CRO）からの支援が必要である．治験調整医師だけでなく，各実施施設の治験責任医師がGCP上の「自ら治験をする者」となる．治験届けは治験調整医師が代表して届ける．治験届けを提出する時点で，治験実施施設がGCPシステムの監査に耐える体制が必要である．HAL治験では，さらにリハビリテーション部門の協力や治験機器提供会社の行うHAL安全使用講習が必要である．

や症状緩和のための理学療法を併用するなどの対応が必要になるかもしれない．

使用上の注意を守らず，下腿フレームや大腿フレーム長が体に適合していないと，圧迫部の局所痛（local pain）や，下肢の疲れを引き起こす．痛みが起きるだけでなく，HALによる歩行改善効果は得られなくなる．生体電位電極による接触性皮膚炎もありうるので注意して行う．

まとめ──道具・機器と人間

ロボットは機器・道具の一つだが，今まで，人から独立し自律的に動く存在としてとらえられてきた．一方で，装着型ロボットは新しい概念のロボットで，装着者の意思により動くが，不足する部分をロボットが自律的に補い人間に寄り添いながら助ける存在として開発され，医療や介護に適していると考えられる．

人は生まれ，人との関係性の中で，人生の意味を紡ぎ出し，物語を作りながら，振り返りながら人生を歩み，病気や老化に直面しても物語の書き換えを行っている．人は人間同士の関係だけでなく，道具や機器との関係の中で，脳や心が発達し，人生を楽しみ，機器・道具の有用性を見いだしながら生きている．本稿では機器としてのHALをトランスヒューマニズムや超治療としてではなく，医療機器として使っていくことができることを述べた．このような新たな医療機器の使用が難病疾患の転帰を改善し，医療を変革することができれば幸いである．

（中島　孝）

文献

1) Brunnstrom S. Movement Therapy in Hemiplegia：A Neurophysiological Approach, 1st edition. New York：Harper & Row；1970.
2) Bernstein NA. The Co-ordination and Regulation of Movements. Oxford：Pergamon Press；1967.

3) Abdullah HA, et al. Dynamic biomechanical model for assessing and monitoring robot-assisted upper-limb therapy. *J Rehabil Res Dev* 2007；44：43-62.
4) Ghez C, Krakauer J. Chapter 33. The organization of movement. In：Kandel E, et al (editors). Principles of Neural Science, 4th edition. New York：McGraw-Hill；2000. pp.653-673.
5) Suzuki K, et al. Intention-based walking support for paraplegia patients with Robot Suit HAL. *Advanced Robotics* 2007；21：1441-1469.
6) 中島孝．神経・筋難病患者が装着するロボットスーツ HAL の医学応用に向けた進捗，期待される臨床効果．保健医療科学 2011；60：130-137.
7) Nakajima T. Neuroethics and QOL Perspectives of Cybernics Technology, Enhancement or Palliation, towards Clinical Trial. In：Sankai Y, et al (editors). Cybernics Techinical Reports, Special Issue on Robotics. Tsukuba：University of Tsukuba；2011.
8) Shingu M, et al. Substitution of motor function of polio survivors who have Permanent Paralysis of Limbs by using Cybernic Voluntary Control. In：International Conference on Robotics and Biomimetics, Guilin, China, 2009. pp.504-509.
9) Lord SE, et al. Visual gait analysis：The development of a clinical assessment and scale. *Clin Rehabil* 1998；12：107-119.
10) Romei M, et al. Use of the normalcy index for the evaluation of gait pathology. *Gait Posture* 2004；19：85-90.
11) 中島孝．医療における QOL と緩和についての誤解を解くために．医薬ジャーナル 2011；47（4）：95-102.
12) Beyond therapy, Biotechnology and the Pursuit of Happiness [online]. http://bioethics.georgetown.edu/pcbe/reports/beyondtherapy/index.html.
13) Lederberg J. Molecular biology, eugenics and euphenics. *Nature* 1963；198：428-429.
14) Transhumanism magazine [online]. http://hplusmagazine.com/magazine/
15) Huber M, et al. How should we define health? *BMJ* 2011；343：d4163.

Further reading

- Shumway-Cook A, Woollacott MH. Motor control：Translating Research into Clinical Practice. Philadelphia：Lippincott Williams & Wilkins；2006／田中繁ほか（監訳）．モーターコントロール―運動制御の理論から臨床実践へ．原著第3版．東京：医歯薬出版；2009.
運動障害の症候学と神経リハビリテーションの基礎医学をバイオメカニクスと神経科学から再構成し直した名著．神経内科，脳外科，リハビリテーション科の領域の臨床家，研究者だけでなく，ロボット研究者の基本的な参考書として，臨床にも研究にもとても役立つ

小脳への遺伝子導入

V. 小脳障害の治療

Point

- レンチウイルスベクターやアデノ随伴ウイルスベクターを用いることで，小脳への効率的な遺伝子導入が可能となる．
- ウイルスベクターの産生法やプロモーターを工夫することで，プルキンエ細胞やベルクマン膠細胞など細胞種特異的な遺伝子導入・発現が可能となる．
- 遺伝子導入によって細胞内蛋白質分解系を賦活したり，蛋白質の産生を阻害したりすることが可能であり，遺伝性脊髄小脳変性症などに対する遺伝子治療としての臨床応用が期待される．
- 小脳障害を示すムコ多糖代謝異常症などの患者においては，欠損酵素遺伝子を小脳神経細胞に供給する根本的な治療法としても期待されている．

遺伝性小脳疾患の有効な治療戦略

小脳が障害される代表的な疾患として脊髄小脳変性症（spinocerebellar degeneration：SCD）がある．SCDの患者数は2010（平成22）年の時点で2万3千人以上であり，そのうち約3割が遺伝性である．遺伝性脊髄小脳失調症患者の大多数は常染色体優性遺伝形式を示し，原因遺伝子のCAG配列に代表される繰り返し配列の異常伸長が原因である．これらの主要なタイプでは，原因遺伝子の変異により異常な蛋白質（あるいはRNA）が産生され，それらが細胞内において異常な信号伝達を惹起することで細胞機能が障害され，やがて細胞死に至ることが病因であると考えられている．若いときは異常蛋白質が産生されても，ユビキチンプロテアソーム系やオートファジーの機構を使って分解するため発症が抑制されている．しかし，加齢に伴い細胞内の異常蛋白質分解能力が落ちてくると，異常物質が除去できなくなって発症する．したがって，異常蛋白質分解系を賦活したり，異常蛋白質産生を抑制したりするアプローチが発症機序に基づく有効な治療法となる．現在，細胞内における異常蛋白質の除去機構を最も強力に賦活できるのがウイルスベクターを用いた遺伝子導入（gene transfer）である．

遺伝子治療で期待されるウイルスベクター

中枢神経系への遺伝子導入に用いられるウイルスベクターとそれらの特徴を**1**に示す．近年，レンチウイルスベクターとアデノ随伴ウイルス（adeno-associated virus：AAV）ベクターの改良が大きく進み，これら2つのベクターはすでに遺伝子治療用ベクターとして臨床応用されている．レンチウイルスベクターはプロモーターと合わせて8 kbまで外来遺伝子を組み込むこと

Keywords

オートファジー
細胞が自己の蛋白質成分を分解する機能．細胞内に異常蛋白質が蓄積するのを防いだり，細胞質内に侵入した病原体を排除したりする役割をもち，プロテアソーム系と並ぶ主要な細胞内蛋白質分解システムである．

Column

レンチウイルスとレンチウイルスベクター

　レンチウイルスは，レトロウイルス科レンチウイルス属に分類されるウイルスで，ヒト免疫不全ウイルス（human immunodeficiency virus：HIV）やサル免疫不全ウイルス（simian immunodeficiency virus：SIV）が含まれる．レンチウイルスは gag, pol, env の3つの必須遺伝子以外にも，多くの遺伝子をゲノム内にもっている．ゲノム配列には cis 配列と trans 配列がある．レンチウイルスの複製において，ゲノム上に存在しなければならない配列が cis 配列，必ずしもゲノム上に存在しなくともよい配列が trans 配列である．安全性を高めるため cis 配列をもつベクタープラスミドと trans 配列をもつベクタープラスミドを分けて作製し，両者を1つの培養細胞で共発現させてウイルスを産生させる手法がとられている．このようにして産生されたウイルスは複製能をもたない．

　レンチウイルスは元来，CD4陽性細胞にしか感染できないが，現在用いられているベクターでは，さまざまな細胞に感染できるようにエンベロープの糖蛋白質が水疱性口内炎ウイルス（vesicular stomatitis virus：VSV）由来の糖蛋白質（VSV-glycoprotein：VSV-G）に置換されている．VSV-Gの受容体は細胞膜のリン脂質であるため，VSV-Gをもつレンチウイルスベクターはさまざまな種類の細胞に感染する．VSV-Gは物理的に強く，超遠心によってウイルス粒子を容易に濃縮することができる．

1 中枢神経系への遺伝子導入に用いられるウイルスベクター

ベクター	遺伝子発現期間	組込み可能な遺伝子サイズ	プロモーターの交換	細胞毒性	感染細胞
レンチウイルス	半永久的	8 kb	○	(−)	さまざま
レトロウイルス	半永久的	8 kb	○	(−)	分裂細胞のみ
アデノ随伴ウイルス	数年以上	4.7 kb	○	(−)	さまざま
アデノウイルス	2か月	30 kb	○	(+)	グリア細胞好性
シンドビスウイルス	1～2日	6 kb	×	(+++)	神経細胞好性

ができるのに対し，AAVベクターは最大4.7 kbしか組み込むことができない．しかも組み込む遺伝子のサイズが大きくなるに従い，得られるウイルスの力価が急激に低くなる．しかしながらAAVはヒトに対して病原性がなく，また生体内で拡散するため広い領域の細胞に遺伝子導入できる利点がある．

ウイルスベクターの生体への投与経路

　小脳皮質への投与が最も確実であるが，注射部位に限局し機械的に周囲の組織を損傷する可能性がある．マウスの小脳虫部表面くも膜下腔への注入では，ウイルス粒子がくも膜下腔を拡散し，両小脳半球に広がって小脳皮質細胞への遺伝子導入が可能となる（**2**）．しかし，マウスの小脳よりはるかに大きいヒトの小脳への効率的な遺伝子導入は容易ではない．AAVは小さく拡散しやすいため，AAVベクターを用いれば広範囲の細胞へ遺伝子導入が期待される．また最近，血液脳関門を通過するAAVベクター（タイプ9）も開発されており，生直後のマウスの静脈内投与により大脳皮質，小脳から脊髄にわたって広範囲に遺伝子導入できることが報告されている[1]．ただし，成熟後は血液脳関門の通過が厳しくなること[2]，マウスとヒトでは結果が異

2 レンチウイルスベクター（A）とアデノ随伴ウイルスベクター（B）を用いた成熟マウス小脳への効率的な緑色蛍光蛋白質（GFP）遺伝子の発現

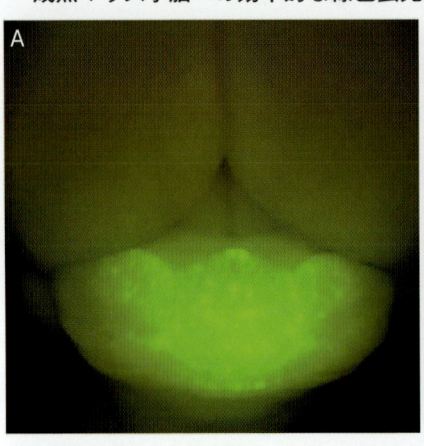

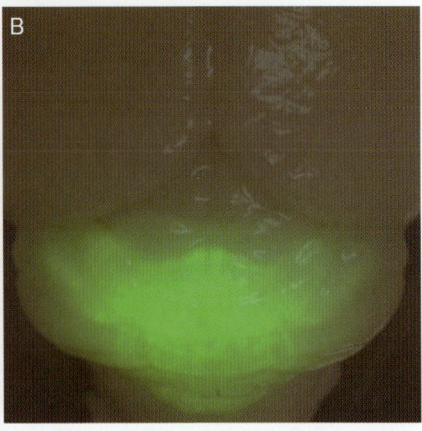

小脳虫部表面のくも膜下腔に 10 μL のウイルスベクターを注射し，7 日後に灌流固定し蛍光実体顕微鏡で観察した．GFP：green fluorescent protein.

3 小脳への遺伝子導入に用いられるプロモーターの由来と細胞選択性

プロモーター	由来	小脳における細胞選択性
CMV	サイトメガロウイルス	選択性なし
CAG	ニワトリのβ-アクチン遺伝子のプモーターおよびサイトメガロウイルスのCMV-IEエンハンサー	選択性なし
RSV	ラウス肉腫ウイルス	ベルクマン膠細胞
MSCV	モロニーマウス白血病/肉腫ウイルス	プルキンエ細胞
Pcp2/L7	マウスのL7蛋白質遺伝子のプロモーター	プルキンエ細胞特異的
Gfa2	マウスの神経膠原線維酸性蛋白質（GFAP）遺伝子のプロモーター	ベルクマン膠細胞特異的
シナプシンI	マウス/ラット/ヒトのシナプシン蛋白質遺伝子のプロモーター	介在ニューロン

Key words

ベルクマン膠細胞

プルキンエ細胞層に細胞体をもち，分子層に突起を伸ばす特殊な形態をもつグリア細胞．平行線維-プルキンエ細胞シナプスを取り囲み，シナプス間隙に放出されたグルタミン酸を回収することで，プルキンエ細胞へのシナプス伝達を調節する．脊髄小脳失調症7型の病態で主要な役割を果たすことが報告されている．

Key words

HEK293T

human embryonic kidney (HEK) 293 細胞は，ヒト胎児腎臓由来の培養細胞をアデノウイルスによって形質転換したものである．HEK293T細胞は，HEK293細胞の変異体であり，腫瘍ウイルスであるシミアンウイルス40（simian virus 40：SV40）のlarge T抗原を発現させたものである．HEK293T細胞においては，SV40由来の複製開始点を含むパッケージングおよびレンチウイルス発現プラスミドのエピソーム性複製が増強するため，高力価のウイルスが産生される．

なることが十分に考えられることなどから，ヒトへの応用には非ヒト霊長類を用いた検証などいっそうの研究が不可欠である．

小脳皮質の細胞種特異的な遺伝子導入

ウイルスベクターの産生条件と組み込むプロモーターを変えることで，小脳皮質のプルキンエ細胞，介在ニューロン（星状細胞，バスケット〈かご〉細胞，ゴルジ細胞），ベルクマン膠細胞への選択的な遺伝子導入が可能になる（**3**）．

ウイルスベクターの産生条件による調節

レンチウイルスベクターは4種類のプラスミドを同時にHEK293T細胞にトランスフェクション（遺伝子導入）することで，細胞内でウイルス粒子の産生が始まる．通常2日後に培養液中に放出されたウイルスベクターを回収

4 プルキンエ細胞特異的な緑色蛍光蛋白質（GFP）遺伝子の発現

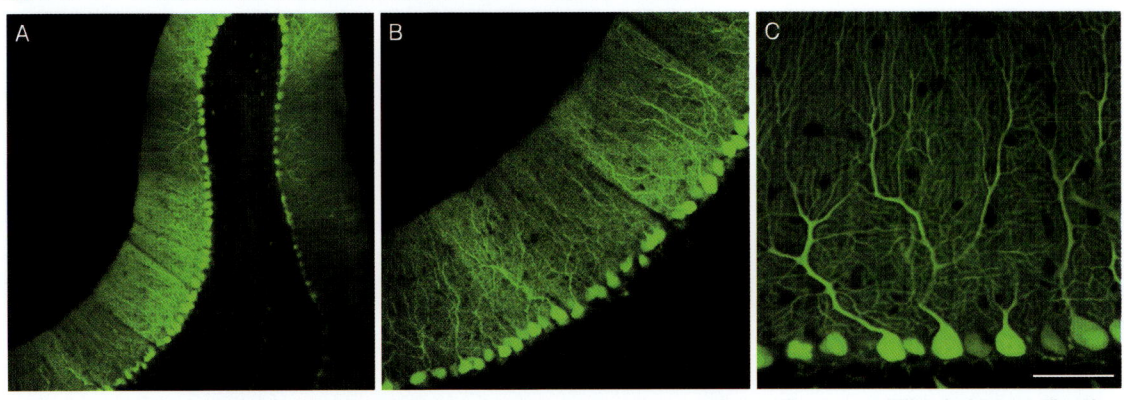

Pcp2/L7プロモーター制御下でGFPを発現するレンチウイルスベクターを生後4週マウスの小脳虫部表面くも膜下腔に注射した．7日後に灌流固定し，小脳虫部の矢状断切片を作成した．
A：プルキンエ細胞への効率的かつ特異的なGFP発現．（100倍）
B, C：プルキンエ細胞層と分子層の拡大写真．GFP発現はプルキンエ細胞のみで，介在ニューロンやベルクマン膠細胞にはみられない．（B：200倍，C：400倍）スケールバー：50 μm．

するが，この時点で回収されたレンチウイルスベクターはプルキンエ細胞に比較的親和性が高い[3]．これに対し，トランスフェクション後6日目以降に回収したウイルスベクターは，ベルクマン膠細胞に高い親和性を示す．これは長期間培養して変性したHEK293T細胞から培養液中に放出されるシステインプロテアーゼのカテプシンKが関与している[4]．注射するウイルス液中に混入しているカテプシンKが小脳皮質の細胞表面を修飾，これによりウイルスの感染性が変化することが原因である．実際，トランスフェクションから6日以上たって回収したウイルスベクター溶液からカテプシンKを取り除くことでプルキンエ細胞への親和性を回復することができる[4]．

ウイルス由来プロモーターによる調節

サイトメガロウイルス由来のCMV（cytomegalovirus）プロモーターやラウス肉腫ウイルス由来のRSV（Rous sarcoma virus）プロモーターなどウイルス由来プロモーターは，一般的にどのような細胞種でもプロモーター活性が強い．しかしレンチウイルスベクターに組み込んで小脳皮質で使用した場合，RSVプロモーターはベルクマン膠細胞で強い活性をもつ．一方，マウス幹細胞ウイルス（murine stem cell virus：MSCV）由来のMSCVプロモーターはプルキンエ細胞で活性が高い[5]．

細胞種特異的プロモーターによる調節

プルキンエ細胞特異的Pcp2/L7プロモーターを使用するとプルキンエ細胞特異的な遺伝子発現が可能となる（**4**）．また，神経膠原線維酸性蛋白質（glial fibrillary acidic protein：GFAP）のプロモーター（Gfa2プロモーター）を用いるとベルクマン膠細胞にほぼ特異的な遺伝子発現が可能となる（**5**）．さらにシナプシンIプロモーターを使うと介在ニューロンに選択的な遺伝子

Key words

MSCVベクター
モロニーマウス白血病ウイルスを改良したベクター．MSCVベクターのプロモーター領域がMSCVプロモーターで，造血幹細胞や胚性幹細胞における遺伝子発現に用いられる．最近，小脳のプルキンエ細胞でも高いプロモーター活性をもつことが報告された[5]．

5 ベルクマン膠細胞特異的な緑色蛍光蛋白質（GFP）遺伝子の発現

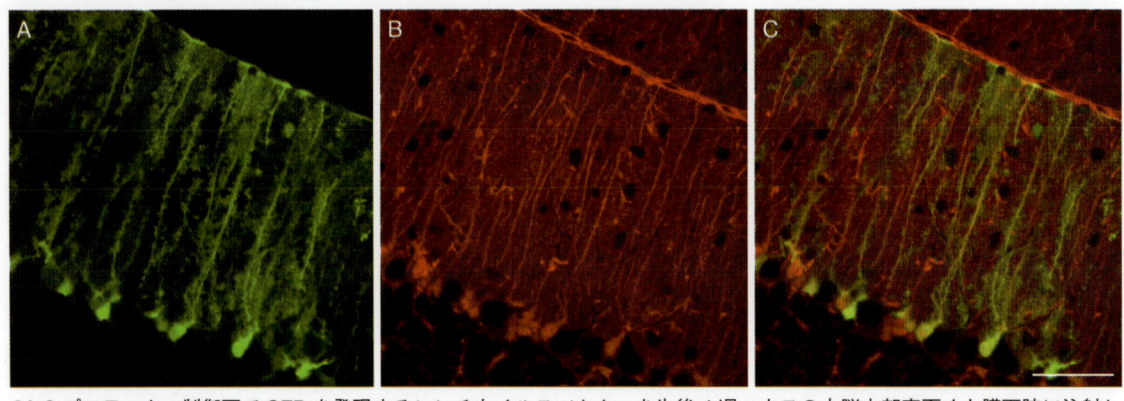

Gfa2 プロモーター制御下で GFP を発現するレンチウイルスベクターを生後 4 週マウスの小脳虫部表面くも膜下腔に注射した．7 日後に灌流固定し，小脳虫部の矢状断切片を作成後，ベルクマン膠細胞マーカーである S-100 に対する抗体で免疫染色を行った．プルキンエ細胞層と分子層の拡大像を示す．
A：ベルクマン膠細胞の細胞体から突起にかけて GFP 蛍光が観察される．
B：抗 S-100 抗体を用いたベルクマン膠細胞の免疫染色像．
C：GFP 蛍光（A）と S-100 免疫染色像（B）の重ね合わせ．スケールバー：50 μm.

6 介在ニューロン選択的な緑色蛍光蛋白質（GFP）遺伝子の発現

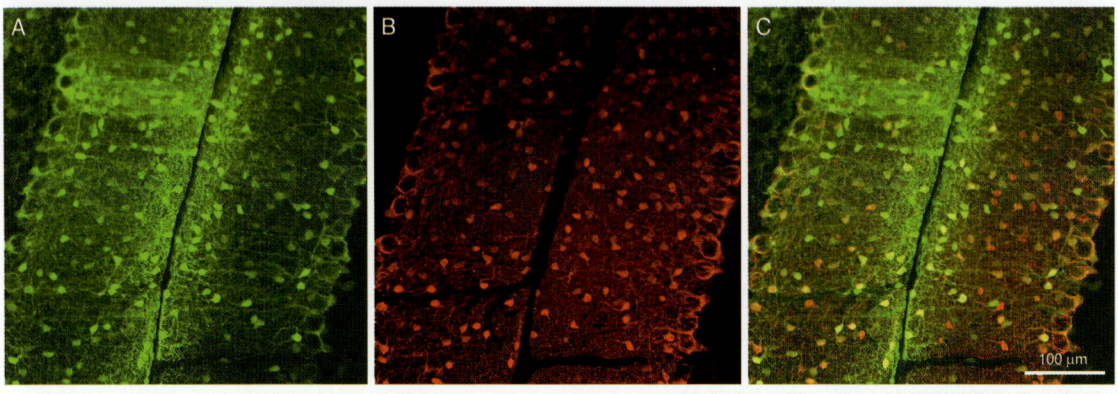

シナプシンⅠプロモーター制御下で GFP を発現するレンチウイルスベクターを生後 4 週マウスの小脳虫部表面くも膜下腔に注射した．7 日後に灌流固定し，小脳虫部の矢状断切片を作成後，パルブアルブミンに対する抗体で免疫染色を行った．プルキンエ細胞層と分子層の拡大像を示す．
A：星状細胞，バスケット（かご）細胞選択的に GFP 蛍光が観察される．一部，分子層を筋状に走るベルクマン膠細胞への GFP 発現もみられる．
B：抗パルブアルブミン抗体を用いた介在ニューロンの免疫染色像．
C：GFP 蛍光（A）とパルブアルブミン免疫染色像（B）の重ね合わせ．スケールバー：100 μm.

発現がみられる（6）．

脊髄小脳失調症をターゲットとした遺伝子治療の前臨床試験

齧歯類疾患モデルの小脳プルキンエ細胞に，ウイルスベクターを用いてユビキチンプロテアソーム系を賦活する遺伝子を発現させて異常蛋白質の分解を促進する研究[6]や，siRNA（small interfering RNA）を発現させることで異常蛋白質産生を抑制する研究[7]が行われている．最近では，変異アレル特異的に原因遺伝子発現を抑制する方法も開発されている[8]．

Key words
siRNA
21-23 塩基対から成る低分子二本鎖 RNA．配列特異的にメッセンジャーRNA を破壊することで遺伝子発現を抑制する．siRNA を用いて脊髄小脳変性症の原因遺伝子から転写された RNA を破壊することが可能であり，治療への応用が期待されている．

他の疾患への小脳皮質遺伝子導入法の応用

　酵素や膜蛋白質欠損による小脳機能不全の治療に応用できる可能性がある．ホットフットという自然発生ミュータントマウスは，小脳プルキンエ細胞に特異的に発現するδ2グルタミン酸受容体遺伝子に変異があり，強い小脳失調を示す．レンチウイルスベクターを用いて，このマウスのプルキンエ細胞に野生型のδ2グルタミン酸受容体遺伝子を導入することで運動失調は大きく改善する[9]．またムコ多糖代謝異常症のモデルマウスに，欠損酵素を発現するウイルスベクターを注射することで症状が改善することも報告されている[10]．

（平井宏和）

文献

1) Miyake N, et al. Global gene transfer into the CNS across the BBB after neonatal systemic delivery of single-stranded AAV vectors. *Brain Res* 2011；1389：19-26.
2) Foust KD, et al. Intravascular AAV9 preferentially targets neonatal neurons and adult astrocytes. *Nat Biotechnol* 2009；27（1）：59-65.
3) Torashima T, et al. Exposure of lentiviral vectors to subneutral pH shifts the tropism from Purkinje cell to Bergmann glia. *Eur J Neurosci* 2006；24（2）：371-380.
4) Goenawan H, Hirai H. Modulation of lentiviral vector tropism in cerebellar Purkinje cells in vivo by a lysosomal cysteine protease cathepsin K. *J Neurovirol* 2012；18（6）：521-531.
5) Takayama K, et al. Purkinje-cell-preferential transduction by lentiviral vectors with the murine stem cell virus promoter. *Neurosci Lett* 2008；443（1）：7-11.
6) Torashima T, et al. Lentivector-mediated rescue from cerebellar ataxia in a mouse model of spinocerebellar ataxia. *EMBO Rep* 2008；9（4）：393-399.
7) Xia H, et al. RNAi suppresses polyglutamine-induced neurodegeneration in a model of spinocerebellar ataxia. *Nat Med* 2004；10（8）：816-820.
8) Alves S, et al. Allele-specific RNA silencing of mutant ataxin-3 mediates neuroprotection in a rat model of Machado-Joseph disease. *PLoS One* 2008；3（10）：e3341.
9) Iizuka A, et al. Lentiviral vector-mediated rescue of motor behavior in spontaneously occurring hereditary ataxic mice. *Neurobiol Dis* 2009；35（3）：457-465.
10) Fu H, et al. Correction of neurological disease of mucopolysaccharidosis IIIB in adult mice by rAAV9 trans-blood-brain barrier gene delivery. *Mol Ther* 2011；19（6）：1025-1033.

Further reading

- Hirai H, Iizuka A. Recent developments in gene therapy research targeted to cerebellar disorders. In：Kang C（editor）. Gene Therapy Applications. Austria：InTech；2011. pp.401-422.
  小脳失調マウスの遺伝子治療についての詳細を知りたい人にお勧め
- 平井宏和．脳の遺伝子治療の可能性と展望．生体の科学 2009；60（1）：23-30.
  小脳に加えてその他の脳領域の遺伝子治療の概要について学びたい人にお勧め

VI. その他の運動失調

VI. その他の運動失調
感覚性運動失調

Point
- 感覚性運動失調（sensory ataxia）とは深部感覚（関節位置覚，運動覚）の障害により，運動失調を起こす症候である．
- 感覚性運動失調は視覚的に代償されやすいので，閉眼で症候が出現または著明に悪化する．
- 感覚性運動失調は末梢神経・後根神経節あるいは後索-内側毛帯の障害により起きる．ただし下肢では脊髄小脳路障害も関与すると考えられている．

Keywords

深部感覚
一般体性感覚は，3つに大別される．1つ目は触覚，痛覚，温度覚などの表在感覚．2つ目が深部感覚で，振動覚，関節位置覚，運動覚，深部圧痛覚がある．3つ目は複合感覚で，立体覚，皮膚書字覚，二点識別覚，圧感覚，触覚定位が含まれる．
深部感覚は後索-内側毛帯路（**1**）を通って大脳まで伝えられる．この経路は意識にのぼって認識される深部感覚（振動覚，関節位置覚）とともに複合感覚（二点識別覚，皮膚書字覚，立体覚）を伝える．この経路の障害は体性感覚誘発電位（somatosensory evoked potential：SEP）で調べることができ，SEP所見は振動覚よりも位置覚とよく相関する[1]．

感覚性運動失調とは

深部感覚である関節位置覚または運動覚が消失していると，随意運動のときにフィードバックが働かないため，視覚情報によって補正しないと運動が拙劣になってしまう．このような状態を感覚性運動失調（sensory ataxia）という．

感覚性運動失調の症候

上肢

上肢に深部感覚障害があると，一定の筋力を持続することができず手で持っているものを落としてしまいやすく，不自由な手となる．手指を伸展させて上肢を回内位で前方挙上を命ずると，開眼時には姿勢を保つことができるが，閉眼すると手指がゆっくりとばらばらに下に動くアテトーゼ様の不随意運動を認める．深部感覚障害によって起きるこの現象を偽性アテトーシス（pseudoathtosis）と呼び，あたかもピアノを演奏しているように見えることからピアノ演奏様指（piano-playing finger）と表現されることもある（**2**）．上肢近位部に強い深部感覚障害があると，閉眼すると上肢全体が一定の姿位を保てずに落下してしまうこともある．

指鼻試験では，閉眼すると目標からずれてしまう．小脳失調の場合には測定過大になるのに対して，深部感覚障害の場合には，目標からさまざまな方向にランダムにずれる点が異なる．母指さがし試験[3]（**3**）をすると，閉眼では深部感覚障害のある母指の位置がわからず，正確につまむことができない．

手指の関節位置覚・運動覚を調べるには，閉眼で検者が手指を背屈あるいは掌屈させてどちらに動いたか答えさせる．深部感覚障害がある場合は，答

1 意識にのぼる深部感覚の経路――後索-内側毛帯路

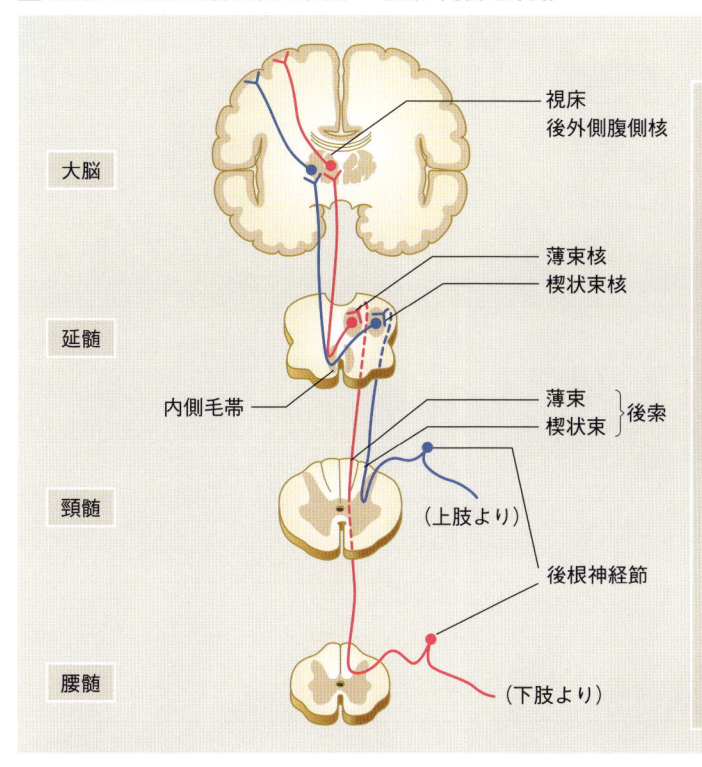

体性感覚の一次ニューロンである後根神経節細胞は偽単極細胞で，感覚のインパルスは末梢側の樹状突起から中枢側の軸索を通って後根入口帯から脊髄に入る．深部感覚を伝える線維は後根入口部から同側の後索に入って上行し，延髄下部被蓋にある核で二次ニューロンに連絡する．そのとき下肢，体幹尾側部からの線維は脊髄後索の内側に位置する薄束（fasciculus gracilis，ゴル束）を通り，延髄では薄束核（nucleus gracilis）に達する．一方，上肢，体幹吻側からの線維は脊髄後索の外側に位置する楔状束（faxciculus cuneatus，ブルダッハ束）を通り，延髄では楔状束核（nucleus cuneatus）に達する．延髄の薄束核，楔状束核の二次ニューロンの軸索は延髄で交差して体側の内側毛帯（medial lemniscus）を通って視床の後外側腹側核（nucleus ventralis posterolateralis thalami：VPL核）に終わる．視床の三次ニューロンの軸索は視床皮質線維として頭頂葉の中心後回に到達する．

2 偽性アテトーシス

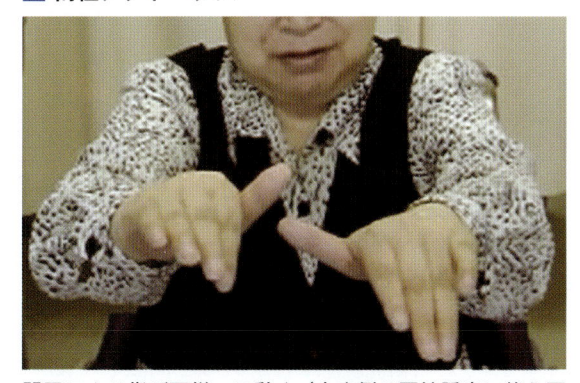

閉眼により指が不揃いに動く（本症例は悪性腫瘍に伴う亜急性感覚性ニューロノパチー）．

3 母指さがし試験

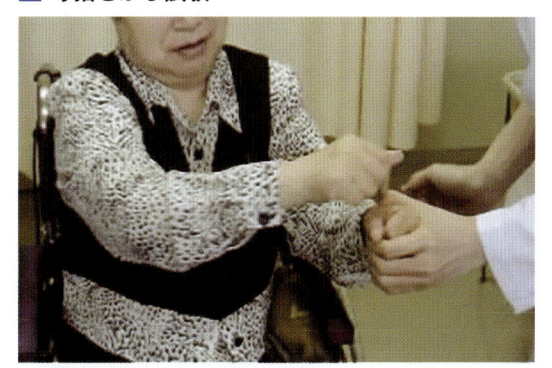

一側の母指を立てて検者がそれを持って動かして，反対側の母指と示指でつかむように命じる．まず開眼で練習して，次いで閉眼で検査する．深部感覚障害があると母指の位置がわからず，正確につまむことができない．高度の深部障害がある場合には，母指を立てて保持することも困難である（2と同一症例）．

えることができない．

体幹・下肢

体幹・下肢に深部感覚障害があると，立位・歩行が不安定になる．小脳失調との鑑別では視覚的代償がなくなると出現または著明に悪化する点が重要である．日常生活では，夜間などに暗い場所を歩くとき，あるいは顔を洗う

VI. その他の運動失調

> **Memo**
> 深部感覚には後索-内側毛帯路で伝えられるもの以外に，筋紡錘などからの意識にのぼらない深部感覚がある．意識にのぼらない深部感覚は上肢からのものは後索を通って小脳に達するが，下肢からのものはクラーク柱細胞を介して対側の後脊髄小脳路を上行して小脳に達する．この経路は歩行やその他の運動に重要な役割を演じているといわれる．下肢の感覚性運動失調は脊髄後索障害だけでは起こらず，後根または脊髄小脳路の障害もあることが必要と考えられている[2]．

4 ロンベルク徴候

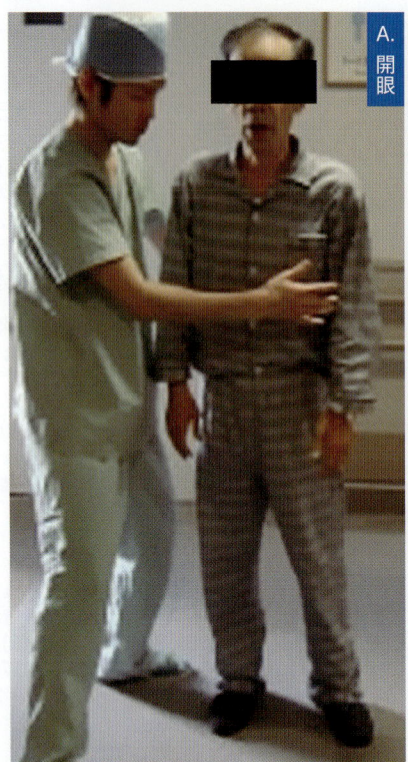

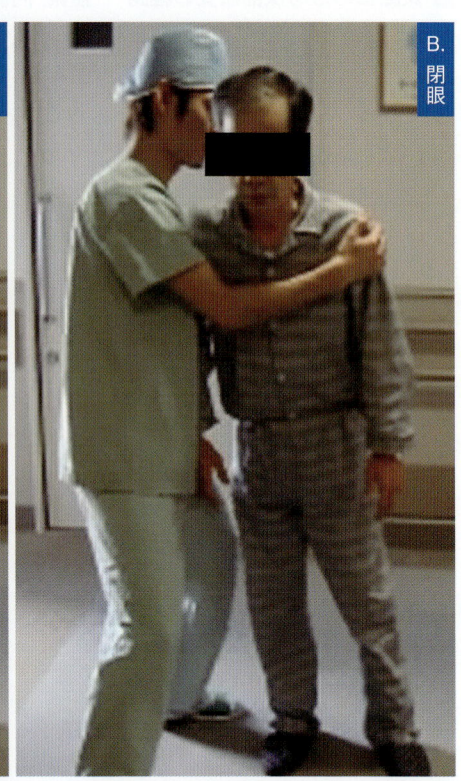

開眼（A）で両足を揃えて立位をとってもらい，ふらつかないことを確認した後に閉眼（B）を命じると，身体の動揺が増強して転倒する現象．体幹下肢の深部感覚障害を調べる検査である．小脳障害では開眼と閉眼とで動揺に大きな差がないことが鑑別点である（本症例は脊髄癆）．

ときに不安定となり洗面台に寄りかかる現象が起きる．あるいは開眼していても指標となるものが動いているとき，たとえば駅のホームで電車を見ていてその電車が動き出したときに動揺が強くなる．

診察ではロンベルク徴候をみる（4）．これはまず開眼で両足を揃えて立位をとってもらい，ふらつかないことを確認した後に閉眼を命じると，身体の動揺が増強して転倒する現象をいう．深部感覚障害があると閉眼して即座に動揺が起こり，倒れてしまう．小脳障害では，開眼と閉眼とで動揺に大きな差がないことが鑑別点である．また，内耳の迷路障害でも閉眼時に倒れるが，その場合はいつも障害された内耳の方向に倒れる．深部感覚障害の場合には倒れる方向がランダムである．

深部感覚障害の歩容は，不安定で多くの場合は開脚位をとって，自分の足元を見ながら歩く．時には膝を高く上げ，前に投げ出して踵から強く着地する歩容がみられることがある．暗所では極端に歩きにくくなる．

踵膝試験も拙劣である．ここでも目標からさまざまな方向にランダムにずれる点が小脳失調と異なる．

足指の関節位置覚・運動覚を調べるには，閉眼で検者が手指を背屈あるいは掌屈させてどちらに動いたか答えさせる．深部感覚障害がある場合は，答

障害部位別の感覚性運動失調を起こす主な病態

視床

視床の後外側の梗塞により，病巣の反対側に表在感覚および深部感覚の障害，感覚性失調，自発痛，軽度の片麻痺，舞踏アテトーゼ運動を起こすものをデジュリン・ルーシー症候群と呼ぶ[4]．

脳幹

橋もしくは延髄の内側の梗塞にて内側毛帯が障害されると反対側の深部感覚障害が起こり，感覚性運動失調を起こす．

頭蓋頸椎移行部

頭蓋頸椎移行部奇形や大後頭孔部の腫瘍にて脊髄延髄移行部が圧迫されると，上肢優位の深部感覚障害が起こり，感覚性運動失調をきたす[5]．四肢の腱反射は亢進し，手袋靴下型の表在感覚障害を伴うことが多い．

上部頸髄

多発性硬化症で上部頸髄後索に病変を起こすと，上肢の深部感覚障害，感覚性運動失調を起こすことがある[6]．頸椎症ではC3／4椎間の脊髄圧迫にて同様の症候を呈することがある[7,8]（**5**）．

脊髄後索

脊髄の後索病変が単独で起こった場合には，下肢に感覚性運動失調を起こしにくい．下肢の意識されない深部感覚は後索ではなく後脊髄小脳路を通っていることがその理由として考えられる（Memo〈p.272〉参照）．古典的に体幹下肢に感覚性運動失調を起こすことが知られている脊髄癆，亜急性脊髄連合変性症，フリードライヒ運動失調症は，いずれも後索以外に後根または側索の障害を併発している．

■脊髄癆

梅毒の初期感染後5〜20年を経て発病する．脊髄後索，後根，後根神経節に進行性の障害が起きる．体幹下肢に感覚性運動失調を認め，ロンベルク徴候が陽性となる．下肢に乱刺痛があり，腱反射減弱する．縮瞳，対光反射消失を認め，輻輳反射は保たれるアーガイル ロバートソン徴候を認めることが多い．

■亜急性脊髄連合変性症

胃切除などでビタミンB_{12}の欠乏により，脊髄後索，側索，末梢神経に障害が起きる[9]．四肢にしびれと感覚性運動失調を認める．MRIでは脊髄内後方のハの字型の高信号が特徴である[10]（**6**）．

> **Memo**
> **延髄内側症候群（デジュリン症候群）**
> 延髄内側の脳梗塞により，病変側の舌下神経麻痺と内側毛帯の障害による反対側の深部感覚障害，および錐体路障害による反対側の片麻痺が起きる．脊髄視床路は保たれるので，温度覚，痛覚は障害されない．

5 上肢の感覚性失調を呈した頸椎症性脊髄症

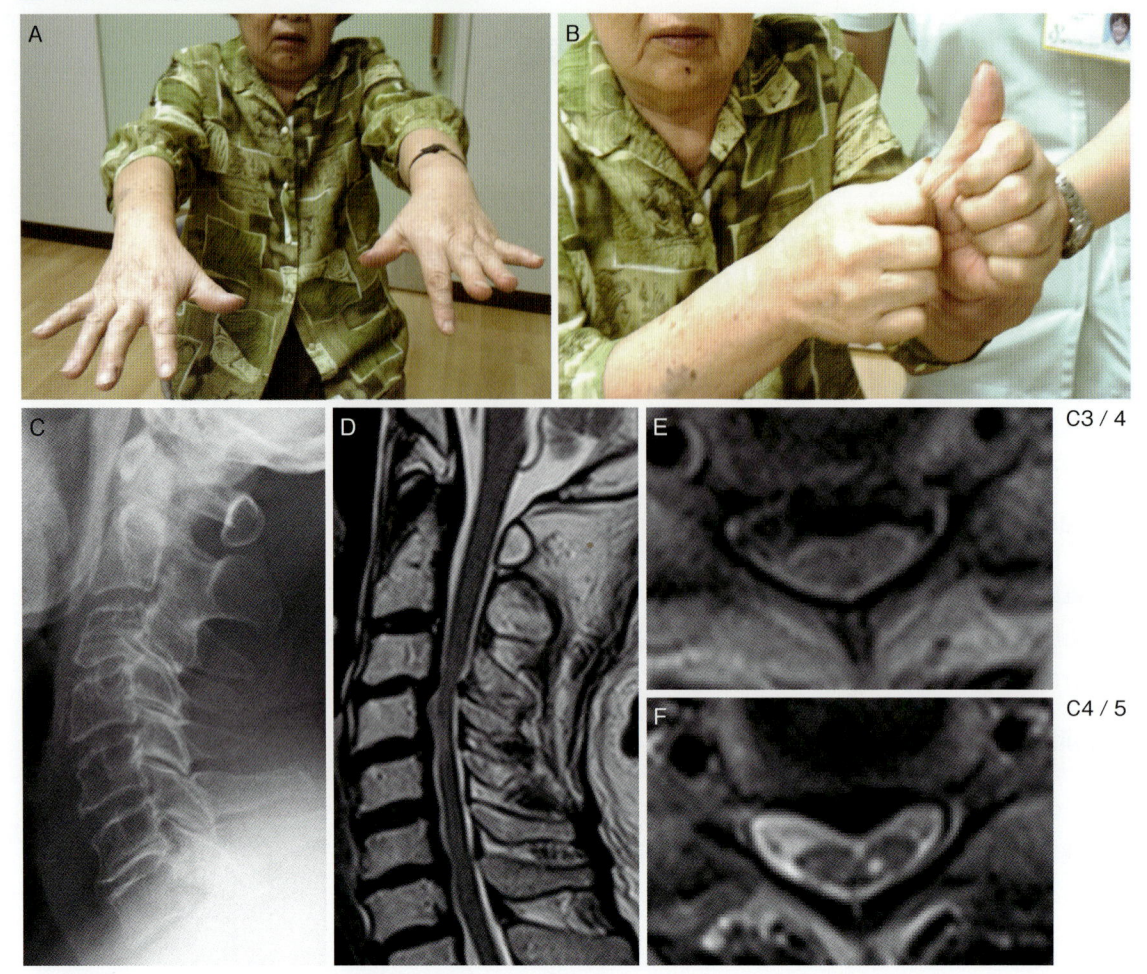

A：偽性アテトーゼ．閉眼で左優位に手指が不規則に下に動いていく．
B：母指さがし試験．閉眼では左の母指に到達しない．
C：頸椎単純X線側面像．C3/4に頸椎症，後方すべりを認める．
D, E, F：T2強調画像．C3/4に強い脊髄圧迫を認める（D, E）．C4/5に髄内高信号を認める（F）．
　頸椎症でC3/4高位に脊髄圧迫がある場合に上肢に強い深部感覚障害と感覚性失調を認めることがある．

■フリードライヒ運動失調症

　欧米に多い *frataxin* 遺伝子のGAA配列の異常伸長で起きる常染色体劣性遺伝形式の疾患．脊髄後索，脊髄小脳路，クラーク柱，皮質脊髄路，後根神経節に変性を起こす[11]．下肢に強い感覚性運動失調を呈する．

末梢神経・後根神経節

■悪性腫瘍に伴う亜急性感覚性ニューロノパチー

　後根神経節細胞の脱落により起きるのでニューロパチーではなくニューロノパチーと呼ばれる．亜急性発症で四肢のしびれ・痛みと，深部感覚障害により感覚性運動失調を呈する．腫瘍としては肺小細胞癌が多く，抗Hu抗体や抗CV-2（CRMP5）抗体がみられる[12]．

6 亜急性脊髄連合変性症の頸椎 MRI

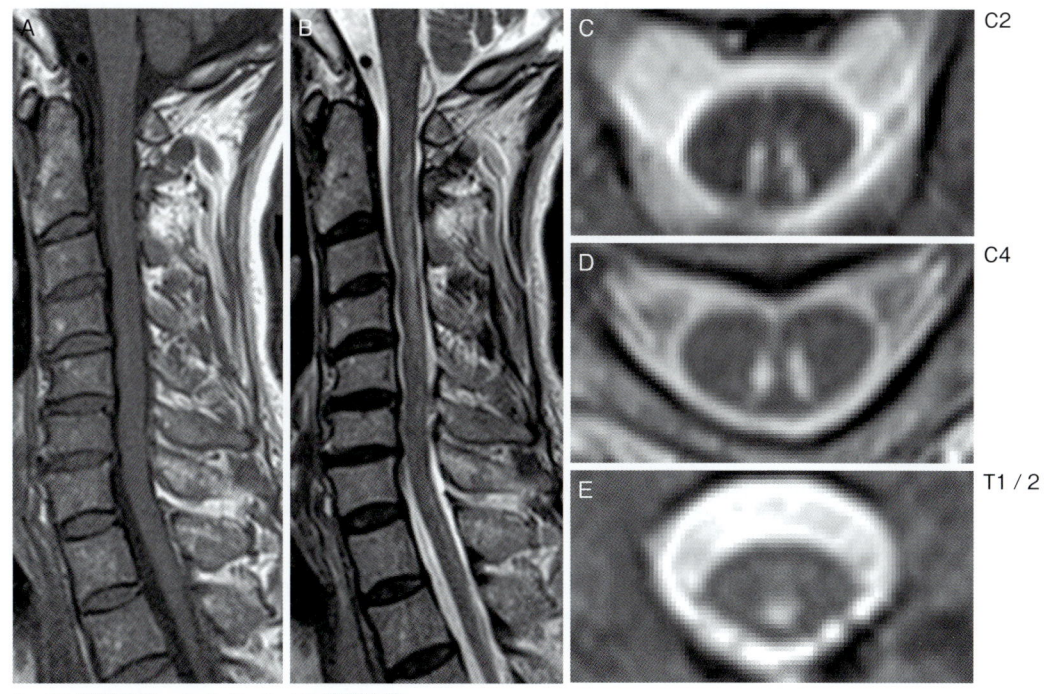

A：T1 強調画像．B, C, D, E：T2 強調画像．
B の矢状断では脊髄内後部に帯状の高信号を認める．脊髄の腫大は認めない．頸髄レベル（C, D）では脊髄内後部で楔状束にあたる部位に「ハ」の字型の高信号を認める．胸髄レベル（E）では後索の中央部の薄束にあたる部位に高信号を認める．

■シェーグレン症候群に伴うニューロパチー

シェーグレン症候群ではさまざまに病型のニューロパチーがみられる[13]．後根神経節細胞の障害により，深部感覚障害による感覚性運動失調を呈する場合がある．

■免疫性ニューロパチー

抗 MAG 関連 IgM-MGUS ニューロパチー[14] や抗 GD1b 抗体による失調性ニューロパチー[15] などが知られている．

（安藤哲朗）

文献

1) Yokota T, et al. Somatosensory evoked potentials in patients with selective impairment of position sense versus vibration sense. *Acta Neurol Scand* 1991；84：201-206.
2) 亀山隆ほか．脊髄後索病変の神経症候学．脊椎脊髄ジャーナル 1996；9：421-429.
3) 平山惠造．母指／母趾さがし試験—固有感覚性定位による後索-内側毛帯系の検査法．*Brain and Nerve* 2011；63：851-860.
4) 高橋昭．視床症候群（Dejerine-Roussy）．神経内科 2004；60：1-9.
5) Blom S, Ekbom KA. Early clinical signs of meningiomas of the foramen magnum, a new syndrome. *J Neurosurg* 1962；19：661-664.
6) 田代邦雄ほか．The useless hand syndrome（of Oppenheim）．脊椎脊髄ジャーナル 1991；4：635-640.
7) Good DC, et al. "Numb, clumsy hands" and high cervical spondylosis. *Surg Neurol* 1984；22：285-291.
8) Nakajima M, Hirayama K. Midcervical central cord syndrome：Numb and clumsy

hands due to midline cervical disc protrusion at the C3-4 intervertebral level. *J Neurol Neurosurg Psychiatry* 1995；58：607-613.
9) 田口朋広, 中野今治. ビタミンB_{12}欠乏と亜急性脊髄連合変性症. 神経内科 2004；61：329-333.
10) 小野田優ほか. ビタミンB_{12}欠乏における楔状束病変. 神経内科 2004；61：334-340.
11) Koeppen AH. Friedreich's ataxia：Pathology, pathogenesis, and molecular genetics. *J Neurol Sci* 2011；303：1-12.
12) Graus F, et al. Recommended diagnostic criteria for paraneoplastic neurological syndrome. *J Neurol Neurosurg Psychiatry* 2004；75：1135-1140.
13) Mori K, et al. The wide spectrum of clinical manifestations in Sjögren's syndrome-associated neuropathy. *Brain* 2005；128：2518-2534.
14) 川頭祐一ほか. 抗MAG関連IgM-MGUSニューロパチー. 神経内科 2009；70：380-383.
15) 楠　進. 抗GD1b抗体による失調性ニューロパチー. 神経内科 2009；70：384-389.

Further reading

- 田崎義昭ほか. ベッドサイドの神経の診かた，改訂17版. 東京：南山堂；2010.
神経診察の標準的なテキスト

- 岩田誠. 神経症候学を学ぶ人のために. 東京：医学書院；1994.
著者の豊富な臨床経験に基づいて，多くの写真と図を使ってわかりやすく神経症候学を解説している

- 平山惠造. 神経症候学，改訂第二版 II. 東京：文光堂；2010.
圧倒的な分量の詳細な記載を誇る神経症候学の百科事典．二分冊で，II巻は四肢・体幹の症候

VI. その他の運動失調
ataxic hemiparesis

> **Point**
> - ataxic hemiparesis（運動失調不全片麻痺：AH）は，一側の上下肢に不全麻痺があり，加えて麻痺の要素を除いても明らかな小脳性の運動失調を呈する症候である．
> - 小脳失調は，大脳皮質-橋-小脳-視床-大脳皮質の経路のいずれかの部位の障害により生じうる．
> - AHにおいても，交叉性遠隔性小脳機能障害（CCD）は生じる．
> - 小脳磁気刺激法はAHの病態解明に有用である．

ataxic hemiparesis の概念

　ataxic hemiparesis（運動失調不全片麻痺：AH）は，一側の上下肢に不全麻痺があり，加えて麻痺の要素を除いても明らかな小脳性の運動失調を呈する症候である．1965年にFisherにより提唱[1]された概念である．この論文の中では14例のAH患者を分析し，小脳それ自体における障害ではなく，大脳皮質～橋の間の障害による症状と推測し，そのうち12例に高血圧の合併があり，同じく12例においてほぼ完全に回復し予後は良好と報告した．最近の報告では，脳血管障害患者の約3%がAHの症候にあてはまり[2]，決して珍しい症候というわけではない．

小脳による運動制御とその経路

　従来から知られる小脳の運動機能調節に重要な経路は，**1**に示すように，小脳，視床，大脳皮質，橋が連絡を取り合う回路である[3,4]．小脳の果たす役割は，小脳に入ってきたさまざまな段階の運動に関する情報に基づき運動の結果を解析し，それに基づいて大脳運動野に制御の指令を出すことである．この情報の経路は，小脳を中心として考えると，小脳に情報を入れる系（小脳求心路〈afferent pathway〉）と小脳から情報を発信する系（小脳遠心路〈efferent pathway〉）に分けることができる．小脳求心路としては，主に2つの経路があり，一つは大脳皮質からの情報が橋核を介して中小脳脚から入るものであり，苔状線維・平行線維として，プルキンエ細胞の定常状態での発火頻度などを制御している系である．もう一つは，運動の結果のフィードバック情報などが下オリーブ核経由で下小脳脚から入るものであり，登上線維となりプルキンエ細胞の細胞体に直接シナプス結合する系である．小脳に入力された情報は小脳で処理され，上小脳脚-視床を通じて大脳一次運動野を

1 小脳の運動機能調節に重要な経路

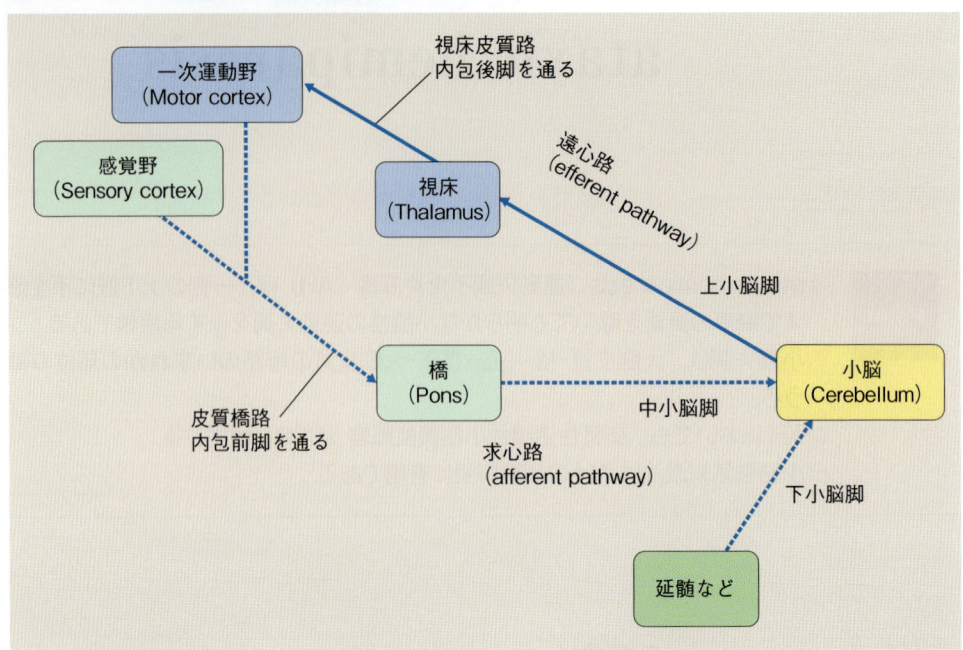

小脳と大脳皮質との回路を示した．小脳遠心路は実線，小脳求心路は破線で示す．上記のどの部分が障害されても小脳失調を呈する．小脳磁気刺激法は，実線で示した小脳遠心路の機能をとらえることができる．

調節する．これらの経路のどの部位に病変・障害が生じても臨床的には小脳失調という症候を生じる．

AHの臨床症状

1978年には初めて本疾患概念を提唱したFisherらが，剖検で橋病変が特定された3例のAH患者を報告[5]した．この3例では，感覚障害がなく，それがAHの特徴であるとしている．その後の報告[2,6]では，AHの中でも内包もしくは視床病変によるAHを中心に約半数がなんらかの感覚障害を呈し，特に痛覚と触覚が障害されていた．臨床的には知覚障害がなくても電気生理学的に異常（体性感覚誘発電位の異常所見）がみられる例も報告されてきた[7]．構音障害については断綴性発語（scanning speech）が特徴的で，AHの36％に認められた．構音障害を呈するAHの病変は，脳幹部（特に橋）の単一病変もしくはテント上の多発病変であった[8,9]．

運動失調性の不全麻痺という症状のみでは，病変部位を推測することは困難だが，感覚障害の有無，構音障害の有無により病変部位をある程度推測できる．原因疾患はラクナ梗塞が半数を占め，それ以外ではラクナ型以外の脳梗塞，脳出血で本症候が現れ，時には多発性硬化症，外傷，癌の浸潤でも出現する[10]．

病変部位

病変部位は，橋，中脳，内包，放線冠，大脳皮質とさまざまである[1,2,5-7,11]．

Moulinらの脳血管障害でAHを呈した100例の脳画像検査による分析[11]では，内包39％，橋19％，視床13％，放線冠13％，レンズ核8％，小脳4％，前頭葉4％であった．大脳運動野-放線冠-内包後脚-橋-延髄までの錐体路のいずれかの障害により麻痺が生じることは周知の事実である．小脳失調の病変に関しては，小脳自身の障害のみならず，**1**に示すように大脳皮質-橋-小脳-視床-大脳皮質の経路のいずれの部位の障害においても小脳失調が生じる[4]．この2つの経路が接している部位に病変が生じ，錐体路と同時に小脳路が強く障害された場合にAHの症候を呈する．

この小脳に対する求心路・遠心路と，感覚路が接近している部位は，まさに視床とそこから大脳皮質に向かう線維を含む内包であり，感覚障害が出現した場合は，上記に述べたように視床周辺の病変であることを疑う．また，構音障害を呈する場合はその神経核が存在する橋周辺の病変であることの関連が推測される．

交叉性遠隔性小脳機能障害（CCD）

一側大脳半球の脳梗塞に伴う対側小脳半球の循環や代謝の低下は交叉性遠隔性小脳機能障害（crossed cerebellar diaschisis：CCD）と呼ばれ，1981年のBaronら[12]のポジトロンエミッション断層撮影（positron emissioin tomography：PET）を用いた研究により明らかにされた．CCDの発現要因として病巣部位と病巣範囲の関与が大きいとし，病巣部位では基底核・内包を中心とした深部梗塞例，病巣範囲では広いほど高頻度かつ高度に出現する．SakaiらはAHと診断し，橋上部にCTでラクナ梗塞を認めた70歳女性例の脳血流を単一フォトン断層撮影（single-photon computed tomography：SPECT）にて評価し，病巣と対側の小脳半球の脳血流が著明に低下していることを報告した[13]．1992年にはTanakaらは，AHを呈した6例（視床4例，頭頂葉1例，内包1例）にPETを施行したところ，全例で病巣と対側の小脳に血流と代謝低下を認めた[14]．また最近の研究では[15]，AHを呈し，前頭葉皮質下白質に梗塞巣を認めた3例にSPECTを施行したところCCDを認めた．このような症例ではCCDにより二次的に生じた小脳失調の関連も考慮され，機能的な回復が得られる可能性が示唆されている[16]．

小脳磁気刺激法とその有用性

AHは臨床的には小脳失調と錐体路徴候が認められ，上記に述べてきたような部位の機能障害によると考えられているが，実際にその部位で症候が起きていることを画像所見以外で示すことは困難であった．そのような中で，磁気刺激法の発達によりヒトの小脳機能を非侵襲的に評価することが可能となった[17]．この手法を以下に簡単に述べる．一次運動野を磁気刺激（試験刺激）すると，対側の手筋に運動誘発電位（motor evoked potential：MEP）が観察される．この試験刺激に5〜7 msec先行して対側小脳に磁気刺激（条件刺激）をすると，条件刺激がない場合のMEPと比較して，MEPが50％

2 小脳磁気刺激による ataxic hemiparesis（AH）の病態解明

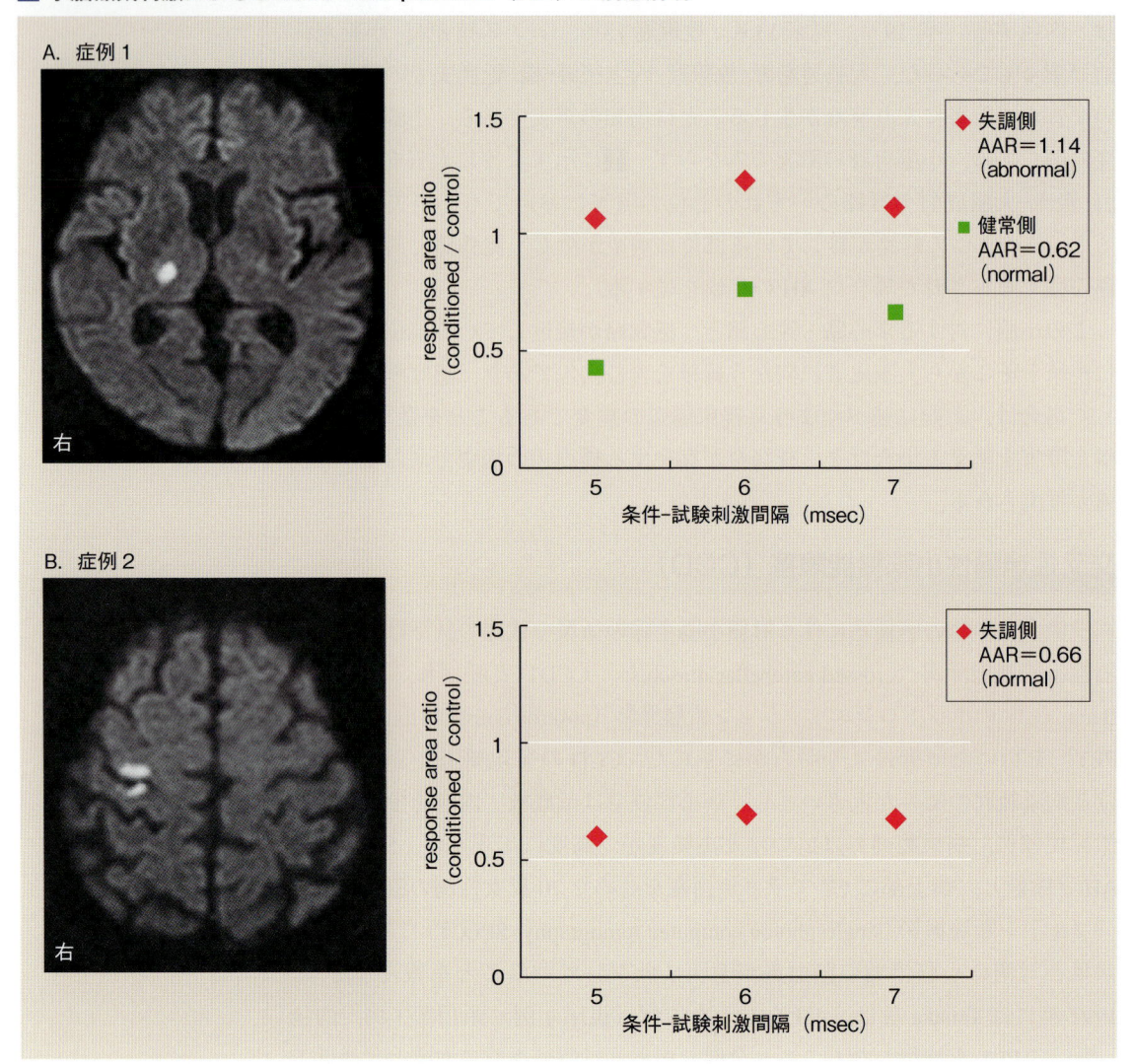

A．症例1

B．症例2

A：症例1．小脳遠心路に位置する視床病変における AH 患者．失調側では抑制パターンの欠如，健常側では正常の抑制パターンを呈した．
B：症例2．小脳遠心路に位置しない中心溝前後の病変における AH 患者．失調側で正常の抑制パターンを呈した．
AAR：average area ratio（条件-試験刺激間隔 = 5, 6 and 7 msec）

（Kikuchi S, et al. *Cerebellum* 2012[20] より改変）

近く抑制される抑制効果がある．小脳もしくは小脳遠心路に障害があると，この抑制効果が減弱・消失する．たとえば，脊髄小脳変性症ではこの抑制効果は減弱するが，フィッシャー症候群のように小脳遠心路障害とは関係のない場合はこの抑制効果は保たれる[18,19]．

2012年 Kikuchi らは，病変部位の異なる AH 患者3例につき，小脳磁気刺激法を実施し，この方法が AH の病態解明に有用であることを報告した[20]．たとえば，小脳遠心路に位置する視床に病変があった AH 患者（2-A）においては，患側は条件-試験刺激間隔5〜7 msec における平均の MEP 抑制比率（average area ratio：AAR）が1.14と，通常認める抑制パターンが消失し

ていた（正常は0.78以下に抑制される）．一方，小脳遠心路に位置しない中心溝の前後に病変の存在するAH患者（**2**-B）では，AARは0.66と正常の抑制パターンを認めた．この論文の中で，小脳遠心路と小脳求心路のどちらにおいてもAHが生じることを生理学的に示している．

まとめ

　AHとその関連事項について簡単に述べた．AHははじめに述べたように決して珍しい症候ではなく，ラクナ梗塞において時々認められる症候である．MRI画像と磁気刺激法の発展により，臨床症状と病変との関連，病態の解明が近年明らかとなってきている．

（望月仁志，宇川義一）

文献

1) Fisher CM, Cole M. Homolateral ataxia and crural paresis：A vascular syndrome. *J Neurol Neurosurg Psychiatry* 1965；28：48-55.
2) Gorman MJ, et al. Ataxic hemiparesis. Critical appraisal of a lacunar syndrome. *Stroke* 1998；29：2549-2555.
3) 宇川義一．小脳刺激の基礎と臨床応用．臨床神経学 2009；49：621-628.
4) Mochizuki H, Ugawa Y. Disappearance of essential tremor after stroke：Which fiber of cerebellar loops is involved in posterior limb of the internal capsule? *Mov Disord* 2011；26：1577.
5) Fisher CM. Ataxic hemiparesis. A pathologic study. *Arch Neurol* 1978；35：126-128.
6) Huang CY, Lui FS. Ataxic-hemiparesis, localization, and clinical features. *Stroke* 1984；15：363-366.
7) Kelly MA, et al. Somatosensory evoked potentials in lacunar syndromes of pure motor and ataxic hemiparesis. *Stroke* 1987；18：1093-1097.
8) Kobatake K, Shinohara Y. Ataxic hemiparesis in patients with primary pontine hemorrhage. *Stroke* 1983；14：762-764.
9) Lechtenberg R, Gilman S. Speech disorders in cerebellar disease. *Ann Neurol* 1978；3：285-290.
10) Hiraga A, et al. Diffusion weighted imaging in ataxic hemiparesis. *J Neurol Neurosurg Psychiatry* 2007；78：1260-1262.
11) Moulin T, et al. Vascular ataxic hemiparesis：A re-evaluation. *J Neurol Neurosurg Psychiatry* 1995；58：422-427.
12) Baron JC, et al. "Crossed cerebellar diaschisis" in human supratentorial brain infarction. *Trans Am Neurol Assoc* 1981；105：459-461.
13) Sakai F, et al. Ataxic hemiparesis with reductions of ipsilateral cerebellar blood flow. *Stroke* 1986；17：1016-1018.
14) Tanaka M, et al. Crossed cerebellar diaschisis accompanied by hemiataxia：A PET study. *J Neurol Neurosurg Psychiatry* 1992；55：121-125.
15) Flint AC, et al. Ataxic hemiparesis from strategic frontal white matter infarction with crossed cerebellar diaschisis. *Stroke* 2006；37：e1-e2.
16) Infeld B, et al. Crossed cerebellar diaschisis and brain recovery after stroke. *Stroke* 1995；26：90-95.
17) Ugawa Y, et al. Magnetic stimulation over the cerebellum in humans. *Ann Neurol* 1995；37：703-713.
18) Ugawa Y, et al. Suppression of motor cortex excitability by electrical stimulation over the cerebellum in ataxia. *Ann Neurol* 1994；36：90-96.
19) Ugawa Y, et al. Suppression of motor cortical excitability by electrical stimulation over the cerebellum in Fisher's syndrome. *J Neurol Neurosurg Psychiatry* 1994；57：1275-1276.
20) Kikuchi S, et al. Ataxic hemiparesis：Neurophysiological analysis by cerebellar transcranial magnetic stimulation. *Cerebellum* 2012；11：259-263.

VI. その他の運動失調

進行性核上性麻痺の小脳病変

> **Point**
> - 本邦における進行性核上性麻痺（PSP）症例のなかに，病初期から小脳性運動失調を認め，かつこれを主徴とする一群（PSP-C）が存在する．
> - 臨床的な特徴として，①男性に多いこと，②罹病期間はさまざまであること，③歩行運動失調を呈する症例が多いものの，四肢失調を呈する症例も存在すること，④四肢失調に左右差を認める症例が存在すること，⑤ミオクローヌスを合併する症例が存在することがあげられる．
> - 病理学的には小脳皮質のプルキンエ細胞のタウ陽性顆粒状封入体のほか，歯状核や上小脳脚の変性が報告されており，これらが小脳性運動失調の出現に関与するものと推測される．

PSPの概念

進行性核上性麻痺（progressive supranuclear palsy：PSP）は1964年，Steele, Richardson, Olszewskiにより報告された緩徐進行性の神経変性疾患である[1]．病理学的には，視床下核，淡蒼球，中脳黒質，上丘などの領域に，神経細胞脱落やグリオーシス，タウ陽性神経原線維変化が生じる．核上性の垂直性眼球運動障害，発症1年以内の著しい姿勢の不安定さと易転倒性を主徴とし，頸部後屈や仮性球麻痺，認知機能障害を認め，レボドパ製剤に対する治療反応性に乏しい．しかし，これらの症状は必ずしも認められるわけではなく，特に病初期においては診断が困難なことも少なくない．

PSPの診断基準

世界的に使用されている診断基準は，1996年に作成されたNINDS-SPSP（National Institutes of Neurological Disorders and Stroke and the Society for PSP）の診断基準である[2]（**1**）．優れた診断基準であるものの，本邦においては診断基準にあてはまらない症例として，レボドパ製剤に対する反応が良好な症例，無動や筋強剛に左右差を認める症例，純粋無動症（akinesia）や小脳性運動失調で始まる症例が報告され，本診断基準を欧米と同様に用いることについては問題がある可能性が指摘されていた[3]．

PSPの非典型例の報告

近年，PSP症例を，非典型例を含めて臨床病理学的に分類する試みが行われてきた．2005年，Williamsらは病理学的にPSPと診断された英国人PSP症例103例を分析し，臨床的に①Richardson syndrome（RS），②PSP-parkinson-

1 NINDS-SPSP の診断基準

1. Definite PSP
   臨床的に probable か possible PSP で病理組織学的には典型的 PSP
2. Probable PSP
   1）必須項目
      緩徐進行性の病態
      40 歳以上の発症
      核上性垂直性の眼球運動障害と，発症 1 年以内の著しい姿勢の不安定さと易転倒性
3. Possible PSP
   1）必須項目
      緩徐進行性の病態
      40 歳以上の発症
      a) 核上性垂直性の眼球運動障害，または
      b) 垂直眼球運動の衝動性運動の低下と，発症 1 年以内の著しい姿勢の不安定さと易転倒性
   2）支持的病態（診断に必要ではない）
      近位部優位の左右対称性の無動か筋強剛
      頸部後屈
      レボドパ製剤に反応が乏しい，反応を欠く，ないしは，一過性の効果
      初期からの構音障害と嚥下障害
      初期からの認知機能障害(少なくとも以下のうち 2 つ．無気力，抽象的思考の障害，言語の流暢性の障害，模倣行為，前頭葉徴候）
   3）除外項目
      最近の脳炎の既往
      他人の手徴候，皮質性感覚障害，局所性の前頭葉ないし側頭頭頂葉萎縮
      ドパミン補充療法によらない幻覚ないしせん妄
      アルツハイマー型の皮質性認知症
      著明な病初期からの小脳症状
      病初期からの説明がつかない自律神経障害
      重篤な左右差のあるパーキンソン症状
      神経放射線学的に関連のある構造の異常の存在（基底核や脳幹部の梗塞，脳葉萎縮など）
      ウィップル病

PSP 非典型例を診断する際に問題になり得る項目を下線で示す．

(Litvan I, et al. *Neurology* 1996[2] より)

ism（PSP-P），③その他，の 3 群に分類できることを示した[4]．RS は姿勢反射障害と転倒，核上性眼球運動障害，認知機能障害を主徴とする典型的 PSP 群で，全体の 54％を占め，男性が 2／3 と多く，罹病期間は 5.9 年，死亡時年齢は 72.1 歳であった．PSP-P は，症状の非対称性，振戦，無動，レボドパ製剤が有効であることを特徴とし，生前，しばしばパーキンソン病と診断される．全体の 32％を占め，性差はなく，罹病期間は 9.1 年，死亡時年齢は 75.5 歳であった．さらに Williams らは無動やすくみ足を主徴とする第 3 の病型として PSP with pure akinesia and gait freezing（PSP-PAGF）を提唱した[5]．

このほかにも大脳皮質における病理変化を認める症例として，前頭葉型認知症を呈する症例[6]，原発性側索硬化症に類似する症例[7]，進行性発語失行を呈する症例[8]，corticobasal syndrome[9] を呈する症例が報告された．これらは大脳皮質優位型非定型 PSP と総称することができる[10]．一方，PSP-P と PSP-PAGF は，淡蒼球，間脳，脳幹における病理変化が主体で，大脳皮質の病理変化は乏しいことから，脳幹優位型非定型 PSP と総称することができる[10]（2）．

2 進行性核上性麻痺（PSP）の分類

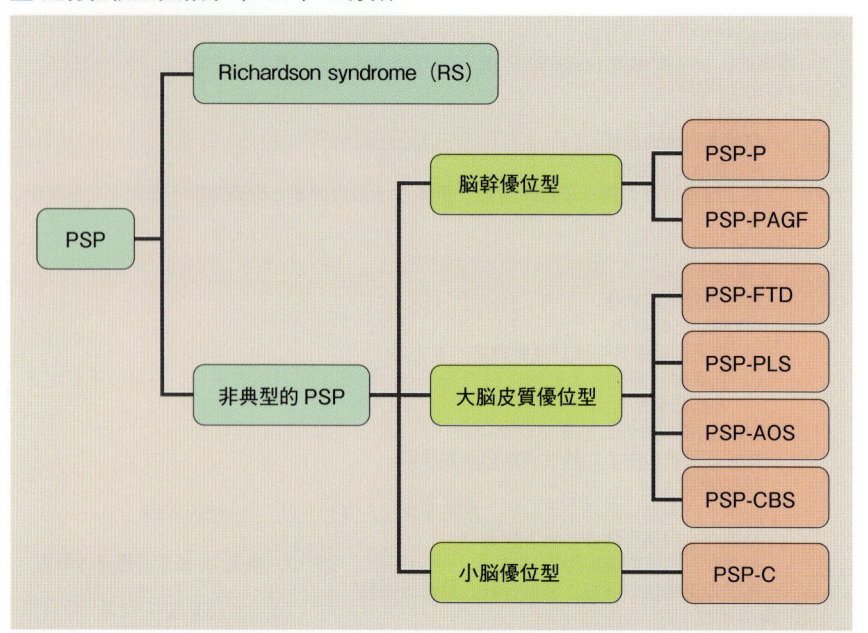

PSP-P：PSP with parkinsonism, PSP-PAGF：PSP with pure akinesia and gait freezing, PSP-FTD：PSP with frontal-type dementia, PSP-PLS：PSP with primary lateral sclerosis, PSP-AOS：PSP with progressive apraxia of speech, PSP-CBS：PSP with corticobasal syndrome, PSP-C：PSP with cerebellar ataxia.

（下畑享良ほか. Annual Review 神経 2012. 2012[16] より）

日本人における PSP 亜型の検討

　NINDS-SPSP の診断基準では，「病初期から著明な小脳症状」は診断の除外項目になっているが[2]，病理学的に診断が確定した日本人 PSP 症例の臨床像の検討で，小脳性運動失調を呈する非典型例が存在することが明らかにされた[11]．病初期から小脳性運動失調を認め，かつこれを主徴とする一群は PSP with cerebellar ataxia（PSP-C）と名づけられた[12]．

　PSP-C 症例は日本では少なくとも 20 例報告されている．うち病理学的に診断が確定しているのは 12 例で，残りの 8 例は進行期において PSP に特徴的な症状を呈したことから臨床的に PSP と診断されていた（3）．これらの症例の多くは，経過中，脊髄小脳変性症と診断されている．臨床的な特徴として，①男性に多いこと（原著の 1 例を加えると男女比 16：5），②罹病期間は 3～13 年とさまざまであること，③小脳性運動失調は歩行運動失調を呈する症例が多いが，四肢失調も合併する症例や，逆に四肢失調が目立つ症例も存在すること，④四肢失調に左右差を認める症例が存在すること，⑤口蓋，眼球，咽頭におけるミオクローヌスを呈し得ることがあげられる．

　画像所見に関しては，小脳萎縮は経時的に進行する[12]．小脳萎縮はさまざまな程度で生じ，小脳溝の開大はみられず，小脳全体が小さくなることがある．病初期から小脳虫部と半球上面に強い萎縮を認める症例や，逆に小脳症状が顕著でありながら小脳萎縮を認めない症例もある．左右差を伴う小脳

3 PSP-C の臨床病理像のまとめ

報告	診断	性別	発症年齢（歳）	罹病期間（年）	初発症状	画像検査における萎縮部位
自験例1	病理	F	64	5	歩行時のふらつき	小脳（虫部，半球）
自験例2	病理	M	72	4	歩行時のふらつき	小脳，上小脳脚
自験例3	病理	M	73	4	歩行時のふらつき	N/A
Steele, et al.	病理	M	62	5	歩行時のふらつき	N/A
神田, ほか	病理	F	64	5	つまずきやすい	小脳
水谷, ほか	病理	M	57	8	歩行時のふらつき	小脳
竹内, ほか	病理	M	69	7	転びやすい	前頭葉，脳幹
森, ほか	病理	F	71	13	歩行障害	N/A
稲垣, ほか	病理	M	72	3	歩行障害，構音障害	小脳
饗場, ほか	病理	M	61	5	右足引きずり，転倒しやすい，書字困難	小脳，橋
Ohashi, et al.	病理	M	57	7	歩行障害	小脳，脳幹
齊藤, ほか	病理	M	80	5	歩行障害	小脳（左），上小脳脚（左），中脳被蓋
森, ほか	病理	F	63	9	失調歩行	N/A
中山, ほか	臨床	M	61	6	後方への転倒	N/A
藤本, ほか	臨床	M	60	6	酩酊様歩行，後方への転倒	小脳（軽度）
平居, ほか	臨床	M	66	N/A	歩行時のふらつき	中脳被蓋，前頭側頭葉（小脳萎縮なし）
大石, ほか	臨床	M	71	3	歩行時のふらつき，構音障害	中脳被蓋，中小脳脚（小脳萎縮なし）
戸根, ほか	臨床	M	60	7	歩行時のふらつき	小脳（軽度），橋被蓋
見市, ほか	臨床	M	68	5	歩行時のふらつき	小脳（半球），上小脳脚，中脳・橋被蓋，前頭葉，視床
沖野, ほか	臨床	F	66	2	歩行時のふらつき，左手指の動作拙劣	小脳（虫部，半球上面），中脳被蓋，前頭葉
代田, ほか	臨床	M	71	4	易転倒，嚥下障害	中脳被蓋
		男女比 16：5	66.1±6.0	5.7±2.5		

病理：病理診断，臨床：臨床診断，M：男性，F：女性，N/A：不明．

（下畑享良ほか．Annual Review 神経 2012. 2012[16]より）

半球萎縮も生じうる．脳幹については中脳被蓋部の萎縮を認める症例が多いが，上小脳脚や中小脳脚の萎縮も認められる．SPECT では小脳や前頭葉の血流低下，FDG-PET では小脳における糖代謝の低下が認められる．

欧米における報告

一方，欧米においては小脳性運動失調を呈する PSP 症例の報告はまれである．前述の Williams らの報告では，103 例のうち発症2年以内に小脳症状を呈した症例はなく，全経過を通しても1例（1％）のみであった[4]．また

Jellingerは，オーストリア人30例では小脳症状を初発ないし主徴とした症例は1例もいないが，RSのうち2例（6.7％）は進行期に小脳症状が出現したと述べている[13]．またPSPの原著において[1]，9例中4例で体幹ないし四肢失調を認め，うち1例は小脳症状が初発，中核症状であったことが記載されている．つまり欧米においても小脳症状を認める症例はまれに存在するものの，初発症状や主徴となるPSP-C症例はきわめてまれと考えられる．

PSP-Cの病理像

病理診断が行われた症例は，原著の1例を含め13例の報告がある．典型的なPSPと同様，視床下核，淡蒼球，中脳黒質，上丘などに神経細胞の脱落，グリオーシスを認め，残存する神経細胞には神経原線維変化がみられる．歯状核にはグルモース変性を認める．また左側優位の小脳性運動失調を呈する症例において，左側優位の歯状核の変性を呈した症例や，小脳症状を認めるものの歯状核におけるグルモース変性を認めなかった症例も報告されている．歯状核はプルキンエ細胞からの入力を視床，次いで大脳皮質に伝える核であるが，その出力路である上小脳脚にも変性・萎縮が生じる．

また小脳の入力系では，オリーブ-橋-小脳系の病変が強い症例も報告されている．これらの症例では，橋核および下オリーブ核の病変が高度で，小脳皮質のプルキンエ細胞も減少し，小脳白質の障害が強い．また，小脳皮質のプルキンエ細胞の細胞質にタウ陽性の顆粒状封入体を認め（**4**），小脳症状への関与が示唆される[11]．異常リン酸化タウの蓄積は橋核，小脳皮質のプルキンエ細胞，小脳入力系の線維である苔状線維においても認められる．下オリーブ核の肥大を認めた症例もある．

PSP-Cにおける小脳症状の責任病変

小脳症状の責任病変については，小脳皮質の変性が重要である可能性がある．PSP-C症例において小脳皮質のプルキンエ細胞の細胞質にタウ陽性の顆粒状封入体を認めること[11]や，進行期に小脳症状を呈したRS症例においてプルキンエ細胞内にタウ陽性封入体を認めたこと[13]が根拠としてあげられる．また，小脳入力系（オリーブ-橋-小脳系）にも変性が出現することが小脳症状の出現に重要である可能性も指摘されている[14]．さらに歯状核病変の程度が高度である場合に，小脳症状が出現する可能性もある[15]．しかし，歯状核病変は多くのPSP症例に存在するにもかかわらず，大多数の症例には小脳症状を認めない．また，歯状核のグルモース変性を認めないにもかかわらず，小脳症状を呈した症例もあり，歯状核の変性のみでは小脳症状を説明できない．さらに，原著では，歯状核に加え，上小脳脚の変性が強い症例において小脳症状が出現する可能性を推測している[1]．上小脳脚と小脳半球の萎縮を認め，小脳遠心系の障害が小脳症状の原因と考察している報告もある．

4 PSP-C自験例の歯状核および小脳皮質の病理学的所見

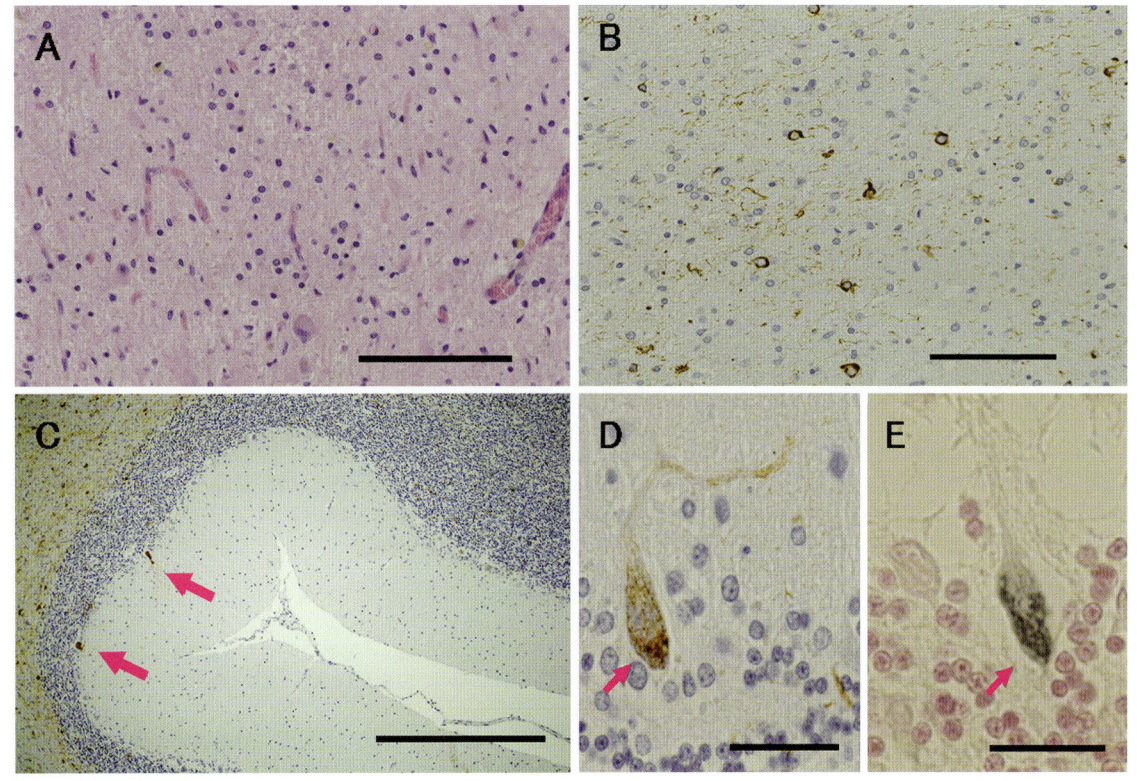

A：歯状核における神経細胞脱落とグリオーシス．スケールバー：100μm．
B：歯状核における coiled body．スケールバー：100μm．
C：小脳皮質（弱拡大）．タウ陽性プルキンエ細胞が2個認められる（→）．スケールバー：500μm．
D，E：プルキンエ細胞（強拡大；→）．タウ陽性（D），鍍銀染色陽性（E）である．スケールバー：25μm．
A：ヘマトキシリン・エオジン染色，B〜D：AT8染色，E：ガリアス・ブラーク鍍銀染色．

(Kanazawa M, et al. *Mov Disord* 2009[11] より)

今後の課題

　日本人と欧米人の間で小脳症状を呈する頻度や出現時期が異なることを示したが，この差異に民族的背景，遺伝学的背景の相違が関与している可能性がある．もし遺伝的要因があればどのような遺伝子がこの差異を生むのか興味がもたれる．また臨床的には PSP-C と孤発性脊髄小脳変性症をいかに鑑別するかが問題になる．両者の鑑別のためには，PSP-C の画像所見の特徴を多数例で検討して，その特徴を理解すること，そして PSP の診断バイオマーカーを確立することが必要である．

（下畑享良）

文献

1) Steele JC, et al. Progressive supranuclear palsy. A heterogeneous degeneration involving the brain stem, basal ganglia and cerebellum with vertical gaze and pseudobulbar palsy, nuchal dystonia and dementia. *Arch Neurol* 1964；10：333-359.
2) Litvan I, et al. Clinical research criteria for the diagnosis of progressive supranuclear palsy (Steele-Richardson-Olszewski syndrome)：Report of the NINDS-SPSP international workshop. *Neurology* 1996；47：1-9.

3) 舟川格ほか．進行性核上性麻痺の診断基準と重症度分類．神経内科 2002；56：125-130.
4) Williams DR, et al. Characteristics of two distinct clinical phenotypes in pathologically proven progressive supranuclear palsy：Richardson's syndrome and PSP-parkinsonism. *Brain* 2005；128：1247-1258.
5) Williams DR, et al. Pure akinesia with gait freezing：A third clinical phenotype of progressive supranuclear palsy. *Mov Disord* 2007；22：2235-2241.
6) Bigio EH, et al. Progressive supranuclear palsy with dementia：Cortical pathology. *J Neuropathol Exp Neurol* 1999；58：359-364.
7) Josephs KA, et al. Atypical progressive supranuclear palsy with corticospinal tract degeneration. *J Neuropathol Exp Neurol* 2006；65：396-405.
8) Josephs KA, et al. Atypical progressive supranuclear palsy underlying progressive apraxia of speech and nonfluent aphasia. *Neurocase* 2005；11：283-296.
9) Tsuboi Y, et al. Increased tau burden in the cortices of progressive supranuclear palsy presenting with corticobasal syndrome. *Mov Disord* 2005；20：982-988.
10) Dickson DW, et al. Neuropathology of variants of progressive supranuclear palsy. *Curr Opin Neurol* 2010；23：394-400.
11) Kanazawa M, et al. Cerebellar involvement in progressive supranuclear palsy：A clinicopathological study. *Mov Disord* 2009；24：1312-1318.
12) Kanazawa M, et al. A serial MRI study in a patient with progressive supranuclear palsy with cerebellar ataxia. *Parkinsonism Relat Disord* 2012；18：677-679.
13) Jellinger K. Cerebellar involvement in progressive supranuclear palsy. *Mov Disord* 2010；25：1104-1105.
14) 饗場郁子ほか．小脳性運動失調の目立った進行性核上性麻ひの1剖検例．神経内科 2002；56：230-233.
15) 水谷智彦ほか．モダンコンセプトCPC 歩行障害・姿勢反射障害で発症し，経過中，小脳・橋の萎縮，眼球運動障害を来した64才男性．田代邦雄（編）．モダンコンセプト神経内科2．東京：医学書院；1992.
16) 下畑享良ほか．進行性核上性麻痺における小脳症状と病理．Annual Review 神経 2012．東京：中外医学社；2012.

Further reading

- Williams DR, Lees AJ. Progressive supranuclear palsy：Clinicopathological concepts and diagnostic challenges. *Lancet Neurol* 2009；8：270-279.
  PSPの臨床病理学的分類について学びたい人にお勧め

- Wenning GK, et al. Milestones in atypical and secondary Parkinsonisms. *Mov Disord* 2011；26：1083-1095.
  PSPを含むパーキンソン病類縁疾患の歴史的背景を学びたい人にお勧め

VI. その他の運動失調

頭頂葉性運動失調症

Point
- 頭頂葉性運動失調には，sensory ataxia と pseudocerebellar ataxia の2つのタイプがある．
- 頭頂葉性運動失調症は上肢に多くみられ，運動分解，動作時振戦，測定異常，筋トーヌス低下を呈する．下肢では運動分解を呈する．
- sensory ataxia と pseudocerebellar ataxia の病巣は近接し，中心後回や中心溝直下病変，上・下頭頂小葉病変である．
- 頭頂葉性運動失調は，Brodmann 5 野の投射線維が障害されるために生じると考えられる．

　頭頂葉病変で運動失調が生ずるということはあまり知られていない．しかし，Critchley [1] の"The Parietal Lobes"の中には ataxia という章があり，そこでは頭頂葉性運動失調が2症例提示され解説されている．頭頂葉性運動失調には2つのタイプ（**1**）があり，一つは proprioceptive または sensory ataxia（感覚性運動失調）と呼ばれるタイプで，いわゆる位置（position）の感覚が損なわれたことで運動失調が起こると考えられ，その特徴は深部感覚障害や時に識別感覚障害を伴うことである*1．閉眼で運動がより粗大となることも特徴とされる．もう一方は pseudocerebellar ataxia と呼ばれるタイプで，その特徴は運動麻痺や他覚的な感覚障害を認めないことから，小脳性運動失調との区別が難しいタイプである．

*1
本巻 VI.「感覚性運動失調」
(p.270-276) 参照

頭頂葉性運動失調の研究の歴史

　最初の報告は1916年のClaudeとLhermitteの報告[2]である．第一次世界大戦で左右対称性に中心傍小葉に銃弾を受けた患者に痙性対麻痺と小脳性運動失調を認めた症例であった．1918年にAndré Thomas[3] は，生前に小脳性運動失調を認めたことから小脳に病変があると考えられていた患者が，小脳は正常で頭頂葉に膿瘍を認めた剖検例を報告した．1922年にFoixとThévenard[4] は，中心後回の結核腫で小脳性運動失調を呈した症例を報告した．その後，同じくFoix[5] は1927年に上・下頭頂小葉に限局した脳梗塞で運動失調を呈した剖検例を報告した．1933年にVan Bogaert[6] は感覚障害を伴わない小脳性運動失調のみを呈した pseudocérebellar ataxia 症例の剖検例を報告した．当時の論文には，ataxie pseudocerebelleuse としてその症候が記載されている．頭頂葉性運動失調は20世紀前半の特にフランス語圏での報告がほとんどである．さらに，Critchleyの記載以後は報告例が少なく，症候学的意義が忘れられがちである．

1 頭頂葉性運動失調症の2つのタイプ

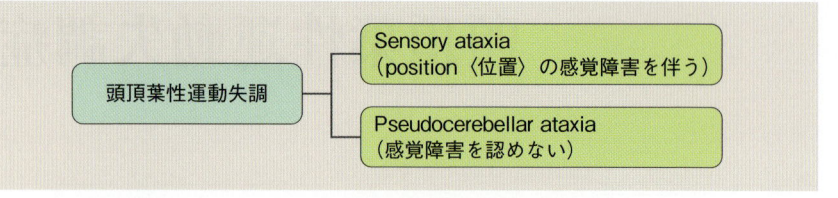

頭頂葉性運動失調 ─┬─ Sensory ataxia（position〈位置〉の感覚障害を伴う）
　　　　　　　　　└─ Pseudocerebellar ataxia（感覚障害を認めない）

2 中心後回（➡）の脳梗塞で pseudocerebellar ataxia を呈した症例

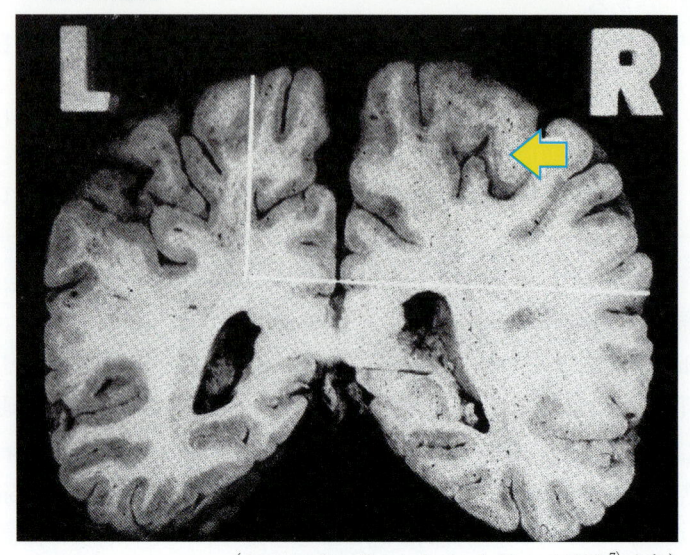

(Appenzeller O, et al. *Arch Neurol* 1966 [7] より)

　Critchley 以降の頭頂葉性運動失調の報告は，1966 年に Appenzeller [7] が中心後回に限局した脳梗塞病変で運動麻痺も感覚障害も伴わない運動失調のみを呈した pseudocerebellar ataxia の症例（2）を報告した．また，1995 年に Ghika [8] らは上頭頂小葉，角回を中心とした脳梗塞症例で運動失調のみを呈した症例（3）を報告した．2005 年，太田 [9] らは中心溝直下と中心後回深部白質の脳梗塞症例で運動失調を呈した症例を報告した．多数例の検討では 1998 年に Ghika ら [10] によるものがあり，彼らは 32 症例の頭頂葉に限局した脳梗塞急性期にみられた運動障害をまとめ，sensory ataxia が 24 症例，pseudocerebeller ataxia が 1 症例あったと報告している．筆者らの検討 [11] では頭頂葉性運動失調は決してまれな症候ではない．病巣診断のうえでも運動失調の機序を考察するうえでもその重要性を再認識する必要があると考えられる．

臨床像

　Critchley [1] の記載によると，
- decomposition of movement, hypometria and hypermetria, and intention tremor（運動分解，測定過大・測定過小，企図時振戦〈動作時振戦〉を認める）

3 頭頂葉後部の脳梗塞での pseudocerebellar ataxia 症例

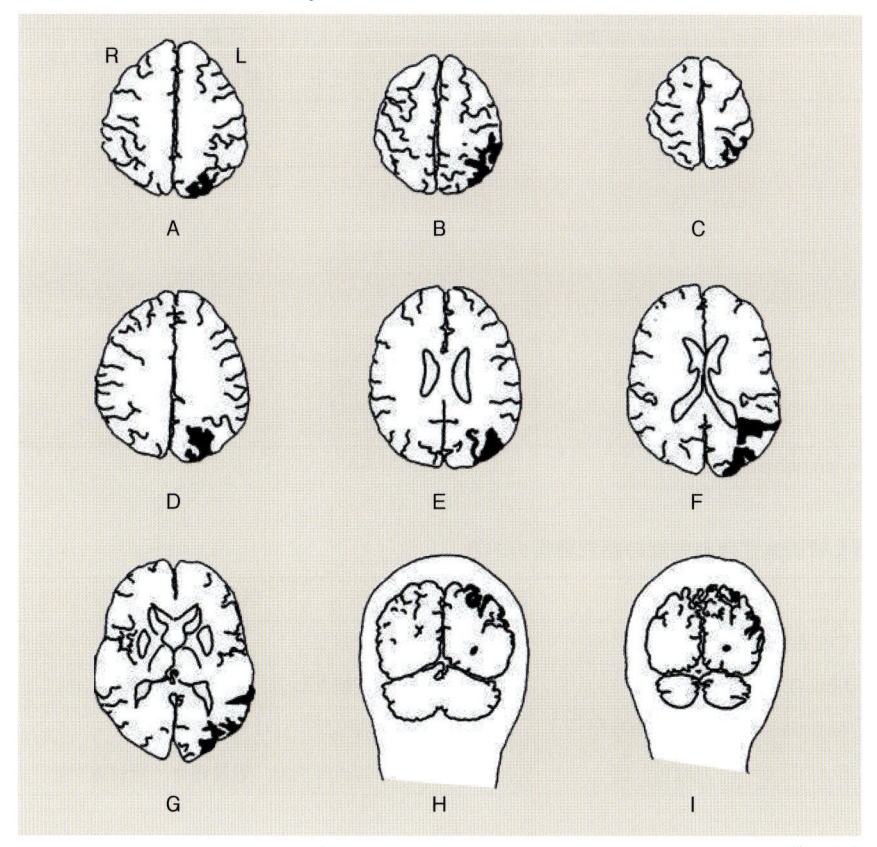

(Ghika J, et al. *J Neurol Neurosurg Psychiatry* 1995[8] より)

- swaying movements and falling away of the outstretched hand（動作時に上肢が左右に揺れ，過伸展のため軽度落下する）
- on attempting to touch an object, the arm swayed widely back and forth（物に触るとき腕が大きく前後に揺れる）
- in finger to nose testing, there was marked cerebellar ataxia, with the limb rather hypotonic（筋緊張低下と指鼻試験で明らかな小脳性運動失調を患肢に認める）
- rapidly alternating movements were performed badly（反復拮抗運動はぎこちない）
- there was considerable ataxia on the heel-knee test（踵膝試験で重度の運動失調を認める）

とあり，運動麻痺を伴わずに小脳性運動失調と見分けのつかない運動失調を呈する．**4** に報告例の運動失調の内容をまとめた．その他に asynergy, dysdiadochokinesis, slow movement, dyschronometria などの記載もあったが1例に限られるため示していない．頭頂葉性運動失調は上肢に多く，運動分解，動作時振戦，測定異常，筋トーヌス低下が多くみられた．下肢では運動分解が多くみられた．Ghika らは，sensory ataxia は pseudocerebellar ataxia と異なり，

4 頭頂葉性運動失調の過去の報告例と運動失調の内容

報告	上肢				下肢	運動失調
	運動分解	動作時振戦	測定異常	筋トーヌス低下	運動分解	
Foix C, et al（1922）[4]	−	＋	＋	−	＋	S
Foix C, et al（1927）[5]	＋	＋	＋	＋	−	S
Van Bogaert L, et al [6]	＋	＋	＋	−	−	P
Critchley M [1]	＋	＋	＋	＋	−	P
Appenzeller O, et al [7]	＋	＋	＋	−	−	P
Ghika J, et al [8]	＋	−	＋	＋	−	P
太田聡 [9] case 1	＋	＋	＋	−	−	P
太田聡 [9] case 2	＋	−	＋	−	−	P

S：sensory ataxia, P：pseudocerebellar ataxia.

5 頭頂葉性運動失調の感覚障害の内容

報告	深部感覚障害	識別感覚障害
Claude H, et al（1916）[2]	＋	記載なし
Foix C, et al（1922）[4]	＋	記載なし
Alajouanine T, et al（1925）[12]	＋	書字覚，立体覚
Foix C, et al（1927）[5]	＋	二点識別覚，重量感覚，素材識別覚

6 頭頂葉性運動失調の症候学的差異

症候	sensory ataxia	pseudocerebellar ataxia
深部感覚障害	＋	−
指鼻試験	cerebellar ataxia	
反復拮抗運動	dysdiadochokinesis	
踵膝試験	cerebellar ataxia	
動作の遅さ	＋	＋
筋トーヌス	低下	低下
開閉眼の差	＋	−

閉眼時より粗大な運動になることが特徴であるとしている[8]．

　sensory ataxia は深部感覚障害による運動失調で識別感覚障害を伴うことが多い．過去の sensory ataxia の報告例で認めた感覚障害をまとめた（5）．全例に深部感覚障害を認めた，これらの報告では関節位置覚を示しているものが多く，母指さがし試験の報告はなかった．合併する識別感覚障害は皮膚書字覚，立体覚，二点識別覚，重量感覚，素材識別覚などであった．

　次に，sensory ataxia と pseudocerebellar ataxia を表にまとめる（6）．sensory ataxia も psudocerebellar ataxia も小脳性運動失調と見分けのつかない運動失調を呈する．sensory ataxia には深部感覚障害を伴い，時に識別感覚障害を伴

7 頭頂葉性運動失調の病巣部位

報告	運動失調	剖検・MRI	病巣
Foix C, et al (1922)[4]	S	剖検	中心後回
Foix C, et al (1927)[5]	S	剖検	上・下頭頂小葉
Van Bogaert L, et al (1933)[6]	P	剖検	下頭頂小葉
Critchley M (1953)[1]	P	剖検	頭頂葉
Appenzeller O, et al (1966)[7]	P	剖検	中心後回
Ghika J, et al (1995)[8]	P	MRI	上・下頭頂小葉
太田聡ほか (2005)[9]	P	MRI	中心溝直下・中心後回

S：sensory ataxia, P：pseudocerebellar ataxia.

8 頭頂葉性運動失調の想定される機序

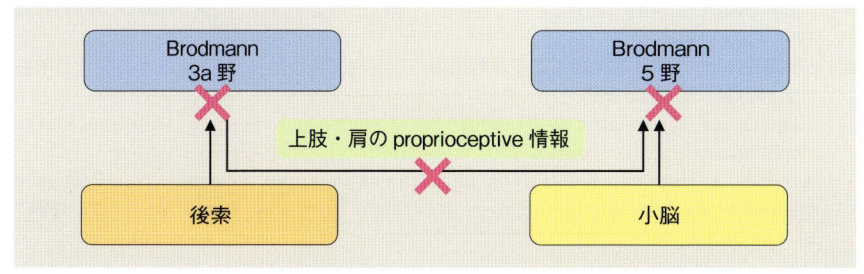

中心溝直下の病変で Brodmann 3 野および 5 野への投射線維が障害される．3 野への投射線維の障害で感覚障害が，5 野への投射線維の障害で運動失調が生じる可能性がある．

うことがある．pseudocerebellar ataxia に感覚障害は合併しない．

病巣

剖検や MRI で病巣が特定された頭頂葉性運動失調の病巣を 7 に示す．過去の報告では，sensory ataxia と pseudocerebellar ataxia の病巣は近接していた．病巣には中心後回や中心溝直下病変，上・下頭頂小葉病変を認めた．

機序

頭頂葉性運動失調は，大脳皮質−橋核−小脳−大脳皮質ループの障害と考えられてきた．特に Brodmann 5 野（上頭頂小葉前方部）は小脳からの求心性線維が多く，さらに橋核への遠心性線維が多いことが知られている．頭頂葉の梗塞で反対側の小脳血流低下を認めた報告[13]もある．頭頂葉性運動失調は Brodmann 5 野の投射線維（求心性，遠心性）が障害されるためと考えられている[8,9,11]（8）．

（河村　満，二村明徳）

文献

1) Critchley M. The Parietal Lobes. London：Macmillan. 1953.
2) Claude H, Lhermitte J. Les paraplégies cérébello-spasmodique et ataxo-cérébello-

spasmodiques consécutives aux lésions bilatérales des lobules paracentraux par projectiles de guerre. *Bulletin de la Societé Médicale de Paris* 1916;40:796-804.
3) André Thomas, Lèvy-Landry M. Monoplégie pure du membre supérieur, motrice et sensitive dissociée. Distribution pseudo-radicualire des troubles de la sensibilité. *Rev Neurol* 1914;1:307-310.
4) Foix C, Thévenard A. Syndromes pseudo-cérébelleux d'origine pariétale, bilatérale de la région paracentrale postérieure. *Rev Neurol* 1922;29:1502-1504.
5) Foix C, et al. Syndrome pseudo-thalamique d'origine pariétale:Lésion de l'artère du sillon interpariétal(Pa, P1, P2 antérieures, petit territoire insulo-capsulaire). *Rev Neurol* 1927;35:68-76.
6) Van Bogaert L, et al. Contribution à la sémiologie des troubles pseudo-cérébelleux et vasomoteurs d'origine paracentrale. *J Belg Neurol Psychiat* 1933;33:171-179.
7) Appenzeller O, Hanson JC. Parietal ataxia. *Arch Neurol* 1966, 15:264-269.
8) Ghika J, et al. Parietal kinetic ataxia without proprioceptive deficit. *J Neurol Neurosurg Psychiatry* 1995;59:531-533.
9) 太田聡, 土谷邦秋. unilateral monoataxia を呈した中心前・後回小梗塞の 2 症例. 脳と神経 2005;57(12):1083-1087.
10) Ghika J, et al. Parietal motor syndrome:A clinical description in 32 patients in the acute phase of pure parietal strokes studied prospectively. *Clin Neurol Neurosurg* 1998;100:271-282.
11) 二村明徳ほか. 頭頂葉病変による運動失調―3 症例での検討. 第 53 回日本神経学会学術大会抄録集. 2012, p.250.
12) Alajouanine T, Lemaire A. Tumeure de la région paracentrale postérieure avec symptômes pseudo-cérébelleux. *Rev Neurol* 1925;32(pt1):71-75.
13) Attig E. Parieto-cerebellar loop impairment in ataxic hemiparesis:Proposed pathophysiology based on an analysis of cerebral blood flow. *Can J Neurol Sci* 1994;21:15-23.

Case Study

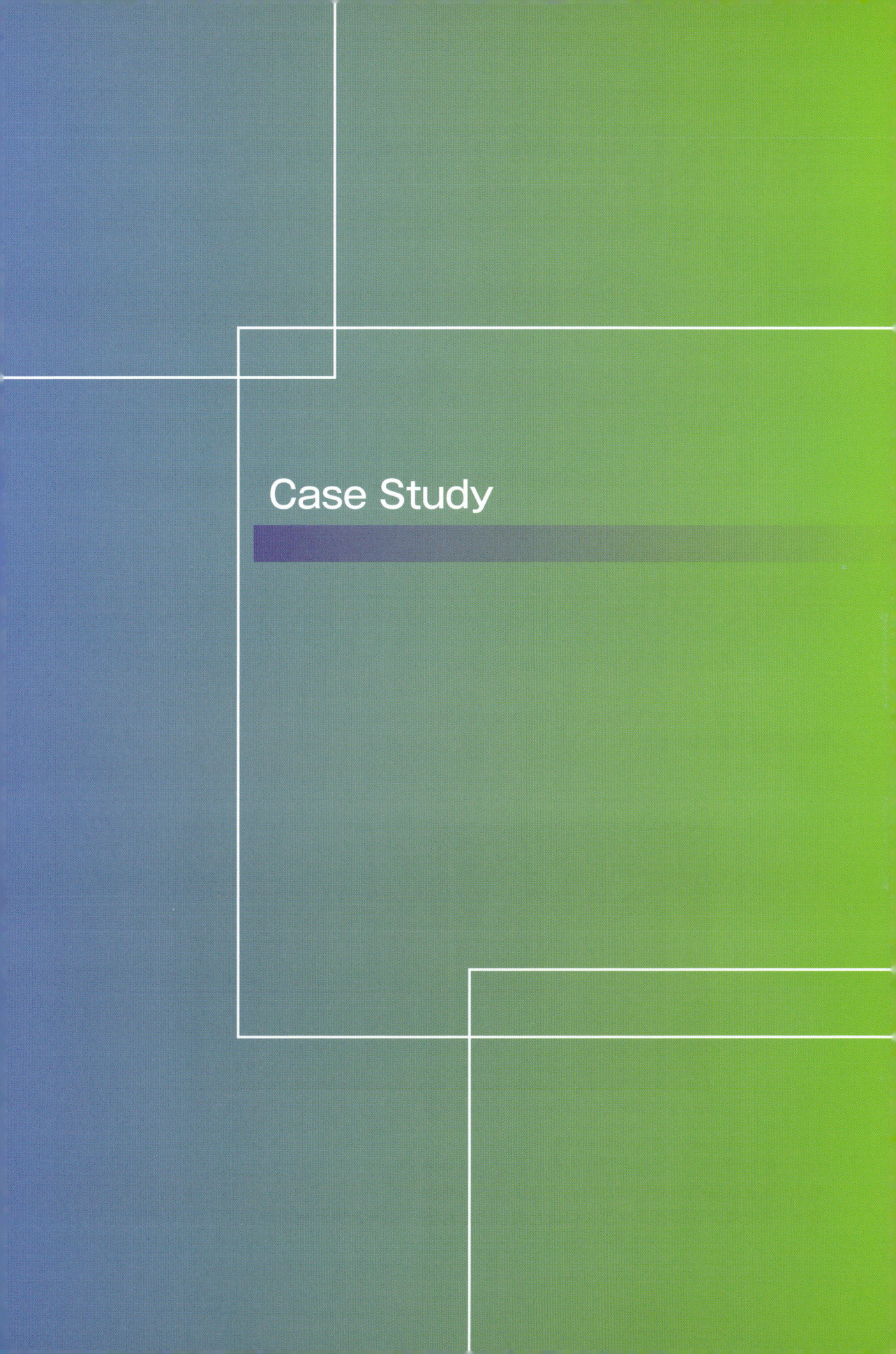

CASE 1

手足のふるえ，構音障害，頸部筋痛，腱反射亢進を認めた，鎮痛薬を常用する 32 歳女性

症例 32歳，女性．

主訴 手足のふるえ，呂律が回らない，頸部から背部にかけての痛み．

現病歴 14歳で初経．この頃から月経時痛や頭痛を認め，18歳以降症状が増悪したため市販の鎮痛薬（ナロンエース®）を服用するようになった．26歳時に市販の鎮痛薬が頭痛に対して効果的と気づき，以後常用するようになる．31歳時，38℃の発熱の後に頸部および上下肢の振戦，失調歩行と構音障害，頸部筋痛，腱反射亢進と病的反射陽性を認め精査のために入院した．髄液所見：細胞数 1 / mm³（単核），蛋白 32 mg / dL，糖 52 mg / dL（同時血糖 92 mg / dL），クロール 126 mEq / L．特別な治療を行わずに症状は 1 か月で軽快し，何らかのウイルス感染による急性小脳炎と診断されて退院した．退院後まもなく，頸部痛などのために市販の鎮痛薬を再度服用するようになり，失調症状や構音障害，腱反射亢進や病的反射陽性が再燃して再度入院した．

生活歴 喫煙：20本/日（14歳～），飲酒：焼酎3合（週に1～2回）．

既往歴 拒食症（28歳），妊娠1回，出産1回．

家族歴 特記すべき事項なし．

初診時現症 入院時一般身体所見：身長 158 cm，体重 48 kg，BMI 19.2．神経学的所見：顔面を前に突き出すような姿勢．発語は断綴性（scanning）で軽度爆発性（explosive）．指鼻試験：左上肢に軽度の運動分解（decomposition）（+）．踵膝試験：両下肢の軽度運動分解（+）．頸部に動作時振戦（細かな yes-yes type の振戦）を認め，精神的緊張で増強．腱反射は四肢で亢進し，左下肢で足間代(clonus)を認めた．バビンスキー/チャドック徴候は両側陽性．

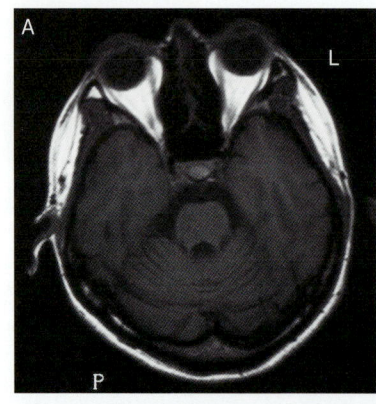

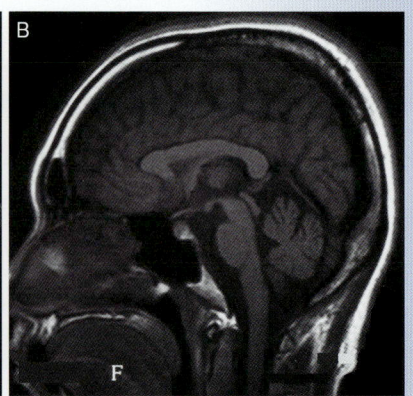

画像所見 図（❶）参照．

❶ 症例の画像所見

MRI T1 強調画像の軸位断（A）および矢状断（B）．小脳皮質の萎縮を認める．

Q1 鑑別診断にはどのようなものがあげられるか？
Q2 確定診断のためにはどのような検査が必要か？
Q3 本症例の退院後フォローにはどのような注意が必要と思われるか？

A1 本症例の鑑別診断について

小脳機能に関しては，最近では知覚系などへの関与も話題になっているが，ここでは運動系について述べる．小脳は登上線維と苔状線維から成る入力と，プルキンエ細胞からの出力で構成されるコンパートメント構造を示し，その構造はどの部位でも金太郎飴のように同じで，非常に可塑性が高いことが知られる．小脳の運動制御は，閉ループをもつフィードバックではなく，フィードフォワード的制御であり，運動を行う前に状況を予測し，運動の目標を設定することとされる．この破綻により，運動の結果が目標に正確に到達しなくなり，dysmetria（測定異常）やdecomposition（運動分解）が生じると考えられている．

小脳の機能障害に関して，急性障害と慢性障害ではかなり様相が異なる．脳血管障害による急性障害の場合，その障害の程度にもよるが時間とともに一度失われた機能もかなり回復する．これに対して，アルコール多飲による慢性アルコール中毒で代表される薬剤による慢性障害の場合には，小脳の変性・症状がかなり進行してしまうと，原因を除去しても回復が望めないことがしばしばある．

構音障害・四肢失調・体幹失調など，小脳の関与する運動障害を認めたときの鑑別診断としては，❷に列挙したような疾患を考える必要がある．

発症様式，すなわち急性発症か，あるいは緩徐進行性かでまず大まかに鑑別を行う．血管障害は梗塞／出血のいずれもほぼ急性発症であり，MRI／CT検査で診断を正確に行うことができる．急性感染症は文字通り急性発症を示すが，プリオン病は亜急性〜慢性の経過をたどり，失調症状以外に大脳機能異常としてミオクローヌスや認知機能障害・高次機能障害を呈してくる．腫瘍の場合には，腫瘍による小脳・脳幹の直接的な影響以外に，悪性腫瘍の遠隔効果としての傍腫瘍性症候群があり，慢性の経過だけでなく比較的速やかに症状が進行することもあるため注意しなければならない．

❷ 小脳性運動失調の鑑別診断

血管障害		・穿通枝領域などのラクナ梗塞（ataxic hemiparesis） ・上小脳動脈 ・前下小脳動脈（AICA） ・後下小脳動脈（PICA）など
変性疾患	遺伝性（高頻度のもの）	・SCA3／MJD ・SCA6 ・歯状核赤核淡蒼球ルイ体萎縮症（DRPLA）など
	非遺伝性	・皮質性小脳萎縮症（CCA） ・多系統萎縮症（MSA）など
感染症・炎症性疾患		・急性前庭炎，急性小脳炎など ・フィッシャー症候群 ・プリオン病
腫瘍性疾患		・小脳・脳幹の腫瘍 ・傍腫瘍性症候群
薬剤性障害	抗てんかん薬	・フェニトイン ・カルバマゼピンなど
	精神神経系薬	・リチウム ・ベンゾジアゼピン系薬剤 ・ブロモバレリル尿素など
	抗悪性腫瘍薬	・フルオロウラシル ・カルモフール ・テガフール　など
	有機溶剤	・トルエン　など
	金属	・メチル水銀（ハンター・ラッセル症候群）
	その他	・エチルアルコール（慢性アルコール中毒） ・ビタミンB₁欠乏（ウェルニッケ脳症）

次に着目すべき点は家族歴であろう．類症をもつ者が近親者にいないか，血族結婚はないかを聞き取る必要がある．❷にあげたSCA3／MJDやSCA6，DRPLAはいずれも常染色体優性遺伝であり，父親または母親に類症を認める場合はこれらを強く考慮すべきである．血族結婚や近親婚を家系内に認めるときは，常染色体劣性遺伝疾患の可能性も念頭におくべきである．血族の男性にのみ症状が出現している場合には伴性劣性遺伝疾患の可能性もあるが，本邦の脊髄小脳変性症では報告はない．遺伝性脊髄

小脳変性症の診断に役立つような，特異的なgold standardといえる症状はおそらく存在しない．しかしながら，緩徐進行性の構音障害・眼球運動障害・小脳失調などを呈する患者で，画像上，小脳脳幹の萎縮を認め，さらに類症を血族内に認めれば，遺伝性脊髄小脳変性症の可能性を強く考えるべきであり，インフォームドコンセントのもとに遺伝子診断を施行することも考慮する．

薬剤性障害は中枢神経系に限らず，原因薬剤を投与した医師本人も気づいていないことがおそらく相当数あると思われるが，発症頻度ははっきりしない．小脳失調に限らず一般論として，どのような病態においても薬剤性障害の可能性は常に考慮する必要がある．薬剤による中枢神経障害にも急性障害と慢性障害があり，フェニトイン（アレビアチン®など）などの抗てんかん薬による急性中毒（過量投与）はてんかん診療を行う医師がまれならず経験するところである．同じフェニトインでも長期投与後に慢性中毒が出現することもあり，注意すべきである．これは0.3 g／日以上の大量服用者に多いとされ，画像上は虫部・半球のび漫性萎縮を呈し，病理学的にはプルキンエ細胞の顕著な脱落を認める．

薬物による急性症状で最もポピュラーなものは，エチルアルコールによる酩酊状態である．それによる酩酊状態を来すと，構語障害・失調歩行などの小脳症状を認めるが，さらに飲酒を続けた結果，影響がより広範に及び，大脳・脳幹機能が障害された状態が急性（エチル）アルコール中毒であり，意識障害や呼吸不全から死亡に至ることもある．同じエチルアルコールでも，長期の大量摂取により慢性中毒の状態になると，フェニトインと同様に小脳萎縮を認めるとされるが，慢性中毒の症状も小脳だけでなく中枢神経系に広く認めることに注意しなければならない．また，エチルアルコールの直接的影響のみならず，栄養摂取不足によるウェルニッケ脳症（ビタミンB_1欠乏）も眼振や運動失調を呈することに注意すべきである．慢性中毒での小脳萎縮はメチル水銀中毒でも認められ，運動失調・構音障害・求心性視野狭窄がハンター・ラッセル症候群として知られているが，（患者認定の問題とは別に）今後の新規患者の発症はおそらく非常にまれになると思われる．

A2 どのようにして確定診断に至ったか

運動失調を認めた患者では，頭部CTやMRIなどの画像検査は必須である．また，全身性疾患のチェックとして，一般血液・生化学検査などは施行すべきであるし，悪性腫瘍の検索も状況によって必要となる．中枢神経系だけでなく，全身検索も場合によっては躊躇すべきではない．

冒頭で提示しなかった本症例の検査所見としては，以下のような所見を認めた．

① 鉄欠乏性貧血（Hb 10.8 g／dL，Fe 27μ／dL）
② 高クロール血症（115 mEq／L：正常96〜108）
③ インフルエンザB抗体価上昇（HI法で4,096倍／CF法で4倍：1回目と2回目入院で変化なし）

その他の生化学的検査・ビタミン類は正常であった．

1回目の入院時にインフルエンザB抗体価が上昇していたことから，当初インフルエンザウイルスによる急性小脳炎の可能性が考えられ，いったん退院した．脊髄小脳変性症の除外は先に述べたような理由によりかなり困難ではあるが，SCA1，SCA3／MJD，SCA6，DRPLAの遺伝子検索を行ったところすべて陰性であった．その後に運動失調症状などの再燃を認め再入院したとき，インフルエンザB抗体価は前回入院時と変化がなく，脳脊髄液検査所見も正常で感染性疾患は考えにくいと判断した．改めて常用薬などを入念に確認したところ，入院中には中止していた市販鎮痛薬を退院後再開していたことが薬剤性障害を疑うきっかけとなった．

そこで常用していた市販鎮痛薬を検討した結果，有効成分としてブロモバレリル尿素を含むことが明らかとなった．ブロモバレリル尿素には臭素が含まれており，イオン選択電極法での

Lecture

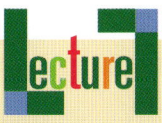

ブロモバレリル尿素中毒について

　ブロモバレリル尿素中毒には急性中毒と慢性中毒があり，自殺企図での急性中毒では意識障害や呼吸不全，肝障害などを認め，一方，本症例のような慢性中毒では振戦，小脳失調，錐体路徴候，眼筋麻痺，末梢神経障害や自律神経障害などの症状を来すとされている．
　ブロモバレリル尿素で小脳性運動失調ないし萎縮を呈した報告を調べたところ，自験例を除くと医中誌（1983〜2012年）では7件，Medline（1946〜2012年）では9件該当した．Medlineでの検索で見出せなかった本邦の報告も1件あり，重複例を除くと，本邦での報告は13件，海外の報告は2件の計15件であった．報告の大多数が本邦からなされているのがブロモバレリル尿素中毒の特徴である．その理由は明らかではないが，

①日本人のほうが平均体重も少ないため中毒になりやすい
②海外では鎮痛薬よりも麻薬などに手を染めやすく鎮痛薬の乱用が目立たない

などが考えられるのではないだろうか．

見かけのクロール値が臭素の影響で上昇するため，高クロール血症は見かけ上の異常値であることが示唆され，同時にブロモバレリル尿素中毒を疑う結果となった．

　ここまでの問題点の整理：
　①ブロモバレリル尿素を含む鎮痛薬の長期連用の既往．
　②血中臭化物濃度の高値．
　③入院中の鎮痛薬の中止により症状が軽快．
　④退院後に鎮痛薬の内服を再開し，症状が再度悪化．

　血中臭化物（ブロモバレリル尿素由来）を測定した結果，1回目入院時：16，2回目入院時：26（正常値＜0.5，中毒域＞50）と上昇を認め，ブロモバレリル尿素を含む鎮痛薬乱用による中毒と診断するに至った．臭素は微量元素であり，体内で検出されるときはほぼ体外から摂取したと考えてよい．中毒域よりやや低値ではあるが，女性であり体重も低めであることが影響したと考えられた．ブロモバレリル尿素（「ブロムワレニル尿素」「ブロモワレリル尿素」「ブロムイソバルム」と表記してある例もある）は，いわゆる市販薬として現在も販売されている薬剤の中に含有されており，鎮痛薬を常用している患者を診たときにはその内容まで確認する必要があるだろう．

診断
慢性ブロモバレリル尿素中毒

A3　退院後の長期フォローに必要な注意

　第一に，入院中に下した診断が本当に正しいのかどうか，常に疑問をもつ姿勢を忘れないようにすべきである．退院時に確定診断はできた，と思っても，その後外来で長期フォローを行っていくうちに症状が進行あるいは軽快し，最終診断が当初の診断から替わってしまうこともまれならずある．遺伝子診断で否定されたといっても，あくまで検査した疾患については，ということであり，未検・未知の疾患についてはまったく無力なのである．本症例も2回の入院を経て最終的にブロモバレリル尿素中毒と診断できた．

　第二に，薬物中毒一般に対する事項である．薬剤の慢性中毒は，薬物依存とほとんど同義であり，その治療は相当困難を要する．薬物依存というと，覚醒剤や麻薬などの違法薬剤を思い浮かべることが多いだろうが，本症例のような市販鎮痛薬，睡眠薬，飲酒などをやめられないことも立派な「薬物依存」である．このような

症例に対して,「病気の原因になっているから,これを飲まないように」とただ説明するだけでは,すでに依存症に陥っている患者では身体的・精神的欲求に負けてしまい,薬を飲み続けてしまうだろう.最も身近には慢性アルコール中毒(アルコール依存)が良い例である.飲酒をやめられずに体を壊し,社会的信用も失っていく姿を見ることは決してまれなことではない.身体依存と同様に精神依存に対する治療も必須なのである.

「薬を飲まないように」と指導し,カルテに記載しておくことは簡単なことである.しかしながら,患者に向き合って治療を継続していくのであれば,単なる指導だけでなく,状況に応じて精神科あるいは心療内科などへの受診を躊躇なく勧めることも主治医にとって重要なことになるし,場合によっては,入院施設での加療を必要とすることもあるだろう.原因薬剤の中止とともに,後遺障害に対してはリハビリなどの施行も考慮すべきである.

(注:本症例の要旨は Chronic bromvalerylurea intoxication:dystonic posture and cerebellar ataxia due to nonsteroidal anti-inflammatory drug abuse. *Internal Medicine* 1998;37:788-791[1] として報告したものである.)

(川上忠孝)

文献

1) Kawakami T, et al. Chronic bromvalerylurea intoxication:Dystonic posture and cerebellar ataxia due to nonsteroidal anti-inflammatory drug abuse. *Intern Med* 1998;37:788-791.
2) 葛原茂樹.薬剤性中枢神経系障害.a)臨床.病理と臨床 2009;27:830-836.
3) 三室マヤほか.薬剤性中枢神経系障害.b)病理.病理と臨床 2009;27:837-842.
4) 銅谷賢治.計算神経科学への招待.脳の学習機構の理解を目指して.第5回 小脳と内部モデル.数理科学 2005;43:74-83.

CASE 2

数時間続く歩行時ふらつき，両手の使いづらさ，呂律緩慢といった発作を繰り返す39歳男性

症　例	39歳，男性[1]．
主　訴	一過性の動揺感，歩行障害，呂律緩慢．
現病歴	10歳時，スケート中に急に体がふらついて転倒し，立ち上がれなくなった．脱力はなかった．ふらつきは約半日続いたが，自然軽快した．17歳時，両手先が突然不器用になる発作が30分〜1時間，起こるようになった．発作は約半年に1回生じた．27歳時から歩行時のふらつき，両手の使いづらさに加え，呂律緩慢が発作的に出現するようになった．明らかな誘因や前兆を有さず，頭痛も伴わなかった．発作の持続時間は約2〜3時間で，頻度は1か月に1回程度だった．39歳時から発作頻度が週1回に増悪したため，当院を受診した．
生活歴	飲酒歴なし．常用薬剤なし．
既往歴	特記事項なし．正常分娩で発育・発達ともに正常．
家族歴	特記事項なし．類症なし．
初診時所見	非発作時：側方視時に注視方向性の大打性眼振を認める以外，異常所見なし．発作時：特に誘因なく発作が出現した．非発作時と同様の眼振に加え，呂律緩慢，失調性歩行，四肢失調がほぼ同時に出現，約4時間持続し，徐々に自然軽快した．

Q1 チャンネル病とは何か？
Q2 この症例の診断は何か？　また鑑別診断は何か？

A1 チャンネル病の概念

　一過性，発作性に症状を呈する疾患として，不整脈，てんかん，片頭痛などがあげられる．これらの多くがイオンチャンネルを構成するサブユニットの変異，もしくはチャンネルに相互作用する蛋白によることがわかり，「チャンネル病（channelopathy）」と総称されている[2]．興味深いことに神経細胞や骨格筋，心筋細胞などの「興奮性細胞」におけるチャンネル病は発作性・周期性の症状を呈するという特徴があり，一方で嚢胞性線維症（塩素イオンチャンネル異常），巣状糸球体硬化症の一部（活性化カルシウムチャンネル分子 TRPC6）など，興奮性細胞が関与していない疾患では，発作性，周期性の症状を呈さない．これゆえに特に神経筋疾患で「チャンネル病」が注目される．主な疾患を❶に示す．

　なお周期性・発作性神経疾患のすべてが「チャンネル病」というわけではない．家族性熱性痙攣の一部，autosomal dominant lateral temporal lobe epilepsy（ADLTE），paroxysmal nonkinesigenic dyskinesia（PNKD）などは，その例外疾患としてあげられる[2]．

A2 診断のポイント

　周期性失調症は，その名の通り，周期性・発作性に小脳失調を呈し，非発作時には失調を認めない，もしくはごくわずか認めるのみという疾患である[3]．これは症候性と特発性に大別できる．症候性の原因疾患を❷に示す．文献的には，多発性硬化症の経過中にみられるものが多いが，脊髄小脳変性症の発症初期に，失調症状が間欠的に出現することもある．

　上述のような症候性疾患を除外したものが，特発性となる．特発性の周期性失調症は，臨床的にも遺伝学的にも heterogeneous であり，現在のところ少なくとも8つの臨床亜型（EA1〜

❶ チャンネル病の主な疾患

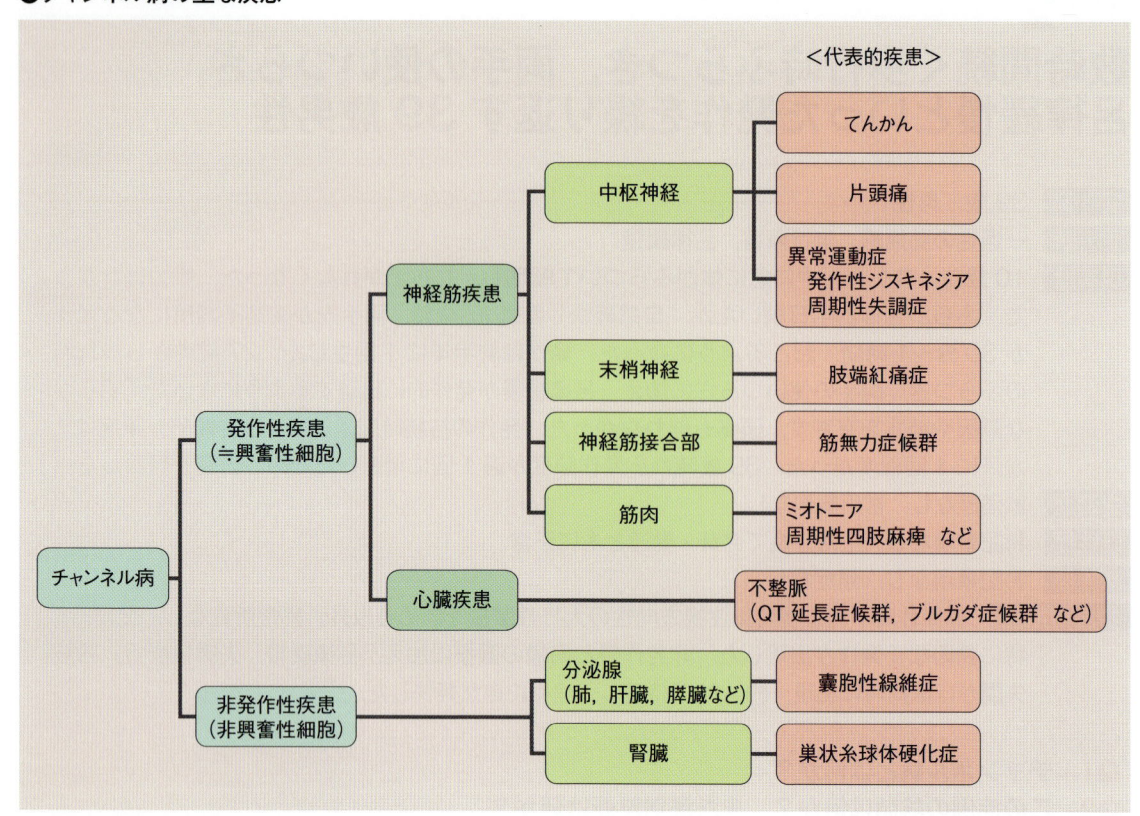

```
                                                                <代表的疾患>
                                                         ┌─────────────┐
                                                   ┌─────┤   てんかん    │
                                                   │     └─────────────┘
                                          ┌────────┤     ┌─────────────┐
                                          │ 中枢神経 ├─────┤    片頭痛    │
                                          │         │     └─────────────┘
                                          │         │     ┌─────────────┐
                                          │         │     │  異常運動症   │
                                          │         └─────┤ 発作性ジスキネジア│
                           ┌────────┐     │               │  周期性失調症  │
                           │        │     │               └─────────────┘
                           │神経筋疾患├─────┤ ┌────────┐    ┌─────────────┐
                           │        │     ├─┤ 末梢神経 ├────┤   肢端紅痛症   │
              ┌────────┐   └────────┘     │ └────────┘    └─────────────┘
              │発作性疾患│                  │ ┌────────┐    ┌─────────────┐
       ┌──────┤(≒興奮性細胞)├─────────────┼─┤神経筋接合部├───┤  筋無力症候群  │
       │      └────────┘                  │ └────────┘    └─────────────┘
       │                                  │ ┌────────┐    ┌─────────────┐
 ┌─────┤                                  └─┤  筋肉   ├───┤   ミオトニア   │
 │チャンネル病│                                 └────────┘    │ 周期性四肢麻痺 など│
 │     │                                                  └─────────────┘
 └─────┤      ┌────────┐                      ┌─────────────────────┐
       │      │ 心臓疾患 ├──────────────────────┤       不整脈         │
       │      └────────┘                      │(QT延長症候群, ブルガダ症候群 など)│
       │                                      └─────────────────────┘
       │      ┌────────┐   ┌────────┐         ┌─────────────┐
       │      │非発作性疾患│   │  分泌腺  │         │             │
       └──────┤(非興奮性細胞)├──┤(肺,肝臓,膵臓など)├─┤  囊胞性線維症  │
              └────────┘   └────────┘         └─────────────┘
                           ┌────────┐         ┌─────────────┐
                           │  腎臓   ├─────────┤ 巣状糸球体硬化症 │
                           └────────┘         └─────────────┘
```

❷ 周期性失調症の原因疾患

周期性失調症	失調症原因疾患
1. 脱髄性疾患	多発性硬化症
2. 変性疾患	脊髄小脳変性症（SCA6 など）
3. 血管障害	椎骨脳底動脈循環不全症（VBI）
4. てんかん	
5. 中毒性疾患	アルコール，鎮静薬，抗てんかん薬　など
6. 先天奇形	アルノルド・キアリ奇形，クリッペル・フェール症候群，頭蓋底陥入症，遺残性三叉動脈による VBI　など
7. 腫瘍性疾患	小脳虫部髄芽腫，後頭蓋窩血管腫　など
8. 前庭障害	メニエール病，良性発作性頭位めまい　など
9. 代謝性疾患	ハートナップ病，メープルシロップ尿症，高アラニン血症，高アンモニア血症，ピルビン酸脱水素酵素欠損症，ポルフィリン症　など

VBI：vertebrobasilar insufficiency.

EA7，CSE/DYT6）が知られている（❸）．いずれも常染色体優性遺伝形式をとり，幼少時発症が多い．発作持続時間，随伴症状などにそれぞれ特徴がある．周期性失調症 2 型（episodic ataxia type2：EA2）では発作間欠期にも眼振を認めるのが特徴であり，その点でも本例は孤発例ではあるものの EA2 に矛盾しない[1]．

EA2 の発作持続時間は，数時間程度と EA1（多くが分単位）と比較して長い．合併する症状として，片頭痛が多いが，その他にも進行性失調症，変動する筋力低下，痙攣発作，ジストニアなどがみられることがある．原因遺伝子は第 19 染色体短腕にある α1_A 電位依存性カルシウムチャンネル遺伝子（CACNL1A4）と判明している[3,4]．

治療としては，発作の誘因（運動，感情的興奮，ストレス，アルコール摂取など）が明らかな場合，それを避けるようにする．また薬物療法としてはアセタゾラミド（ダイアモックス®）が有効である．薬効機序は，小脳の細胞外水素イオン濃度を上昇させることにより酸性の環境を作り，pH 変化に影響を受ける変異カルシウ

❸ 特発性周期性失調症の臨床的特徴

特発性周期性失調症	OMIM	遺伝子座	変異遺伝子	変異蛋白	発症年齢
EA1	160120	12p13.32	KCNA1	カリウムチャンネル	幼少期〜10代
EA2	108500	19p13.2	CACNA1A	カルシウムチャンネル	幼少期〜10代
EA3	606554	1q42	unknown	?	1〜42歳
EA4 / PATX	606552	unknown	unknown	?	23〜60歳
EA5	601949	2q23.3	CACNB4β4	カルシウムチャンネル	20〜30代
EA6	600111	5p13.2	SLC1A3	グルタミン酸トランスポーター	幼少期
EA7	611907	19q13	unknown	?	〜20歳
CSE / DYT6	601042	1p	unknown	?	2〜15歳

特発性周期性失調症	失調持続時間	間欠期症状 ミオキミア	間欠期症状 眼振	間欠期症状 てんかん	アセタゾラミド反応性
EA1	数秒〜数分	特徴的	なし	時折	時折
EA2	30分〜6時間	なし	特徴的	まれ	有効
EA3	1分〜6時間	しばしば	時折	時折	有効
EA4 / PATX	短時間	なし	なし	なし	無効
EA5	数時間〜数週	なし	しばしば	しばしば	一過性
EA6	2〜4日	なし	なし	特徴的	無効
EA7	数時間〜数日	なし	なし	なし	?
CSE / DYT6	20分	なし	なし	なし	有効

ムチャンネルの機能障害を安定させることによる，と推測されている[3,4]．

診断
周期性失調症2型（EA2）

その後の臨床経過

　この患者は39歳で診断され，ダイアモックス®内服治療を開始し，数年間は発作が完全に消失していた[1]．しかし46歳頃から年に数回，発作が再発し始めた．50歳時に会社を早期退職して起業したが，その後から発作頻度が明らかに増加し，発作のシリーズも変化した．具体的には，最初左足に「嫌な感じ」が出現し，それからまもなく「左足がギューっとつっぱる」．それが数分以内に右足にも拡大し，歩こうとしても「千鳥足のように」足がもつれて歩けなくなる．20〜30分以内に両手の動きが不器用になり，それから10分程度で呂律が回らなくなる．発作は軽症の場合は，歩行時ふらつきだけで終わり，1時間以内に正常に回復するが，重篤な場合は，意識ははっきりしているのに声も出せなくなり（ただし呼吸は普通にできる），その状態が1日以上持続することもある．発作の頻度はまちまちで，連日のように起こることもあり，また1か月以上起こらないこともある．

　さらに50歳頃から，以前はなかった「頭痛」も起こるようになった．閃輝暗点などの前兆はなく，また痛みの性状も典型的な拍動痛とはいえないが，「寝込むほどの頭痛」だという．頭痛は失調症発作と同時に起こることもあり，まったく関係ないこともある．

　以前は発作間欠期には，側方視時注視方向性眼振以外にはほとんど症状がなかったが，50

Lecture

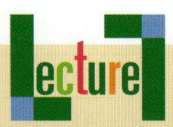

EA2, FHM1, SCA6は、同じカルシウムチャンネル遺伝子異常を有するallelic disorder

　EA2患者の約半数では、国際頭痛学会の診断基準に合致する片頭痛を合併するといわれ、また一方、家族性片麻痺性片頭痛1型（familial hemiplegic migraine type1：FHM1）の患者の大半は、発作時に眼振を含む小脳失調を呈することがある。さらに脊髄小脳失調症6型（spinocerebellar ataxia type 6：SCA6）の中には、周期性失調症で発症するものもあり、またEA2の家系内で、進行性失調症を呈する症例がみられることもある。このように、EA2、FHM1、SCA6はそれぞれ臨床症状のオーバーラップがあることが知られていた。そしていずれもがα1A電位依存性カルシウムチャンネル遺伝子（CACNA1A）の異常であることが判明し、この3疾患はallelic disorderと確定された[1,3,4]。遺伝子型表現型連関（genotype-phenotype correlation）は、概していうとEA2ではフレームシフトを来すような欠失/挿入変異や終止コドンへの変化を伴うミスセンス変異により、不完全な蛋白が翻訳されることが多いが、FHM1の場合はミスセンス変異による1つのアミノ酸置換の場合が多いとされている。またSCA6は、この蛋白のC末に存在するCAGリピートが異常伸長していることが原因である。

　最近Yabeらは、EAとFHMが混在し、全例に軽度の下肢の小脳性運動失調、頭位変換下向き眼振、および純粋小脳萎縮を呈する1家系を検討し、CACNA1A遺伝子内にp.T666M変異を同定した[5]。同一家系内に異なる臨床型を呈する例は世界的にもまれであり、非常に興味深い報告である。

歳頃から、発作間欠期にもつぎ足歩行時に若干のふらつきがみられるようになった。

　頭部MRIでは小脳・脳幹を含め萎縮などの異常所見はなく、また脳波検査も正常範囲内であった。抗てんかん薬（ゾニサミド〈エクセグラン®〉）を試したが、症状の変化は明らかではなかった。ダイアモックス®は本人の強い希望があり、内服を継続している。現在56歳になるが、やはり失調発作は不変である。

この症例から学ぶこと

　本例は治療開始後5年以上発作が完全に消失していたが、開業を契機に精神的ストレスが引き金になり、失調発作が増悪した。また発作型が変化し、頭痛やジストニア、発語失行をも併発するようになった。さらに発作間欠期にも、ごく軽度の体幹失調がみられるようになった。小脳失調を伴うFHM1の場合、小脳失調の発症が8〜11歳、片頭痛の発症が5〜44歳、と各発作症状の発症時期にタイムラグがあることが知られており、本例での随伴症状は、すべて原疾患に基づくものと考えられる。また言語障害は、小脳失調に伴う呂律緩慢とは異なり、あたかも運動性失語や発語失行という状態に近かった。こういった大脳の巣症状はFHM1ではみられうるが、EA2での報告はまれである。

　このように合併しうる症状が数十年の時間差をもって発症してくることがあるにもかかわらず、その臨床症状や経過について記載が不十分で、詳細がわからないことがままある。診断した後も、臨床経過を経時的にフォローアップし、詳細に記述しておくことが、臨床神経学の進歩のためにきわめて大切である。

（滑川道人）

文献

1) 滑川道人ほか. Episodic ataxia with nystagmus（EA-2）と思われる孤発例. 臨床神経学 1998；38：446-449.
2) Ryan DP, Pták̆ek LJ. Episodic neurological channelopathies. Neuron 2010；68：282-292.
3) Jen JC, et al. Primary episodic ataxias：Diagnosis, pathogenesis and treatment. Brain 2007；130：2484-2493.
4) Baloh RW. Episodic ataxias 1 and 2. In：Aminoff MJ, et al (editors). Ataxic Disorders. Handbook of Clinical Neurology. Vol.103. Edinburgh：Elsevier；2012. pp.595-602.
5) Yabe I, et al. Downbeat positioning nystagmus is a common clinical feature despite variable phenotypes in an FHM1 family. J Neurol 2008；255：1541-1544.

CASE 3

中年以降に発症した1型糖尿病と緩徐進行性小脳失調を示す66歳女性

症例	66歳，女性．
主訴	歩行時のふらつき．
現病歴	約2年前から歩行時のふらつきを自覚．次第にふらつきは強くなる一方，言葉も聞き取りにくくなり，書字も下手になってきた．独歩が困難になってきたため，当院に来院．
生活歴	喫煙，飲酒なし．
既往歴	62歳でシェーグレン症候群．63歳で1型糖尿病と診断を受け，インスリン治療を受けている．
家族歴	特記すべきことはなく，歩行時のふらつきを示した近親者はいない．
初診時現症	一般身体所見：特記すべき所見なし．神経学的所見：水平性に注視方向性の眼振がある．高度の断綴性発語で，理解が困難．四肢には中等度の反復拮抗運動不能（adiadochokinesis）と測定異常（dysmetria）を認める．座位でもふらつきが強く，起立，歩行は1人では困難．筋力低下，筋萎縮，筋強剛，不随意運動，感覚障害は認めない．四肢腱反射の異常や左右差はなく，病的反射も認めない．

Q1 鑑別診断として何が考えられるか？
Q2 確定診断のための検査として何を行うか？
Q3 治療方針はどのように立てるべきか？

A1 鑑別診断とその診断のポイント

本症例は，非家族性に，中年以降に発症した緩徐進行性の小脳失調のみを示していることから，多系統萎縮症に加え，傍腫瘍性，あるいは非傍腫瘍性の免疫性小脳疾患が鑑別の対象となる．

しかし，次の3点から，本症例は抗GAD抗体陽性小脳失調症が疑われる．

① 女性で，50歳以降に初発した緩徐進行性の小脳失調症であること
② 中年以降に発症した1型糖尿病を合併し，小脳失調に先立って現れていること
③ 自己免疫疾患の既往があること

Honnoratらは，欧州での調査を基に，この3点を本症の診断の手掛かりとして強調している[1]．この調査は9,000例の血清を対象にし，後方視的な解析を行ったもので，抗GAD抗体陽性小脳失調症は14例存在した．これらの臨床像の特徴は以下の通りである．

① 13例（93％）が女性であり，小脳失調を発症した中間値は51歳であった．
② インスリン依存的である1型糖尿病は10例（71％）に合併し，その発症の中間値は47歳で，小脳失調症の初発よりも先行していた．
③ 臓器特異的な自己免疫疾患を合併し（57％に慢性甲状腺炎を合併，他に，重症筋無力症，乾癬など），家族歴にも自己免疫疾患の既往が存在した．
④ 中等度から高度の歩行失調が全例に認められ，このために，独立した日常生活は阻害されていた．また，86％の症例で軽度の四肢失調を，57％の症例で眼振，構音障害を示した．
⑤ 他の神経症状としては，stiff-person症候群による有痛性の攣縮が2例（14％）で観察された．

⑥MRIでは，小脳は正常もしくは軽度の萎縮を示した．この一方で，脳幹に萎縮はなかった．

A2 確定診断のための検査

抗GAD抗体陽性小脳失調の診断を確定するには，血清と髄液の抗GAD抗体を検索する必要がある．

①血清で抗GAD抗体が高力価陽性であることを確認する．1型糖尿病の抗体価（48 ± 112 U／mL）に比べ，高力価であることが特徴で（37,300 ± 30,460 U／mL），この値はstiff person症候群とほぼ同じであるという（文献1）のデータ）．

②抗GAD抗体が髄腔内に産生されていることを証明するために，髄液での抗GAD抗体とオリゴクローナルバンドの出現，さらにIgG indexの上昇を確認する．

また，本疾患では，抗GAD抗体が小脳失調発現の原因となっているため，研究室レベルの検索ではあるが，以下の3点を確認すると，診断がより確実なものとなる．

③髄液を用いたウェスタンブロット法において65 kDのGADに一致する部位にバンドが認められること．

④髄液を用いた免疫組織化学法で，小脳プルキンエ細胞に投射する抑制性介在ニューロンの終末部に免疫反応性（immunoreactivity）を認めること．

⑤小脳スライス標本を用いた電気生理学的検索で，髄液を投与するとプルキンエ細胞への抑制性シナプス伝達が特異的に阻害されること．

Memo
抗GAD抗体の多様性
なぜ，糖尿病，stiff-person症候群，小脳失調症では同じ抗GAD抗体が認められるのに，その症状は異なっているのであろうか？これは，抗体のGADの認識部位（epitope）が異なるためである[2]．神経症状を発症する抗体はGADのC末端側を認識し，糖尿病で認められる抗体はGADのmiddle portionを認識する．さらに，stiff person症候群と小脳失調症においても，その認識部位には差があり，前者は主にGADの酵素活性を阻害するが，後者においては主にGABAの放出を抑制する．

本例は，抗GAD抗体が血清で，77,000 U／mLであり，オリゴクローナルバンドは陰性であったが，IgG indexは38.2と上昇していた．また，③〜⑤の基準も満たした．

診断
抗GAD抗体陽性小脳失調症

抗GAD抗体陽性小脳失調症とは

抗GAD抗体陽性小脳失調症は，抗グリアジン抗体陽性小脳失調症（gluten ataxia）や橋本脳症の小脳失調型と並び，非傍腫瘍性免疫性小脳疾患に位置づけられる．非傍腫瘍性免疫疾患は，早期に診断し治療を開始すれば，症状の改善が期待されるという点で重要である．

グルタミン酸脱炭酸酵素（glutamic acid decarboxylase：GAD）は，興奮性の伝達物質であるグルタミン酸から，抑制性伝達物質のGABA（γ-aminobutyric acid：ガンマアミノ酪酸）を合成する酵素である．GAD65とGAD67の2種類が存在し，抗GAD抗体はGAD65を認識する．抗GAD抗体を示す疾患としては，1型糖尿病やpolyendocrine autoimmunityが有名であるが，神経疾患としては，stiff-person症候群が知られている．一方，抗GAD抗体を伴う小脳失調の症例は，1988年にSolimenaらによって初めて記載され，2001年のHonnoratによる欧州での網羅的な調査により，その疾患概念が明確にされた[1]．

Memo
なぜ，免疫療法は当初は効果があり，進行すると効果がなくなるのであろうか？
初期は機能的な変化，進行すると細胞死による不可逆的な変化が起きることに対応すると考えられる．GABAはプルキンエ細胞への抑制性作用を示すのみならず，シナプス間隙から拡散し周囲の興奮性シナプスに作用し，グルタミン酸の放出を抑制する．したがって，GABAの放出が減少すると，プルキンエ細胞の活動に顕著な変化が生じ，小脳による協調的制御が阻害される（機能的な変化）．一方，この抑制の減少と興奮の増大は，長期的にはプルキンエ細胞の過興奮をもたらし，細胞死が起きると予想される（不可逆的な変化）．剖検例でも顕著なプルキンエ細胞の脱落が観察されている[3]．

Lecture

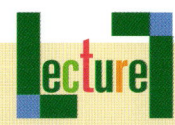

自己抗体──原因か？ 結果か？

　自己抗体が出現している場合は，「それが原因であるのか？ 結果であるのか？」という問題が必ず生じる．抗GAD抗体の場合も，1988年のSolimenaらの記載以来，原因説と結果説の論争が続いていたが，2012年に抗体が原因として作用していることが明確に証明され，論争に終止符が打たれた．自己抗体の意義を考えるうえでモデルケースとして貴重な例であるため，その論点を以下にまとめてみる．

　当初，抗体が原因として作用するとは考えられていなかった．それは，①抗GAD抗体が出現する1型糖尿病は，細胞性免疫を介した機序で発症するものであり，抗体は診断のマーカーであること，②抗原であるGADは細胞質の中に存在する蛋白であり，抗体が作用できないと考えられていたこと，という2つの点が根拠となっていた．さらに，多くの自己抗体（傍腫瘍性免疫疾患の抗体など）が原因ではないことからも，結果説を支持する意見が大勢であった．

　しかし，stiff-person症候群における抗GAD抗体が，GADの酵素活性を阻害することが報告されて以来，原因説の検証も行われるようになった．抗体が病因であることを証明するには，次の3つの条件を実験的に示さなければならない．

1. 抗体が抗原にアクセスできること：accessibilityの証明
2. 抗体が神経症状を発症しうる作用を有することを，細胞・神経回路レベルで示すこと：pathogenic actionの証明
3. 抗体を動物に注入することで症状が再現されること：passive transferの証明

　抗GAD抗体陽性失調症では，pathogenic actionの証明がまず行われた．1999年に筆者らは，スライス標本を用いたパッチクランプ法を用いて，抗GAD抗体が介在性抑制細胞とプルキンエ細胞間の抑制性伝達を選択的に阻害すること，さらに，その機序がシナプス前性であることを示した．つまり，抗GAD抗体が介在性ニューロンの終末部に作用して，GABAの放出を阻害することが明らかになった[4]．また，2007年にはMantoらが，患者髄液をラット小脳内に注入すると，小脳刺激によって生じる大脳運動野に対する抑制が生じなくなることを示し，passive transferが可能なことも証明された[5]．さらに，2012年にはこの2つのグループの共同研究により，抗GAD抗体は細胞内に活動依存的に取り込まれることも明らかとなり（accessibilityの証明），これにより3つの条件がすべてクリアされたのである（❶）．

❶抗体による小脳抑制性シナプスの阻害

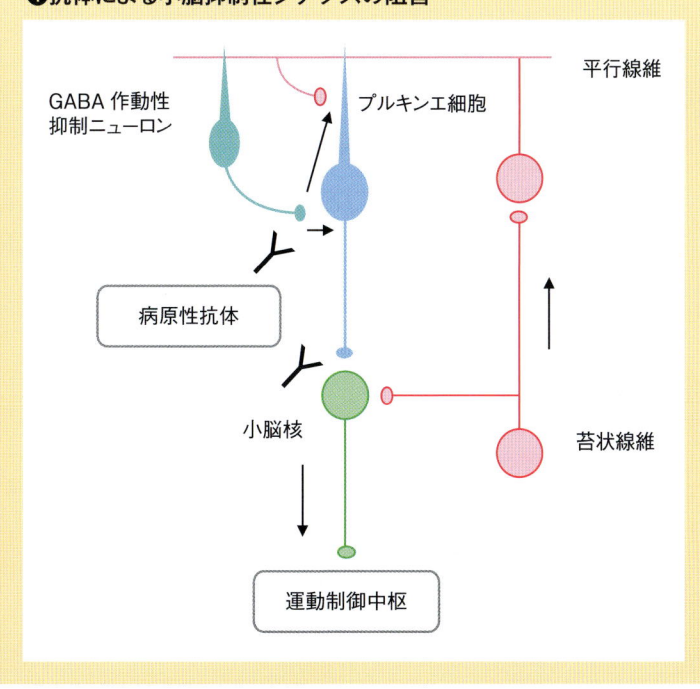

A3 治療

免疫療法としては，ステロイドやIVIgが投与される．初期においては改善が認められるものの，進行すると無効になることが多い．gluten ataxia，橋本脳症と比べ免疫療法の反応は不良である．病因として作用する抗GAD抗体の低下を指標にして治療を行う．

本例も小脳失調は一過性に軽度改善したものの，徐々に効果は認められなくなった．頻発する痙攣も抗痙攣薬でのコントロールは不良であった．

（三苫　博）

文献

1) Honnorat J, et al. Cerebellar ataxia with anti-glutamic acid decarboxylase antibodies：Study of 14 patients. *Arch Neurol* 2001；58：225-230.
2) Manto MU, et al. Respective implications of glutamate decarboxylase antibodies in stiff person syndrome and cerebellar ataxia. *Orphanet J Rare Dis* 2011;6:3.
3) Ishida K, et al. Selective loss of Purkinje cells in a patient with anti-glutamic acid decarboxylase-associated cerebellar ataxia. *J Neurol Neurosurg Psychiatry* 2007；78：190-192.
4) Mitoma H, et al. Dual impairment of GABAA- and GABAB-receptor-mediated synaptic responses by autoantibodies to glutamic acid decarboxylase. *J Neurol Sci* 2003；208：51-56.
5) Manto MU, et al. Effects of anti-glutamic acid decarboxylase antibodies associated with neurological diseases. *Ann Neurol* 2007；61：544-551.

CASE 4

眩暈，歩行障害，構音障害が亜急性に出現し進行した77歳女性

症　例　77歳，女性．

主　訴　歩行障害．

現病歴　X年6月初旬，旅行先より帰宅後，全身倦怠感が出現．翌日夕方，動揺性眩暈感，嘔気が出現するようになった．2日後には，歩行時のふらつきが強く介助歩行となった．1週間後，眩暈が持続し，歩行障害増悪のため他院内科入院．7月，座位保持も困難となり，四肢運動失調のために書字も困難となった．9月，構音障害のために頻回に聞き返されるようになった．11月，リハビリ治療を行うも症状改善せず，精査目的で当院に転院．

生活歴　飲酒なし，喫煙なし．

既往歴　糖尿病（67歳〜内服治療），高血圧・高脂血症（75歳〜内服治療）．

家族歴　特記すべきものなし．

身体所見　[一般身体所見] 身長145 cm，体重47 kg，体温36.4℃．頭頸部および胸腹部触診上異常なし．心肺の聴診上異常所見なし．表在リンパ節触知せず．浮腫なし．
[神経学的所見] ①四肢体幹失調，失調性構音障害，②軽度認知機能低下（簡易知能検査〈MMSE〉25点），③四肢腱反射低下，振動覚軽度低下．

検査所見（入院時）　[血算] 正常，[生化学] 異常なし，[血沈] 50 mm/時，[血糖] 空腹時111 mg/dL，HbA1c 5.2%，[血清] 抗核抗体 x40，抗ガングリオシド抗体陰性．
[腫瘍マーカー] CA125 / CEA / CA19-9 / SCC / HER2 / CA15-3 / BCA 上昇なし．
[髄液所見] 細胞数 2/mm^3，蛋白 27 mg/dL，Glu 52 mg/dL，IgG 88.6 μg/mL，IgGインデックス 1.27，MBP < 40 pg/mL，細胞診 class I．

画像所見　[胸部・腹部X線] 異常なし．
[頭部MRI] X年6月下旬（❶-a），X年11月転院時（❶-b），
[頭部SPECT] X年11月転院時（❶-c）．

❶症例の頭部MRIとSPECT

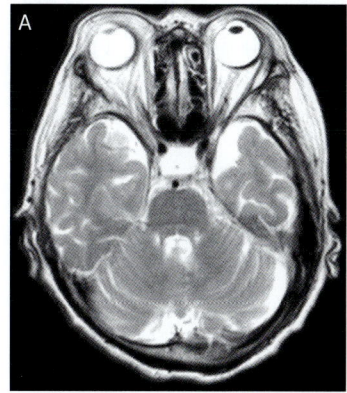

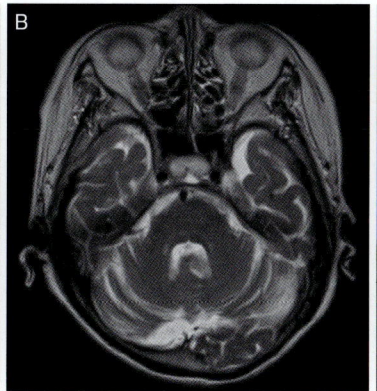

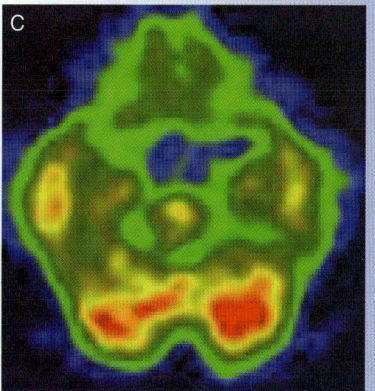

A：MRI T2WI，X年6月下旬，B：MRI T2WI，X年11月転院時，C：脳血流SPECT（HMPAO），X年11月転院時．X年6月下旬（A）には小脳の軽度萎縮を認めるが，明らかな実質内の異常はなかった．明らかな異常造影効果を示す領域は認めなかった．発症5か月後のX年11月の時点（B）では，小脳の萎縮の進行を認めたが，明らかな実質内の異常は認めない．X年11月転院時の脳血流SPECT（C）では，小脳の血流は右優位に軽度低下している．

Q1　症状と身体所見からはどのような疾患が疑われるか？
Q2　鑑別に必要な検査は何か？　この症例の診断は何が疑わしいか？

A1 症状と身体所見から疑われる疾患

本例は，比較的急速に眩暈症状が出現し，その後，歩行困難，構音障害が進行した．急性発症の眩暈では，耳鼻科的なものと中枢性のものとの鑑別が大事であるが，耳鼻科的な眩暈では良性発作性頭位性眩暈，メニエール病，前庭神経炎などが鑑別にあがり，中枢性のものでは血管障害をまず除外すべきである．本例では，近医の内科に受診し，頭部 MRI で血管障害を認めず，耳鼻科的な眩暈として補液とリハビリテーションで経過観察されていた．

しかしながら，その後，亜急性進行性に歩行障害，四肢体幹失調，構音障害が出現し，進行性の小脳性失調を主体とする中枢神経障害の存在が示された．失調の原因の鑑別においては，発症年齢，進行経過，他の合併神経所見の存在の確認が診断のうえで重要である．小児〜若年の急性発症の失調では，ウイルス感染に伴うもの，感染後の急性散在性脳脊髄炎（acute disseminated encephalomyelitis：ADEM），慢性経過のものでは遺伝性のもの，間欠的経過を呈する場合は尿素サイクル異常など代謝性の病態も考える．成人の急性〜亜急性経過の病態では血管障害（小脳出血の場合には頭痛を伴う），フィッシャー症候群（四肢腱反射の消失や眼球運動障害を伴うことが多い），亜急性経過の病態では多発性硬化症，水頭症，SLE（systemic lupus erythematosus：全身性エリテマトーデス）やシェーグレン症候群による中枢神経障害，大孔部や後頭蓋窩の圧迫性の腫瘍や膿瘍，静脈洞血栓症，傍腫瘍症候群，神経サルコイドーシス，悪性リンパ腫，プリオン病などが鑑別にあがる．

慢性経過の病態では，頻度的には多系統萎縮症，遺伝性脊髄小脳変性症（時に家族歴がはっきりしない場合があり注意）などが多く，頻度は低いが，小脳症状が前景にたつ進行性核上性麻痺，ミトコンドリア脳筋症，髄膜癌腫症，慢性のアルコール中毒症，フェニトインや抗悪性腫瘍薬などの薬物の副作用による病態も鑑別にあがる．深部感覚障害に伴う失調性歩行障害を起こす病態（後根神経節炎，脊髄癆，亜急性脊髄連合変性症など）の鑑別も必要である．

A2 鑑別に必要な検査と本症例の診断

本例では，頭部の MRI 像からは，血管障害や腫瘍性病変，多発性硬化症や ADEM などの脱髄性疾患も否定される．造影 MRI では軟膜造影像なく，髄液所見も併せて，神経サルコイドーシス，悪性リンパ腫，髄膜癌腫症は，積極的に示唆されないが，中枢限局のこれらの病態は診断が困難な場合があり注意を要する．MRI-DWI（拡散強調画像）では小脳の信号変化は認めず，進行する症候が小脳系に限局している点からもプリオン病の可能性は低い．血液検査では，抗ガングリオシド抗体は陰性であり，症状の進行が月単位に及ぶことからもフィッシャー症候群は考えにくい．また，膠原病の合併を示唆する自己抗体も陰性であった．慢性経過である点は，変性疾患も鑑別にあがるが，自律神経障害など他の神経症候を認めておらず，変性疾患として症状の進行経過がやや速すぎる．亜急性に小脳に限局した症状が進行し小脳萎縮も伴っている点，髄液の IgG インデックスが高値である点からは，免疫機序のまれな病態も考え鑑別を進める必要がある．

本例では，傍腫瘍性神経症候群の可能性を考え，全身の腫瘍検索と傍腫瘍神経抗体の測定を行った．その結果，骨盤部 MRI で子宮頸部背側に 4 cm 大の不整形腫瘤を認め，FDG-PET 検査では同部位に高集積像を呈していた．また，傍腫瘍神経抗体の測定で抗 Yo 抗体が陽性であることが判明した．治療として単純子宮全摘・両側付属器切除・子宮頸部背側腫瘤の摘除が行われた．腫瘤の組織像は high grade serous adenocarcinoma であり（❷），婦人科臓器原発が疑われた．また，患者血清を用いたラット小脳の染色ではプルキンエ細胞の細胞体が淡く染色された（❸）．

以上より傍腫瘍性小脳変性症（paraneoplastic cerebellar degeneration：PCD）と診断した．

❷子宮頸部背側腫瘍組織像（HE染色，×20）

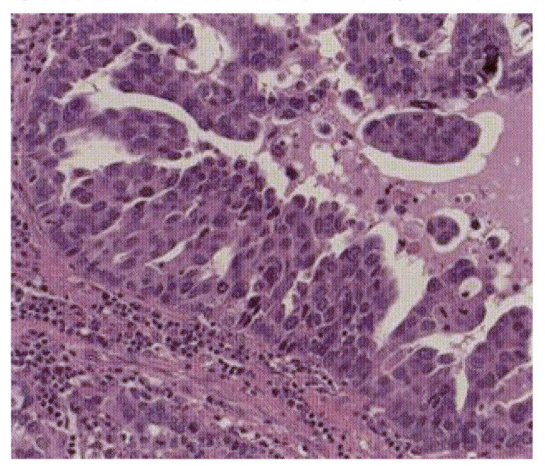

組織像はhigh grade serous adenocarcinomaであり，婦人科臓器原発が疑われた．

❸患者血清を用いたラット小脳の染色（DAB発色，×40）

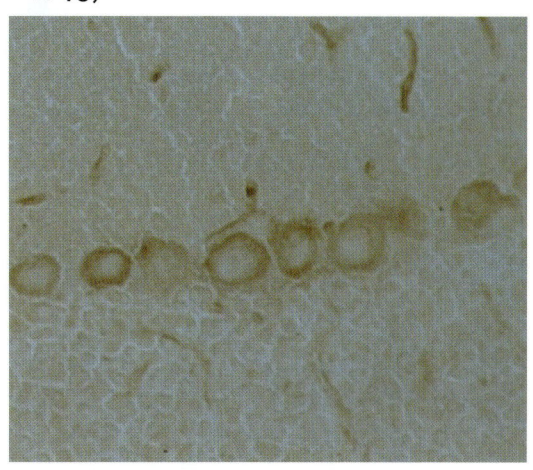

プルキンエ細胞の細胞体が淡く染色された．

❹傍腫瘍性神経症候群（classical syndrome）

亜急性小脳変性症	卵巣癌，婦人科系癌，乳癌 ホジキンリンパ腫 肺小細胞癌 乳癌	抗Yo（PCA1） 抗Tr，抗mGluR1 抗Hu（ANNA1），抗VGCC，抗CV2／CRMP-5 抗Ri（ANNA2）
脳幹脳炎	乳癌，大腸癌，唾液腺癌 卵巣奇形腫	抗Ma2／Ta 抗NMDAR
辺縁系脳炎	肺小細胞癌，精巣腫瘍，乳癌，ホジキンリンパ腫，胸腺腫	抗Hu，抗Ma2／Ta，抗CV2／CRMP5，抗amphiphysin，抗VGKC
オプソクローヌス・ミオクローヌス症候群	肺癌，乳癌，婦人科系癌，黒色腫，histocytoma，神経芽腫	抗Ri，抗Hu，抗Ma2，抗amphiphysin
亜急性感覚性ニューロノパチー	肺小細胞癌，乳癌，卵巣癌，肉腫，ホジキンリンパ腫	抗Hu
イートン・ランバート症候群	肺小細胞癌	抗VGCC
皮膚筋炎	胃癌，子宮頸癌，肺癌，卵巣癌，膀胱癌	抗-155／140
慢性仮性腸閉塞症	肺小細胞癌，カルチノイド	抗Hu

mGluR1：metabotropic glutamate receptor 1，VGCC：電位依存性カルシウムチャネル，CRMP5：collapsin response mediator protein 5，NMDAR：N-methyl-D-aspartate receptor，VGKC：電位依存性カリウムチャネル．

診断

傍腫瘍性小脳変性症（PCD）

傍腫瘍性小脳変性症とは

腫瘍に関連する神経筋障害のうち，腫瘍の遠隔効果によるもの，特に免疫介在性の機序によると考えられるものを傍腫瘍性神経症候群（paraneoplastic neurological syndrome：PNS）という．PNSは中枢神経系，末梢神経系，神経筋接合部・筋の疾患に分類され，それぞれに特徴的な神経症候（classical syndrome：認知度の高い病型）が存在し，各神経症候に特徴的な悪性腫瘍と抗腫瘍／神経抗体が対応することが

Lecture 7

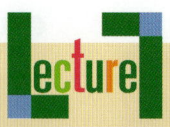

傍腫瘍性神経症候群が疑われた場合の悪性腫瘍のスクリーニング

　傍腫瘍性神経症候群の治療においては，早期に悪性腫瘍を発見し切除することが最も重要である．現在までに悪性腫瘍のスクリーニングについてのエビデンスレベルの高い検討は少ない．2010年にEuropean Federation of Neurological Societiesによる検討があるので紹介する．検討では，classical PNS症例に関して過去の報告を文献検索し，エビデンスのレベルの高い検討は存在せず（レベルIIIが1報告，多くはレベルIV），推奨レベルがA-Cのものも存在しないとしながらスクリーニングの方法に関して提言をしている．

　提言では，抗腫瘍/神経抗体の測定は潜在する悪性腫瘍のタイプと密接な関係があるため最も重要なものとして位置づけている．そのうえで，胸郭領域の肺小細胞癌や胸腺腫に対してはCT検査を行い，もし陰性である場合にはFDG-PETを行うこと，乳癌については，マンモグラフィーでスクリーニングしさらにMRIで検討し陰性ならFDG-PET/CTを行うこと，骨盤領域および精巣腫瘍に対しては，最初に超音波検査でスクリーニングしたのちCT/MRIを行うことを推奨している．皮膚筋炎の患者については，胸部と腹部のCTを行い，女性では骨盤部の超音波検査とマンモグラフィー，50歳以下の男性では精巣の超音波検査，50歳以上では大腸内視鏡検査を推奨している．そして，抗腫瘍/神経抗体が検出できない例については全身のFDG-PETを推奨している．さらに，最初のスクリーニングで腫瘍が発見できない場合には，3～6か月後に再度精査を行い，6か月おきの精査を4年目まで行うことを推奨している[3]．

知られている[1,2]（❹）．傍腫瘍性小脳変性症は小脳症状を主体とする症候群であり，成人の女性に多く，大分部の患者は潜在性に腫瘍が存在した早期の段階で発症する．典型的な場合，中年の女性が数日の経過で，軽度の動揺性眩暈と吐き気の後，回転性の眩暈を呈するなど急速に発症することが多いが，場合によっては緩徐の場合もある．症状が進行すると，四肢体幹の小脳症状，動揺視，構音障害，振戦，時に嚥下障害が出現し増悪する．軽度の認知機能障害を生じることもある．

　PCDに関連する主な抗体は，抗Hu抗体（antineuronal nuclear antibodies type1：ANNA1）と抗Yo抗体（anti-Purkinje cell antibodies type 1：anti-PCA1）であり，これらの抗体は腫瘍細胞の有する神経細胞との共通抗原の刺激により産生されると考えられている．抗Hu抗体は，大分部は肺小細胞癌に伴い，神経芽腫，肉腫，前立腺癌に伴うことがある．病態における意義は不明であるが，抗体は中枢，末梢の神経細胞の核を染色する．神経症候としては，PCDの他に，辺縁系脳炎，亜急性感覚性末梢神経障害と関連する．抗Yo抗体は，婦人科系癌，乳癌を伴う女性に認め，標的はプルキンエ細胞に存在するcytoplasmic protein（CDR2）であるが，病態における意義は不明である．Yo抗原と特異的に反応するTリンパ球が患者血中に存在し，細胞傷害性機序によりプルキンエ細胞の脱落が起きる可能性が報告されている．

Memo

さまざまな抗体がPCDに関係するものとして報告されているが，抗Yo抗体と抗Tr抗体の2つが主に小脳症候のみを有する症例に出現するのに対し，他の抗体は小脳に加え他の神経症候を伴うことが多い．抗Tr抗体は小脳症候のみの症例に認めホジキン病に伴うことが多い．ホジキン病の診断後，または再発時に神経症状が出現することが多い．抗Ri抗体は小脳症候に加え，脳炎や眼球クローヌス（opsoclonus）を伴う症例に認める．女性に多く，乳癌や肺小細胞癌に関連することが多い．抗CV2/CRMP2抗体は小脳症候に加え，辺縁系脳炎，脳脊髄炎，末梢神経障害，視神経炎を伴うことがある．肺小細胞癌，胸腺腫に関連する．抗VGCC抗体は小脳症候に加えランバート・イートン症候群（Lambert-Eaton myasthenic syndrome：LEMS）を伴う例に出現するが，小脳症候のみの症例にも認める．抗Ma2抗体は小脳症候に加え脳幹症状を呈し，精巣癌，乳癌などさまざまな悪性腫瘍と関連する．

傍腫瘍性小脳変性症の診断上の注意点，治療と予後

■傍腫瘍性小脳変性症の診断上の注意点

　診断においては小脳症状を起こす他疾患の鑑別と背景にある悪性腫瘍の検索が必要となる．前述し，本例でも必要となった失調の原因の鑑別を行う．MRI検査は主に他疾患の除外に必要でありPCDに特徴的な所見はない．急性期には造影検査により小脳回が造影されることがある．経過に従い小脳は萎縮してくる．FDG-PETでは，急性期に小脳の代謝亢進を認めることがある．血液検査では甲状腺機能，各種ビタミンを測定する．髄液検査では，急性期には軽度の細胞数と蛋白の増加を認める．抗腫瘍/神経抗体が陽性である場合には診断的であるが，陰性であっても否定はできない．動物の脳組織を患者血清で染色することで抗体の存在が推測できるが，染色性の意義は臨床像や特徴的な抗体の存在と合わせて判断する必要がある．背景の悪性腫瘍の検索では，合併頻度の高い卵巣癌，婦人科系癌，乳癌，肺癌，ホジキンリンパ腫を念頭に全身検索を行う．高分解能CTやFDG-PETが有用である．

■傍腫瘍性小脳変性症の治療と予後

　なるべく病初期の段階で免疫反応の抗原となっている腫瘍を摘除し，神経障害を起こしている免疫反応を抑制する．肺小細胞癌による傍腫瘍症候群の場合は，腫瘍の摘除のみで改善した報告がある．しかしながら，一般的に予後不良であり治療により病勢の進行がとまったとしても多くの例で歩行不能となることが多い．そのため，なるべく早期の段階での腫瘍摘除と免疫治療（血液浄化療法，大量免疫グロブリン投与，副腎皮質ステロイド，アザチオプリンやシクロホスファミドなどの免疫抑制薬，リツキシマブなどを用いた免疫治療の報告がある）が試みられる．PCDの中でも，抗Hu，抗Yo抗体陽性例のほうが，抗Tr，抗Ri，抗CV2抗体陽性例と比較して機能予後が悪いとの報告がある．また，診断時に年齢が若く，機能障害が少ないほうが機能予後がよいとの報告がある．また，生命予後についてはHu抗体陽性例で不良との報告がある．

（清水　潤）

文献

1) Graus F, et al. Recommended diagnostic criteria for paraneoplastic neurological syndromes. *J Neurol Neurosurg Psychiatry* 2004；75（8）：1135-40.
2) Graus F, Dalmau J. Paraneoplastic neurological syndromes. *Curr Opin Neurol* 2012；25：795-801.
3) Titulaer MJ, et al. Screening for tumours in paraneoplastic syndromes：Report of an EFNS task force. *Eur J Neurol* 2011；18（1）：19-e3.

CASE 5

体重減少，変動する小脳症状を呈した70歳男性

症例 70歳，男性．

主訴 歩きにくい，尿が全部出きらない．

現病歴 6年前の旅行時に歩行が遅くなっていることを家族が気づく．5年前に左上肢が滑らかに動かせないことを自覚した．引き続き動作緩慢，咀嚼力低下，うつ症状が出現し，体重が52 kgから44 kgに減少した．パーキンソニズムを指摘され初回入院．小脳症状は認めなかったがMRIにて軽度の小脳萎縮（❶）が指摘され，さらに起立性低血圧，膀胱直腸障害も認めたため，多系統萎縮症と診断され，レボドパ（ネオドパストン®）など抗パーキンソン病薬が投与された．3年前には明らかな小脳症状が出現した．2年前には残尿の増大を認め，自己導尿となっている．その後，外来にて対症療法を行いつつ経過を観察していた．しかし，多系統萎縮症によるとされていた諸症状は進行せず，むしろ自然軽快傾向にあるため，再評価目的に入院した．

生活歴 喫煙：20本/日．飲酒：なし．偏食があり，肉や野菜を好まず，うどんやパンなどの穀類を好む．

既往歴 69歳時から心房細動があり，ワルファリン（ワーファリン®）内服中．

家族歴 類縁疾患を認めず．

再評価入院時現症 身長164.5 cm，体重48.6 kg（BMI 18）．血圧100/70 mmHg，心拍数66/分．一般理学所見に異常なし．

神経学的所見 意識清明．［脳神経系］眼球運動制限なし，右注視方向性眼振（＋）．軽度の構音障害．［運動系］固縮を認めず．振戦を認めず．徒手筋力検査（MMT）は下肢の近位筋および遠位筋が左右対称に4/5に低下．［感覚系］振動覚が遠位優位に低下．［協調運動］指鼻試験では左優位にterminal tremor（終末振戦）を認め，踵膝試験は両側で拙劣．［起立・歩行］姿勢反射障害を認めず，つぎ足歩行不能，ロンベルク徴候陰性．

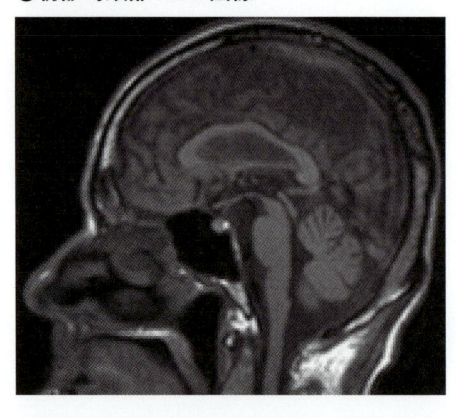

❶ 初診時頭部MRI画像

ごく軽度の小脳萎縮を認める．

Q1 診断に必要な検査として考慮すべきは次のうちどれか？
①十二指腸生検，②抗GAD抗体測定，③抗グリアジン抗体測定，④胸腹部CT

Q2 この症例の診断は何か？ また鑑別すべき疾患は何か？

Q3 その他の考えうる神経合併症については？

Q4 治療方針はどのように立てるべきか？

遺伝性の小脳失調症が症状の変動を示すケースはまれ（Case 2〈p.301〉参照）であり，症状の変動を伴う小脳失調症は多くの場合は後天的なものである．臨床上最も多く遭遇する変動を示す小脳失調は，アルコール，フェニトイン，炭酸リチウムなどによる中毒性の小脳失調である．また，感染症や甲状腺機能低下症に伴う小脳失調が報告されている．それ以外には多発性硬化症などの脱髄性疾患による小脳失調である可能性を除外する必要がある．

上記以外の変動性を示す小脳失調を来す疾患として，臨床的に重要なものは免疫学的機序を介した小脳失調症が知られている．免疫学的機序による後天性失調症として，グルテン失調症，傍腫瘍性症候群に伴う小脳失調（Case 4〈p.309〉参照），抗GAD抗体による運動失調症（Case 3〈p.305〉参照）などを念頭におく必要がある．後二者は特に未治療の場合は進行性の経過をとることが多い．

A1 診断に必要な検査

血清抗グリアジン抗体（anti-gliadin antibody：AGA）を測定する．

グルテン失調症は，治療可能な疾患でありながら，診断に至っていないケースが多数存在することが示唆されている（**Lecture**〈p.316〉参照）．そのため，原因不明の小脳失調症の鑑別診断の一つとしてあげることが求められる．食生活を含めた詳細なアナムネーシスを聴取し，疑われる場合は積極的に抗グリアジン抗体測定を考慮すべきであろう．なお，本例では吸収不全症候群を呈していたが，グルテン失調症の診断に，十二指腸腸炎は必須要件ではない．グルテン失調症と診断されたケースにおいて，十二指腸生検でグルテン過敏症腸炎所見が認められたのは24％にとどまると報告されている[1]．そのため，現在ではグルテン失調症は，血清抗グリアジン抗体陽性の特発性孤発性失調症と定義され，十二指腸腸炎の有無は問われない[2]．

本例においては，血清抗グリアジン抗体IgGは5 U/mLで陰性だったが，IgAは37 U/mL（N＜20）で陽性であった．

> **Memo**
> セリアック病で認められる自己抗体として，抗グリアジン抗体（AGA）IgAは1980年代から導入されたが，感度が低いために，18か月未満の小児に使われる以外は，抗TTG抗体や抗EMA抗体に置き換えられていった．近年になり，抗グリアジン抗体IgGが導入され，TTG同様に抗グリアジン抗体が再び検査されるようになった．
> 現在グルテン失調症が疑われた場合は抗グリアジン抗体IgAおよびIgGと抗TTG2抗体でスクリーニングを行い，可能であれば抗TTG6抗体についても考慮する．抗TTG2抗体陽性例については，十二指腸生検を考慮する．

A2 診断および鑑別すべき疾患

ここに提示したケースは当初，多系統萎縮症（multiple system atrophy：MSA）と診断され，正確な診断に至るまでにおよそ5年を要している．

本症例の特徴を以下にまとめる．
1. 変動する小脳失調
2. パーキンソニズム
3. 起立性低血圧・膀胱直腸障害
4. 体重減少
5. 偏食

である．多系統萎縮症の3つの中心症状（小脳失調，パーキンソニズム，自律神経症状）を備えていたため，初回入院時にはグルテン失調症を鑑別診断上位にあげられなかった．

本症例で診断へのきっかけとなったのは，初回および今回の入院での検査所見（葉酸低値，ビタミンE低値，総コレステロール低値）により吸収不全症候群が疑われたことによる．なお，「食事は肉や野菜を好まず，うどんやパンなどの穀類を好む」との情報は，当初の医師によるアナムネーシスからは得られず，訪問看護報告書で明らかになっている．

吸収不全症候群を来す疾患で小脳失調などの多彩な神経症状を呈するものとして，セリアック病，アミロイドーシス，無ベータリポ蛋白血症（バッセン・コルンツヴァイク症候群）などがあげられる．本症例では臨床症状，自己抗体検査，および生検病理所見よりセリアック病に伴う小脳失調であるグルテン失調症であるとの診断に至った．

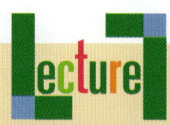

専門医ならここまで知っておくべき

2002年のPellecchiaらの報告[3]によると，多系統萎縮症におけるグルテン過敏症を検査したところ，多系統萎縮症では16例中の3例が陽性であり，疾患対照群とされたパーキンソン病では16例中には陽性例はなかった．翌年のHadjivassiliouらの報告[1]では，孤発性特発性小脳失調症では32〜41％で抗グリアジン抗体が陽性であり，対照群では12％であった．

筆者らの同様の検討[4]でも，特発性小脳失調症に加えパーキンソニズムや自律神経症状を有する14例における抗グリアジン抗体の陽性率を検討し，IgA陽性2例，IgG陽性3例の計5例（36％）を見出した一方，健常対照群では1例（2％）であった．民族差によると考えられる対照群での低値以外は同様の傾向が明らかになっている．多系統萎縮症を含めた孤発性特発性小脳失調症における抗グリアジン抗体の陽性率が高いことは，他のいくつもの報告で確認がされており，孤発性特発性小脳失調症の中に，抗グリアジン抗体などの免疫の関与している小脳失調症が含まれていることが示唆されている．

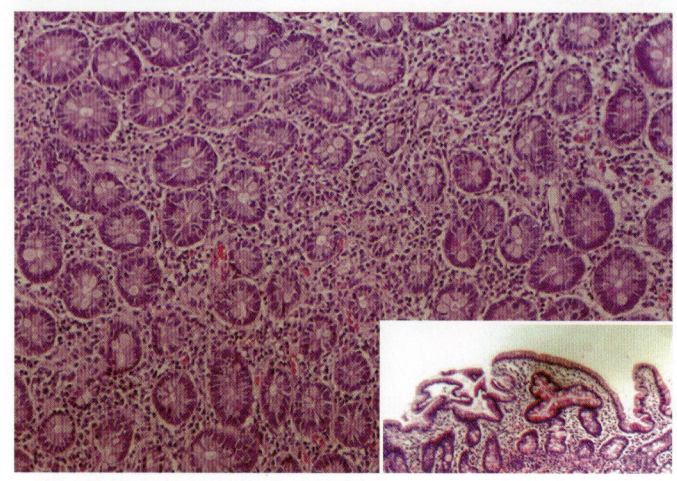

❷ 十二指腸粘膜生検所見

著明な粘膜リンパ球浸潤と一部の絨毛萎縮（差込図）を認める．

十二指腸粘膜生検所見を❷に示す．著明な粘膜リンパ球浸潤と一部の絨毛萎縮（❷の差込図）を認める．

診断
グルテン失調症

A3 その他の考えうる神経合併症

本症例に認められた神経症状はグルテン失調症で比較的多く認められ，排尿障害とアキレス腱反射の減弱は約1/3に認められるとされる[5]．本例では末梢神経伝導検査にて末梢神経障害が確認されたが，グルテン失調症では45％に末梢神経障害が認められる．その他の神経症状として，眼球運動障害は84％，構音障害は66％，MRI上の小脳萎縮は79％に認められたと報告されている[1]．

A4 治療方針はグルテン制限食と，症例によってはビタミンE投与

グルテン制限食による食事療法を行う．本例は失調症状が強い時期には毎日麺類を食べていたが，グルテン失調症が疑われて以来，グルテン制限食による食事療法が行われた．その結果，

小脳症状は軽快傾向を示した．また，コレステロール値，総蛋白値も正常化した．

またビタミンE投与については，ビタミンE低値のセリアック病に伴う小脳失調症に対してビタミンE補充を行ったところ，小脳失調が改善したとの報告があり，症例によっては考慮されるべきだろう[6]．

近年，グルテン失調症を含めた免疫介在性の小脳失調に対して，大量免疫グロブリン療法（IVIg）の有効性を示唆する結果も報告されている[7]．

欧米では，グルテン失調症は二次性小脳失調症の主要な原因の一つとされる一方，本邦では2006年の筆者らの報告が最初であり，以降も報告は少数にとどまっている．

臨床的に多系統萎縮症（特に小脳型〈MSA-C〉）が疑われる症例において，吸収不全症候群，末梢性運動神経障害，軽度の認知障害，免疫系異常（リンパ球サブセット異常や髄液異常）などが合併する際，グルテン失調症を念頭におき，積極的な血清抗グリアジン抗体測定を含めた検索が必要である．グルテン失調症は治療可能な二次性小脳失調症であり，欧米で行われているのと同様に積極的な鑑別がなされることで，一人でも多くの患者が適切な治療を受けられることが望まれる．

〔川又　純，原　ふみ，猪原匡史，下濱　俊〕

文献

1) Hadjivassiliou M, et al. Gluten ataxia in perspective：Epidemiology, genetic susceptibility and clinical characteristics. *Brain* 2003；126：685-691.
2) Ludvigsson JF, et al. The Oslo definitions for coeliac disease and related terms. *Gut* 2003；62：43-52.
3) Pellecchia MT, et al. Possible gluten sensitivity in multiple system atrophy. *Neurology* 2002；59：1114-1115.
4) Ihara M, et al. Gluten sensitivity in Japanese patients with adult-onset cerebellar ataxia. *Intern Med* 2006；45：135-140.
5) Bürk K, et al. Sporadic cerebellar ataxia associated with gluten sensitivity. *Brain* 2001；124：1013-1019.
6) Mauro A, et al. Cerebellar syndrome in adult celiac disease with vitamin E deficiency. *Acta Neurol Scand* 1991；84：167-170.
7) Nanri K, et al. Intravenous immunoglobulin therapy for autoantibody-positive cerebellar ataxia. *Intern Med* 2009；48：783-790.

CASE 6
暗所での歩行時ふらつきと構音障害が緩徐に進行する62歳男性

症 例 62歳，男性．
主 訴 歩行時ふらつき，構音障害．
家族歴 類症なし．両親はいとこ婚．
既往歴 特記すべきことなし．
生活歴 飲酒2合/日，喫煙歴なし．
現病歴 52歳，暗所で歩行のふらつきと四肢先端の感覚鈍麻を感じた．57歳，明るいところでも歩行が不安定となり，しゃべりづらい感じが出現した．うす暗い所で目が見えにくくなった．これらの症状は徐々に進行した．
身体所見 一般内科的には正常．意識清明，知能正常．[脳神経] Ⅱ視力：0.6/0.6（矯正なし）．言語：断綴性．[運動系] 筋トーヌス正常，筋萎縮なし，筋力正常，無動なし．[反射] 深部腱反射上肢低下～消失，下肢消失，バビンスキー徴候陰性．[感覚系] 手指，足指先端で表在感覚の軽度低下．深部感覚：振動覚は上肢低下，下肢ほぼ消失，位置覚は足指で低下．[協調運動] 指鼻試験，踵膝試験で両側拙劣．反復拮抗運動（diadochokinesis）不規則で遅い．[不随意運動] なし．[歩行] 立位でもやや不安定．ロンベルク徴候陽性．歩行はbroad-basedで不安定でふらつき顕著だが，方向は一定でない．つぎ足歩行は不能．突進現象（pulsion）陰性．[自律神経] 正常．
検査所見 血沈，検尿，検便，血算，一般生化学正常．各種肝機能，膵機能正常．血中コレステロール，TG，β-lipoprotein, apoprotein 正常．[血清] STS（血清学的梅毒反応），TPHA（梅毒トレポネーマ血球凝集検定）陰性．[電気生理学的検査] EEG（脳波），BAEP（聴覚脳幹誘発電位）正常．SEP（体性感覚誘発電位）で大脳電位消失，末梢神経伝導検査，CMAP（複合筋活動電位）正常，SNAP（感覚神経活動電位）正常下限，SCV（感覚神経伝導速度）正常．[眼科的検査] Goldmann 視野検査で輪状暗点，ERG（網膜電位図）振幅低下，暗順応軽度低下．[髄液] 正常．[脳MRI] 正常．

- **Q1** 神経学的所見からの解剖学的病巣診断は何か？
- **Q2** 鑑別診断と必要な検査は何か？
- **Q3** この症例の診断は何か？

A1 失調性歩行障害の解剖学的病巣診断

歩行時のふらつきがあって，wide-basedで不安定なので，失調性歩行が疑われる．失調性歩行障害の責任病巣には小脳性，後索性（末梢神経性），前庭性があるが，鑑別は❶に要約する．小脳性，後索性の鑑別は主に後索性の場合に深部感覚が障害されてロンベルク試験が陽性，上肢では母指さがし試験が陽性になることと，腱反射が低下から消失する．一方，小脳性はこれらが正常であることが特徴である．前庭性の場合は顕著な眼振があり，通常，指鼻試験，踵膝試験，diadochokinesisなど四肢の失調は明らかでない．

本例の場合はほぼ後索性失調と診断できるが，深部感覚障害が著明であり，手指・足指先端で表在感覚の軽度低下があることから，後索障害に加えて軽度の末梢神経障害がある可能性がある．また，構音障害は小脳性失調で著明で，

❶失調性歩行障害の鑑別

	小脳性 失調	後索性失調 （末梢神経性）	前庭性 失調
深部感覚	正常	低下	正常
ロンベルク試験	陰性	陽性	陽性
腱反射	正常	低下〜消失	正常
踵膝試験	拙劣	拙劣	正常
筋トーヌス	低下	低下〜正常	正常
眼振	あり	なし	あり（顕著）

後索性（末梢神経性），前庭性では通常明らかでないので，小脳性失調の要素も多少あるかもしれない．

A2 鑑別診断と必要な検査

非遺伝性

■亜急性脊髄連合変性症

腸から吸収不全によるビタミン B_{12} 欠乏症によって起こる脊髄後索および側索の変性疾患．多くの場合，40歳以上に悪性貧血（大球性貧血）に伴って発生する．後索性失調を示すが，錐体路徴候が目立つと腱反射は亢進する．ビタミン B_{12} が低下し，多くの例で抗内因子抗体陽性，血清ホモシステイン値が高値になるので測定が診断に有用．

■脊髄癆

梅毒に起因する中枢神経系の慢性疾患．主として脊髄の後根と後索が変性し，下肢の激痛，腱反射消失，瞳孔障害（アーガイル・ロバートソン瞳孔）が現れる．さらに進むと後索性運動失調・知覚障害などをきたす．血清の梅毒反応（STS，TPHA）が陰性で否定できる．

■脂肪吸収不良症候群

①膵臓由来消化酵素の分泌低下（慢性膵炎や膵切除など），②胆汁酸の異常の（肝硬変による合成低下，胆道閉塞，回腸切除による腸肝循環不全，blind loop（盲管）による胆汁酸脱抱合，など），③小腸吸収粘膜の障害（小腸広範切除，クローン病，セリアックスプルー，アミロイドーシスなど）などが原因である．

成人においても長期間重篤なビタミンE欠乏が続くと，神経，筋症状が出現する．原因となる疾患には，小腸スプルー病，クローン病などにより小腸を切除したケース，悪性腫瘍の治療で腹部に放射線を照射された例，そして進行した慢性膵炎患者である．特に慢性膵炎では，膵外分泌能の低下のために脂肪便をきたし，約2/3のケースではビタミンEが低値になるといわれている．ビルロートII法で再建した胃切除例や，盲管症候群（blind loop syndrome）の報告もある．原発性胆汁性肝硬変や非代償期肝硬変でもビタミンE欠乏になるが，程度が軽度で後索性運動失調の報告はない．

脂肪吸収不良症候群でCu（銅）の補充が長期に行われないとCu欠乏になり，Cu欠乏でも後索性失調を生じる．したがって，鑑別には血中のビタミンA，D，E，Cuの測定が必要である．

遺伝性（常染色体劣性遺伝）

本例には類症の家族歴はないが，両親がいとこ婚なので，常染色体劣性遺伝性疾患である可能性がある．

■無β-リポ蛋白血症（abetalipoproteinemia，バッセン・コルンツヴァイク症候群）

原因遺伝子は microsome triglyceride transfer protein（*MTP*）遺伝子．

MTPの遺伝子異常によるMTP酵素活性消失は，アポBの不安定化，リポ蛋白形成不全をもたらし，肝臓からの超低比重リポ蛋白（very low density lipoprotein：VLDL）粒子形成，小腸からのカイロミクロン形成が行われず，著明な低コレステロール血症（低LDLコレステロール血症）・低中性脂肪（TG）血症を呈することになる．カイロミクロンは食事由来の脂溶性ビタミンの運搬も行っているため，脂溶性ビタミン（ビタミンA，D，E）吸収，輸送障害が生じる．網膜色素変性症，後索性運動失調，および有棘赤血球増加症を示す．検査は血清βリポ蛋白（主にLDLに相当する）が検出されないことで診断ができる．

■ EAOH／AOA1

EAOH／AOA1（early-onset ataxia with ocular motor apraxia and hypoalbuminemia／ataxia with oculomotor apraxia type 1）の原因遺伝子はaprataxin（*APTX*）遺伝子．

1歳前後〜20歳代発症で小脳＋後索性失調と構音障害，眼球運動失行を示す．血清アルブミンがナンセンス変異症例は，20歳以降で3g／dL以下に低下する．頭部MRIで発症時から小脳萎縮を認める．脛骨神経CMAP，腓腹神経SNAPは導出されない．

■ AOA2（ataxia with oculomotor apraxia type 2）

原因遺伝子はsenataxin（*SETX*）遺伝子．

10〜20歳代発症で小脳＋末梢神経障害性失調と眼球運動失行（約50％）を示す．血清α-fetoprotein（AFP）が90％以上で高値を示す．頭部MRIで発症時から小脳萎縮を認める．

■ フリードライヒ失調症

原因遺伝子はfrataxin（*FTX*）遺伝子．

1歳前後〜20歳代発症で後索性失調と構音障害を示す．2／3の例に心障害，30％に糖尿病を合併する．腓腹神経SNAPは導出されない．欧米では常染色体劣性遺伝性の運動失調で最も頻度の多い疾患だが，本邦での報告はない．

A3 診断

血清ビタミンE 1.1μg/dL（N＞5），遺伝子検査ではα-tocopherol transfer protein（α-TTP）遺伝子においてHis101Glnのミスセンス変異のホモ接合体が確認された[1,2]．

診断
特発性ビタミンE欠乏症（AVED）

α-tocopherol転移蛋白遺伝子変異によるビタミンE単独欠損症

1980年代から，脂肪吸収不全を伴わず，一部は家族性の特発性ビタミンE単独欠乏による脊髄小脳変性症例が，familial isolated vitamin E deficiencyまたはataxia with isolated vitamin E deficiency（AVED）の疾患名で報告されていた．1995年にその原因がα-TTP遺伝子の変異によるα-TTPの機能異常であることが明らかとなった[3]．自然界のビタミンEには，α-，β-，γ-，δ-tocopherol（Toc）などのさまざまな同族体が存在し，生理的に活性をもつのはα-Tocである．食事から吸収されたビタミンEはカイロミクロンに取り込まれ，肝臓まで運ばれていく．α-TTPは肝細胞の細胞質蛋白で，肝細胞でα-TTPによりα-Tocが選択的に肝臓で合成されるVLDLに取り込まれて再び血中に戻っていく．血中でVLDLはLDLに変化し，LDL受容体を介して各組織の細胞内に取り込まれる．したがって，α-TTPの機能異常が生じるとα-Tocの吸収は正常だが，これを血中で保持できなくなって低下する．

ビタミンE欠乏の原因にかかわらず，臨床症状は比較的一定である．基本的な神経症状は，下肢に高度で著明な深部感覚障害，後索性運動失調，構音障害と四肢腱反射消失である．深部感覚障害は重度で，振動覚は消失し，四肢関節位置覚障害も高度である．一部の患者に網膜色素変性症，側彎症，凹足，バビンスキー徴候，振戦を認める．知能障害，眼振，線維束性収縮（fasciculation），自律神経症状は認めない．神経症状はフリードライヒ失調症とほとんど区別がつかないが，一部の例に網膜色素変性症を伴う点が異なっている．画像診断では，頭部MRIでは小脳，脳幹の萎縮，輝度異常は認めない．脊髄MRIで脊髄に異常を認めることがある．

電気生理学的所見では，正中神経体性感覚誘発電位（SEP）でN13と皮質電位の消失を認める一方，末梢神経の電位は認められ，加えて感覚神経の末梢神経伝導検査では伝導速度は正常で，振幅低下も比較的軽度にとどまることが特徴的である[4]．

治療

治療は，吸収不全の場合にはビタミンEの筋注（100mg），先天性のケースには経口大量

投与(800 mg)で,神経症状の軽度の改善,進行の停止が期待できる[4,5].

処方例

ビタミンEの大量内服が有効で下記のいずれかを用いる.

①トコフェロール酢酸エステル(ユベラ®散剤)600〜1,200 mg 分3 毎食後(保外)

②ユベラ®錠(50 mg)12〜24錠 分3 毎食後(保外)

③ユベラ®注 1日1A(100 mg)1回または隔日,筋肉内注射

(横田隆徳)

文献

1) Yokota T, et al. Adult-onset spinocerebellar syndrome with idiopathic vitamin E deficiency. *Ann Neurol* 1987 ; 22 : 84-87.
2) Gotoda T, et al. Adult-onset spinocerebellar dysfunction caused by a mutation in the gene for the alpha-tocopherol-transfer protein. *N Engl J Med* 1995 ; 333 : 1313-1318.
3) Ouahchi K, et al. Ataxia with isolated vitamin E deficiency is caused by mutations in the alpha-tocopherol transfer protein. *Nat Genet* 1995 ; 9 : 141-145.
4) Yokota T, et al. Friedreich-like ataxia with retinitis pigmentosa caused by the His101Gln mutation of the alpha-tocopherol transfer protein gene. *Ann Neurol* 1997 ; 41 : 826-832.
5) Cavalier L, et al. Ataxia with isolated vitamin E deficiency : Heterogeneity of mutations and phenotypic variability in a large number of families. *Am J Hum Genet* 1998 ; 62 : 301-310.

CASE 7

粗大な姿勢時および動作時振戦と小脳失調を主徴とする71歳男性

症例 71歳，男性．
主訴 手のふるえ．
現病歴 8年前から右手で物を持ったときに手がふるえるようになった．近医にて本態性振戦と診断され，β遮断薬（アロチノロール塩酸塩〈アルマール®〉）で振戦は軽度改善した．3年前から左上肢にも動作時振戦が出現した．近医での外来フォローを希望し，転院した．1年前から右上肢の姿勢時振戦が粗大となり，書字や食事が困難になった．近医から逆紹介され，頭部MRIを施行したところ，両側中小脳脚病変を認めた．
既往歴 特記事項なし．
家族歴 兄がパーキンソン病．娘4人に社会不安，不安神経症，視線恐怖，先端恐怖を認め20〜30歳代で閉経．孫の男児2人が精神遅滞と注意欠陥多動障害（attention-deficithyperactivity disorder：ADHD）（❶）．
初診時現症 意識清明．HDS-R（改訂長谷川式認知症スケール）18点，MMSE（簡易知能試験）22点．眼球運動正常，眼振なし．筋力低下，筋萎縮なし．筋トーヌス異常なし．安静時振戦なし．両上肢に動作時・姿勢時振戦あり．指鼻／指鼻指試験にて測定異常・運動分解あり．両側アキレス腱反射低下．バビンスキー徴候は陰性．独歩可能．やや開脚性歩行，つぎ足歩行不能．ロンベルク徴候は陰性．感覚障害，自律神経障害なし．
血液検査所見 血算，血糖，電解質，腎機能，肝機能は異常なし．血清銅，セルロプラスミン値：正常．髄液所見：正常．
画像所見 頭部MRI画像：FLAIR，T2強調画像にて両側中小脳脚の高信号病変，および脳室周囲，深部白質の散在性の高信号病変がみられ，両側中小脳脚の病変はT1強調画像では低信号であった（❷）．神経伝導検査：異常なし．

❶家系図

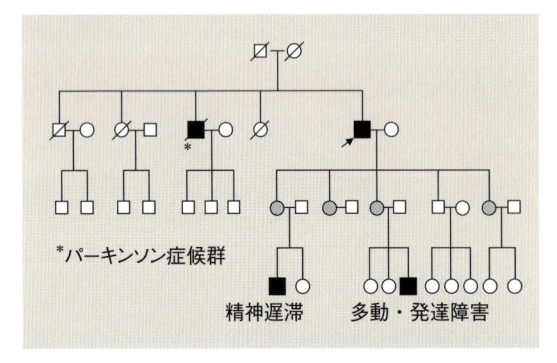

❷頭部MRI

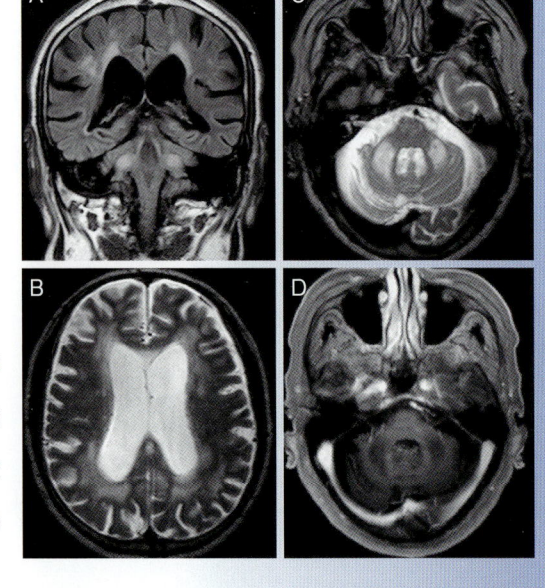

A：FLAIR画像，冠状断．大脳の萎縮，大脳白質の散在性高信号病変，両側中小脳脚の高信号病変を認める．
B：T2強調画像，軸位断．大脳白質の散在性高信号病変を認める．
C：T2強調画像，軸位断．両側中小脳脚の高信号病変（MCP所見）および小脳萎縮を認める．
D：T1強調画像，軸位断．両側中小脳脚の病変は低信号である．

Q1 確定診断の決め手となる症候，鑑別診断は何か？
Q2 診断に必要な検査は何か？
Q3 症状に対する治療は何か？

A1 確定診断の決め手となる症候と鑑別すべき疾患

現病歴とともに家族歴や既往歴の詳しい聴取が重要である．本症例は8年前からβ遮断薬に反応する本態性振戦として経過観察されていたが，1年間で振戦の質が変化し，いわゆる**企図時振戦**になった．同時に**失調性歩行**も出現したため小脳-脳幹部の血管障害の合併を疑い，頭部MRIを施行し，**両側MCP病変と皮質下白質の散在性高信号病変**を認めた．家族歴で兄がパーキンソン病，孫の男子に精神遅滞やADHDがみられたこと，さらに詳細な病歴聴取で娘に社会不安，視線恐怖などでの医療機関受診がわかった．

脆弱X症候群（fragile X syndrome：FXS）は，精神遅滞の原因疾患として最も頻度の高い単一遺伝子病である．原因はfragile-X-mental retardation 1（*fmr1*）遺伝子の5'非翻訳領域のCGGリピートが200回以上（正常は6-54回）に異常伸長するために，*fmr1*遺伝子の発現が抑制され発症する．このCGGリピートの異常伸長は2世代前の祖父の代にさかのぼると，リピートが55-200回の前突然変異（premutation）として認められる．前突然変異を有する男性は知能も発育も正常であるとされたが，近年，初老期から振戦，小脳失調を主に多彩な神経症状が出現する新しい疾患が提唱され，脆弱X関連振戦／運動失調症候群（fragile-X-associated tremor／ataxia syndrome：FXTAS）と命名された．

FXTASでは企図時振戦，運動失調，高次機能障害，パーキンソン症候群，末梢神経障害，自律神経機能障害など多彩な神経症状がみられ，同一家系内でも症状や症候が均一ではない．また頭部MRI T2強調，FLAIR画像にて両側中小脳脚に高信号病変がみられ，FXTASを診断するうえで重要な所見とされている．

FXTASは主に中年以降の50～70歳の男性にて発症するが，女性のキャリア発症も認められる．当初，パーキンソン病や本態性振戦や多系統萎縮症（multiple system atrophy：MSA）と診断され，後に頭部MRIで両側中小脳脚（middle cerebellar peduncle：MCP）病変が明らかになりFXTASと診断されることもある．

本症例では以上の臨床症候やMRI所見からFXTASを疑い，FMR1遺伝子の5'非翻訳領域の83回のCGGリピート（前突然変異）を確認し，FXTASと診断した．

診断

脆弱X関連振戦／運動失調症候群（FXTAS）

FXTASにおける主要症候について

Hagermanらによって2003年FXTASの診断基準が作成された（❸）[3]．この診断基準ではdefinite, probable diagnosisに必要な臨床項目の大基準所見は企図時振戦と失調性歩行である．

振戦は約90％のFXTAS の患者に認められ，時に小脳失調症状に先行してみられる．初期は一側性で次第に両側上肢の振戦になる．典型的な振戦はいわゆる企図時振戦で速度が遅く，目標物の近づくに従い揺れが大きくなり，肢位保持で持続し，時に意図動作時運動過多（hyperkinésie volitionnelle）を示す．企図時振戦は進行すると食事や書字が困難になり，本疾患における日常生活動作低下の要因になる．安静時振戦や動作時振戦が共存する場合もある．安静時振戦は全FXTASの30～40％に，振戦を有するFXTASの10％にみられる．本症例のよ

❸ FXTAS 診断基準

分子遺伝	*fmr1* 遺伝子の CGG リピート数 55-200
臨床 　大基準	・企図時振戦 ・失調性歩行
小基準	・パーキンソニズム ・中等度～高度の短期記憶障害 ・遂行機能障害
画像診断 　大基準	・MRI 上の中小脳脚または脳幹の両側性白質病変
小基準	・MRI 上の大脳白質病変 ・中等度～高度の全般性脳萎縮

診断基準		
definite ・臨床大基準1項目+画像診断1項目 ・臨床大基準1項目+病理で核内封入体が存在	probable ・臨床大基準2項目 ・臨床小基準1項目+画像診断大基準1項目	possible ・臨床大基準1項目+画像診断小基準1項目

(Jacquemont S, et al. *Am J Hum Genet* 2003 [3] より)

うに本態性振戦と鑑別が困難な症例もみられるので注意が必要である．

小脳症状として，企図時振戦以外に測定障害，運動分解，小脳性構音障害，失調性歩行などが FXTAS の 80～90％にみられる．なかでも失調性歩行は本疾患に特徴的で約 90％にみられ，開脚性でつぎ足歩行が不能となる．疾患の進行に伴って，転倒傾向が出現し，起立・歩行が困難になる．これら企図時振戦，失調性歩行が目立たない FXTAS も存在するので注意が必要である．パーキンソン病の主要症候の安静時振戦，寡動，固縮，姿勢反射障害は FXTAS でもみられることがあり，なかでも安静時振戦と上肢の固縮が多く，寡動も約 60％にみられる．レボドパ（ドパストン®など）に反応する例もある．このように FXTAS の神経症候は多彩であり，遺伝子診断にて初めて FXTAS と確定される場合もある．

鑑別すべき疾患

鑑別診断を行ううえで重要な検査所見は両側中小脳脚（MCP）の T2 または FLAIR 高信号病変である．企図時振戦と小脳失調を示す疾患は相当数みられるが，頭部 MRI 上両側 MCP 病変を示す疾患は限られている．ウィルソン病，acquired hepatic encephalopathy（後天性肝性脳症），橋外髄鞘崩壊（extrapontine myelinolysis），急性散在性脳脊髄炎，橋梗塞，橋出血や橋中心髄鞘崩壊による中小脳脚のワーラー変性，多系統萎縮症，その他がある（❹）．頭部 MRI 上の両側 MCP 病変は FXTAS の 60％程度に認められる所見ではあるが，特異性が高い所見なので，この所見だけからでも遺伝子診断を行う意義は十分にあると思われる．

生前診断には遺伝子診断は必須である．FMR1 遺伝子検査の指針が提唱され，以下の項目の 1 つでもあてはまる場合は遺伝子検査が推奨されている．

① 50 歳以上で他の疾患で説明できない小脳失調がある．
② 50 歳以上で企図時振戦，パーキンソニズムまたは認知症と企図時振戦がある．
③ 過去に MSA-C（小脳型）と診断された．
④ MCP 所見を有し，FXTAS の症候を満たす．

Memo

FXTAS，FXS の遺伝子診断は下記の研究室で受け付けている．
鳥取大学 生命機能研究支援センター 遺伝子探索分野
「日本人脆弱 X 症候群および関連疾患の診断・治療推進の研究班」
〒683-8503　鳥取県米子市西町 86
TEL：0859-38-6472，FAX：0859-38-6470
E-mail：idencoun@med.tottori-u.ac.jp

❹ 多系統萎縮症（小脳型）（A）と acquired hepatic encephalopathy（B）における中小脳脚（MCP）病変所見

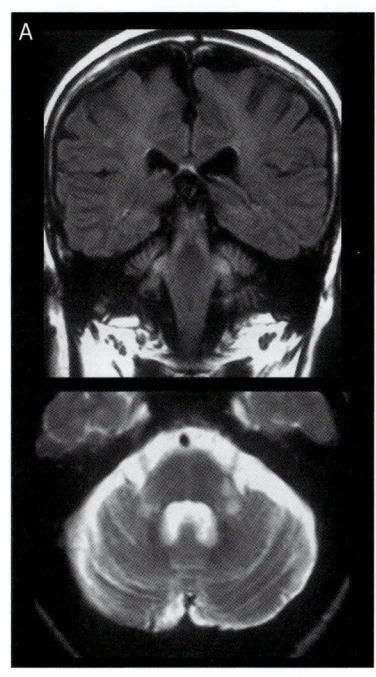

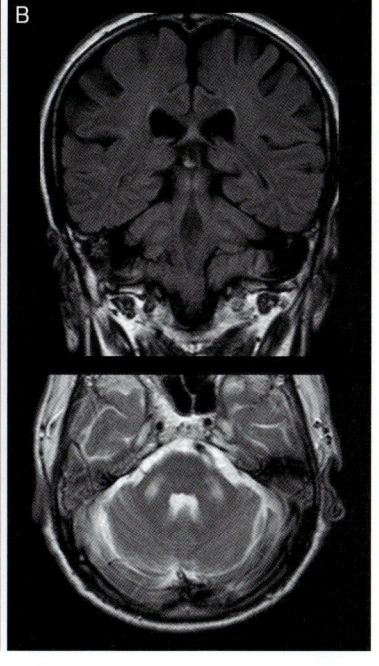

上段：FLAIR 画像（前額断），下段：T2 強調画像（軸位断）．
A：多系統萎縮症．上小脳脚，中小脳脚の高信号と，脳幹小脳の萎縮，第四脳室拡大を認める．
B：acquired hepatic encephalopathy．中小脳脚の高信号を認める．

⑤ FMR1 遺伝子変異の家族歴があり，その変異を受け継ぐ可能性があり FXTAS の症候を認める．

⑥ 不妊や早期閉経の既往や家族歴があり，FXTAS の症候を認める．

アジア地域からの報告が少なく，臨床上，見過ごされている場合が多いと思われるので，疑わしい症例は遺伝子検査を積極的に施行すべきである．

A2 診断に必要な検査

血算，血沈，CRP，電解質，血糖，血漿浸透圧，腎機能，肝機能，血清銅，血中セルロプラスミン，髄液所見でウィルソン病，acquired hepatic encephalopathy，電解質異常や浸透圧異常に伴う橋外髄鞘崩壊を鑑別する．さらに頭部 MRI にて橋病変に伴うワーラー変性でみられる両側 MCP 病変を否定し，血液，髄液，頭部 MRI 所見などを総合して，急性散在性脳脊髄炎を除外する．遺伝子検査は必須で研究機関で FMR1 遺伝子の 5' 非翻訳領域の CGG リピート数を調べる．

A3 各症状に対する薬物治療

振戦，失調症状，パーキンソニズムなどの運動障害，認知機能障害，精神症状，自律神経症状に対して治療が試みられている．振戦にはβ遮断薬（アルマール®など），プリミドンを試みる．クロナゼパム（リボトリール®など）などのベンゾジアゼピン系薬が有効な場合もある．また，認知機能障害に対して使用した NMDA 受容体拮抗薬メマンチン（メマリー®）が振戦に効果を示した例もあった．ガバペンチンは効果がない．重度の上肢振戦にボツリヌス毒素（ボトックス®など）筋注を行い機能改善が認められた例も報告されている．本疾患の失調症状に塩酸アマンタジン（シンメトレル®）また

Memo
突然変異キャリア女性は CGG を伸長し前突然変異（FXS）として次世代に伝える危険性を有するだけで，特に臨床症状を示さないと考えられてきた．しかし，突然変異キャリア女性の約 20％が早発卵巣機能不全障害（premature ovarian failure：POF）で，40 歳前に閉経することが明らかになり，軽度学習障害，発達障害，強迫観念，ADHD，自閉症を発症する症例群が報告されている．本例のキャリア女性にみられるように社会不安，不安障害を認める場合があり，診断に有用な情報を与えてくれる．

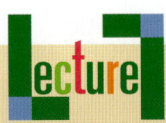

専門医ならここまで知っておくべき

FXTASの発症機序を図に示す（❺）．

① 伸長したCGG繰り返し構造をもった*FMR1*遺伝子はmRNPパーティクルに取り込まれ，核外に運ばれる．② 伸長したCGGリピートはFMR1転写時に40Sリボソームサブユニットの移動を妨害し，FMR1の翻訳が進まず，結果として*FMR1*遺伝子から作られるFMRPが産生されなくなる．③ FMRPの減少は，feedback mechanismによってFMR1関連の転写因子を増加させる．④ 転写が促進することにより，FMR1のmRNAレベルが上昇し，⑤ mRNAが多量に産生されるとCGG結合蛋白（binding protein：BP）の消費的減少が生じ，③ これがさらなるFMR1 mRNAの転写を促進させる．神経細胞ではFMR1の転写亢進により産生されるmRNAを ⑥ 分子シャペロンで不活化し，ユビキチン-プロテオソーム系で分解することで抑制する．⑦ FMR1転写がFMR1分解系を上回った場合，核内封入体が形成される．⑧ 最終的には核内封入体形成がneurotoxic signaling pathwayを活性化して神経細胞死を誘導する（❻）．これに対して⑨ 封入体形成がFMR1 mRNA量の増加によってもたらされる神経細胞毒性を打ち消している可能性もある．FXTASは50歳以降に発症することから，加齢（aging）という因子も無視できない．

❻ 大脳皮質神経細胞の核内封入体（ユビキチン陽性）

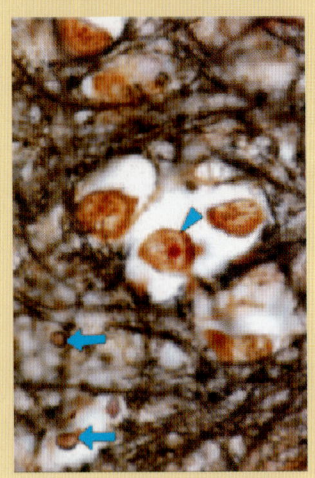

FXTAS患者大脳灰白質の免疫二重染色．赤色：ユビキチン抗体，こげ茶色：MBP抗体．神経細胞核内にユビキチン抗体陽性の封入体を認める（▼）．オリゴデンドログリア細胞核には，核内封入体を認めない（➡）．
（Greco CM, et al. *Brain* 2006；129：243-255 より）

❺ FXTASの発症のしくみ

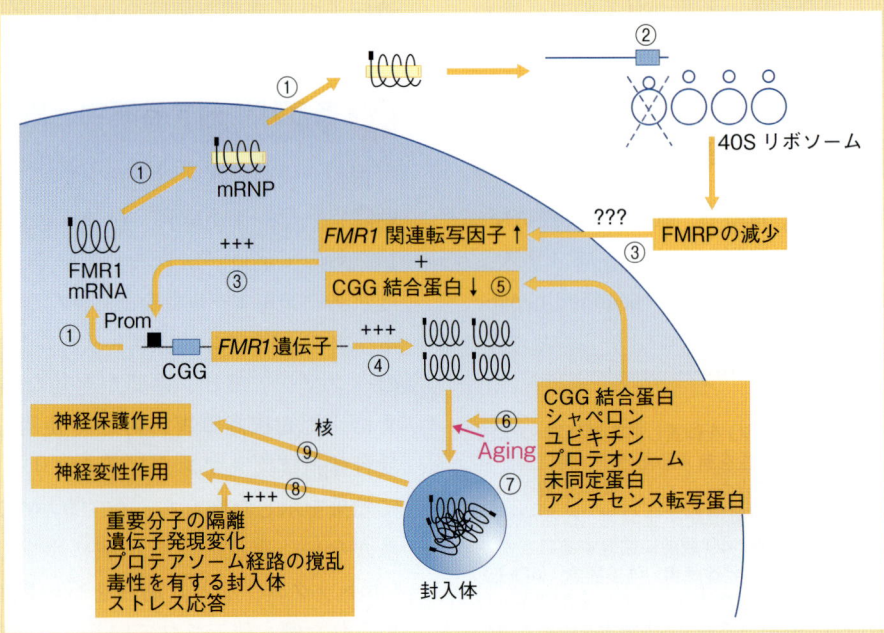

（Willemsen R, et al. *Curr Neurol Neurosci Rep* 2005；5：405-410 より）

は buspirone（2012 年現在本邦未承認）が有用とのの報告がある．パーキンソニズムによる歩行障害に対しては，レボドパ，ドパミン受容体刺激薬，セレギリン塩酸塩（エフピー®）が有効である．認知機能障害に対しては AChE 阻害薬ドネペジル（アリセプト®），ガランタミン（レミニール®）などや NMDA 受容体拮抗薬が使用される．女性キャリアの場合，不安，社会不安障害，軽度の精神症状を示すことがある．これらの症状に対して SSRI パロキセチン（パキシル®）や SNRI ミルナシプラン（トレドミン®）などが用いられる．三環系抗うつ薬は認知機能障害を悪化させるので使用しない．

（石井一弘，玉岡　晃）

文献

1) Hagerman RJ, et al. Intention tremor, parkinsonism, and generalized brain atrophy in male carriers of fragile X. *Neurology* 2001；57：127-130.
2) Berry-Kravis E, et al. Fragile X-associated tremor / ataxia syndrome：Clinical features, genetics, and testing guidelines. *Mov Disord* 2007；22：2018-2030.
3) Jacquemont S, et al. Fragile X permutation tremor / ataxia syndrome：Molecular, clinical, and neuroimaging correlates. *Am J Hum Genet* 2003；72：869-878.
4) Brouwer JR, et al. The FMR1 gene and fragile X-associated tremor / ataxia syndrome. *Am J Med Genet B Neuropsychiatr Genet* 2009；150B：782-798.
5) Hagerman RJ, et al. Treatment of fragile Xassociated tremor ataxia syndrome（FXTAS）and related neurological problems. *Clin Interv Aging* 2008；3：251-262.

索引

太字のページは詳述箇所を示す

和文索引

あ

アーガイル・ロバートソン瞳孔	319
アカゲザルの小脳領域	35
亜急性感覚性ニューロノパチー	274
亜急性小脳変性症	77
亜急性脊髄連合変性症	273, 275, 319
アキレス腱反射	218
悪性腫瘍	312
悪性症候群	226
アザチオプリン	313
アストロサイト	44, 125
アセタゾラミド	302
アタキシン1	173, 234
アデノ随伴ウイルス(AAV)ベクター	262
アプラタキシン欠損症	81
アリセプト®	327
アルコール依存	230
アルコール性肝硬変	89
アルコール性小脳変性症	91
アルコール中毒	78
アルツハイマー病	78, 157, 194
アルドラーゼC	9, 11
アルマール®	322, 325
アロチノロール塩酸塩	322
安静時振戦	324

い

イオンチャネル共役型グルタミン酸受容体	48
行き過ぎによる動揺	72
異常伸長ポリグルタミン鎖	172, 178
異常ポリグルタミン蛋白質	234
一塩基多型	162
一次運動野	21
一次感覚運動野内側の活動	243
遺伝子座	215
遺伝子治療	262
――の前臨床試験	266
遺伝子導入	**262-267**
小脳皮質の細胞種特異的な――	264
遺伝性運動失調症	86
遺伝性痙性対麻痺	**215-221**
遺伝性脊髄小脳変性症の相対頻度	76
イノシトール1,4,5-三リン酸	49
陰萎	138
飲酒	91

う

ウイルスベクターの産生条件	264
ウイルスベクターの生体への投与経路	263
ウイルス由来プロモーター	265
ウブレチド®	230
ウラピジル	230
ウロダイナミックスタディー	229
運動学	249
運動学習	36, 42, 243
運動課題	103
運動技能の獲得	30
運動失調(症)	64, 86, 249, 292
――の診断のアルゴリズム	78
運動失調性歩行	66
運動失調不全片麻痺	277
運動指令	25
運動制御機構	121, 123
運動制御モデル	249
運動単位電位	253
運動適応制御機構	123
運動プラン	120
運動プログラム	120
運動分解	54, 65, 291
運動誘発電位	279
運動力学	249

え

エクセグラン®	304
エクソン10	215, 219
エフェドリン塩酸塩	230
エフピー®	327
エブランチル®	230
塩酸アマンタジン	325
塩酸オキシブチニン	230
延髄内側症候群	273
エンドサイトーシス	49

お

凹足	219
黄疸	226
オートファジー(自食作用)	236, 237, 262
オートファジー・リソソーム系	179
錘(の)負荷	124, 244
オリゴデンドログリア	123, 146
オリゴデンドログリア細胞核	326
オリゴデンドロサイト	129
オリーブ橋小脳萎縮症(OPCA)	87, 88, 126, 137, 146, 156, 166, 228
オリーブ-橋-小脳系	286
オリーブ小脳路	125
温度眼振試験	33

か

外眼筋障害	197
回転板課題	243
解剖学的機能局在	2
下オリーブ核	8, 9
踵(-)膝試験	68, 272, 277, 318
下眼瞼向き眼振	71
拡散強調画像(DWI)	87, 93
拡散係数	93
拡散テンソル画像(DTI)	93
――の原理	94
学習信号	43
核内封入体	326
角膜反射	14
下肢痙縮	218
下肢腱反射亢進	194, 197
下垂体卒中	226
仮性球麻痺	282
家族性FTD/ALS	182
家族性片麻痺性片頭痛1型(FHM1)	304
滑動性眼球運動	13
滑動性追従眼球運動	33
滑動性追跡眼球運動	33
寡動	324
ガバペンチン	226
体の平衡	13
ガランタミン	327
ガリアス・ブラック(GB)染色	158
顆粒細胞	44, 103, 121, 125
カルシウムチャンネル遺伝子異常	304
カロリックテスト	33, 40
感覚運動性ニューロパチー	200

索引 | 329

感覚性運動失調	**270-276**, 289
肝機能障害	226
眼球運動	27
——のゲインとタイミング制御	40
——の小脳症状	40
——の適応(学習)制御	36
眼球運動失行	82, 204
眼球運動障害	282
眼球運動制御	33
眼球運動測定異常	71
眼球反射	33
環境設定	246
監視介助歩行期	246
緩徐眼球運動	133
緩徐進行性小脳失調	305
眼振	33, 40, 71, 111, 217
眼電図	35, 109
ガンマアミノ酪酸	45, 306
丸薬丸め様の安静時振戦	140
間葉系幹細胞	237

き

記憶痕跡	36, 42
——のシナプス間移動	36
記憶誘導性サッケード	115
偽性アテトーシス	270
企図時振戦	72, 123, 167, 290, 323
機能回復	244
機能局在	2, 6, 12, 103
機能障害	239
機能的磁気共鳴画像法(fMRI)	99
機能的自立度評価(FIM)	239, 242
逆モデル	25, 60, 121
弓下窩	6
急性散在性脳脊髄炎	310
球脊髄性筋萎縮症	172
橋核	11, 22, 103
教師信号	43, 47
協調	20, 22
多関節運動の——	21
協調運動	245
協調運動障害	65, 67, 121, 203
協同運動	64
協働収縮不能	54, 64
橋の十字サイン	89, 152, 161
橋被蓋網様核	35
局所性小脳病変	56
起立性低血圧	139, 229
起立歩行障害	66
筋萎縮性側索硬化症(ALS)	136, 157, 182, 227, 253
筋強剛	282
筋強直性ジストロフィー1型	182
筋緊張低下	69
筋ジストロフィー	253
近親婚	78

近赤外線スペクトロスコピィ(NIRS)	253
筋トーヌス低下	291
筋力低下	302

く

グリア核内封入体	158
グリア細胞内封入体	155
グリオーシス	282
クリューヴァー・バレラ(KB)染色	128
グルタミン	172
グルタミン酸	50
グルタミン酸受容体	49, 193
グルタミン酸脱炭酸酵素	306
グルタミン酸トランスポーター蛋白	193
グルテン失調症	316
車椅子期	247
グルモース変性	129, 286
クロナゼパム	325
クローン病	319

け

経頭蓋磁気刺激	29, 243
痙性斜頸	198
頸椎症性脊髄症	274
頸部筋痛	296
頸部後屈	282
頸部痛	296
痙攣	226, 302
ゲインの適応	36
血液酸素化レベル依存(BOLD)コントラスト法	101
血液脳関門	263
血管内皮増殖因子	237
月経時痛	296
血漿ノルアドレナリン	229
血小板減少	226
血族婚	215
言語	59
言語記憶	58
言語障害	57
腱反射亢進	218, 296

こ

抗GAD抗体の多様性	306
抗GAD抗体陽性小脳失調症	306
抗Hu抗体	312
抗MAG関連IgM-MGUSニューロパチー	275
抗Yo抗体	312
構音障害	67, 194, 217, 278, 296, 309, 318

後外側腹側核の吻側部	19
後外側裂	6
抗グリアジン抗体	315
抗グルタミン酸脱炭酸酵素	168
抗痙縮薬	227
後索-内側毛帯路	271
交叉性遠隔性小脳機能障害(CCD)	279
高次脳機能障害	56, 117, 297
拘縮予防	245
甲状腺機能低下症	77
後脊髄小脳路	125
後中位核	23
抗てんかん薬による急性中毒(過量投与)	298
抗パーキンソン病薬	152, 314
興奮性シナプス	45
興奮性シナプス後電位	49
抗利尿ホルモン	231
抗リン酸化αシヌクレイン抗体(psyn)免疫染色	158
高齢者の介護リハビリ	254
コエンザイムQ10欠乏性運動失調症(ACQD)	211
誤差信号	18, 60, 121
固視抑制	40
固縮	324
骨格筋ミオクローヌス	73
古典的変異によるSCA	193
コハク酸ソリフェナシン	230
孤発性脊髄小脳変性症	75, 166
——の診断のアルゴリズム	78
孤発性タウオパチー	157
ゴルジ細胞	125
コンセンサス会議	143
コンパス歩行	67

さ

最適フィードバック制御理論	51
サイバニクス	250
サイバニック自律制御	249
サイバニック随意制御	249
細胞種特異的プロモーター	265
酢酸オクトレオチド	230
サッケード	33, 115
——の適応制御	36
サッケード制御	38
サル免疫不全ウイルス(SIV)	263
三塩基繰り返し配列の異常伸長	192
三環系抗うつ薬	244
サンドスタチン®	230
山腹	4

し

視運動性眼振	33
視運動性反応	33, 35

シェーグレン症候群	275	条件づけ	14, 18	小脳前葉	4
磁化率強調画像（SWI）	87	小細胞性赤核	21	小脳損傷	239
時間測定異常	54, 65	小節の機能	12	小脳虫部（→虫部）	
時間測定障害	69	小節葉	6	小脳入力系	286
時間パターン生成	52	常染色体優性遺伝	224, 262	小脳の3DAC image	95
磁気共鳴画像	**86–98**	常染色体優性遺伝性脊髄小脳失調症		小脳の運動機能調節に重要な経路	278
磁気刺激療法	231	（→ SCA）	**172–199**, 266	小脳の外観	5
識別感覚障害	292	――の疾患構成	183, 184	小脳の外形	2
嗜銀顆粒性認知症	157	常染色体優性遺伝性脊髄小脳変性症		小脳の解剖学的構造	60
視空間記憶	58	（AD-SCD）	75	小脳の学習機能検査	113
視空間認知	60	――の診断のアルゴリズム	79	小脳の可塑性	42
視空間認知障害	57	常染色体劣性遺伝	224	小脳の機能イメージング	99
シクロホスファミド	313	常染色体劣性遺伝性小脳失調症		小脳の機能局在	**2–62**
四肢運動失調	309	（ARCA）	**200–214**	小脳の構造	**2–16**, 125, 127
四肢協調運動障害	67	――にみられる特徴的な臨床・検査		小脳の症候学	**64–74**
四肢末梢の筋萎縮	217	所見	206	小脳の生理学的機能検査	**107–118**
視床	14, 19, 20, 22, 271, 273, 278	――の主な疾患	201	小脳の賦活	59
――のVPLo核	20	――の診断アルゴリズム	205	小脳の並列神経回路	46
歯状核	20, 22, 23, 39, 103	――の診断の要点	209	小脳のマイクロコンプレックス	122
歯状核オリーブ路	73	――の治療	213	小脳皮質	6, 9–12, 47, 126, 154, 287
歯状核赤核淡蒼球ルイ体萎縮症		――の病型分類	200	――入出力線維の投射様式	8
（DRPLA）	76, 80, 89, 126, 172, 177,	常染色体劣性遺伝性脊髄小脳変性症		――の区分	9
192, 297		（AR-SCD）	75, 89	小脳皮質萎縮	152
――の病理組織学的所見	131	――の診断のアルゴリズム	81	小脳病変	58
ジスチグミン臭化物	230	小腸スプルー病	319	小脳への遺伝子導入	**262–267**
ジストニア	80, 105, 302	衝動性眼球運動	33	小脳変性疾患	57
姿勢時振戦	322	衝動性眼球運動課題	115	小脳変性症（→脊髄小脳変性症）	
姿勢制御	13	小脳萎縮	77, 195, 198, 298	小脳扁桃	6
視線解析法	117	小脳遠心路	277	小脳片葉	34
持続的陽圧呼吸	231	――の障害	112, 122	小脳モジュール	9
室頂核	39	小脳核	8, 9, 10, 45, 46	小脳ループ	108
失調性歩行	318, 323	小脳核傷害	23	小葉構造	2, 5
シナプス可塑性	43, 107	小脳核不活化	23	小葉第一脚（→第一脚）	
シナプス伝達可塑性	37	小脳活動	103, 104, 243	ショック症状	226
シヌクレイノパチー	137	小脳機能解剖	102	自律神経障害の治療方針	229
脂肪吸収不良症候群	319	小脳機能の検査法	**86–118**	自律神経不全	139
シャイ・ドレーガー症候群	126, 128,	小脳求心路	277	自立歩行可能期	246
137, 146, 148, 156, 228		――の障害	112	人格障害	57
社会的資源の活用	231	小脳梗塞	243	神経因性膀胱	230
シャペロン	179, 326	小脳後葉	4	神経回路	17
シャルルヴォア・サグネ型（劣性遺伝		小脳磁気刺激法	109, 279, 280	神経原線維変化優位型老年期認知症	
性）痙性失調症	82, 89, 216, 289	小脳刺激検査	114		157
周期性失調症2型（EA2）	303	小脳障害の治療	**224–267**	神経膠細胞質封入体（GCI）	123, 129,
重心動揺検査	109	小脳障害の病態	**120–221**	138, 154	
終末振戦	72	小脳障害を伴う遺伝性痙性対麻痺		神経細胞核内封入体	158
重量感覚	292		**215–221**	神経細胞質内封入体	158
主オリーブ核	20, 26	小脳症状	40, 121, 314	神経細胞層	125
取捨選択のアルゴリズム	52	小脳症状の記載	73	神経制御	249
酒石酸トルテロジン	230	小脳神経回路	44	神経の可塑性	242
出力	77, 121, 125	小脳性運動失調（症）	42, 53, 64, 121,	進行性運動失調症	88, 89
腫瘍	77	167, 194, 196, 197, 200, 224, 284		進行性核上性麻痺（PSP）	157, 282
順出力モデル	29	――に対する薬物治療法	225	――亜型	284
純粋自律神経不全症	156	――の鑑別診断	297	――の小脳病変	**282–288**
順ダイナミクスモデル	28, 29	――の特徴	140	――の分類	284
順モデル	25, 28, 29, 60, 121	小脳性協調運動障害	121	進行抑制治療	233
――の基本構造	52	小脳性歩行	66	振戦	**72**, 139, 196, 206, 241, 296
上丘-橋被蓋網様核	39	小脳性無表情	73	シンナー中毒	89

索引

す

深部感覚	270
——の経路	271
深部感覚障害	207, 270, 271, 318
シンメトレル®	325

す

随意運動	18
随意運動制御	17, 24, 28
随意(的)眼球運動	13, 33
遂行機能	59
遂行機能障害	57
錐体外路症候	77
錐体葉	6
錐体路症状	141
錐体路徴候	77, 196
水平性眼振	194
睡眠時呼吸障害	231
スチュアート・ホームズ試験	65, 70
スチュアート・ホームズ徴候	122
頭痛	296, 303
ステップ練習	245
スムーズパーシュート	33
——の制御	40
——の適応制御	38
スワンネック様の手指変形	219

せ

性格変化	80
脆弱X関連振戦／運動失調症候群（FXTAS）	323
脆弱X症候群	323
星状細胞	44, 125
精神発達遅滞	194
性腺機能低下を伴う小脳性運動失調症（CAHG）	213
脊髄小脳変性症（SCD）	75, 123, 125, 166, 172, 182, 192, 224, 239, 262
——の疫学	75
——の診断のアルゴリズム	77
——の治療	**224-267**
——の治療標的分子	233
——の病理	**125-136**
——の分類	125
脊髄性筋萎縮症	253
脊髄損傷	253
脊髄癆	273, 319
セディール®錠	226
セリアック病	315
セレギリン塩酸塩	327
セレジスト®	225
セロトニン再取り込み阻害薬	244
セロトニン受容体作動薬	226
全ゲノム関連解析	162
線条体黒質変性症	128, 137, 146, 156, 228

全身性エリテマトーデス	310
前中位核	14
前庭眼反射	33, 35
前庭神経核	9, 12, 34
前庭動眼反射の利得の調整	18
先天性代謝異常症	82
前頭前野	61
——の活動	243
線引き試験	69
喘鳴	141

そ

装着型ロボット	250
早発型失調症（EAOH／AOA1）	200, 204, 319
早発性痙性失調症	217
測定異常	53, 65, 291, 305
測定過小	23
測定過大	23, 53, 65
側方視時注視方向性眼振	303
素材識別覚	292
ゾニサミド	304
ソマトスタチン	230

た

ダイアモックス®	302
第一脚	4, 5, 29
第一裂	3, 4
体幹運動失調	67
大細胞性赤核	20
代謝型グルタミン酸受容体1	49
体重減少	314
代償性脈拍数増加	229
苔状線維	7, 8, 44, 103, 121, 277
体性感覚系	11
第二脚	4, 5, 14
第二裂	6
大脳基底核のMRI	90
大脳系	11
大脳小脳ループ	22
大脳小脳連関	104
大脳皮質	18
大脳皮質基底核変性症	157
タイミング運動課題	105
タイミング認知課題	105
大量免疫グロブリン投与	313
タウ陽性神経原線維変化	282
多関節運動の協調	21
多系統萎縮症（MSA）	76, 86, 123, 128, **137-171**, 224, 243, 315
——疑い例	141
——診断ガイドライン	137
——診断基準	161
——に対する治療	228
——のサブタイプ	163

——の診断を支持する特徴と支持しない特徴	142
——の中核症状	156
——の病理組織学的所見	126
——の病理の比較	149
——の臨床的サブタイプ	146
脱抑制	45
多発性硬化症	273
タムスロシン塩酸塩	230
タルチレリン水和物	225
単一フォトン断層撮影（SPECT）	102
単鎖切断修復	202
単純スパイク	17, 47
単調な喋り方	67
断綴性発語	67, 278
タンドスピロンクエン酸塩	226
ダントリウム®	237
ダントロレン	237
蛋白質品質管理機構	236
弾力帯	244

ち

チャンネル病	301
チャンピックス®	227
注意	59
中位核	19, 39
注意欠陥多動性障害（ADHD）	322
注視眼振	197
中小脳脚	91
中心後回の脳梗塞	290
中脳網様体	36
虫部	3, 36, 39
——の機能	12
——の構造	3
虫部・半球のび漫性萎縮	298
虫部葉	4
虫部隆起	4
長期増強	18, 46, 48, 107
長期抑圧	36, 37, 46, 107, 122
鎮痛薬	296

つ

追従眼球運動	27
追従眼球運動障害	194
つぎ足歩行	304
槌状趾	219
つまむ運動	24

て

手足のふるえ	296
手足の変形	207
適応制御系	121
デジュリン症候群	273
デジュリン・ルーシー症候群	273

手続き記憶	60
デトルシトール®	230
点変異・欠失変異によるSCA	192-199

と

頭位制御	13
動作時振戦	291, 322
登上線維	7, 8, 22, 47, 103
頭頂葉後部の脳梗塞	291
頭頂葉性運動失調症	289
動的バランス	245
頭部振戦	196
動揺	54
動揺感	301
動揺視	71
特発性周期性失調症	303
特発性ビタミンE欠乏症（AVED）	320
トコフェロール酢酸エステル	321
ドネペジル	327
ドパストン®	324
ドプス®	230
トラクトグラフィー	104
トレドミン®	327
トレハロース	237
ドロキシドパ	230

な

内科的治療法	226
内側副オリーブ核	20
内部モデル	24, 60, 120
──仮説	103
──の獲得	30
ナフトピジル	230
軟口蓋振戦	73

に

日常生活動作の障害	239
二点識別覚	292
二本鎖切断修復	202
入力系	121, 125
ニューロノパチー	274
尿流動態検査	229
認知・情動課題	104
認知機能障害	58, 282, 297
認知と小脳	104

ね

ネオドパストン®	314
熱ショック蛋白質	236

の

脳機能イメージング	99
脳腱黄色腫症	89
脳卒中	243
脳表ヘモジデリン沈着症	87, 89
囊胞性線維症	301
ノルエピネフリン	230

は

パーキンソニズム	77, 148, 224, 314
──の治療方針	229
パーキンソン症状	139
パーキンソン病	105, 137, 152, 178, 243, 283, 323
──統一評価尺度	140
──とレヴィ小体病	156
──の中核症状	156
バイオメカニクス	249
──の3要素	250
背側副オリーブ核	20
梅毒反応	319
排尿障害	139
配列	58, 60
パキシル®	327
爆発性発語	67
バクロフェン	228
橋本脳症	77, 308
バスケット（かご）細胞	45, 122, 264
発語失行	283
バッセン・コルンツヴァイク症候群	319
バップフォー®	230
バビンスキー徴候	128, 197
バビンスキー・ワイル試験	67
ハルナール®	230
バレニクリン酒石酸塩	227
パロキセチン	327
半球部	3, 6, 7
──の機能	13
──の構造	4
伴性劣性遺伝疾患	297
ハンター・ラッセル症候群	298
ハンチントン病	172
反復拮抗運動不能（症）	53, 65, 71, 305
反復経頭蓋磁気刺激	244

ひ

ピアノ演奏様指	270
被殻外側の異常信号	161
被殻後外側縁	90
皮質性小脳萎縮症	123, 126, 166-177
非侵襲的陽圧換気	231
ヒストン脱アセチル化酵素	237
襞（ひだ）構造	2
ビタミンB_{12}欠乏症	274, 319
ビタミンE	316
──運搬蛋白欠損症	82
──単独欠損症	320
ピック病	157
びっくり眼	80
ヒト免疫不全ウイルス	263
泌尿生殖器障害	139
非傍腫瘍性免疫性小脳疾患	306
ヒポトニー	69
非翻訳領域におけるリピートによるSCA	182-191
非翻訳領域リピート伸長遺伝性神経疾患	182
──の遺伝子診断	185
──の鑑別ポイント	185
表現促進現象	132, 178
表在感覚障害	273
標準脳スペース	99
病初期からの著明な小脳症状	284
表面筋電図記録	72
ピラセタム	227
ヒルトニン®注射液	225, 226

ふ

フィッシャー症候群	280, 310
フィードバック運動指令	26
フィードバック誤差学習	26, 27
フィードバック誤差信号	120
フィードバックコントロール	251
フィードフォワード運動指令	26
フィードフォワードコントロール	120, 251
フィードフォワード制御	249
フェニトイン	298
複雑スパイク	17, 47
副視索路	40
舞踏アテトーシス	80
不等方性	93
不明瞭発語	67
プラゾシン塩酸塩	230
プリオン病	157
プリズム順応課題	113, 116
フリードライヒ運動失調症	88, 209, 274, 320
フリバス®	230
プリミドン	325
プルキンエ細胞	8, 20, 28, 45, 48, 103, 112, 121, 125, 277, 286
──の変性	135
フルドロコルチゾン酢酸	230
プレガバリン	226
フレンケル体操	244
プロチレリン酒石酸塩水和物	225
プロテインキナーゼ$C\gamma$	237

プロトン密度強調画像(PDWI) 86
プロピベリン塩酸塩 230
ブロモバレリル尿素 298
ブロモバレリル尿素中毒 299
フロリネフ® 230
分子シャペロン 236, 326
分子層 125
分子標的 233
分子標的治療 178

へ

平衡機能検査 109
平行線維　22, 45, 47, 50, 103, 121, 277
平行線維-プルキンエ細胞シナプス 37
ベサコリン® 230
ベシケア® 230
ベタネコール塩化物 230
ベッド挙上 229
ベルクマン膠細胞 125, 264
片葉 6
　——の機能 12
片葉小節葉症候群 67

ほ

ホイストを装着した歩行訓練 256
傍腫瘍性症候群　114, 135, 297
傍腫瘍性小脳変性症(PCD) 311
傍腫瘍性神経症候群　168, 310, 311
傍正中橋網様体 36
傍虫部 4
　——の機能 13
乏突起膠細胞 129, 146
歩行運動失調症 65, 284
歩行時の小脳活動 103
歩行時ふらつき 301, 318
歩行障害　167, 301, 309
歩行速度 245
歩行不安定症 254
　——の改善度の臨床評価法 257
星形歩行 67
ホジキンリンパ腫 313
母指さがし試験 271
ポジトロンエミッション断層撮影 101
補充療法 236
ホスホリパーゼC 51
ボツリヌス毒素 325
ボトックス® 325
歩容 272
ポラキス® 230
ポリグルタミン鎖の伸長によるSCA
　　　　　　　　　172-199, 233
ポリグルタミン病(polyQ病) 126, 172
　——における異常蛋白質の蓄積 234
　——に属するSCA 173
　——に対する治療戦略 233

　——の発症分子メカニズム 179

ま

マイクロコンプレックス　17-22, 28, 121
　——の協調 22
　——の構造 18
　随意運動の—— 18
マカク 3
膜電位依存性カルシウムチャネル 51
マシャド・ジョセフ病(MJD)　76, 79, 80, 89, 175, 297
　——の病理組織学的所見 129
末梢神経障害 218
マーモセット 3, 10, 11
マリネスコ・シェーグレン症候群
　(MSS) 210
マン試験 109
慢性ブロモバレリル尿素中毒 299

み

ミオクローヌス 139, 297
ミオクローヌスてんかん 132
ミオリズミア 73
ミスフォールディング 178
ミドドリン塩酸塩 230
ミニプレス® 231
ミルナシプラン 327

む

無β-リポ蛋白血症 319
無動症 282

め

酩酊状態 298
メチル水銀中毒 298
メチルフェニデート 244
メトリジン® 230
めまい(眩暈)　109, 173, 226, 309
メマリー® 325
メマンチン 325
免疫性ニューロパチー 275
免疫療法 306
メンタルモデル 61

も

盲管症候群 319
毛細血管拡張運動失調症(AT) 87, 208
網膜像のぶれ 36
網膜有髄線維 218, 219

や

薬剤性障害 298
薬剤(薬物)中毒 78, 299

ゆ

優性遺伝性脊髄小脳失調症(→SCA)
　　　　　　　　　172-199, 266
ユビキチン 129
ユビキチン抗体 326
ユビキチン-プロテアソーム系　179, 236, 262, 326
指(-)鼻試験 68, 270
指-鼻-指試験 68
指-耳試験 68
指-耳-指試験 68
ユベラ® 321

ら

ラクナ梗塞 278
ラパマイシン誘導体 237
ラモトリギン 227
ランバート・イートン症候群 312

り

リオレサール®髄液注射 228
リズミック® 230
リツキシマブ 313
立体覚 292
リハビリテーション　124, 170, **239-248**
　——介入 247
　——効果 242
　——の安全管理 246
　——の方法論 244
　——プログラム 246
　集中—— 246
リファンピシン 231
リボトリール® 325
緑色蛍光蛋白質(GFP)遺伝子 264
　介在ニューロン選択的な—— 266
　プルキンエ細胞特異的な—— 265
　ベルクマン膠細胞特異的な—— 266
リルゾール 227
リルテック® 227

る・れ

累代発症の有無 77
レヴィ小体 154
レヴィ小体型認知症 137
レボドパ(製剤)　140, 229, 244, 283, 314, 324, 327
レミニール® 327

連続ボタン押し課題	24	
レンチウイルスベクター	262	

ろ

ロボット工学	**249-261**
ロボットスーツ	249
呂律が回らない	296
呂律緩慢	301
ロンドン塔課題	59
ロンベルク徴候	109, 272

わ

ワーファリン®	314
ワーラー変性	91
ワルファリン	314

数字・欧文索引

数字

1型糖尿病	305
1C2	131
3DAC	93, 95
16q-ADCC	134

A

αシヌクレイノパチー	152, 166
——としてのMSA	155
αシヌクレイン	123, 129, 137, 140, 157, 162
——の役割	152
ADL障害	239
ADLの利得	243
AMPA受容体	49, 50
amphetamine	244
amyotrophic lateral sclerosis (ALS)	136, 157, 182, 227, 253
anisotropy	93
AOA1	200, 204, 319
AOA2	82, 208, 320
APTX 遺伝子	204
ARCA1	120
ARCA2	120
Ashworth scale	228
Asidan	189
ataxia-telangiectasia-like disorder (ATLD)	201, 211
ataxia with (isolated) vitamin E deficiency (AVED)	82, 201, 209, 320
ataxic hemiparesis	**277-281**
——の臨床症状	278
ataxin-1 遺伝子	173
ataxin-2 遺伝子	133, 174
ataxin-3 遺伝子	175
ataxin-7 遺伝子	176
ATM遺伝子	209
atrophin-1 遺伝子	177
autosomal recessive cerebellar ataxia (ARCA)	**200-214**
autosomal recessive spastic ataxia of Charlevoix-Saguenay (ARSACS)	8, 201, 208, 216
——の診断指針	218

B

β遮断薬	325
BOLDコントラスト	101, 102
Brodmann 5野（上頭頂小葉前方部）	293
buspirone	226

C

CACNA1A 遺伝子	176
CAG繰り返し塩基配列（CAGリピート）の異常伸長	172, 233
cerebellar cognitive affective syndrome (CCAS)	57
cerebellar cortical atrophy (CCA) 型	88
cerebellar microcomplexes	17
CGG結合蛋白	326
crossed cerebellar diaschisis (CCD)	279
cytomegalovirus (CMV) プロモーター	265

D

dentato-rubro-pallido-luysian atrophy (DRPLA)	76, 80, 89, 126, 131, 172, 177, 192, 297
diffusion tensor imaging (DTI)	93, 94
diffusion weighted image (DWI)	87, 93
disease-modifying therapy	233, 236
DNA修復の破綻	200
DNA二本鎖切断修復	200

E

EAOH / AOA1	200, 204, 319
early-onset cerebellar ataxia with retained tendon reflexes (EOCA-RR)	212
European multiple system atrophy study group (EMSA SG)	161

F

feedforward	51
FHM1	304
FIM	239, 242
fMRI	99
frataxin (FXN)	210
Friedreich ataxia (FA, FRDA)	88, 209, 274, 320
frontotemporal dementia / amyotrophic lateral sclerosis (FTD-ALS)	182
FTDP-17	157
FXTAS	323
——の発症機序	326

G

GABA	45
Gilman分類	161
glial cytoplasmic inclusion (GCI)	123, 129, 138, 154
GluRdelta2	193

H

head-up tilt試験	229
HEK293T	264
hereditary spastic paraplegia (HSP)	**215-221**
H-MRS	95, 96
hot cross bun sign	147
Hybrid Assistive Limb (HAL)	**249-256**
——使用による副作用	258
——治療プログラム	255
——の治療効果	256
——の動作原理	252
——薬剤とのコンビネーション治療	252
hyperintense lateral putaminal rim	147
hypermetric	23
hypometric	23

I

International Cooperative Ataxia Rating

Scale（ICARS） 239
IOSCA 211

J

Japan Multiple System Atrophy Consortium（JAMSAC） 160
Japan Spastic Paraplegia Research Consortium（JASPAC） 217

L

Larsell 3
long term depression（LTD） 36, 37, 46, 107, 122
long term potentiation（LTP） 18, 46, 48, 107
LTDとLTPの相互関係 48

M

Machado-Joseph disease（MJD） 76, 79, 80, 89, 175, 297
MEP 抑制比率 280
mGluR1 49
MIBG 229
MRI **86-91**
MRI 所見の3型 88
MRS 93
MSA-C 78, 86, 89, 128, 138, 141, **146-150**, 156, 168
MSA-P 78, 90, 128, 138, 141, **146-150**, 156, 228
MSCV（murine stem cell virus）プロモーター 265
MSCV ベクター 265
multiple system atrophy（MSA）76, 86, 123, 128, **137-171**, 224, 243, 315
myoinositol（mI） 95

N

N-acetyl aspartate（NAA） 95
National Institutes of Neurological Disorders and Stroke and the Society for PSP（NINDS-SPSP） 282
　——の診断基準 283
neurodegeneration with brain iron accumulation（NBIA） 88
Neuro-modulation 244
NIRS 253
NMDA 受容体拮抗薬 327
North American multiple system atrophy study group（NAMSA SG） 161

O

olivopontocerebeller atrophy（OPCA） 87, 88, 126, 137, 146, 156, 166, 228
optokinetic response（OKR） **33-40**
overshoot oscillation 72

P

p62 129, 131
paced auditory serial-addition test（PASAT） 59
PCARP 211
PDWI 86
PET 59, 101
polyQ 病 126, 172
progressive supranuclear palsy（PSP） **282-287**
　——亜型 284
　PSP-C の（臨床）病理像 285, 286
protein kinase C gamma（PRKCG） 195
proton magnetic resonance spectroscopy（^{1}H-MRS） 95, 96
pseudocerebellar ataxia 289, 290, 291

R

Richardson syndrome 282
Rivermead Visual Gait Assessment form 257
RNA 干渉 234
RNA 凝集体 182
RNA 非翻訳領域リピート病 183
RSV（Rous sarcoma virus）プロモーター 265

S

SACS 遺伝子 220
SACS 遺伝子変異 219
sacsin 221
SCA **172-199**, 266
　古典的変異による—— 193
SCA1 79, 80, 126, 166, 173
SCA2 79, 80, 89, 126, 174
　——の病理組織学的所見 133
SCA3 76, 79, 126, 175, 297
SCA5 192, 194
SCA6 76, 80, 126, 170, 176, 297, 304
　——の病理組織学的所見 134
SCA7 80, 126, 176
SCA8 81, 184
　——発症の分子メカニズム 186
SCA10 81, 185
SCA11 193

SCA12 187
SCA13 194
SCA14 195, 237
SCA15 196
SCA17 80, 90, 126, 177
SCA27 196
SCA28 197
SCA31 76, 81, 170, 187
　——の病理組織学的所見 134
SCA35 197
SCA36 76, 81, 188
　——の病理組織学的所見 129
Scale for the Assessment and Rating of Ataxia（SARA） 225, 239
SCAN1 211
SCAR（spinocerebellar ataxia, autosomal recessive） 200
SCAR1 82, 208
SCAR2 213
SCAR3 213
SCAR4 213
SCAR5 211
SCAR6 213
SCAR7 213
SCAR8／ARCA1 212
SCAR9／ARCA2 212
SCAR10 212
SCAR11 212
Schmahmann 3
sensory ataxia 289
SETX 遺伝子 208
Shy-Drager syndrome（SDS） 126, 128, 137, 146, 148, 156, 228
siRNA 266
SPECT 102
spinocerebeller ataxia（→ SCA）
spinocerebellar degeneration（SCD） 75, 123, 125, 166, 172, 182, 192, 224, 239, 262
spinocerebellar degeneration／spinal atrophy（SCD／SA）型 88
stiff-person 症候群 305
Stroop test 56
SWI 87
systemic lupus erythematosus（SLE） 310

T

T2*強調画像（T2*WI） 87
tandospirone 226
TATA box-binding protein（TBP）遺伝子 177
three-dimensional anisotropy contrast（3DAC）imaging 94
Topoisomerase I（TOP1） 211
Trail-Making test 56

TRH 製剤 225
Trial for Cerebellar Ataxia Rehabilitation
　（CAR trial） 245

U

UMSARS-ME スコア 164
Unified Multiple System Atrophy
　Rating Scale（UMSARS） 162, 239

Use-dependent plasticity 243

V

vestibulo-ocular reflex（VOR） **33-41**
VOR と OKR の適応制御 34

W

Wisconsin card sorting test 59

X

X 染色体連鎖型 224

アクチュアル　脳・神経疾患の臨床

小脳と運動失調　小脳はなにをしているのか

2013年3月15日　初版第1刷発行 ⓒ〔検印省略〕

シリーズ総編集	辻　省次
専門編集	西澤正豊
発行者	平田　直
発行所	株式会社　中山書店 〒113-8666　東京都文京区白山1-25-14 TEL 03-3813-1100（代表）　振替 00130-5-196565 http://www.nakayamashoten.co.jp/
本文デザイン	藤岡雅史（プロジェクト・エス）
編集協力	株式会社学樹書院
DTP作成	有限会社ブルーインク，株式会社麒麟三隻館
装丁	花本浩一（麒麟三隻館）
印刷・製本	図書印刷株式会社

Published by Nakayama Shoten Co., Ltd.　　　　　　Printed in Japan
ISBN 978-4-521-73442-2
落丁・乱丁の場合はお取り替えいたします

・本書の複製権・上映権・譲渡権・公衆送信権（送信可能化権を含む）は株式会社中山書店が保有します．

・**JCOPY** ＜(社)出版者著作権管理機構　委託出版物＞
本書の無断複写は著作権法上での例外を除き禁じられています．複写される場合は，そのつど事前に，(社)出版者著作権管理機構（電話 03-3513-6969，FAX 03-3513-6979，e-mail: info@jcopy.or.jp）の許諾を得てください．

本書をスキャン・デジタルデータ化するなどの複製を無許諾で行う行為は，著作権法上での限られた例外（「私的使用のための複製」など）を除き著作権法違反となります．なお，大学・病院・企業などにおいて，内部的に業務上使用する目的で上記の行為を行うことは，私的使用には該当せず違法です．また私的使用のためであっても，代行業者等の第三者に依頼して使用する本人以外の者が上記の行為を行うことは違法です．

神経内科医としてのプロフェショナリズムを究める！

アクチュアル 脳・神経疾患の臨床

●総編集
辻　省次
（東京大学教授）

● B5判／並製／各巻320～450頁
● 本体予価9,500～13,000円

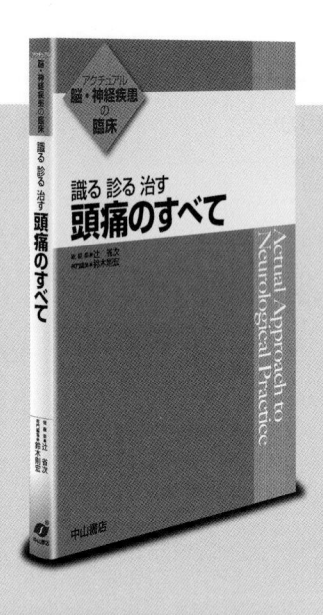

全10冊

● 診療上のノウハウを満載！
▶ 最新の進歩・知識の全体をバランスよくカバー. 検査法, 診察法, 治療法はベーシックサイエンスを踏まえて記述.

●「考える力」をつける
▶ 実地臨床で必要とされる, 患者の特徴（variance）を把握して最適な診療を進める考え方（individual-oriented medicine）を重視. 従来の教科書的な記載以外の話題も盛り込んだ「ケーススタディ」「ディベート」などで, 臨床の現場で本当に役立つ「考える力」を身につける.

● 視覚に訴える実用書
▶ 診断アルゴリズムをとりいれつつ, 患者の特性に応じて使いこなせるよう, 具体的な記述を目指しシェーマ, 写真, フローチャートを積極的に収載.

大好評　刊行中!!

Actual Approach to Neurological Practice

全10冊の構成と専門編集委員

	編集	
● 識る 診る 治す 頭痛のすべて	鈴木則宏（慶應義塾大学）	定価（本体9,500円＋税）
● 認知症　神経心理学的アプローチ	河村　満（昭和大学）	定価（本体10,000円＋税）
● てんかんテキスト New Version	宇川義一（福島県立医大学）	定価（本体10,000円＋税）
● 最新アプローチ　多発性硬化症と視神経脊髄炎	吉良潤一（九州大学）	定価（本体11,000円＋税）
● 小脳と運動失調　小脳はなにをしているのか	西澤正豊（新潟大学）	定価（本体12,000円＋税）
● すべてがわかる 筋萎縮性側索硬化症・運動ニューロン疾患	祖父江元（名古屋大学）	
● パーキンソン病とMovement Disorders	髙橋良輔（京都大学）	
● 脳血管障害治療最前線	鈴木則宏（慶應義塾大学）	
● 神経感染症を究める	水澤英洋（東京医科歯科大学）	
● 神経難病の包括的医療　患者を地域で支えるために	西澤正豊（新潟大学）	
● 別巻『構造と機能からみた神経診断学』		

※配本順, タイトルは諸事情により変更する場合がございます. ●は既刊.

中山書店　〒113-8666 東京都文京区白山1-25-14　TEL 03-3813-1100　FAX 03-3816-1015
http://www.nakayamashoten.co.jp/